근육 불균형의 평가와 치료 – 얀다(Janda)의 접근법 –

ASSESSMENT AND TREATMENT OF MUSCLE IMBALANCE The Janda Approach

근육 불균형의 평가와 치료

– 얀다(Janda)의 접근법 –

ASSESSMENT AND TREATMENT OF MUSCLE IMBALANCE

The Janda Approach

Phil Page, PT, ATC
Baton Rouge, LA

Clare C. Frank, DPT
Movement Links, Inc. and Kaiser Permanente Movement Science Fellowship, Los Angeles, CA

Robert Lardner, PT
Chicago, IL

영 문 출 판 사

■ 옮긴이(가나다 순)

김 경 대구대학교 물리치료학과 교수
김선엽 대전대학교 물리치료학과 교수
김형동 고려대학교 물리치료학과 교수
오재근 한국체육대학교 운동건강관리학과 교수
유승현 연세대학교 물리치료학과 교수
이남기 평생건강관리센터 팀장
이동률 연세대학교 장애아동체력증진실 팀장
이제훈 태릉선수촌 물리치료실 팀장
정이정 삼육대학교 물리치료학과 교수
정지희 연세대학교 Movement Healing Lab. 팀장
한상완 광주보건대학교 물리치료과 교수

Assessment and
Treatment of Muscle Imbalance The Janda Approach

by Phil Page & Clare C. Frank & Robert Lardner

근육 불균형의 평가와 치료
- 얀다(Janda)의 접근법-

2012년 1월 23일 초판 제 1 쇄 인쇄
2020년 12월 19일 초판 6쇄 인쇄
2020년 12월 21일 제2판 1쇄 인쇄

지은이 : Phil Page, Clare C. Frank, Robert Lardner
옮긴이 : 유 승 현 외
발행인 : 박 병 조
발행처 : 도서출판 영문출판사
등 록 : 1987년 12월 21일 제2-419호
주 소 : 서울시 강남구 삼성동 69-1
전 화 : (02) 514-5590, 776-5590
팩 스 : (02) 756-8943
E-mail : yeongmunsa@empas.com
홈페이지 : www.ymsbook.net
정 가 : 35,000 원
ISBN 978-89-7224-487-5 93510

※ 파본은 교환해 드립니다.

우리는 이 책을 블라디머 얀다(Vladimir Janda)와 환자들을 돕기 위해 그의 놀라운 접근을 배우고자 애쓰신 분들에 헌정합니다. 얀다(Janda)의 지식과 열정은 우리의 임상적 실행방식을 바꾸어 주고 그의 가르침을 다른 사람들과 나눌 수 있는 능력을 주었습니다. 이 책은 또한 아직 얀다(Janda)의 많은 이론을 증명하려는 연구자들에게도 공헌을 하였습니다.

우리는 이 책을 물리치료, 카이로프랙틱, 의학 사이에 다리를 놓을 수 있기를 희망하면서 더 나은 이해와 다른 분야들과의 협력하는 데도 공헌하고 싶습니다.

가장 중요하게, 우리는 이 책을 우리의 연구, 쓰기, 수정하는 끝없는 작업을 견디어준 가족들에게 바치고 싶습니다.

Angela, Madison, Caitlin, Hannah, 그리고 Andrew Page에게, 당신의 이해와 헌신에 감사를 드립니다. 이 세상에서 최고인 나의 아내와 나의 가장 친한 친구 Ange가 없었다면, 이 일을 이루지 못했을 것입니다.

***Phil Page* 드림**

Kirsten와 Lauren Frank에게, 너희들의 지속적인 사랑에 고맙단다. 너희들은 다른 엄마들이 원하는 최고의 딸들이다.

***Clare Frank* 드림**

저는 이 책을 나의 지도교수 Karel Lewit에게 바칩니다. 그는 내가 그를 알고 그와 놀라운 연구를 해온 이래로 늘 나에게 영감을 준 분입니다.

***Robert Lardner* 드림**

목차

CONTENTS

서문
PREFACE

블라디머 얀다(Vladimir Janda)는 고향인 프라하뿐만 아니라, 전 세계적으로 잘 알려진 임상가, 연구가이자 교육자였다. 그의 근육불균형 이론은 환자의 치료와 평가에 근간이 되어 유럽에서는 그에게 *'재활의 아버지'*라는 이름을 붙여주었다. 그가 미국과 세계 도처에서 강의할 때, 물리치료사, 카이로프랙터와 의사들을 위한 학제를 마련하였다.

얀다 접근법은 서양의 많은 전문가에게 재활의 독특한 관점을 제공하였다. 전통적인 재활의 구조적 관점과 달리, 얀다는 움직임의 조절과 만성 근골격 통증 증후군에서 감각운동계의 중요성을 강조함으로써 보다 기능적인 접근법을 제안하였다. 그의 이론은 혁명적이라 몇 년을 앞서나갔다.

얀다(Janda)는 근골격계 통증에 대한 그의 접근법을 Mendeleeve의 주기율표와 비교한 적이 있다. Mendeleeve는 원소들의 성질을 예측하는 체계적인 방법이 있다는 것을 알고 이를 분류하는 체계를 개발하였다. Mendeleeve가 주기율표를 개발하였을 당시에 그는 과학적으로 아직 밝혀지지 않았지만, 패턴에 맞아 떨어지는 원소가 반드시 존재할 것이라는 것을 알았기 때문에 빈 공간을 남겨두었다. 이와 비슷한 철학을 사용하여, 얀다(Janda)는 과학적으로 아직은 완전히 밝혀지지 않은 만성 근골격계 통증에 대한 체계적이고 예측 가능한 접근법을 개발하였다.

얀다(Janda)는 2002년 죽기 전에 미국과 프라하 모두에서 많은 시간을 함께 했다는 것은 다행이었다. 그의 철학은 혁명적이었고, 종종 미국에서 학교에서 가르치고 일상적으로 행해지는 전통적인 이론과 차이가 있었다. 그의 접근법을 우리가 임상 현장에 적용한 후, 우리는 그것의 실용성과 성과를 보았다. 그의 아이디어는 종종 가장 치료하기 어려운 환자인 많은 만성 통증 환자를 치료하는 우리의 접근법에 혁명을 일으켰다. 우리는 미국에서 워크샵을 통하여 임상가들을 교육함으로써 그의 유산을 이어나가고 접근법을 유지해야 한다는 것을 안다.

얀다의 접근법은 많은 교과서에서 종종 그가 쓴 장에서 논의되어왔다. 그의 명성이 세계에 널리 알려졌음에도, 그의 접근법을 근거 중심 치료에 통합한 책은 없다. 얀다는 겸손하였기에 그의 접근방법에 공헌하는 교과서를 쓰는 것이 어려웠다. 그는 언제나 자신의 접근법의 기틀에 대한 공헌을 다른 사람들에게 돌렸다. 몇 년 전에 그는 영어로 근육 검사에 대한 책을 발간하였는데 지금은 절판되었다. 그의 마지막 근육검사 책은 영어로 쓰여 있지 않다. 그의 영어 논문이 많이 있지만 종종 임상에서 적용을 하기가 어렵다. 우리는 임상가들을 안내하는 확실한 자원 부족으로 좌절했다. 그래서 우리는 실용적이고 근거중심인 접근법을 얀다의 가르침과 공유하고 보존하기 위하여 이 책을 썼다.

이 책은 근골격계에 증상을 호소하는 환자를 치료하는 의료제공자를 위하여 쓰여졌다. 운동 전문가 역시 운동프로그램을 개발하는데 있어서 얀다의 근육 불균형 이론이 가치가 있을 수 있다. 우리가 이 책을 쓴 목표는 실용적이고 체계적인 접근법을 매일 임상 치료에서 사용되는 접근법으로 제시하는 것이다. 우리는 그의 많은 이론에 과학적인 근거를 제공하였는데, 그의 이론은 자주 기존의 연구를 넘어섰다.

총 4부에서 그림, 사진과 단계적 설명을 제시하였다.

1부는 근육 불균형에 대한 얀다 접근법의 과학적인 근거를 제시한다. 4개의 장은 근육 불균형의 다양한 패러다임을 검토하고, 기능과 기능장애의 감각운동계 역할과 신체 전반에서 나타나는 다른 사슬반응을 설명하였으며, 얀다(Janda)의 근육 불균형 분류법을 소개한다.

2부에서는 근육 불균형의 기능적 평가인 얀다의 단계적 평가 시스템을 설명한다. 이 장에는 자세분석, 균형과 보행, 얀다의 움직임 패턴 평가, 근육길이 검사, 물렁조직 평가를 포함한다.

3부는 근골격계 증후군의 치료에 있어 얀다의 접근법의 개요를 소개한다. 이 장은 주변구조의 정상화, 근육 균형의 회복, 감각운동 훈련에 대한 자세한 내용을 포함한다. 각 장에 많은 사진과 평가와 치료기법의 자세한 설명을 담았다.

마지막으로, 4부는 얀다의 접근법을 활용하기 위하여 이론, 근거, 임상적 적용 방법을 다양한 신체 부위에서 설명하였다. 이는 임상가들이 목뼈, 상지, 허리뼈, 하지 통증 증후군을 평가하고 치료할 때 얀다의 접근법을 임상에 매번 적용하기 쉽게 도와준다. 각 장은 2부와 3부에서 소개된 얀다의 평가와 치료 시스템의 임상적인 적용을 보여준다. 임상에서 흔히 보는 만성 목 통증, 만성 허리 통증, 어깨충돌 증후군, 앞 무릎 통증과 같은 특정한 근골격계 상태 역시 얀다의 접근법의 적용을 중점으로 논의되었다. 각 장은 얀다 접근법과 전통적인 접근법을 비교하는 사례 연구를 포함한다.

한마디로 요약하면, 우리는 얀다의 가르침을 보존하고 지지하는 책을 쓰고자 했다. 이 책은 단지 일상적인 실천을 위한 도구이다. 즉, 모든 만성 증후군 또는 근육 불균형 증후군을 강조하는 것이 아니다. 대신에, 실용적이고 관련성 있고 체계적으로 정돈된 근거기반 정보를 제공하여 다른 임상기법들과 함께 사용될 수 있다.

헌사
A TRIBUTE

블라디머 얀다는 1928년에 태어나, 그의 나이 15살 때 소아마비에 걸렸다. 그는 사지가 마비되어 2년 동안 걸을 수 없었다. 결국 보행 기능이 회복되었으나 소아마비 후 증후군(postpolio syndrome)으로 그의 마지막인 2002년까지 보행기를 사용해야 했다.

그는 의사로서, 초기에 소아마비후 환자에 집중하였다. 그에게 초기 영향을 준 사람의 한 명인 Sister Kinney는 소아마비 치료법을 체코슬로바키아에 소개하였다. 1947년 의과대학 1학년일 시기에 Sister Kinney에 대한 통역을 하고 의과대학 후 물리치료를 공부하겠다고 마음을 먹었다. 그는 의과대학을 졸업한 후에 Kinney 물리치료 이수증명서를 받았다. 그는 직접적인 접근법에서 물리치료와 의학을 조합한 최초의 의사였고, 최초 재활의학의 선구자였다.

그는 이동계(locomotor system)의 통증 증후군에 대해 더욱 관심을 갖게 되었다. 그의 첫 번째 책은 21세 되던 해인 1949년에 출판되었는데 근육 검사와 기능에 대한 것으로 체코에서는 처음이었다. 그는 죽기 전까지 근육의 기능에 대하여 16권 이상의 책과 200개가 넘는 논문을 발간한 연구자이자 작가였다.

24세에 그는 소아마비후 환자를 위한 재활센터에서 근무하였다. 그는 그 당시의 근육 검사 책에서 말하는 평가에 관심을 가졌다. 근전도를 사용하여 물리치료학생들과 엉덩관절(고관절, hip joint)의 근육 활성도를 연구하기 시작하였다. 그가 활성화되지 않을 것이라 생각했던 근육이 실제적으로 활성화되었는데, 근육의 부가적인 역할은 그들의 주된 움직임이 아닌 곳에서 나타난다는 것을 발견하였다. 특히, 엉덩관절 폄 시 큰볼기근의 활동이 없는 사람은 엉덩관절을 펴기 위하여 골반의 기울기가 증가한다는 것을 밝혔다. 이는 얀다(Janda)로 하여금 소아마비 시대에 흔히 시행되었던 각각의 근육 연구보다 움직임에 대한 연구에 평생 열정을 갖도록 하였다. 그는 근력보다 근육의 기능 검사의 중요성을 인식하였다. 이것은 근육 기능의 부분적 사고를 넘어서는 전반적인 사고의 시초였다.

1960년대에, Freeman과 Wyke는 구심자극(afferent input)과 기계수용기에 대한 몇몇의 논문을 출판하였다. 그들은 만성 발목 불안정성 치료에 흔들림 판(wobble board)을 사용하였다. 얀다는 만성 발목 불안정성과 만성 허리통증 연결 사이에서 고유수용성 감각을 주목하였다. 이것은 얀다가 간단한 운동과 불안정한 면을 사용하는 점진적인 운동 프로그램인 감각훈련 훈련을 개발하도록 하였다. 그는 근력 운동보다는 균형과 기능에 초점을 맞추었다. 이것은 근력 훈련을 강조하던 1960년대와 1970년대의 기존 재활 접근법과 반대되는 것이었다.

1964년 얀다는 엉치엉덩관절 기능장애 환자에 대한 논지를 완성하였는데, 이것은 통증이 없더라도 큰볼기근이 약화되고 억제되었다는 것이다. 그는 특정 다른 근육이 약화되는 경향이 있다는 것을 알았다. 얀다는 그 후에 움직임 유형을 움직임의 질을 평가하기 위해 정의하였다. 근육의 불균형은 체계적이고 예측가능하며 신체 전반에서 나타난다는 것을 발견하였다.

1979년, 그는 상지교차 증후군, 하지교차 증후군, 층(layer) 증후군을 정의하였다. 이후 그는 그가 발견한 교차증후군이 유일한 발견이라는 점에 주목하였고 그의 접근법에 영향을 받은 다른 이들에게 항상 그의 업적의 공로를 주었다. 얀다(Janda)의 접근법은 아래와 같이 다양한 전문가들의 영향을 받아 그의 접근법에 대한 종합적인 관점을 제공하였다:

- 영국의 물리치료사 Berta Bobath와 그의 남편인 신경생리학자 Karel은 신경발달원리와 물리치료의 선구자였다.
- 오스트리아 의사인 Hans Kraus는 2차 세계대전 전에 움직임이 없는 허리통증의 저운동성 질환을 설명하였다.
- Karel Lewit는 동료인 얀다(Janda)와 함께 평생친구로서 Prague 병원에서 수년 동안 일을 하였고 그의 도수치료(manual therapy)와 보행체계의 전문성을 교류하였다.
- Václav Vojta는 체코 의사로 인체 움직임과 병리에 있어 발달운동학의 영향을 말하였다.
- Alois Brügger는 스위스 신경생리학자로 근육 불균형을 신경생리학에 기초를 두어 설명하였다.
- Florence Kendall은 얀다(Janda)에게 근육 불균형 개념에 대해 처음으로 영향을 미쳤다.
- John Basmajian은 캐나다의 근전도 분석가 전문가로 얀다(Janda)의 박사후과정 수업을 이끌었다.
- David Simons는 통증유발점과 근육통증에 전문가이다.

얀다(Janda)는 근육에 대한 책과 논문의 열렬한 독자이자 수집가였다. 그는 5개의 언어를 구사할 수 있었기 때문에 세계 도처에서 행해진 연구를 읽고 배울 수 있었다. 그가 세계보건기구의 자문가로 있던 1960년와 1970년대에 세계적으로 영향을 끼쳤다.

얀다(Janda)는 프라하의 Charles 대학에서 재활의학과를 설립하였고 물리치료학교를 지도하였는데, 여기서 2002년 11월 25일 임종 전까지 진료를 하였다. 이 책의 저자는 그의 북미 마지막 방문인 3개월 전에 함께 있을 수 있는 기회가 있었다. 재활의 아버지를 많은 이들이 그리워할 것이다. 얀다(Janda)의 삶과 기여에 대해 충분한 이해를 원한다면 2006년 Morris와 그의 동료들의 글인 *Vladimir Janda, MD, DSc: Tribute to a Master of Rehabilitation* (*Spine* 31[9]:1060–4)를 읽어 보시오.

감사의 글
ACKNOWLEDGMENTS

우리는 Human Kinetics출판사에 감사를 표하며, 특히 이 책의 필요성을 인식해준 Loarn Robertson과 이 책이 출판되는데 도움을 준 모든 이들에게 감사의 뜻을 표한다. 바쁜 3명의 저자를 위해 함께하고 일을 제대로 처리하게 해준 Maggie Schwarzentraub에게 특별히 감사의 뜻을 표한다.

얀다 접근법의 가치와 세계로 공유할 필요성을 보아준 Hygenic Corporation의 모든 이들에게 감사하다. 특히, 독일에 있는 얀다에게 Phil을 처음으로 소개해준(우리는 바로 친한 친구가 되었다) Ludwig Artzt에게 특별히 감사의 뜻을 표한다. 우리가 세계 여러 곳에서 진행하는 많은 워크샵과 강의를 격려하고 지원해준 Herm Rottinghaus Anderson에게 감사하다.

우리는 우리가 전체적인 Brügger 접근법, 동적 신경근 안정화와 보이타(Vojta) 접근법을 포함하는 전체적인 프라하 학파에 대해 더욱 알게 도움을 준 여러 이들(Joanne Bullock-Saxton, Jurgen Foerester, Suzanne Lingitz, Pavel Kolář, Dagmar Pavlu)에게 감사의 말씀을 전한다.

미국에서 얀다(Janda) 접근법을 지지하는데 도움을 준 Craig Liebenson과 Craig Morris에 감사한다. 그리고 얀다 접근법이 세계에 퍼져나가는데 도움을 주고 중요한 임상적인 관점을 제공해 준 우리 동료인 Andre Labbe에도 감사한다.

책을 쓰는 동안과 배우고 다른 이들을 가르치러 다니는 시간 동안 우리를 지원해 주는 가족들에게 특별히 감사한다.

역자서문

먼저 좋은 책을 번역할 수 있는 은혜를 주신 하나님께 감사를 드립니다. 이 책의 번역과 편집을 위해 수고해 주신 여러 교수님들과 연구원들(신윤겸, 이재진, 김도현), 영문출판사의 박병조 사장님과 직원분들에게 진심으로 감사 드립니다.

얀다(Janda)의 '근육 불균형의 치료와 평가'를 번역하게 된 주요한 목적들은 첫째, 인체의 근골격계나 신경근골격계 손상과 증후군의 가장 중요한 원인이 되는 잘못된 움직임을 정확히 진단하고 치료하는데 훌륭한 임상지침서이기 때문입니다. 이런 관점에서 얀다(Janda)의 접근법은 기존 생체역학과 운동과학에 근거한 근골격계 진단과 치료방법보다 더 획기적이고 포괄적인 진단 및 치료적 접근방법으로 현재 세계적인 신경운동과학에 근거발전 및 진화에 초석이 됩니다. 얀다(Janda)는 근육 불균형이 두 가지 개념적인 요인에서 발생한다고 소개하였는데 특히, 근육 불균형이 반복된 움직임과 자세로부터 기인되는 생체역학적 소인 때문이며 이 생체역학적인 운동손상은 원초적으로 신경학적 소인(neurological-based movement function impairment)으로 인한 것이라 하였습니다. 예를 들어, 반복된 운동 또는 지속적인 자세는 근육의 길이, 근력, 그리고 경직성의 적응적 변화를 유발하고 이러한 적응적 움직임의 손상은 관절의 안정화를 위한 근육동원(motor recruitment patterns)변화로 근육 균형, 생체역학적인 움직임 패턴(osteokinematics and associated athrokinematic movement patterns) 변화를 일으켜 궁극적으로 잘못된 운동프로그램이 중추신경계의 감각운동계(sensorimotor system)에 저장됩니다. 얀다(Janda)는 이를 신경학적으로 근육 불균형이 긴장이나 단축되기 쉬운 근육과 억제되기 쉬운 근육 사이에서 나타나는 운동증후군(movement syndromes)이라 하였습니다. 얀다(Janda)의 접근법은 임상적으로 보다 정확한 진단과 치료를 위해서 신경 생체역학적으로 기인한 근육 불균형(muscle imbalance)과 관련된 운동손상증후군(neuromechanical-based movement syndromes)의 평가 및 치료에 관해 임상사례를 제시하여 쉽게 설명하였습니다.

둘째, 세대의 흐름에 발맞춘 번역(신용어화 작업)을 통해 얀다의 접근법을 보다 많은 계통의 임상가들(정형외과, 신경과, 스포츠의학, 재활의학, 한의사, 선수 트레이너, 카이로프랙터 등)에게 알릴 수 있을 것이라는 기대감 때문이었습니다. 이 책은 그림, 사진, 도표를 비롯해 체계적 설명이 포함되어 있어 임상가들의 이해를 높여 줄 수 있도록 구성되어 있습니다.

셋째, 각 장이 얀다의 근골격계 통증 및 근육 불균형에 대한 새로운 접근법들과 패러다임을 짜임새 있게 제시하였습니다. 얀다의 아이디어는 특히 고질적인 만성 근골격계 환자의 기능적 움직임에 회복을 일으키고 임상가들에게는 근골격계 및 신경계 접근 방식에 새로운 도전을 줄 수 있을 것입니다.

끝으로, 기존의 근골격계 손상 환자의 통증에 초점을 맞추어 평가와 치료를 바라보던 관점을 넘어서 근골격계 환자의 근육 불균형, 운동신경계, 신경학적 관점에 근거하여 임상의사결정(clinical decision making)에 새로운 임상적 관점과 지평(clinical insights and horizon)을 열어 갈 것이라 기대합니다.

2012년 01월

대표역자 유 승 현

제 I 부

근육 불균형에 대한 과학적 근거

THE SCIENTIFIC BASIS OF MUSCLE IMBALANCE

근육 불균형에 관해서는 여러 생각들이 존재한다. 각 접근방식은 기초로서 다른 패러다임을 사용한다. 얀다(Janda)의 패러다임은 그의 배경을 신경학자 및 물리치료사로 근거로 하였다. 얀다(Janda)는 임상가 및 교육자뿐만 아니라 풍부한 연구가이자 작가였다. 현재 문헌에 정통한 겸손한 Janda는 종종 임상경험을 통해 발달시킨 근골격계 의학에 대한 접근의 과학적 근거로 다른 사람들의 연구를 인용했다. Janda는 방대한 지식을 사용하여 좀 더 구조적인 접근에서 좀 더 기능적인 접근으로 패러다임 전환을 만들 수 있었다.

*Part I*에서는 얀다(Janda)의 근육 불균형 접근에 대한 과학적 근거를 세운다. 그는 종종 Kinney 자매, Bobaths, Kendalls, Freeman, Wyke, Vojta, Brügger 및 오랜 친구이자 동료인 Karel Lewit의 연구를 언급했다. 각 장은 신경근 시스템에 대한 Janda의 접근과 근육 불균형 증후군의 인식에 대한 과학적 근거를 설명한다.

1장은 근육 불균형에 대한 현재의 철학적 접근방법과 Janda의 접근방법이 이러한 현재 학풍의 생각과 어떤 관련이 있는지 설명한다.

Janda는 근육 불균형이 운동 발달과 조절의 신경생리학적 원리에 기초한다고 가르쳤다. 그는 감각 시스템과 운동 시스템으로 구성된 감각 운동 시스템이 기능적으로 분리될 수 없다고 믿었고, 적절한 고유감각의 중요성을 강조하였다.

2장은 근육 불균형 증후군을 중재할 뿐만 아니라 인간의 운동을 조절하는 감각 운동 시스템의 중요한 역할을 설명한다. 평가 및 치료에 대한 Janda의 가장 중요한 임상적 기여 중 하나는 근육 사슬의 인식과 병리 및 기능에 대한 영향이다.

3장에서는 관절, 근육 및 신경학적 사슬을 설명하는 인체의 연쇄 반응 개념을 검토하고,

4장에서는 병리 및 병리역학을 통해 Janda의 근육 불균형 분류를 소개한다.

임상적 경험을 연구와 결합함으로써, Janda는 근육 불균형 증후군에 대한 자체 분류시스템을 발달시켰다. 이 시스템은 그의 접근만이 아닌 자신보다 더 적절한 다른 사람의 연구를 종종 인용하여 명성을 얻었다.

CHAPTER

근육 불균형의 구조 및 기능적 접근

STRUCTURAL AND FUNCTIONAL APPROACHES TO MUSCLE IMBALANCE

1장

체코의 신경학자인 블라디미 얀다 박사(1923-2002)는 근골격계 의학에 구조적이고 기능적인이라는 두 가지 사고 학교가 있음을 관찰했다. 전통적인 구조적 접근은 해부학과 생역학(biomechanics)을 기반으로 한다.

정형외과 의학은 X-선 영상, 자기공명영상(MRI) 또는 수술을 통한 구조의 시각화에 크게 의존하면서 병리학에 대한 구조적 접근의 영향을 받는다. 구조 병변은 인대 및 뼈와 같은 신체 구조의 손상으로 앞십자인대(ACL)기능장애의 앞끌림징후와 같은 특수 임상 검사로 진단될 수 있다. 이러한 구조적 병변은 고정, 수술 또는 재활 등을 통해 복구된다. 인대 파열과 같은 구조적 병변의 진단 및 치료는 과학적 문헌에서 잘 뒷받침된다. 구조적 접근은 의학 교육과 실습의 기초가 된다.

그러나 일부 환자의 경우 구조 병변에 대한 진단 검사가 비결정적이거나 수술이 병변(lesions)을 치유하지 못함으로써 환자와 임상의가 상실하게 된다. 기능성 병변이 문제의 원인일 가능성이 높다. 얀다(Janda)는 기능적 병리(pathology)를 신체의 구조 또는 생리학적 시스템이 그 기능을 수행하는 능력의 장애로 정의했다. 이 장애는 종종 반사 변화를 통해 신체에 나타난다. 불행히도, 이러한 유형의 병변은 진단 및 치료가 덜 쉽고 새로운 방식의 사고와 시각화가 필요하다. 기능적인 병변은 자기공명영상(MRI)와 같은 구조적 도구들에 의해 직접적으로 관찰될 수 없으며; 오히려, 임상의는 구조와 시스템의 복잡한 상호작용을 이해함으로써 기능장애를 사실상 시각화해야 한다.

이것은 구조적 측면에서만 생각하고 진정한 기능을 이해하지 못하는 패러다임 전환이다. 이 기능적 접근 방식을 통해 병리학 자체에 초점을 맞추기보다는 병리학의 원인을 더 잘 이해할 수 있다. 전통적인 구조적 접근방법은 정적구조를 시각화하고 그들의 해부학적 존재에, 그리고 대부분의 의학 교육의 기초를 형성한다. 근육기능을 설명할 때, 임상의는 종종 이는곳과 닿는곳의 관점에서 기능을 바라보는데 이는 근육이 닿는곳을 이는곳에 가깝게 이동시키기 위해서만 기능한다는 것을 의미한다. 대조적으로, 기능적 접근은 다른 구조와 관련된 조정된 운동에 기초한 근육의 진정한 기능을 인식하고 근육의 안정화 역할을 고려한다. 예를 들어, 근육둘레띠의 주요 기능은 회전하는 것이 아니라 오히려 위팔뼈머리를 모음하고, 위팔어깨관절을 안정화시키는 것이다. 구조적 · 기능적 접근 모두를 이해하는 것은 임상적인 진료를 위해 필요하지만, 기능적 접근은 기능장애 증후군을 재활하는데 핵심이 된다.

이 장에서는 먼저 구조와 기능에 대한 두 가지 근골격 접근법을 구분한 다음, 기능과 병리학에서 근육 균형의 역할에 대해 논의한다. 마지막으로, 근육 불균형의 두 가지 패러다임 즉, 생체역학적 접근과 신경학적 접근이 설명된다.

내인성 대 외인성 기능
Intrinsic Versus Extrinsic Function

기능적(*functional*) 이라는 용어는 기능적인 활동에 사용된 것과 동일한 운동을 재현하려고 시도하는 운동 처방의 접근법으로 기술되어 사용된다. 예를 들어, 머리 위로 들어 올리는 운동을 기능적 운동으로 분류할 수 있다. 이것은 기능에 대한 외적인 관점이며 내적인 기능 또는 구조와 계통의 기능을 우선적으로 기억하는 것이 중요하다. 이러한 내인성 과정의 근본적인 기능을 이해함으로써 임상의는 기능적 병변의 병리를 더 잘 이해할 수 있다. 기능에 대한 세 가지 내적인 관점은 생리학적, 생체역학적 그리고 신경근적 기능이다.

- **생리학적** 기능은 치유과정 자체뿐만 아니라 기능장애 및 손상에 대한 조직의 반응이다. 임상의는 이러한 생리학적 과정을 알고 있어야 기능이상의 결과와 재활의 과정을 더 잘 이해할 수 있다.
- **생체역학적** 기능은 인간 운동과 인간 조직에 부여된 결과적 힘벡터와 관련된 뼈 및 관절운동학을 포함한다. 구조의 생체역학적 기능을 인식하는 것은 임상의가 연쇄 반응의 개념과 전체 운동 연쇄가 운동과 병리학에 어떻게 관여하는지 이해하는 것을 돕는다.
- **신경근적** 기능은 고유감각과 반사들과 같은 운동의 감각운동측면과 관련이 있다. 임상의는 또한 효과적인 운동 처방을 위한 운동조절 및 운동 재학습의 과정들을 이해해야 한다.

외인성 기능은 3가지의 내인성 체계를 통합한 구체적이고, 목적 있고, 협동적인 운동으로 구성되어 있다. 따라서 내인성 기능의 3가지 관점들은 서로 독립적이기보다는 모든 인체 운동에 있어서 상호 의존적인 관계가 있다. 예를 들어, 불균형적인 생체역학적인 관절의 스트레스는 근육의 불균형으로부터 기인되어 관절의 손상을 유발시키고, 더 나가서 통증과 염증의 악순환을 초래한다. 구조적인 염증은 관절의 신경근 체계에 영향을 주어 더욱 기능이상을 초래한다. 결국, 신체는 기능이상을 보상하기 위해 운동을 위한 운동프로그램에 적응한다. 문제의 기능적 원인은 근육

구조적 또는 기능적(structural or functional)?

봉우리밑 충돌증후군(견봉하 충돌증후군, subacromial impingement)에 의한 만성 어깨 통증은 일반적인 증상이다. 봉우리밑 충돌증후군에는 두 가지 유형이 있다: 구조적(첫 번째)과 기능적(두 번째). 전통적인 근골격계 의학은 손상에 대하여 구조적으로 접근하였고, 특수 검사와 방사선과 같은 구조를 조사하여 손상을 진단한다. 후크 견봉(hooked acromion)과 같은 비정상적인 구조는 봉우리밑(견봉하, subacromial) 공간이 줄어들면서 구조적인 충돌증후군의 원인이 된다. 첫 번째 봉우리밑 충돌증후군을 관리하기 위한 구조적인 접근법은 수술이다. 반대로, 기능적인 충돌증후군은 비록 통증과 근력약화는 일반적으로 관찰되지만, 정상적인 방사선 소견도 나타난다. 흥미로운 것은 이러한 약화는 통증 지점으로부터 떨어진 어깨뼈(견갑골, scapulae) 안정화 근육에서 주로 확연히 나타난다. 이러한 병리학적인 유형은 다른 치료 접근법이 요구되며, 위팔어깨관절(상완관절, glenohumeral joint)뿐만 아니라, 어깨복합체 전체를 운동시킴으로 근육 균형 회복을 해야 한다.

그러므로 구조와 기능적 어깨 병리는 다르게 나타나므로 차별적으로 치료해야 한다. 임상가들이 이러한 개념을 이해하지 못하고 한 가지 접근법에만 의존하게 된다면, 실패하게 될 것이다. 최적의 치료결과를 위해서는 적절한 시기에 적절한 접근법을 사용해야 한다.

불균형이며 증상은 구조적 병변으로 인한 통증과 염증이다. 따라서 이것은 구조적 및 기능적 병변을 모두 동반할 수 있지만, 정확한 진단과 치료를 위해, 임상의는 어떤 병변이 기능이상의 실제 원인인지 결정해야 한다.

임상의는 종종 구조적 접근 방식에서와 같이 통증 자체보다는 통증의 원인을 치료하는 법을 배워야 한다. 기능적 병변에 대한 병리 · 생리를 이해 또는 인식하지 못하면, 임상의는 환자의 상태를 더 나빠지는 악순환을 만든다. 아마도 이런 이유 때문에 많은 환자들이 실패한 허리수술을 경험하고 수술을 통해 구조를 다루는 것은 기능이상을 식별하고 치료하는 것이 아니다.

기능 및 병리에 있어 근육 균형
Muscle Balance in Function and Pathology

근육 균형은 주동근과 길항근 간의 근육길이 또는 근력이 상대적으로 동일하다는 것이다; 이러한 균형은 정상적인 운동과 기능을 위해 필요하다. 근육 균형은 또한 반대쪽(오른쪽 대 왼쪽) 근육 그룹의 힘을 의미할 수 있다. 예를 들어, Jacobs와 동료들(2005)은 젊은 성인의 우세측과 비우세측 사이에서 엉덩관절 벌림 근력의 유의한 차이를 보고하였다. 근육 균형은 인체 운동의 상호특성 때문에 필요하며 이는 반대쪽 근육그룹이 조정되는 것을 요구한다. 근육 불균형은 작용근과 대항근의 길이 또는 힘이 정상 기능을 방해할 때 발생한다. 예를 들어, 뒤넙다리근의 긴장은 무릎 폄의 전체 운동범위와 힘을 제한할 수 있다.

근육은 적응 또는 기능이상의 결과로 불균형해질 수 있다. 이러한 근육 불균형은 기능적이거나 병리적이 될 수 있다(표 1.1). 이러한 불균형의 종류는 운동선수에게 흔하며 기능을 위해 필요하다. 기능적 근육 불균형은 대항 근육 그룹의 힘 또는 유연성의 불균형을 포함하여 복잡한 운동 패턴에 대한 적응에 반응하여 발생한다. 예를 들어, Beukeboom과 동료들(2000)은 실내 트랙 운동선수가 트랙의 경사로 인해 발목의 안쪽번짐근과 가쪽번짐근의 적응형 변화를 경험한다고 보고하였다. 축구선수는 경기에서의 위치에 따라 다양한 근력과 유연성 패턴을 나타낸다. Ekstrand와 Gillquist(1982)는 축구선수들이 연령대에 맞는 다른 운동 선수들에 비해 유연성이 떨어지지만 긴장과 부상 사이의 관계를 찾지 못했다는 것을 발견했다. 배구선수는 비 운동선수와 비교하여 더 큰 안쪽돌림, 팔꿈치 폄, 그리고 손목 폄 근력을 가지고 있다(Alfredson, Pietila, and Lorentzon 1998; Wang et al. 1999; Wang and Cochrane 2001). 머리 위의 운동을 많이 사용하는 운동선수와 같은 수영선수(McMaster, Long, and Caiozzo; Ramsi et al. 2001; Rupp, Berninger, and Hopf 1995; Warner et al. 1990)와 야구 선수(Cook et al. 1987; Ellenbecker and Mattalino 1997; Hinton 1988; Wilk et al. 1993)는 또한 더 큰 안쪽돌림 힘을 나타낸다. 야구선수는 일반적으로 가쪽돌림의 관절운동범위가 더 크게 나타나고 안쪽돌림의 관절운동범위(Borsa et al. 2005, 2006; Donatelli et al. 2000; Tyler et al. 1999)가 더 적게 나타난다.

표 1.1 기능적 및 병리적 근육 불균형

기능적 불균형(Functional imbalance)	병리적 불균형(Pathological imbalance)
비외상성 (atraumatic)	외상 또는 비외상성 (with or without trauma)
적응적 변화 (adaptive change)	적응적 변화 (adaptive change)
특수 활동 (activity specific)	기능장애와 연관 (associated with dysfunction)
통증 없음 (no pain)	통증 있음 또는 통증 없음 (with or without pain)

이러한 불균형은 운동에 중요하기 때문에, 그들은 그들이 병적 상태가 되기 전에 관리되어야 한다. Kugler과 동료들(1996)은 배구선수들의 어깨에서 나타나는 근육의 불균형은 어깨통증이 있는 운동선수들에게서 더 명백하게 나타난다(Kugler et al. 1996). 임상의들은 병리와 스포츠의 요구를 고려해서 언제 근육의 불균형을 치료해야 할지 인식해야 한다.

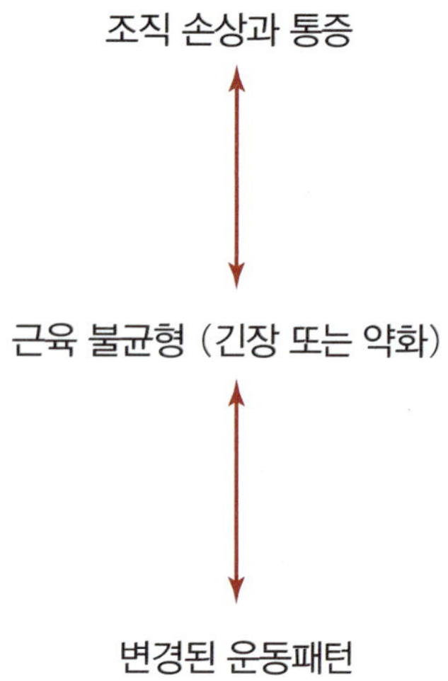

그림 1.1 근육 불균형 연속체.

근육 불균형이 기능을 손상시킬 때 병적인 상태로 고려된다. 병적인 근육 불균형의 원인이 초기 외상으로부터 기인되거나 기인되지 않을지라도, 병적인 근육 불균형은 전형적으로 기능이상 및 통증과 관련되어 있다. 병적 불균형은 또한 잠행성일 수 있어서 많은 사람들이 통증 없이 이러한 근육 불균형을 가진다. 그러나 궁극적으로 병적인 근육 불균형은 관절 기능이상과 변경된 운동 패턴을 이끌고 교대로 통증을 일으킨다(그림 1.1). 이 근육 불균형의 연속은 어느 방향으로든 진행될 수 있다; 근육 불균형은 변경된 운동 패턴을 유발하거나 그 반대로도 이어질 수 있다.

몇몇 손상들은 근육 불균형을 초래하고 다른 손상들은 근육 불균형으로 인해 나타날 수도 있다. 어깨부딪힘은 돌림근띠(Burnham et al. 1993; Leroux et al. 1994; McClure, Michener, and Karduna 2006; Myers et al. 1999; Warner et al. 1990)와 어깨뼈 안정근(Cools et al. 2003, 2004, 2005; Ludewig and Cook 2000; Moraes, Faria, and Teixeira-Salmela 2008; Wadsworth and Bullock-Saxton 1997)의 근육 불균형과 또한 연관이 있다. 어깨불안정성은 또한 근육 불균형과 연관이 있다(Barden et al. 2005; Belling Sørensen and Jørgensen 2000; Wuelker, Korell, and Thren 1998).

때때로, 병적 불균형은 손상에 대해 기능적인 보상이 있다. 예를 들어, Page(2001)는 앞무릎 통증이 있는 앞십자인대-재건을 한 운동선수의 87%는 엉덩 벌림근이 약화되고 엉덩정강근막띠가 타이트해지고 수술에 의한 엉덩근의 약화는 짧아진 엉덩정강근막띠에 의해 보상된다고 가정했다. 엉덩정강근막띠 증후군을 가진 달리기 선수들은 또한 엉덩 벌림근의 약화를 나타낸다(Fredericson et al. 2000).

약한 엉덩이의 근력은 앞쪽 무릎 통증과 관련 있다. Robinson과 Nee(2007)는 무릎 통증을 가진 대상자는 무릎 통증이 없는 대상군에 비해 확연하게 엉덩이 폄(−52%), 벌림(−27%) 그리고 바깥돌림(−30%)이 감소한다고 하였다. Piva와 동료들(2005)은 엉덩관절 벌림근의 힘과 가자미근의 길이가 무릎넙다리 통증 증후군을 가진 환자와 대조군 사이를 구별할 수 있다.

Page와 Stewart(2000)는 엉치엉덩관절 기능이상에서 앞쪽 볼기뼈 돌림(anterior innominate rotation)을 가진 환자는 병변쪽 뒤넙다리근의 약화를 나타낸다고 보고하였다. 허리통증은 또한 엉덩이 폄(Van Dillen et al. 2000)과 안쪽돌림(Ellison et al. 1990) 운동범위의 감소와 관련이 있다.

특정 질병은 근육 길이 불균형, 근력 불균형 또는 둘 다와 관련이 있을 수 있지만, 전향적 연구는 근육 불균형이 병리학적 상태와 관련이 있다고 보고했다. 예를 들어, 어깨에 근육 불균형이 있는 운동선수는 어깨 부상을 경험할 가능성이 더 높다(Wang and Cochrane 2001). 근육 불균형과 스포츠 손상에 관한 전향적 연구는 임상의가 선수들이 스포츠를 시작하기 전에 선수를 선별하고 선수의 근육 균형을 회복시키는 예방 운동 프로그램을 수행하는데 도움이 될 수 있다.

연구자들은 허리통증과 하지 부상이 여성의 엉덩이 폄근 약화와 관련이 있지만, 남성에서는 그렇지 않다는 것을 보여주었다(Nadler et al. 2001). 하지의 부상은 근육약화 및 긴장성과 관련이 있고(Knapik et al. 1991), 무릎 힘줄염은 약화보다는 근육 긴장성과 관련이 있다(Witvrouw et al. 2001). Witvrouw과 동료들(2003)은 단단한 뒤넙다리근 또는 넙다리네갈래근을 가진 프로 축구 선수는 하지 부상의 위험이 더 높다는 것을 발견했다. 그들은 발바닥굽힘근 또는 엉덩이 모음근의 단단함과 관련된 부상 위험을 찾지 못했다.

근력비(strength ratios)는 스포츠 손상 연구에서 작용근과 대항근 사이의 근육 불균형을 정량화하는데 사용된다. Tyler과 동료들(2001)은 하키 선수들 사이에서 발생하는 샅굴부위 근염좌는 낮은 비율의 운동선수들에게서 위험이 17배 증가한다고 보고하면서 엉덩관절 벌림근과 모음근의 비가 80% 미만인 운동선수들에서 더 널리 퍼진다. Baumhauer과 동료들(1995)은 발등굽힘과 발바닥굽힘의 낮은 근력비를 가진 선수들뿐만 아니라 바깥번짐과 안쪽번짐의 높은 근력비를 가진 운동선수들이 안쪽번짐 발목 염좌를 경험할 가능성이 더 높다고 보고했다.

근육 불균형의 패러다임
Muscle Imbalance Paradigms

근육의 불균형에 대한 두 가지 개념이 있다: 하나는 반복적인 운동과 자세로 인한 근육 불균형의 생체역학적 원인을 믿는 것과 하나는 근육 불균형에 대한 신경학적인 소인을 믿는 것이다. 양 생체역학적 및 신경학적 근육 불균형이 임상적으로 확인되므로 임상의는 보다 정확한 진단 및 치료를 위해 두 가지를 모두 이해해야 한다. 환자들이 생체역학 및 신경학적 요인들로 구성된 복합적 근육 불균형 증후군을 보일 수 있으며, 임상의들은 적절한 치료를 처방하기 위해 더욱 노력해야 한다.

생체역학적 패러다임 (Biomechanical Paradigm)

근육 불균형에 대한 전통적인 관점은 생체역학과 관련 있다. 근육 불균형의 생체역학적 원인은 지속된 자세와 반복되는 운동으로 인해 근육에 가해지는 지속적인 스트레스이다. 생체역학적 근육 불균형 패러다임은 Kendall과 동료들(1993), 그리고 Sahrmann(2002a)의 책에서 광범위하게 다뤄지며 여기에서는 간단히 설명될 것이다.

Sahrmann은 반복적 운동 또는 지속적인 자세는 근육 길이, 힘, 그리고 경직에 적응할 수 있다고 제안하며 이러한 적응은 운동 손상으로 이어질 수 있다. 근육원섬유마디의 수가 각각 증가하거나 감소하여 근육이 길어지거나 짧아진다. 이러한 근육 적응은 협동근과 대항근의 상대적 참여를 변화시키고 운동 패턴에 영향을 주는 일상활동에서 발생할 수 있다. 관절운동의 정확성은 특정 협동근이 다른 협동근보다 지배적일 때 변하게 되고 이러한 변화는 관절에 비정상적 스트레스를 유발한다. 예를 들어, 뒤넙다리근이 지배적이고 볼기근이 약하면, 그 결과는 반복된 뒤넙다리근 염좌와 다양한 통증 있는 엉덩관절 기능이상이 될 수 있다. 그러므로 순간적 회전 중심의 경로에 의해 나타나는 정확한 관절 운동을 주의 깊게 모니터링하는 것이 지배적인 근육을 선별하는데 필수적이다. 치료는 길어진 근육을 짧게 하고 약해진 근육을 강하게 하여 정확한 관절 운동을 회복하는데 초점을 두고 있다.

최근에 Bergmark(1989)는 허리뼈를 평형화하는 근 시스템을 대근육과 국소 근육으로 나누는 분류체계를 도입하였다. 대근육들은 얕은 근육들이며 빠른 연축근들이다. 이것들은 짧아지고 타이트한 경향이 있다. 다른 한편으로, 국소 근육들은 느린 연축이며 약화되기 쉬운 깊은 안정화 근육이다. Bermark(1989)는 국소 시스템을 허리뼈에 이는곳이나 닿는 근육으로 그리고 대근육 시스템을 골반과 갈비뼈에 이는 근육으로 기술했다. 두 시스템 사이에 약간의 중첩이 있으며, 개별 근육의 일부는 두 시스템의 특성을 나타낸다. 대부분 구조적인 부분을 근거로 하지만, Bergmark의 분류체계는 운동조절과 관련된 일부 기능적(신경학적) 구성요소가 있어 허리 안정성 조절모델에 적용된다(Hodges 2005).

신경학적 패러다임 (Neurological Paradigm)

얀다(Janda)가 근육 불균형의 신경학적 패러다임의 아버지로 여겨지지만, 그는 또한 근육 불균형이 생체역학적 기전에서 발생할 수 있음을 인식했다(Janda 1978). 그는 오늘날 사회의 근육 불균형이 반복적인 운동장애에서 가장 두드러지는 다양한 운동 부족뿐만 아니라 규칙적 신체 활동을 통한 운동부족에 의해 혼합되었다고 생각했다.

근육 불균형에 대한 신경학적 접근은 근육이 운동 기능의 역할 때문에 불균형이 되기 쉽다는 것을 인식한다. 신경 조절 단위는 기능이상에서 일시적으로 관절을 안정화시키기 위해 근육 동원 전략을 변경할 수 있다. 이런 동원의 변화는 근육 균형, 운동 패턴, 궁극적으로 운동 프로그램을 변경시킨다.

얀다(Janda)는 근육 불균형이 긴장 또는 단축되기 쉬운 근육과 억제되기 쉬운 근육 사이의 손상된 관계가 된다고 생각하였다. 더 세부적으로, 그는 주로 정적이거나 자세 근육들은 타이트해지는 경향이 있다고 언급했다. 다양한 운동에서 자세 근육들은 기능적으로 주로 동적이고 위상 근육들보다 더 활성화되어 약화되는 경향이 있다(Janda 1978). 이러한 근육 불균형 패턴은 어리게는 8세 정도에서도 나타나므로 불균형 패턴은 개인별 차가 아닌 불균형의 정도에 따라 달라진다는 것을 알게 되었다. 얀다는 이런 근육 불균형 패턴들이 감각 운동계의 선천적인 기능 때문에 계통적이고 예측 가능하다고 믿었다(제2장).

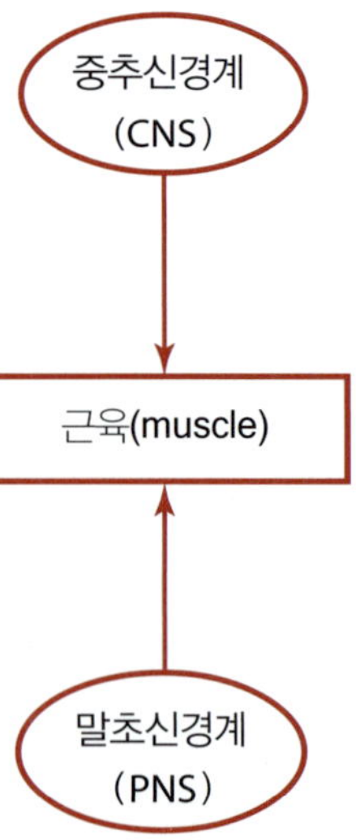

그림 1.2 근육은 중추신경계(CNS)와 말초신경계(PNS) 사이에서 기능적 교차로(crossroads) 역할을 한다.

얀다(Janda)는 기능적 병리를 일반적인 통증 상태의 병인에서 운동계의 기능장애로 설명했다. 그는 운동계를 제외하고 인체의 모든 시스템이 자동으로 기능한다고 언급했다. 그는 근육은 매우 취약하고 불안한 구조들이라고 인지하였고 신경근계의 중요한 부분으로 근육들은 감각 운동계의 기능에 주요한 역할을 제공한다고 믿었다. 그는 말초 관절의 변화에 반응할 뿐만 아니라, 중추신경계로부터 오는 자극들에 반응해야 하기 때문에 근육들이 기능적인 구심점에 있다고 종종 언급했다(그림 1.2).

얀다(Janda)는 자연스런 반사들이 사슬반응을 통해서 인체 전체에 적응을 야기하는 근육 균형과 기능들에 어떻게 영향을 미치는지 나타내었다. 관절구조, 근육기능, 그리고 기능에서 중추신경계 조절간의 상호작용을 인식함으로써, 하나의 체계 변화들은 인체의 다른 곳에서 적응된 변화들에 의해 반영된다고 생각했다.

얀다는 많은 근골격계 만성 통증의 상태들은 운동계가 적절하게 반응하거나 인체의 다양한 변화들에 적응하는 것을 방해하는 결함있는 운동학습으로부터 온다고 주장했다. 운동계의 이런 비정상적인 회복은 열악한 기계적 및 반사 운동 수행에 반영된다.

얀다의 관점에서 볼 때 만성 근골격계 통증과 근육 불균형은 중추신경계에 의해 매개되는 기능적 병리학이다(그림 1.3). 그는 정도는 약하지만, 뇌성마비와 같은 위운동신경원 병변을 가진 환자들이 나타내는 근육 긴장과 약화의 같은 패턴을 만성 허리 통증 환자들에게도 관찰됨을 근거로 하였다. 근육 불균형은 종종 손상이나 병리가 통증과 염증을 유발한 후에 시작된다. 불균형은 또한 비정상적인 관절 위치나 운동으로부터 야기되는 고유수용성 입력의 변경으로 잠행적으로 발생할 수 있다. 이 두 가지 조건으로 인해 근육이 타이트(과긴장)되거나 약화(억제)되어 국소적 근육 불균형이 발생한다. 이 근육 불균형은 항상성을 유지하기 위한 운동계의 특징적인 반응이다. 시간이 지남에 따라 불균형은 새로운 운동패턴으로 중추신경계에 집중되어 통증과 기능이상의 주기를 계속한다. 얀다는 근육 불균형은 종종 전신을 포함하는 전신 반응으로 나타나는 신경근계 조절 장애의 표현이라고 믿었다.

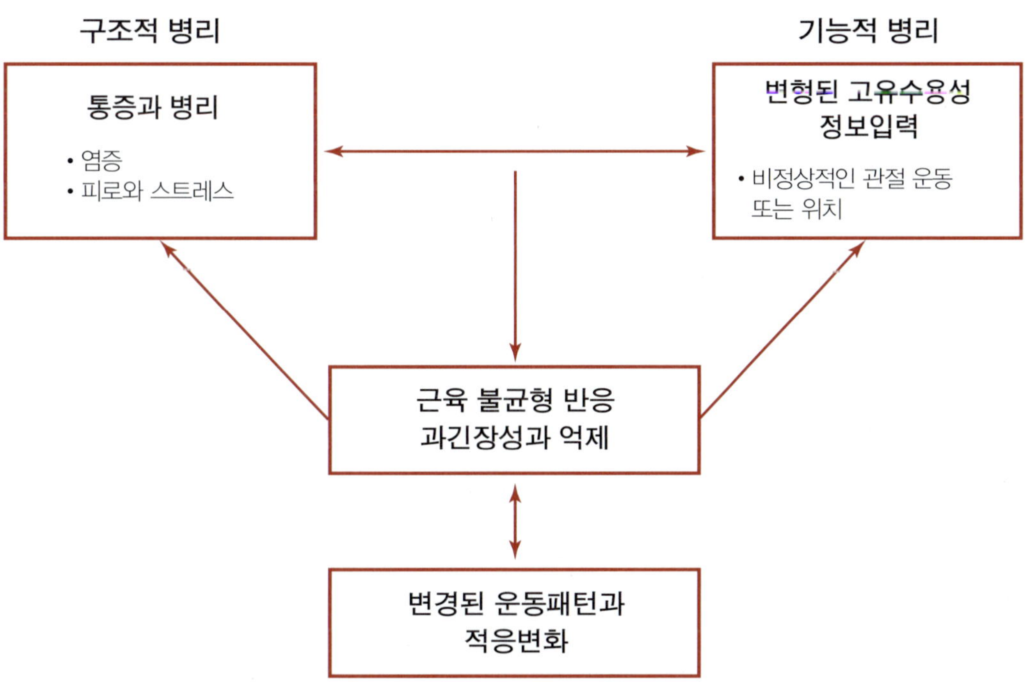

그림 1.3 근육 불균형에 대한 얀다의 신경학적 패러다임.

얀다(Janda)의 신경학적인 패러다임은 만성 허리통증 환자의 최소한의 뇌 기능이상의 소견에 의해 더욱 강화되었다(Janda 1978). 그는 신경근(운동 및 감각결핍) 기능이상뿐만 아니라 심리학적 기능이상(지적 및 스트레스 적응)을 포함한 모든 기능 영역에서 협응된 행동의 부족을 발견했다. 그는 만성 허리 통증 환자의 80%에서 최소한 뇌 기능이상 증상의 존재는 기능적 병리로서 시스템 부적응을 가지는 중추신경계의 기관 병변 이론을 지지한다고 결론지었다(Janda 1978). 그리하여 그는 허리 통증에 대한 생물 심리사회적 접근을 지원한 최초의 사람 중 한 명이 되었다.

명백하게, 얀다(Janda)의 접근법은 신경학자로서 그의 임상적 관찰에 의해 영향을 받았으며 Sahrmann의 접근법은 좀 더 생체역학적인 영향을 제안한다. 우리는 임상적으로 근육 불균형의 두 가지 종류를 알아본다. 근육 불균형을 가진 환자를 평가하는 동안에, 임상가들은 근육 불균형이 신경학적인 것인지 또는 생체역학적 병인에 의한 것인지를 결정지을 수 있어야 한다. 표 1.2는 두 접근법을 비교한다.

표 1.2 Janda와 Sahrmann의 근육 불균형의 접근법 비교

	Sahrmann의 생체역학적 접근	얀다의 신경근 접근
기본개념	반복된 운동과 지속된 자세는 조직 변화와 운동패턴의 원인이다. 관절은 한 특정 방향에서 운동에 대한 방향 감수성을 발달시킨다. 특정 방향에서 운동과 스트레스에 의해 원인이 되는 미세외상 때문에 운동에 대한 방향감수성은 통증의 원인이 된다. 검사의 목적은 운동에 대한 방향감수성(DSM)과 진단에 기여하는 요소들을 찾아내는 것이다. 운동학적 기준에서 순간적 회전중심의 경로 변위(PICR)는 운동손상의 결과이다. 검진의 목적은 움직임에 대한 방향감수성(DSM)과 진단에 기여하는 요소들을 찾아내는 것이다.	중추신경계(CNS)와 근골격계의 양쪽 모두의 모든 구조적인 것들은 독립적이다. 근육계들은 기능적으로 구심점에 있으며, 그 이유는 양쪽 시스템 (중추신경계와 근골격계)으로부터 자극을 받기 때문이다. 적절한 고유수용성 정보는 운동 조절에 필수적이다.
불균형의 병인	길어진 자세에서 근육이 유지되면 근절이 더해진다. 이것은 길이 장력곡선을 오른쪽으로 이동시키고, 장력 발생 능력을 증가시킨다. ("신장성 약화") 반면에 근육은 짧아진 위치에서 유지되면, 근절의 수가 감소되고 약화되며 결합조직이 스며들게 된다. 길이 장력 곡선은 왼쪽으로 이동하게 된다. ("능동적 불충분") 분리된 길이-장력 변화는 협동근(synergistic muscles)에서 발생한다. 협동근 중 하나는 짧아지고 다른 하나는 정상 근 길이를 유지하거나 과도하게 늘어난다. 우세근육은 더 짧게 되고 종종 보상작용이 회전으로 나타난다.	말초 관절에 통증과 병리를 초래하는 근 긴장과 약화와 같은 특징적인 패턴들이 있다. 근육들의 반응은 무작위적이지 않으며, 전체의 근육계에 일관성 있게 나타난다. 관절 기능장애에 대한 근육의 반응들은 중추신경계(CNS)의 구조적 병변에서 볼 수 있는 강직성 근육과 유사하다. (예: 편마비, 뇌성마비) 근육계의 체계적 반응은 내재적과 외재적 두 가지 요소 때문이다. 이 요소들은 반사성(신경학적)과 생활습관의 적응결과이다. 근육 불균형은 재 손상과 만성 통증 증후군을 유발시키는 지속적인 인자들 중 하나이다.
운동 손상	다관절 시스템에서 운동은 저항이 가장 약한 관절에서 일어난다. 이것은 운동의 보상작용 부위와 연관이 있다. 보상 운동은 보통 한 관절에서 특정 방향으로 진행된다. 안정화 구조들(근육, 인대, 관절낭)은 일차관절보다 더 유연해진다.	긴장되기 쉬운 근육은 억제되기 쉬운 것보다 약 1/3배 강하다. 긴장한 근육들은 다양한 운동 동안 먼저 활성화된다. 손상된 운동의 특징적 패턴은 불균형의 존재에 대한 단서를 제공한다(6개의 검사).
평가	평가는 통증 증후군에 대해 모든 손상과 기여요소를 규명하는 과정 포함한다. 조직변성이나 좌상이 심하지 않다면 문제를 교정하고 통증을 제거하는데 있어서, 생체역학적 원인을 규명하는 것이 통증 조직을 규명하는 것보다 더 중요하다.	근육 평가는 자세 분석, 보행 분석, 근육길이 평가, 협응운동 등을 포함한다. 운동 패턴의 평가는 개별적 근육의 근력평가보다 더 중요하다. 이는 동원되는 패턴의 시간성(순서)과 협동근의 활동 정도를 평가한다.
치료	근력 치료는 길어진 근육을 단축시키고 약하거나 길어진 근육에 걸린 부하를 줄이고, 약화된 또는 좌상된 근육을 지지하는데 역점을 둔다. 환자가 정확한 방법으로 특정 근육을 활성화시킬 수 있도록 훈련시키기 위해 특정 근육들을 사용한다. 자세유지나 기능적 활동 시에 올바른 근육의 사용법을 강조한다.	모든 말초적인 구조들의 기능을 정상화한다. 긴장된 근육과 약화된 근육의 균형을 회복한다. 말초로부터 수용된 고유수용성 자극을 증진시킴으로써 중추신경계 조절과 프로그래밍을 개선시키고 협응, 자세와 균형을 조절하는 시스템을 활성화시킨다. 협응된 운동패턴에서 지구력을 증진시킨다.

요약
Summary

운동계(motor system)의 기능적 병리학(functional pathology)은 구조물의 손상보다 구조물의 기능 손상을 말한다. 전통적으로, 임상의들은 만성 근골격계 통증에 대한 정형외과적 접근에서 해부학 및 생체역학에 대한 지식에 의존하여 보다 구조적인 접근 방식을 취했다. 대조적으로, 기능적 접근법은 신경근계의 기능과 관련된 밝혀지지 않은 기전들을 인지한다. 근육 불균형은 반대 근육 그룹의 길이나 힘이 불균형하여 비정상적인 관절 기능을 만드는 기능적 병리의 한 예이다. 몇 가지 근육 불균형 패러다임, 가장 주목할만한 생체역학적 및 신경학적 관점이 있으며 각각 명확한 임상적 증거가 있다. 블라디머 얀다(Vladimir Janda) 박사는 만성 근골격계 통증을 유발하는 신경학적 근육 불균형에 있어서 선구자였다. 그는 신경계가 통증 병인과 유지에 있어 중요한 역할을 한다고 제안했다.

CHAPTER 2장

감각운동계

THE SENSORIMOTOR SYSTEM

얀다(Janda)는 관절, 근육 그리고 신경계가 기능적으로 통합되고, 근육 불균형에 대한 접근의 전제는 감각계와 운동계의 통합이라고 말한다. 얀다(Janda)는 이 두 개의 시스템은 해부학적으로 분리되어 있지만, 감각운동계로 함께 기능해야 한다고 언급하였다. 감각운동계는 몸 전체의 기능을 조절하고 상호연결되어 있어서 포괄적이다. 감각정보는 중추신경계(CNS)와 말초신경계(PNS)를 통해 운동반응(motor response)과 연결되어 있다. 이것은 환경으로부터 오는 구심성 정보가 중추신경계에서 처리되고, 그리고 나서 운동계로 원심성 정보를 돌려보내는 고리 시스템(looped system)을 형성한다. 그 결과 운동활동(motor activity)은 사이클로 이어지는 구심성 되먹임(feedback)을 제공한다(그림 2.1). 이러한 상호연결성 때문에 감각운동계의 변화는 시스템의 다른 곳에 반영되기도 한다.

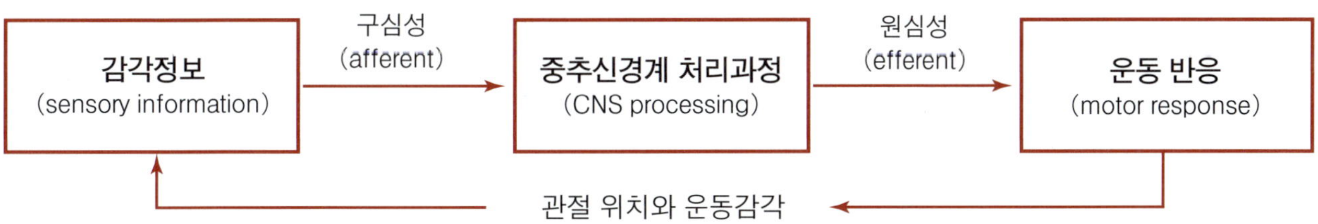

그림 2.1 감각운동계(sensorimotor system).

Panjabi(1992a)는 얀다(Janda)의 철학과 유사하게 척추 안정화(spinal stabilization)의 모델을 기술하였다. Panjab의 모델은 골격계 및 근육계, 중추신경계의 세 가지 하위 시스템으로 구성한다. 하위 시스템 내 구성요소의 기능장애는 아래와 같은 3가지 상태 중에서 한 가지를 발생시킬 수 있다:

1. 다른 시스템으로부터 성공적인 보상, 또는 정상적인 적응
2. 한 개 또는 그 이상 하위 시스템에 의한 장기간 적응
3. 하위 시스템의 한 가지 또는 그 이상 요소에 대한 손상, 병리적인 적응

이 장은 감각운동계로 구성하는 소프트웨어와 하드웨어를 설명하고, 감각수용기를 통한 정보입력과 처리, 근섬유의 움직임에 대한 신호를 보내는 출력에 대해 논의하기 위해 컴퓨터 비유에 의해 시작한다. 이 장은 감각운동계의 신경근 결과인 자세와 관절 안정화 기전을 살펴 본다. 또한 관절병리학(joint pathology)의 국소 및 포괄적인 효과, 감각운동계의 역할에 대한 논의로 끝난다.

감각운동계 하드웨어와 소프트웨어
Sensorimotor Hardware and Software

운동조절은 하드웨어와 소프트웨어 그리고 컴퓨터의 입력과 출력으로 설명할 수 있다. 다양한 근원들(키보드, 마우스 등)로부터 정보는 컴퓨터의 중앙처리장치(central processing unit; CPU)로 입력되어 다양한 소프트웨어 형태로 해당정보를 처리한다. 마지막으로 정보는 스크린이나 프린터를 통해 출력된다.

감각수용기 (Sensory Receptors)

중추신경계로 가는 감각입력은 구심성 정보(afferent information)로 나타낸다. Sherrington(1906)은 고유수용성 감각을 위치와 자세, 움직임의 감각으로 정의했다. 당시에는 특수한 구심성 수용기가 확인되지 않았지만, Sherrington은 신체가 고유수용성 수용기로부터 움직임을 조절하는 정보 시스템이 있다는 것을 알고 있었다(Sherrington 1906). 거의 1세기 후에, Lephart와 Fu(2000)는 "말초수용기에 의한 자극의 획득 및 이러한 기계적 자극을 처리하기 위해 구심성 경로를 따라 중추신경계(CNS)로 전달되는 신경 신호로 변환하는 것"이라고 고유수용성 감각을 재정립하였다(Lephart and Fu 2000, xvii-xix). 고유수용성 감각의 정의는 감각정보로부터 처리(processing) 또는 반응(response)을 포함하지 않으며, 많은 임상가와 연구자는 관절위치 감각이나 움직임 탐지(detection of motion)를 통해 고유수용성 감각을 측정할 때 자주 실수한다. 이러한 측정은 고유수용성 감각의 직접적인 측정이라기보다는 고유수용성 정보처리의 간접적인 측정이다.

감각수용기로부터 오는 구심성 정보는 운동반응(motor responese)을 생성시키는데 있어서 여러 가지 역할을 한다(Holm, Inhahl, and Solomonow 2002). (a) 직접적으로 반사반응을 유발시키는 것; (b) 프로그래밍된 자발적인 반응의 변수를 결정짓는 것; (c) 서기와 걷기 중에 균형을 유지하기 위해 자동적인 운동출력(motor output)을 위한 되먹임(feedback)과 앞먹임(feed-forward mechanisms) 기전의 통합하는 것을 포함한다.

Cohen와 Cohen(1956)은 관절수용기로부터 구심성 정보는 관절주변 근육들의 활동을 조정한다라는 관절운동 반사(arthrokinematic reflex)를 기술하였다. 고유수용성 입력은 근육과 관절로부터 오는 위치감각에 대한 정보와 피부에 있는 외부수용기로부터 오는 움직임에 대한 정보를 포함한다(Grigg 1994). 컴퓨터 비유에서 감각수용기는 중추신경계로 정보를 입력하기 위한 하드웨어이고, 감각입력과 관련된 하드웨어 구조는 기계수용기(mechanoreceptors), 근수용기(muscular receptors) 그리고 외부수용기(exteroceptors)를 포함하는 특별한 구심성 수용기이다.

표 2.1 관절낭의 기계수용기

유형	위치	특징	정보
유형 I, 루피니소체 (Ruffini)	관절낭의 천층	정적과 동적, 낮은 역치, 느린 적응성	신장(stretch), 특히, 회전의 제한
유형 II, 층판소체 (Paciniform)	관절낭의 심층과 관절의 지방판 (fat pads)	동적, 낮은 역치, 빠른 적응성	압력
유형 III, 골지힘줄기관 (Golgi tendon organ)	관절인대	동적, 높은 역치, 느린 적응성	능동적 긴장(수동적 긴장이 아님)
유형 IV, 자유종말 (Free nerve endings)	섬유성 피막과 지방판	유해성, 높은 역치, 비적응성	통증과 염증 (방향성이 없음)

기계수용기(Mechanoreceptors)

Wyke(1967)는 관절낭에서 4가지 유형의 기계수용기를 확인했다. 관절낭의 구심성은 움직임의 제한에서 활성화되고, 관절위치에 대한 정보를 제공한다. 다른 유형의 기계수용기는 관절의 다른 위치에 존재하고, 자극(stimulation)에 대한 다른 역치와 적응성을 가진다(Grigg 1994). 각 유형은 관절위치에 관한 특별한 구심성 정보를 제공한다. 이러한 내용들은 표 2.1에서 요약되었다.

Wyke와 Polacek(1975)는 모든 관절의 기계수용기는 보행과 자세, 호흡을 유지하는데 관여하는 근육에 강력한 촉진 또는 억제 반사 효과를 나타낸다고 언급하였다. 특히 유형 I 수용기는 자세와 운동감각에 대해 크게 기여한다. Wyke와 Polacek은 질환이나 외상으로 기인한 기계적 수용기의 손상이 자세와 움직임에 대한 반사이상을 초래할 뿐만 아니라 자세와 관절위치 인식을 방해한다는 점을 지적하였다.

근수용기(Muscular Receptors)

고유수용성 정보를 제공하는 2가지 유형의 근수용기가 있다: 근방추(muscle spindles)와 골지힘줄기관(Golgi tendon organs; GTOs). 근방추(근방추내 섬유)는 근육 안에 위치하고 근섬유(근방추외 섬유)에 대해 평행하게 주행한다. 그러므로 근방추는 사지 위치감각과 움직임의 의식적인 지각을 위한 정보를 제공하는 근방추외 섬유의 변화율과 길이를 탐지한다(Fitzpatrick, Rogers, and McCloskey 1994). 골지힘줄기관은 근육의 힘줄 안에 위치하고 근막으로 덮여 있다. 이러한 수용기들은 근수축에 대해 민감하다.

외부수용기(Exteroceptors)

피부에 위치하여 촉각을 감지하는 특별한 수용기는 외부수용기로 나타낸다. 이 수용기는 운동범위에 따른 다양한 시점에서 피부가 신장되어 움직임에 대한 고유수용성 정보를 제공한다(Grigg 1994). 예를 들어, 무릎이 완전히 펴지면, 무릎 후방의 피부가 팽팽해져 무릎 폄(신전, extension)의 신호를 전한다. 온도 수용기와 통증 수용기와 같이 피부에 있는 다른 수용기들은 그 자체로는 고유수용성 감각은 아니지만, 구심성 정보를 제공한다. 그러나 이러한 수용기들은 굽힘근반사(굴근반사, flexor reflex)와 교차성 폄근반사(신근반사, crossed extensor reflex)의 운동반응(motor responses)을 자극하는 신호를 발생시킨다. 이러한 반사들은 위험한 자극으로부터 신체 일부분을 제거하는 반사성 운동반응을 일으키기 때문에 회피반사(withdrawal reflexes)라고도 한다. 열이나 통증과 같은 유해성 자극으로부터 신체를 보호하기 위해 설계된 척수수준 반사이다.

이러한 회피반사들 중 사지의 폄근(신전근, extensors)을 이완시키는 동안에 굽힘근(굴근, flexors)을 활성화시킨다. 굽힘근반사에서 관련된 쪽만 활성화되고, 교차성 폄근반사는 양쪽 다리와 관련이 있다. 교차성 폄근반사는 관련된 쪽을 굽혀 폄근을 이완시키는 반면에, 동시에 반대쪽 다리는 펴고 굽힘근을 이완시킨다. 이 반사의 예는 압정을 밟았을 때의 반응이다. 관련된 쪽의 엉덩관절과 무릎을 구부리고, 반대쪽 폄근은 다리를 지지하기 위해 활성화된다.

고유수용성 감각의 중요한 부분 (Key Areas of Proprioception)

관절수용기는 자세적 반사(postural reflexes)와 관절 안정화(joint stabilization), 운동조절(motor control)에 크게 기여한다(Freeman and Wyke 1966, 1967a). 자세 유지를 위한 고유수용성 입력의 3가지 주요 영역은 발바닥, 엉치엉덩관절(천장관절, sacroiliac joint), 그리고 목뼈이다.

발바닥(Sole of the Foot)

발바닥으로부터 구심성 입력은 자세적 인식에 영향을 미친다(Kavounaodias et al. 2001; Roll, Kavounoudias, and Roll 2002). 발바닥의 피부 반사는 자세와 보행을 위해 중요하다(Aniss, Gandevia, and Burke 1992; Freeman and Wyke 1966; Haridas, Zehr, and Misiaszek 2005; Horak, Nashner, and Diener 1990; Knikou, Kay, and Schmit 2007; Meyer, Oddsson, and De Luca 2004; Sayenko et al. 2007). 하지의 구심성 정보만으로도 수직자세를 유지하기 위해 충분한 정보를 제공하고, 자세적 동요를 지각하는데 있어서 매우 중요하다(Fitzpatrick, Rogers, and McCloskey 1994; Fitzpatrick and McCloskey 1994; Tropp and Odenrick 1988).

추가적으로, 발목의 움직임에 대한 감각은 신발을 신은 것보다 맨발에서 더 잘 구별된다(Waddington and Adams 2003b). 발바닥의 자극은 운동감각(kinesthesia)과 자세적 동요(postural sway)를 개선한다(Maki et al. 1999; Watanabe and Okubo 1981; Waddington 2003). 피부 수용기로부터 유입되는 변형된 피드백(feedback)은 보행과 근육 활성화의 패턴을 변화시킨다(Freeman and Wyke 1967a; Nurse and Nigg 2001). 시각적 입력은 종종 발바닥 감각 손실된 사람(Meyer, Oddsson, and De Luca 2004; McKeon and Hertel 2007)과 허리뼈 디스크 절제술(lumbar discectomy) 환자에서 감각정보의 손실을 대체하기 위해 사용한다(Bouche et al. 2006).

발바닥과 발목의 위치와 자세는 고유수용성 입력에 중요한 역할을 수행한다. 뒤침(회외, supinated) 또는 엎침(회내, pronated) 발을 가진 사람이 중립의 발을 가진 사람보다 자세조절 능력이 낮다(Tsai et al. 2006). 또한 Hertel, Gay, Denegar(2002)는 요족(cavus feet)을 가진 사람이 중립의 발을 가진 사람 보다 자세 동요가 증가한다고 설명하였다. 이것은 뒤침발(회외발, supinated foot)의 저가동성이나 발바닥의 접촉면 감소로 인한 구심성 정보입력의 감소 때문일 것이다.

엉치엉덩관절(Sacroiliac Joint)

허리의 고유수용성감각은 적절한 보행을 위해 필요하다(Fukushima and Hinoki 1984). 엉치엉덩관절(천장관절, sacroliliac joint)은 하지와 체간 사이에 힘을 전달하는데 돕는다. Vilensky와 동료들(2002)은 엉치엉덩관절에 있는 기계수용기의 고유수용성 입력은 기립자세를 유지하기 위해 중요하다고 하였다. 고유수용성 감각, 보행, 자세조절에 영향을 미치기 때문에 엉치엉덩관절은 종종 만성 요통환자에서 기능장애의 원인(source)이 된다. 비록 엉치엉덩관절이 저가동성일지라도, 고유수용성 기능장애가 엉치엉덩관절의 기능장애의 주요 요인일 수 있다.

목뼈(Cervical Spine)

목뼈(경추, cervical spine) 후관절(cervical facets)로 들어오는 구심성 정보는 자세 안정화(Abrahams 1977)와 목 통증(McLain 1994)에 관여한다. 유아에서, 긴장성 목 반사(tonic neck reflexes)와 같은 목의 위치와 관련된 원시반사는 직접적으로 체간의 위치에 영향을 미치며, 정형화된 패턴으로 나타난다. 또한 만성 목 기능이상을 가진 환자는 균형 결함을 보인다(Karl berg, Persson, and Magnusson 1995; Madeleine et al. 2004; McPartland, Brodeur, and Hallgren 1997; Sjostrom et al. 2003; Treleaven, Jull, and Sterling 2003, 2005).

고유수용성 정보는 전달되는 정보의 유형에 따른 특정 경로를 따라 척수에서 위로 이동한다. 독립적으로 고유수용성 입력을 측정하기 위한 방법은 아직 없다. 고유수용성 감각을 평가하기 위해 최근에 사용하는 방법들은 의식적인 인식의 평가방법으로서 관절위치 감각과 수동적 움직임을 감지하는 시간(time to detect passive movement; TTDPM)의 측정을 포함한다. 다른 간접적인 방법은 근전도(electromyography)를 이용한 반사적 잠복기와 체성감각 유발전위(somatosensory evoked potentials)를 포함한다. 여러 분야에서 고유수용성 감각은 체성감각 유발전위로 연구되고 있다. Tibone와 동료들(1997)은 어깨 인대와 힘줄은 유사한 체성감각 유발전위를 일으키는 반면에 관절연골과 위팔뼈머리(상완골두, humeral head)는 체성감각 유발전위를 일으키지 않는다고 하였다. 앞십자인대는 파열 후 인대파열재건 수술을 통해 체성감각 유발전위를 복원시킬 수 있다(Pitman et al. 1992; Ochi et al. 2002).

의식적인 고유수용성 감각은 등쪽외측로(dorsolateral tracts)를 따라 올라가고, 무의식적인 고유수용성 감각은 척수소뇌로(spinocerebellar tract)를 따라 더 빠른 속도로 이동한다. 사용된 트랙과 상관없이 특별한 고유수용성 정보는 처리를 위해 중추신경계 내의 다양한 위치(levels)에서 종료된다.

중앙처리 (Central Processing)

운동조절과 관련된 소프트웨어는 여러 수준의 정보를 포함한다. 컴퓨터에 비유하면, 배경 조절 시스템(background operating system)은 인간이 운동조절을 위해 선천적으로 가지고 태어나는 기본적인 움직임 패턴의 집합체이다. 이 시스템은 원시반사, 균형 및 정위반응을 포함한다. 배경 조절 시스템에 대해 실행되는 프로그램은 일상생활에 필요한 기능적인 움직임과 기술(skills)이다.

감각운동계는 3가지 수준에서 조절된다: 척수, 피질하 및 피질 수준(표 2.2). 3가지 수준에서 처리는 속도, 조절 및 인식이 다르다.

표 2.2 감각운동계에 대한 조절의 3가지 수준

위치	속도	조절	인식
척수(spinal)	가장 빠르다	불수의적	무의식
피질하(subcortical)	중간	자동적	잠재의식
피질(cortical)	가장 느리다	최대 다수	의식

척수 수준(Spinal Level)

척수 수준의 조절은 관절수용기로부터 오는 구심성 정보에 의해 직접 영향을 받는 분리된 척동반사를 포함한다. 이 반사는 매우 빠르고, 불수의적이고, 그리고 무의식적이며, 주동근과 길항근 사이에 협응되어 일어난다. Sherrington(1906)은 이러한 협응성이 상호억제 법칙이라는 것을 알아냈다: 주동근이 수축할 때 길항근이 자동적으로 이완된다.

이 법칙의 예는 신장 반사로, 무릎뼈 힘줄을 가볍게 두드릴 때 발생하는 무릎의 갑작스런 움직임이다.

그림 2.2은 무릎뼈 힘줄을 가볍게 두드리면 넙다리네갈래근(대퇴사두근, quadriceps) 섬유를 신장시켜

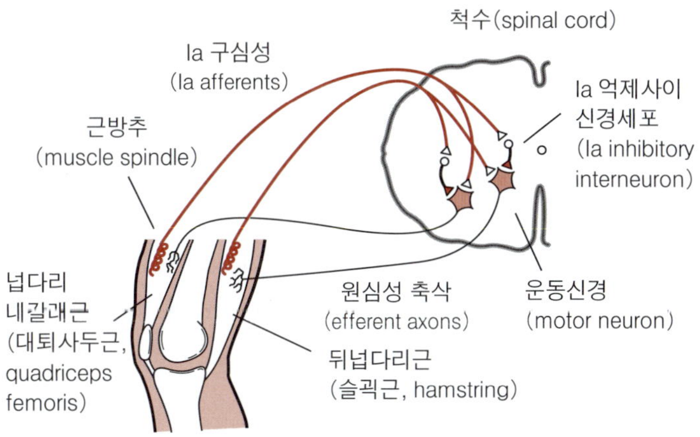

그림 2.2 신장반사의 신경회로.

Reprinted, by permission, from R.M.Enoka, 2008, *Neuromechanics of human movement*, 4th ed. (Champaign, IL:Human Kinetics), 262.

근방추의 구심성 섬유를 통한 구심성 신호를 어떻게 보내는지를 보여준다. 이 구심성 신호는 척수 수준 안에서 처리되어 짧아진 힘줄 길이를 회복하기 위해 넙다리네갈래근을 촉진시키고, 동시에 길항근인 뒤넙다리근(슬괵근, hamstring)을 억제하여 무릎 폄을 유발한다. 이 억제는 척수 안에 있는 억제성사이신경세포를 통해 일어나며 상호억제(reciprocal inhibition)라고 한다.

척수수준 근방추 반사의 반대는 골지힘줄기관 반사이다. 골지힘줄기관 수용기가 신장될 때 구심성 신호는 길항근 지배 운동신경을 촉진시키는 반면, 주동근 지배 운동신경은 억제시킨다. 따라서 이 반사는 자율억제반사(autogenic inhibitory reflex)라고 알려져 있다. 이러한 상황에서 과신장된 근육은 손상을 피하기 위해 반사적으로 이완된다.

피질하 수준(Subcortical Level)

신경근 조절의 다음 수준은 피질하 수준이다. 이 수준은 사이뇌, 시상, 시상하부, 전정계, 그리고 소뇌가 포함되며 평형과 자동적 자세, 정위 및 균형을 담당한다. 시상(thalamus)은 중추신경계(CNS)를 통해 지나가는 정보의 중요한 중계정거장(relay station)이다. 이 구간은 지각에 대한 정보를 제공하고, 척수시상로(spinothalamic tract)를 통해 온도감각에도 관여한다. 전정계는 반고리관의 복잡한 배열을 통해 똑바른 기립자세를 유지하는데 중요한 역할을 한다. 반고리관은 3가지 면(planes)의 방향성을 가지고 머리위치를 감지한다. 소뇌는 협응된 움직임과 평형조절에 관여한다. 피질하 구간은 비록 그 반응이 잠재의식적이고, 자동적일지라도 분리된 분절 반사보다는 다양한 수준의 활성화를 포함한다. 고유수용성 정보는 척수소뇌로(spinocerebellar tracts)를 통해 피질하 영역을 경유하거나 등쪽 외측로를 통해 직접적으로 피질수준으로 전달된다.

피질 수준(Cortical Level)

신경근 조절의 가장 높은 수준은 피질 수준이다. 피질은 복잡하고 수의적인 움직임을 개시하고 조절한다. 피질영역은 계통발생학적으로 중추신경계(CNS) 중에서 가장 늦게 발생하였으며 가장 취약한 부분이다. 피질수준은 하위수준의 정보 입력으로부터 처리의 가중(summation)이다. 피질 수준에서 의식적인 운동조절은 가장 느리지만 가장 가변적이다. 또한 이것은 훈련으로 의식적인 운동조절을 향상시키는 능력을 제공한다.

피질의 주요 3개 구역은 일차운동피질 및 운동전영역, 보조운동영역이다. 일차운동피질은 고유수용성 정보를 받고, 운동전영역은 움직임을 조직화하고 준비하며, 보조운동영역은 복잡한 움직임을 위해 근육군을 프로그래밍 한다.

되먹임과 앞먹임 기전은 중추적으로 조절된다. 두 기전은 자세와 관절 안정성을 유지하기 위한 운동학습과 운동조절을 위해 필수적이다. 되먹임과 앞먹임 기전은 모두 구심성 정보에 의존하지만 움직임의 감각 감지와 관련된 조절이 다르다. 되먹임 기전은 감각감지 후에 움직임을 교정하는 운동조절을 한다. 이와 같은 되먹임 기전들은 어깨와 허리뼈, 무릎관절 근육과 기계수용기의 닫힌반사고리(closed reflex loops)를 이용한다(Guanche et al. 1995; Solomonow et al. 1998; Tsuda et al. 2001). 발의 피부수용기는 발목관절을 조절하는 운동신경과 직접적으로 연결되어 있다(Aniss, Gandevia, and Burke 1992).

열린 고리 앞먹임 기전은 감각감지 전에 움직임을 예측하는데, 특히 목과 몸통에서 사지 움직임이 일어나기 전에 자세적 안정화를 제공한다(Falla, Jull, and Hodges 2004; Hodges and Richardson 1997a, 1997b). 앞먹임 기능은 일반적으로 움직임 전에 20ms 보다 긴 근전도 신호로 정량화된다(Aruin and Latash, 1995; Hodges and Richardson, 1997b).

운동 출력 (Motor Output)

운동조절 출력을 위한 하드웨어는 근섬유를 지배하는 알파와 감마운동신경원(alpha and gamma motor neurons)을 포함한다. 알파운동신경원은 수의적인 운동명령을 전달하는 반면에 감마운동신경원은 무의식적인 길이를 조절한다. 감마운동신경원은 근방추내 구심성 신경에 의해 조절되고, 근방추외 근육수축에 관여하지 않는다.

운동단위(motor units)는 하나의 운동신경원에 의해 지배되는 근섬유의 그룹을 말한다. 많은 근섬유를 가진 운동단위는 큰 움직임에 관여하고, 주로 근위부 자세근에 위치한다. 적은 근섬유를 가진 운동단위는 미세한 움직임과 관련이 있다. 움직임을 개시하는 내림신호(descending signals)는 고유수용성 신경종말로부터 오는 감각입력에 의해 조정된다(Holm, Inhahl, and Solomonow 2002). 고유수용성 되먹임은 특별한 섬유 유형을 적절하게 동원시키기 위해 필수적이다(Drury 2000). 일반적으로 근섬유는 근수축 시간과 대사작용에 근거하여 두 가지 유형으로 분류한다: 지근섬유(유형 I)와 신속 연축근 섬유(유형 II). 유형 I 또는 지근섬유는 호기성으로 피로에 강한 반면에, 유형 II 또는 속근섬유는 혐기성으로 쉽게 피로해진다.

근섬유의 원심성 신호는 촉진성 또는 억제성 둘 중 하나이다. 촉진성과 억제성 신호는 촉진 또는 억제의 궁극적인 원심성 반응을 결정하기 위해 가중된다. 알파운동신경원에서 운동종판 신호의 결과로 활성역치에 도달할 때 근육이 수축한다. 운동단위 안의 모든 섬유는 원심성 신호의 결과로 수축되거나 이완이 된다. 이러한 현상은 실무율이라고 한다. 이전에 Sherrington의 상호억제 원리를 기술한 바와 같이 운동단위가 길항근을 촉진시켰을 때 이완시키기 위한 억제성 신호를 받는다.

표 2.3은 감각운동계의 구조적/기능적 구성요소를 요약한 것이다.

표 2.3 감각운동계의 구조적/기능적 구성요소

구조적(structural)		
구심성(afferent)	**중추적(central)**	**원심성(efferent)**
기계수용기 근수용기 외부수용기	척수로 피질하(뇌간) 피질	말초신경 〔알파(alpha)와 감마(gamma) 운동신경원〕 근육
기능적(functional)		
고유수용성 감각	처리 운동프로그래밍	안정화(자세 안정성과 관절 안정화) 움직임

자세 안정성과 관절 안정화의 신경근 측면
Neuromuscular Aspects of Postural Stability and Joint Stabilization

일반적으로 사용되는 신경근(neuromuscular) 용어는 특히 골격계를 조절하는 근육계에 대한 중추신경계의 영향과 관련하여 감각과 운동계의 상호의존성을 의미한다. 근육은 기능적인 움직임 중에 주동근(movers)과 안정화근(stabilizers)으로서 활동한다. 그러므로 신경근조절은 관절 움직임과 기능적 관절 안정성을 위한 부하에서의 반응을 준비하기 위한 근육 안정성의 무의식적 활성화로 정의할 수 있다(Riemann and Lephart 2002a). 이 안정화 기전들은 전반적으로 자세적 안정화와 국소적으로 기능적인 관절 안정화를 통해 일어난다.

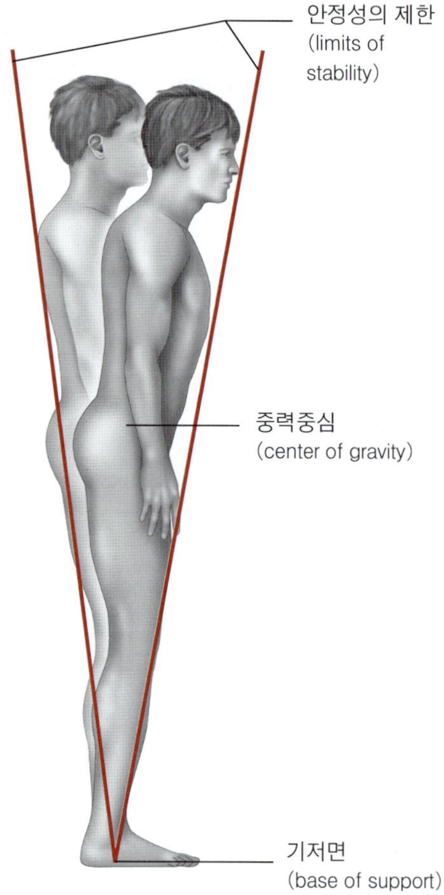

그림 2.3 자세 안정성의 역원추.

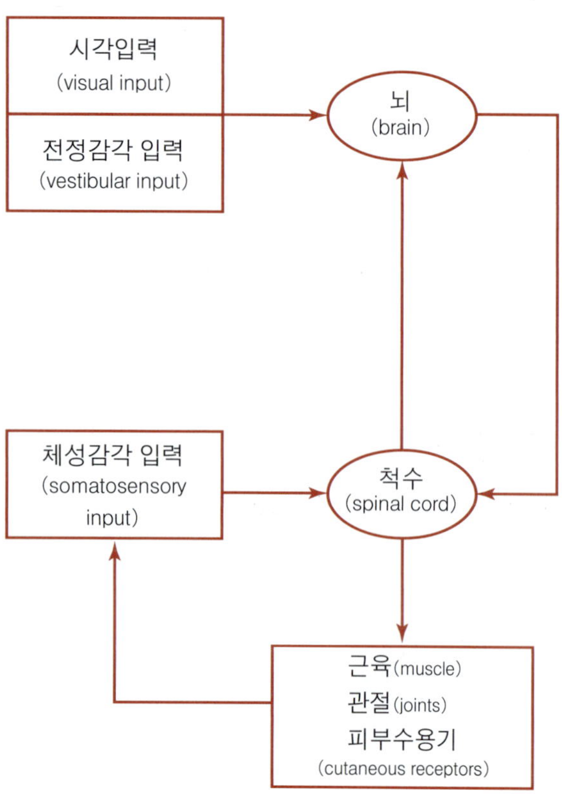

그림 2.4 자세 안정성 고리.

자세 안정화(Postural Stabilization)

자세 안정성(흔히, ***균형***으로 나타냄)은 기저면(base of support; BOS)과 안정성의 제한(limits of stability; LOS) 안에 중력중심(center of gravity, COG)을 유지하는 신체의 능력으로서 정의된다. 이 정렬은 **역원추**(inverted cone)로 나타낸다(그림 2.3). 기저면 안에 중력중심을 정렬시켰을 때 신체는 안정성이 있고, 중력중심과 기저면이 정렬을 소실한다면 자세 안정성은 감소한다.

자세 안정성은 말초신경계(PNS)와 중추신경계(CNS)로부터 입력, 처리, 그리고 출력정보의 결과이다. 특히, 자세 안정성과 관련된 정보는 시각, 전정계, 그리고 체성감각 정보를 포함한다. 시각은 주변 환경에 대한 정보와 수평선에 대한 눈의 관계를 제공한다. 전정계는 머리와 신체위치에 대한 정보와 움직이는 기저면으로부터 되먹임을 제공한다. 체성감각은 말초로부터 고유수용성 감각, 온도와 통증과 같은 모든 입력을 포함한다. 또한 집중력과 인지는 자세 안정성에 영향을 미칠 수 있다(Shumway-Cook and Woolacott 2000; Shumway-Cook et al. 1997). 자세 안정성은 체성감각 입력을 처리하기 위한 인지적(cognitive) 자원이 요구되기 때문에, 이러한 인지적 자원을 사용하는 추가적인 감각처리는 자세 안정성을 유지하기 위한 능력을 감소시킬 수 있다. 이 모든 정보는 자세 안정성 유지를 위해 중추신경계(CNS)에서 평가 및 처리되어 필요한 운동출력 명령을 만든다. 이 전체적인 과정은 고리에서 지속적으로 자동 발생한다(그림 2.4).

자세 안정성을 유지하기 위한 운동계의 반응은 ***자동적 자세반응***(automatic postural responses; APRs)으로 알려져 있다(Cordo and Nashner 1982; Horak and Nashner 1986). 이 반응은 피질하 수준에서 조정되며, 주로 소뇌에서 이뤄진다. 자동적 자세반응(APRs)은 수의적인 움직임이 일어나기 전에 무의식적인 수준에서 일어나고, 의식적인 노력으로 조정되지 않는다(Cordo and Nasnher 1982). 이 자동적 자세반응(APRs)은 3가지 특징적인 균형전략으로 나뉜다: 발목, 엉덩관절, 그리고 발디딤전략(Horak and Nashner 1986). 이 3가지 전략은 중력중심과 기저면의 정렬을 회복하기 위해 점진적으로 활성화된다.

- **발목전략**(그림 2.5a). 발목은 자세교정에서 중추적 역할을 한다(Tropp and Odenrick 1988). 중력중심(COG)의 작은 변화는 발목을 통해 교정되어 기저면 위에 중력중심을 재배치한다. 이 발목교정전략은 흔히 폼패드(foam pads)와 같은 변화된 지지면에 섰을 때 일어난다. 교정은 원위부에서 근위부로 일어나고 동시에 머리와 엉덩관절 움직임이 일어난다. 또한 이 반응은 **역진자**(inverted pendulum)로 알려져 있다.

- **엉덩관절 전략**(그림 2.5b). 중력중심의 큰 변화는 엉덩관절에서 여러 분절전략을 통해 교정된다. 교정은 머리와 엉덩관절이 따로 움직여 근위부에서 원위부로 일어난다. 이 전략은 좁은 기저면에 섰을 때 사용된다.
- **발디딤 전략**(그림 2.5c). 발목 또는 엉덩관절 전략으로 중력중심의 위치를 기저면 내에 유지할 수 없을 때 스텝으로 중력중심 아래에 기저면을 재배치한다.

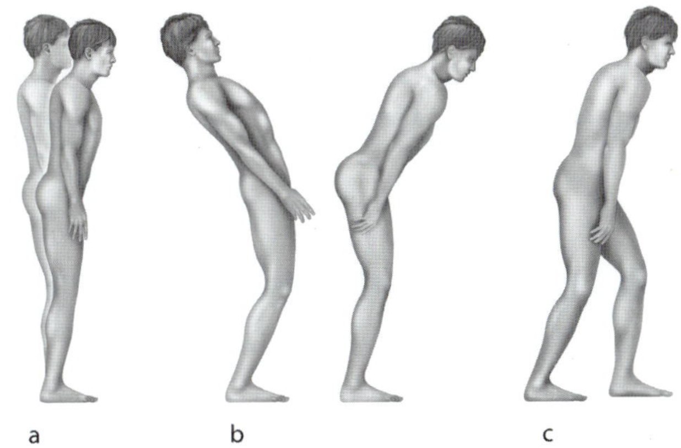

그림 2.5 균형전략; (a) 발목, (b) 엉덩관절, (C) 스텝.

Horak와 Nashner(1986)는 근전도 분석을 통해 발목의 체중이동 교란(weight-shift perturbations)에 대하여 정형화되고, 특정하며 방향성을 가진 반응을 정량화하였다. 이 반응들은 교란 이후 73~110 ms 사이에서 일어나는 매우 짧은 잠복기를 가진다(Horak and Nashner 1986). 이 반응들은 수의적 수준이라기 보다 자동적 수준에서 나타난다. 신체 반응은 전방 체중이동 시 장딴지근육(비복근, gastrocnemius), 뒤넙다리근(슬괵근, hamstring), 그리고 허리척추옆근육 순으로 활성화되는 후방 근육의 특징적인 패턴으로 나타난다. 후방 체중이동 시 앞정강근(전경골근, tibialis anterior), 넙다리네갈래근(대퇴사두근, quadriceps), 그리고 복부근육 순으로 활성화되는 전방 근육의 자세교정 반응이 나타난다. 그러므로 체중이동 또는 교란의 반대방향에 있는 근육그룹이 자세 안정성을 유지하기 위한 역할을 한다. 내측 체중이동은 안정화를 위해 외측 근육을 활성화시키는 반면에, 외측 체중이동은 내측 근육을 활성화시킨다.

표 2.4는 자동적 근육활성화 패턴을 요약한 것이다. 방향성 체중이동은 컴퓨터화된 자세검사기에 의해 객관적으로 측정될 수 있고, 기저면 내 중력중심의 편위인 자세적 동요(postural sway)로 정량화할 수 있다.

표 2.4 체중이동에 대한 근육 활성화

체중이동(weight shift)	안정화를 위한 근육 활성화(muscle activation for stabilization)
전방 (anterior)	장딴지근, 뒤넙다리근, 허리 척추옆근육
후방 (posterior)	앞정강근, 넙다리네갈래근, 복부근
내측 (medial)	종아리근, 외측 뒤넙다리근, 엉덩관절 벌림근
외측 (lateral)	뒤정강근, 내측 뒤넙다리근, 엉덩관절 모음근

Horak, Nashner와 Diener(1990)는 전정계 결함자의 경우, 엉덩관절 전략을 덜 사용하는 반면에, 체성감각 결함자의 경우, 엉덩관절 전략을 더 많이 사용한다고 보고했다. 손상이나 자연적인 노화는 정상적인 자세반응을 변화시킬 수 있다. 근골격계 손상을 가진 환자는 다른 자세적 패턴을 나타낸다. 기능적인 발목 불안정이나 만성 요통환자들은 자세 안정성을 유지하기 위해 발목전략보다는 엉덩관절 교정전략을 사용한다(Tropp and Odenrick, 1988; Byl and Sinnott, 1991). 또한 연구자들은 노인이 젊은 사람보다 엉덩관절 전략을 더 많이 사용한다는 것을 발견하였다(Okada et al. 2001). Woolacott(1986)은 노인의 50% 이상이 발목전략을 소실하였거나, 균형반응의 순서가 반전되어 스텝전략으로 시작한다고 보고하였다.

또한 연구자들은 사지가 움직일 때 자세 안정성을 유지시키기 위한 근육의 반사적 활성을 측정하였다. Aruin과 Latash(1995)는 근전도 측정에서 팔의 움직임으로 인한 중력중심 동요가 앞먹임 기전을 활성화시킨다고 했다. 예를 들어, 팔의 움직임의 반대방향에 있는 천부 자세근육이 안정성을 유지하기 위해 활성화된다. 따라서 이 연구자들은 이것을 특정방향 반응이라 하였다. 반대로, Hodges와 Richardson(1997a, 1997b)는 사지 움직임에 반응하여 심부 배가로근(복횡근, transversus abdominis)이 움직임 방향과 관계없이 앞먹임 자세 안정화 근육으로서 기능을 한다고 설명하였다. 배빗근(복사근, obliques), 뭇갈래근(다열근, multifidus), 배곧은근(복직근, rectus abdominis)과 같은 다른 몸통근육들은 사지 움직임의 방향에 따라 활성화가 달라지며, 움직임의 반대 방향에 있는 근육들이 활성화된다.

기능적 관절 안정화 (Functional Joint Stabilization)

주동근과 길항근의 균형은 관절 안정성을 제공하여 인대를 보조하고, 관절면에 가해지는 압력 분배를 균등하게 하기 위해 필요하다(Baratta et al. 1988). 관절 안정성은 정적과 동적 기전(static and dynamic mechanisms)의 결과이다. 정적 안정성(static stability)은 뼈 일치, 인대 그리고 관절낭과 같은 수동적 구조로부터 발생한다. 동적 안정성(dynamic stability)은 근수축에 의해 발생하고 기능적 관절 안정화라 한다. Cholewicki, Panjabi 그리고 Khachatryan(1997)는 건강한 사람에서 척추주변의 체간굽힘근과 폄근의 균형적인 동시수축으로 설명한다. 국소적으로, 감각운동계의 신경근 조절은 기능적인 관절 안정화에 관여한다.

기능적인 관절 안정화는 신체 내의 전체적인 안정화가 국소관절을 안정화하기 위해 사용하는 동일한 자동적 기전에 의존한다. 안정화는 움직임이 일어나기 전에 요구되는데, 근위부의 안정성이 원위부 운동성 전에 나타나는 개념과 비유해 볼 수 있다. 고유수용성 정보는 기능적 안정성을 위해 필수적이며, 되먹임과 앞먹임 기전에 의존한다. 고유수용성감각의 결함이 있을 경우에 발목 손상을 예측할 수 있다(Payne, Berg et al. 1997). 기능적인 관절 안정성은 느리고 계획적이며, 수의적인 행동이라기 보다 오히려 자동적이고 빠르며, 무의식적인 처리이다.

닫힌 고리 반사(closed-loop reflexes)는 어깨 돌림근띠(회전근개, rotator cuff)와 위팔어깨 인대(관절와상완 인대, glenohumeral ligaments)를 포함하는 여러 관절의 기능적 안정화와(Guanche et al. 1995), 앞십자인대 및 넙다리네갈래근, 뒤넙다리근에 의한 무릎의 안정화(Solomonow et al. 1987; Tsuda et al. 2001)에 관여한다. 무릎 주변의 근육은 교란(perturbations) 및 곁인대(측부인대, collateral ligaments)의 전기자극에 대해 반응하여 반사적으로 관절을 안정화시킨다(Buchanan, Kim, and Lloyd 1996). Buchanan과 동료들(1996)은 무릎에 대한 외적 교란이 안정화 근육들의 특징적이고 예측 가능한 자동적 반응을 유발시킨다고 하였다. 이러한 반응들은 굽힘근이나 폄근으로서의 근육역할과는 독립적이다. 발바닥의 기계수용기는 발목 주변의 근육들과 반사적 연결을 갖고 있다(Aniss, Gandevia, and Burke 1992; Nakajima et al. 2006). 발뒤꿈치의 피부구심성 자극은 가자미근의 반사적 수축을 일으켜 균형을 조절한다(Sayenko et al. 2007).

배가로근(복횡근, transversus abdominis)은 몸통 움직임 및 안정화 중에 복압을 유지하기 위해 수축한다(Cresswell, Grundstrom, and Thorstensson 2002). Holm과 동료들(2002)은 허리디스크, 관절낭, 그리고 인대로부터 오는 구심성 자극은 반사적 안정화를 위해 자극된 분절의 1-2 수준 위와 아래의 뭇갈래근(다열근, multifidus)과 가장긴근(최장근, longissimus muscles)을 활성화시킨다고 하였다. 유사연구로, Solomonw과 동료들(1998)은 허리 가시끝인대(극상인대, supraspinous ligament)에 대한 스트레스가 불안정성을 방지하기 위해 자극으로부터 멀어지면서 1~3개 허리뼈

분절에서 뭇갈래근을 뻣뻣하게 만드는 것을 보여주었다.

피로(fatigue)는 고유수용성 감각에서 중요한 역할을 수행한다. 얀다(Janda)는 피로가 근방추로부터 오는 되먹임을 방해함으로써 고유수용성 감각과 자세에 영향을 준다고 설명한다. Lee와 동료들(2003)은 근육 기계수용기의 피로는 고유수용성 감각을 감소시킨다. 어떤 연구자들은 근피로가 어깨(Lee et al. 2003; Myers et al. 1999)와 몸통의 폄근에(Vuillerme, Anziani, and Rougier 2007) 영향을 준다고 기술하였으며, 다른 연구자들은 무릎(Bayramoglu, Toprak, and Sozay 2007)과 발목(Shields, Madhavan, and Cole 2005) 피로가 고유수용성 감각에 별다른 영향을 주지 못한다고 하였다.

최대등장성수축(maximum voluntary isometric contraction; MVIC)의 25%만이 관절의 경직(stiffness)을 만들어내기 위해 필요하고, 작게는 최대등장성수축의 1~3%가 허리관절 안정화에 요구된다(Hoffer and Andreassen 1981). 그러므로 절대적인 근력이 병리 또는 기능적 안정성을 위한 재활에서 가장 중요한 변수는 아니다. 대신에, 동적 안정화 근육의 적절한 타이밍과 자동적 활성화가 기능적 안정성을 위해 근력보다 더 중요하며, 이는 만성 불안정성에 대한 평가 및 치료에서 우리의 초점을 근력에서 반사적 활성화로 방향을 바꾼다.

고유수용성 감각의 병리
Pathology in Proprioception

감각계는 운동계의 적절한 기능을 위해 필수적이다. Kurtz(1939)는 관절 불안정성이 인대불안정보다는 고유수용성 감각이상에 의해 야기된다고 설명하였다. Freeman과 동료들(1965)은 기능적인 불안정성이 정상적인 근력과 구조에서도 반복적인 관절 불안정성이 나타난다고 설명하였다. 그들은 이러한 불안정성이 발생하는 것은 구심로차단(deafferentation)이나 손상된 발목인대의 관절 기계수용기가 손상되어 구심성 정보가 중추신경계(CNS)로 들어가지 못하기 때문이라고 가정하였다.

Tropp(2002)은 고유수용성 감각 및 신경근 결함으로 인한 불안정성 감각 또는 재발성 염좌(또는 둘 다)로서 기능적 불안정성의 정의를 업데이트하였다. 임상적으로, 우리는 기능적 불안정성을 만성 염좌나 미세불안정성, 만성적 아탈구로 진단하는 것을 볼 수 있다. 기능적 불안정성은 발목과 어깨, 무릎, 허리, 목의 만성 통증을 가진 환자에게서 볼 수 있다.

O'Connor와 동료들(1992)은 동물 모델을 사용하여 구심성 고유수용성 정보가 관절 통합성(joint integrity)을 유지하기 위하여 중요하다는 것을 발견하였다. 그들은 개를 대상으로 하는 세 그룹에서 무릎관절 탈신경의 양을 평가하였다. 세 그룹은 구심성 탈신경 그룹(인대 정상), 앞십자인대 결함 그룹, 앞십자인대 결함과 구심성 탈신경 그룹이었다. 연구자들은 탈신경 그룹에서 관절염 변화는 없었으며, 앞십자인대 결함 그룹에서 약간 변화가 있고, 앞십자인대 결함 및 탈신경 그룹에서는 현저한 변화가 있었다. 연구자들은 탈신경 그룹에서는 자신의 움직임 전략을 조정하고 스트레스 및 손상을 최소화할 수 있는 반면, 인대가 손상된 그룹에서는 특히 구심성 입력의 손실로 관절 손상을 경험했다고 결론지었다. 연구자들은 이 과정을 골관절증의 신경성 가속화(neurogenic acceleration of osteoarthrosis)라고 말하였다. Barrett와 동료들(1991)은 노년의 감소된 고유수용성 감각이 무릎변형의 시작과 가속에 영향을 미친다고 하였다.

고유수용성 감각 결함은 감각계 내의 기능이상을 초래할 수 있다. Wojtys와 동료들(1994)은 고유수용성 감각 결함이 반사적인 관절 안정화의 근방호를 지연시킨다고 하였다. 간접적으로 고유수용성 감각을 측정하는 체성감각 유발전위(SSEPs)는 불안정성이 없는 사람들에 비해 무릎 불안정성(Pitman et al. 1992)과 어깨 불안정성(Tibone, Fechter, and Kao 2002)을 가진 환자에서 비정상적인 수준을 보여 주었다.

결국, 고유수용성 감각 결함은 국소적이고 전반적인 기능이상을 둘 다 초래할 수 있다. 불충분하거나 부적절한 구심성 정보는 중추신경계 처리에 영향을 주어 운동출력과 관절기능에도 영향을 미친다. 그러므로 임상가들은 국소화된 증상에 초점을 맞추기보다 신체의 감각운동계 기능이상에 초점을 맞추어야 한다. 근육 활성화와 균형전략은 관절 병리와 함께 변화되고 이는 국소적 근육 활성화 및 전반적 균형전략 기능에 영향을 준다.

국소 효과(Local Effects)

요통과 만성적 목 통증을 가진 환자는 고유수용성 감각의 감소를 보인다(Gill and Callaghan 1998; Parkhurst and Burnett 1994; Taimela, Kankaanpaa, and Luoto 1999). 관절 삼출은 흔히 무릎과 발목에서 척동반사로를 통해 국소 근육의 반사적 억제를 일으킨다(Morrissey, 1989; Stokes and Young, 1984; Iles, Stokes, and Young 1990; Hopkins and Palmieri, 2004). 근육 억제의 정도는 관절손상의 정도와 관련이 있다(Hurley 1997). 근 위축은 만성 목 통증 환자의 뒤통수밑근(후두하근, suboccipitals)과 만성 요통환자의 뭇갈래근(다열근, multifidus), 앞십자인대 손상환자의 안쪽넓은근(내측광근, vastus medialis)에서 확인되고 있다(McPartland, Brodeur, and Hallgren 1997). 이러한 근 위축은 급성 통증 및 손상 후에 지속되기 때문에, 유형 II 근섬유의 선택적인 위축은 통증보다는 불안정성의 결과이다(Edstrom 1970). 관절 손상은 통증이 존재하지 않더라도 알파운동신경원의 흥분성을 감소시키며, 이는 구심성 신경정보가 통증에 의한 운동신경 흥분성의 억제보다 더 중요한 역할을 한다는 것을 의미한다(Hurley, 1997; Shakespeare et al. 1985).

국소 근육(local muscle)의 활성패턴 변화는 감각운동계 기능장애인 만성 근골격계 병리에서 발견되었다. 예를 들어, 어깨의 충돌증후군 환자는 하부 등세모근(승모근, trapezius)과 어깨밑근(견갑하근, subscapularis), 앞톱니근(전거근, serratus anterior)의 활성이 지연된다(Cools et al. 2003; Hess et al. 2005; Wadsworth and Bullock-Saxton, 1997). Chu와 동료들(2003)은 앞십자인대의 신장 후에 근육활성의 불균형이 나타난다는 것을 제안하였다. 그들은 뒤넙다리근(슬괵근, hamstring) 활성의 변화는 없지만 넙다리네갈래근(대퇴사두근, quadriceps) 근전도 수치가 증가한다는 것을 발견하였다. Voight와 Weider(1991)는 전방 무릎통증을 가진 환자에서 폄근의 정상적인 근활성 패턴기전이 반전되는 것을 발견하였다. 통증이 없는 사람과 비교 했을 때, 전방 무릎통증을 가진 환자는 가쪽넓은근(외측광근, vastus lateralis)의 빠른 수축시작과 안쪽 넓은근의 지연된 수축시작을 보였다. 기능적인 발목 불안정성을 가진 환자에게서 관절성 억제(arthrogenic inhibition)와 종아리근(비골근, peroneals)의 반응 지연이 나타난다는 연구가 있다(Konradsen and Ravn 1990; McVey et al. 2005; Santilli et al. 2005). 유사하게, 만성 요통환자에서 잘못된 자세조절과 변화된 근육반응이 나타난다는 연구도 있다(Oddson et al. 1999; Newcomer et al. 2002; Radebold et al. 2000; Taimela et al. 1993; Wilder et al. 1996).

다른 연구자들은 만성 요통 환자와 샅굴부위(서혜부, groin) 통증 환자에서 체간근육 중 배가로근(복횡근, transversus abdominis)의 활성지연이 나타난다고 하였다(Hodges and Richardson,

1998; Radebold et al. 2001; Cowan et al. 2004).

전반적인 효과(Global Effects)

관절 병리의 전반적인 효과가 현재 발견되고 있으며, 전체 운동계가 변화된 운동 패턴을 통해 국소 안정화 손실을 보상한다고 제안한다. 근위부의 엉덩관절 근약화가 전방 무릎통증을 가진 여성 환자에서 나타났다(Ireland et al. 2003). Bullock-Saxton(1994)는 한쪽 발목의 염좌를 가진 환자에서 국소 및 전반적 변화가 나타난다는 것을 발견하였는데, 발목에서 진동감각의 감소와 근위부 엉덩관절의 근육 동원순서의 변화가 나타난다고 하였다. 엉덩관절 근약화는 또한 기능적인 발목 불안정성과 연관이 있다(Friel et al. 2006). 전반적인 자세 안정성 결함은 발목 불안정성, 무릎 불안정성, 무릎 골관절염, 만성 목 통증, 만성 요통과 연관이 있다(Bullock-Saxton-1995; Cornwall and Murrell 1991; Goldie, Evans, and Bach 1994; Lentell, Katzman, and Walters 1990; Perrin et al. 1997; Ryan 1994; Tropp and Odenrick 1988; Wikstrom et al. 2007), knee instability (Zatterstrom et al. 1994), knee osteoarthritis (Hassan, Mockett, and Doherty 2001; Wegener, Kisner, and Nichols 1997), chronic neck pain (Karlberg, Persson, and Magnusson 1995; McPartland, Brodeur, and Hallgren 1995; Sjostrom et al. 2003), and chronic low back pain (Alexander and Lapier 1998; Byl and Sinnott 1991; Luoto et al. 1998; Mientjes and Frank 1999; Radebold et al. 2001). McPartland, Brodeur, 그리고 Hallgren (1997)는 위축된 근육으로부터 감소된 고유수용성 감각입력이 결국 만성 통증 및 자세안정성 저하를 발생시킨다고 결론지었는데, 이유는 척수의 뒷뿔(후각, dorsal horn)에서 유해 수용기의 고유수용성 억제가 부족하기 때문이라 하였다.

더 높은 운동계 기능은 기능적 불안정성을 보상한다. Edgerton과 동료들(1996)은 근육 동원 감소(예: 근육 억제)는 운동신경집단(motor neuron pools)을 보상하기 위해 동원을 증가시켜 추가적인 손상을 초래할 수 있다고 제안하였다. 앞십자인대 결함(Alkjaer et al. 2002; Chmielewski, Hurd, and Snyder-Mackler 2005; Gauffin and Tropp 1992; McNair and Marshall 1994), 만성 허리 통증(Byl and Sinnott 1991), 발목 불안정성(Beckman and Buchanan 1995; Bullock-Saxton et al. 1994; Brunt et al. 1992; Delahunt, Monaghan, and Caulfield 2006; Monaghan, Delahunt, and Caulfield 2006; Tropp and Odenrick 1988)을 가진 환자는 일차적 병리로부터 간접적 영역에서 근육활성과 움직임 패턴의 변화를 보인다. Delahunt, Monaghan, 그리고 Caulfield(2006)은 기능적 발목 불안정성을 가진 환자가 보행 중 변화된 운동학(kinematics)을 보였는데 이것은 운동 프로그램의 앞먹임 조절의 보상적 변화 때문에 나타난 것이라고 제안하였다.

통증이나 기능장애에 대한 보상적 움직임은 결국 정상적인 움직임 패턴을 재 프로그래밍하는 운동 피질에서 인식된다. 앞십자인대 결함과 같은 만성 불안정성을 가진 환자들은 자신의 신체 및 기능적 제한을 감각운동계를 통해서 잘 보상하는데, 이런 환자군을 극복한 또는 적응한 사람들(copers)이라고 명명한다. 앞십자인대 결함을 극복한 사람들(ACL-D copers)은 극복하지 못한 사람들(ACL-D non-copers)과 다른 근육활성 패턴이 나타났다(Alkjaer et al. 2002; Alkjaer et al. 2003; Chmielewski, Hurd, and Snyder-Mackler 2005). **쿠퍼**(coper)는 기능적 활동 중에 뒤넙다리근(슬괵근, hamstring)과 넙다리네갈래근(대퇴사두근, quadriceps)의 동시수축이 증가하는 반면에 비쿠퍼(noncoper)는 전방 전단력을 감소시키기 위해 무릎을 펴서 모멘트를 감소시키는 것으로 나타났다. 그러므로 전반적인 보상의 쿠퍼는 그들의 근육활성 패턴을 변화시키고, 국소적인 보상의 비쿠퍼는 관절주변의 생체역학을 변화시킨다.

만성 근골격계 병리에서 흥미로운 발견은 한쪽 손상이 있을 때 양쪽 기능이상이 나타난다는 것이다(Bullock-Saxton, Janda, and Bullock 1994; Cools et al. 2003; Røe et al. 2000; Wadsworth and Bullock-Saxton 1997; Wojtys and Hutson 1994). Bullock-Saxton, Janda와 Bullock(1994)은 만성 발목염좌를 가진 환자에서 손상된 쪽과 손상되지 않은 쪽 둘 다 근육활성 패턴이 변화되어 나타났다고 하였다. 이것은 만성 통증이 중추신경계에 의해 조정된다는 관점을 지지하며, 임상가들은 만성 관절통증을 치료할 때 통증 외에 다른 부분들도 고려해야 한다.

감각운동계의 신체적 영향에 대한 근거는 훈련 효과 연구에서 볼 수 있다. 편측 근력강화 훈련은 근육계에 대한 중추신경계의 강력한 영향으로 인해 반대쪽 팔다리의 신경활동과 근력이 10~30%까지 증가하는 것으로 나타났다(Evetovich et al. 2001; Housh and Housh 1993; Moore 1975; Moritani and deVries 1979; Pink 1981; Ray and Mark 1995; Uh et al. 2000). 또한, 주동근의 원심성 훈련은 길항근의 근력을 16~31% 증가시키는 것으로 보여진다(Singh and Karpovich 1967).

요약
Summary

감각운동계는 구심성과 원심성 정보의 복합적인 통합이다. 특별한 수용기는 다양한 수준에서 처리되는 고유수용성 정보를 제공한다. 원심성 출력은 전반적으로 자세 안정성을, 국소적으로 기능적인 관절안정성을 통해 안정화를 제공한다. 고유수용성 감각은 기능적인 안정화에 있어서 중요한 역할을 한다. 병리에서 감각운동계의 역할은 잘 확립되어 있다. 만성 병리를 치료하는 임상가들은 전체 시스템을 평가하고 치료해야 한다는 것을 기억해야 한다.

CHAPTER

3장 사슬반응

CHAIN REACTIONS

만성적인 근골격계 통증을 가진 환자의 경우, 통증의 원천이 통증의 실질적 원인이 되는 경우는 드물다. 체코 물리치료사 Karel Lewit는 "통증 부위를 치료하는 사람은 어떻게 치료해야 할지 잘 모르는 사람이다."라고 하였다. Lewit의 동료인 얀다는 사슬반응으로 근골격계의 병변을 개념화하였다. 그는 통증을 호소하는 지점으로부터 벗어난 곳에서 통증의 원인을 찾고자 하였다.

얀다는 근골격계, 근육계 및 중추신경계가 상호 작용(1장)을 하고 몇몇 관절 및 근육의 기능이상이 다른 관절 및 근육의 질과 기능을 저하시킨다고 하였으며, 이러한 현상은 국소적일 뿐만 아니라 신체 전반적으로도 나타난다고 하였다. 근육과 근막이 몇 개의 관절 분절에 걸쳐서 존재한다. 그러므로, 움직임과 근골격계 병리는 구분하여 이해해서는 안 된다. 이것은 서로 기능적으로 연결된 근육군 즉, 근육 슬링(muscle sling)으로 설명할 수 있다. 근육은 관절 사이에 부하를 분산시키고 원위부 움직임을 위해 근위부의 안정성을 제공한다. 예로, 몸통근육은 상지나 하지가 움직이기 시작하기 전에 활성화된다(Hodges and Richardson 1997a, 1997b). 그러므로 어깨의 병리는 몸통 안정성과 관련이 있거나 몸통의 병리는 어깨의 움직임과 관련되어 있다고 할 수 있다.

신체는 ***긴장통합***(tensegrity)이라는 생역학적 특징을 갖고 있으며, 장력과 압력의 시너지를 바탕으로 한 신체구조의 고유한 안정성으로 정의될 수 있다. 이것은 신체 구조가 고유 안정성을 제공한다는 의미인데, 예를 들어, 부하량의 변화에 따라 신체 구조는 스스로 긴장통합을 재조절한다. 신체 한 부위의 장력이 증가되면 다른 부위의 장력이 함께 변화하는데, 구조적 변화와 함께 지속적인 안정성을 제공한다. 예를 들어, 서기에서 쪼그려 앉기 움직임은 몸통부의 장력을 증가시키고 이로 인한 허리뼈(요추, lumbar spine)의 안정성을 유지시킴으로 가능하다.

또한 얀다는 신경학적 사슬(2장)와 같은 전반적인 감각운동계의 중요성을 강조하였는데, 감각운동계의 병리는 시스템 내의 적응적 변화에 의해 어떠한 곳에서도 조직이 적응할 수 있는 변화에 의해 반영된다고 하였다. 그리고 얀다는 신경발달학적으로 연결된 두 가지 근육계인 위상성 근육과 긴장성 근육의 차이를 알아내었다. 이러한 차이에 대한 인식은 근육 불균형 이론의 틀을 마련하였다.

일반적으로 사슬반응(chain reaction)은 관절, 근육, 신경에 따라 분류되지만, 어떠한 시스템도 독립적으로 작용하지 않는다. 사슬반응의 형태는 기능적인 요구에 따라 달라지고 3가지 체계의 상호작용에 의해 이뤄진다(표 3-1 참고). 일차적 사슬(primary chain)의 병리는 이차적인 사슬(secondary chain)의 기능이상에 영향을 주거나 반대방향으로도 영향을 줄 수 있다.

이 장에서는 관절 사슬을 시작으로 사슬의 3가지 형태에 대해 알아볼 것이다. 관절 사슬은 골격계를 통하여 자세와 움직임을 유지한다. 그 다음 장에서는 근육의 협응작용, 슬링, 근막 사슬을 통해 안정화와 움직임을 제공하는 근육 사슬을 설명할 것이다. 마지막으로, 보호반사, 신경발달학적 운동 발달과 감각운동체계를 통하여 신경학적 사슬이 어떻게 움직임을 조절하는지 설명할 것이다. 통합적으로, 이러한 3가지 사슬은 기능적 움직임에 대한 신경근골격계 모델을 구성한다.

표 3.1 사슬반응에 대한 3가지 체계의 상호작용

일차적 사슬	이차적인 사슬	사슬의 형태
관절(articular)	근육(muscular) 신경(neurological)	자세(postural) 운동학(kinetic)
근육(muscular)	관절(articular) 신경(neurological)	협동 작용(synergists) 근육 슬링(muscle slings) 근막 사슬(myofascial chains)
신경 (neurological)	관절(articular) 근육(muscular)	일차적 반사사슬(primitive reflexive chains) 감각운동계(sensorimotor system) 신경발달적 운동 사슬(neurodevelopmental locomotor chains)

관절 사슬
Articular Chains

관절 사슬은 운동패턴을 만드는 서로 다른 관절들의 생역학적 상호작용의 결과이다. 관절 사슬에는 두 가지 형태가 있다: 자세 관절 사슬과 운동학적 관절 사슬이 있다.

자세 사슬(Postural Chains)

자세 사슬이란 신체가 바른 자세에 있을 때, 다른 관절과 연관되어 있는 한 관절의 위치를 말한다. 자세 사슬은 구조적이고 기능적 기전에 의해 움직임과 위치에 영향을 준다. 구조적 기전들은 인접한 조직에 정적(static)인 골격의 위치에 따른 영향을 말하며, 반면에 기능적 기전들은 인접한 조직에 위치한 근육을 포함하는 주요 구조들(골반과 어깨뼈)의 동적인 영향을 말한다. 구조적 사슬은 고정된 관절 위치의 영향을 받고 기능적 사슬은 관절 주위의 근육 활동에 의해 영향을 받는다.

구조적 자세 사슬(Structural Postural Chains)

골격 구조의 위치는 인접한 조직에 직접적으로 영향을 준다. 자세 사슬은 척추에 의해 가장 많이 발생한다. 근골격계 통증을 가진 환자의 경우, 목뼈, 등뼈, 허리뼈의 자세 위치를 자주 평가해야 한다. 또한, 척추의 적절한 위치는 정상적이고 안정된 움직임을 향상시키기 위해 운동을 할 때 중요

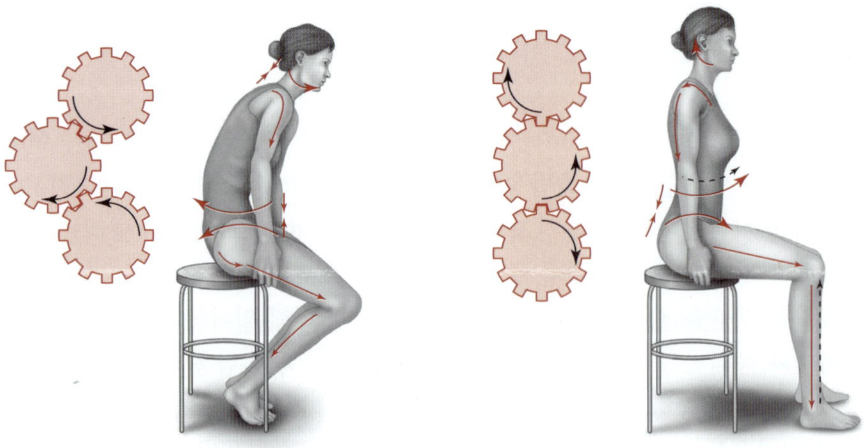

그림 3.1 부적절한 자세의 톱니바퀴 사슬 기전(Cogwheel chain mechanism).

출처: A. Brügger, 2000, Lehrbuch der Funktionellen Störungen des Bewegungssystems [Textbook of the functional disturbances of the movement system] (Brügger-Verlag GmbH, Zollikon & Benglen), 197.

하게 여겨진다.

척추 부위(spinal column)는 척추뼈로 서로 연결되어 있기 때문에, 한 영역의 변화는 사슬 반응에 의해 다른 영역에 영향을 줄 수 있다. 나쁜 자세는 척추를 통해 골반부터 머리까지 사슬 반응을 발생시킨다. 스위스 신경학자 Brügger는 척추의 자세 사슬반응을 톱니바퀴(cogwheel) 기전으로 설명하였다(그림 3.1; Brügger 2000); 이 그림은 *Brügger* 앉은 자세로 알려져 있다. 잘못 앉은 자세는 허리뼈의 정상적인 척추 앞굽음증(전만증, lordosis)을 감소시키는 뒤쪽 골반 경사(시계바늘과 반대로 회전)를 조장한다. 허리에서의 변화는 반시계 방향의 톱니바퀴 기전을 통해 정상적인 가슴쪽 척추뒤굽음(흉부 척추후만, thoracic kyphosis)을 역전시키고, 이는 목뼈에서도 반 시계 방향의 톱니바퀴 기전을 조장한다. 이 마지막 목뼈의 톱니바퀴 기전은 전형적으로 나쁜 자세에서 나타나는 머리 앞쪽 위치에 영향을 준다.

Brügger은 환자의 교육을 위해서 톱니바퀴 그림을 사용하였다. 그는 환자가 골반을 앞쪽으로 움직이도록 하기 위해 하부 톱니바퀴를 사용하여 적절한 자세를 취하게 하면, 순차적으로 가슴은 중간 톱니바퀴를 통해 상방으로 움직이고, 그 다음으로 목은 상위 톱니바퀴를 통해 스트레칭되고, 머리 위치가 바로 잡힌다.

또한, 가슴우리(흉곽, rib cage)는 등허리뼈(흉요추, thoracolumbar spine) 위치에 직접적인 영향을 주기 때문에 자세 평가 시 고려되어야 할 중요한 골격 구조이다. 횡격막이나 깊은 척추 안정근이 약한 환자는 호흡의 흡기 시 하부 흉곽을 자주 들어 올리는 보상작용을 보인다(그림 3.2). 이것은 등허리 분절접합부의 불안정성과 동반되는 기능이상을 일으키는 국소적인 과다폄(과신전, hyperextension)을 조장한다. 척추뼈의 고정점에 연결된 갈비뼈(늑골, rib)의 반복적이고 지속적인 상승은 갈비척추관절(늑추관절, costrovertebral joint)에서 갈비뼈를 척추뼈에 대해 뒤쪽 회전시키고 상대적으로 척추뼈는 늑골에 대해 앞쪽 회전된다. 종종 이러한 상황은 분절적인 가슴뼈(흉추, thoracic spine)의 폄 감소와 척추뒤굽음증(후만증, thoracic hyperkyphosis)으로 인해 더 악화된다.

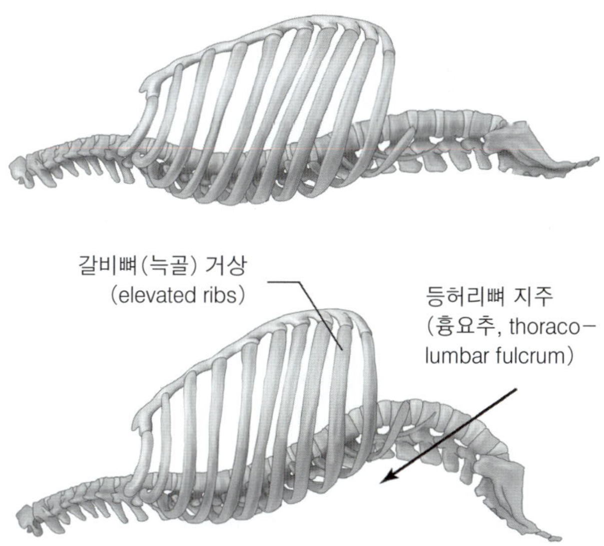

그림 3.2 등허리뼈 자세에 따른 갈비뼈 자세의 영향.

갈비사이(늑간, intercostal) 연부조직과 근막은 흉곽의 가동성을 더 제한시키고 병리학적 자세에서 보상적인(전략적으로 필요한) 가동성은 더 증진시킨다. 이상적 자세(ideal posture)는 위와 같이 변형된 호흡기능(respiratory integrity)으로 인해 보상적 자세로 나타날 수 있다. 척추분절 사이의 움직임에 대한 Brügger의 톱니바퀴 개념에서 알 수 있듯이 가슴 부위의 가동성과 자세의 변화는 남아 있는 분절의 병리학적 자세 보상에 의해 원인이 될 수 있다. 자세의 결함을 교정할 때 갈비척추관절(늑추관절, costovertebral joint), 갈비사이근(늑간근, intercostalis) 조직 및 근막에 대한 가동성은 반드시 회복되어야 한다. 이는 환자가 이상적인 척추 및 갈비뼈 위치를 통합시키게 됨으로써 적절한 호흡훈련을 가능케 하는데, 이는 호흡과 척추 안정성을 둘 다 증진시킨다.

기능적 자세사슬(Functional Postural Chains)

중심축(keystone)이 되는 구조의 자세적 위치는 병리와 기능이상에 영향을 준다. 중심축이 되는 구조는 자세 근육군이 부착되는 골격 구조를 포함한다. 이 구조에는 골반, 갈비뼈(늑골, rib), 어깨뼈가 해당된다. 이러한 부착점은 근육의 이는 곳(기시점, origin)이나 닿는 곳(정지점, insertion)

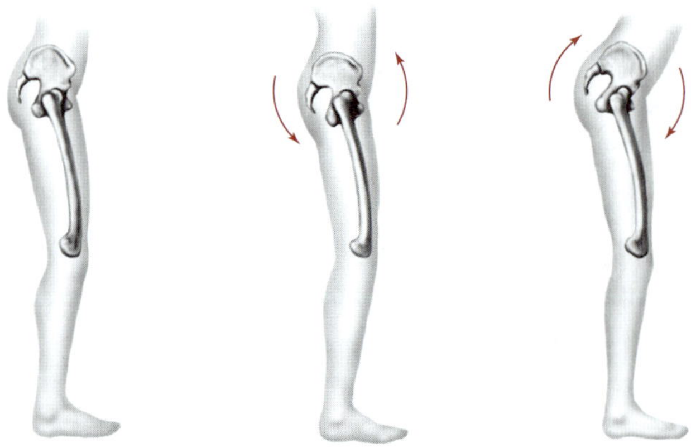

그림 3.3 근길이와 근장력에 대한 골반경사의 영향.
(a) 중립자세. (b) 뒤쪽 경사, 이는 뒤넙다리근의 긴장을 유발.
(c) 앞쪽 경사, 엉덩관절 굽힘근의 긴장을 유발.
출처 : R.S.Behnke, 2006, *Kinetic Anatomy*, 2nd ed. (Champaign: Human Kinetics), 140.

이 될 수 있다. 근육의 긴장감이나 약화는 달라진 자세 위치에 의해 발생할 수도 있고, 원인이 될 수도 있다. 중심축이 되는 구조의 위치는 자세의 평가에 실마리가 되거나 기능이상을 유발할 수 있다(5장 참고).

이전에 설명한 바와 같이, 골반은 근접한 허리엉치뼈(요천추, lumbosacral spine)의 위치에 영향을 줄 수 있다. 또한, 골반은 엉덩관절 굽힘근(hip flexor)과 뒤넙다리근(슬괵근, hamstring)과 같이 골반에서부터 시작하는 근육의 길이와 장력 관계에 영향을 줄 수 있다. 골반의 앞쪽 위치는 엉덩관절 굽힘근의 긴장에 의해 발생하고, 골반의 뒤쪽 위치는 뒤넙다리근의 긴장에 의해 발생한다(그림 3.3).

어깨뼈에 기시하거나 정지하는 17개의 근육은 어깨띠(견갑대, shoulder girdle)와 척추의 움직임과 위치에 관여한다. 예를 들어, 목뼈(경추부, cervical region)의 위등세모근(상승모근, upper trapezius)의 긴장은 어깨뼈의 위치를 상방과 하방으로 회전시키면서 어깨관절(견관절, shoulder joint) 움직임에 영향을 준다. 이러한 기능적 자세 사슬은 운동 사슬을 통해 몸의 전반적인 움직임 패턴에 영향을 준다.

운동 사슬(Kinetic Chains)

운동 사슬은 보통 열린운동 사슬과 닫힌운동 사슬의 개념으로 알려져 있는데, 이 개념의 초점은 관절의 움직임에 맞춰져 있다. 이러한 운동 사슬은 보행 평가와 같이 생체역학적 평가를 통해 쉽게 확인할 수 있다. 보행 동안 하지의 사슬반응은 의례적(obligatory)이고 때로는 보상적 운동으로 작용한다. 예를 들어, 발의 엎침(회내, pronation)은 정강이뼈(경골, tibia)의 안쪽돌림(내회전, internal rotation)을 일으키는데, 이는 바깥굽은무릎(외반슬, kneevalgus)과 엉덩관절의 안쪽돌림(내회전, internal rotation)을 초래한다. 보행 중에, 신경근계는 이처럼 연결된 운동역학적 동작을 조절한다. 종종 병리는 운동 사슬에서 보상작용의 기능이상과 연관이 있다. 운동 사슬에 의한 발의 엎침(회내, pronation)은 허리뼈(요추, lumbar spine)를 잘못 위치시킬 수 있기에 몸통에서는 추가적인 안정이 요구된다. 그러므로, 임상가는 가능한 생체역학적 측면을 파악하기 위해 통증 부위에 집중하기보다 다른 부위로부터 원인을 찾아야 한다.

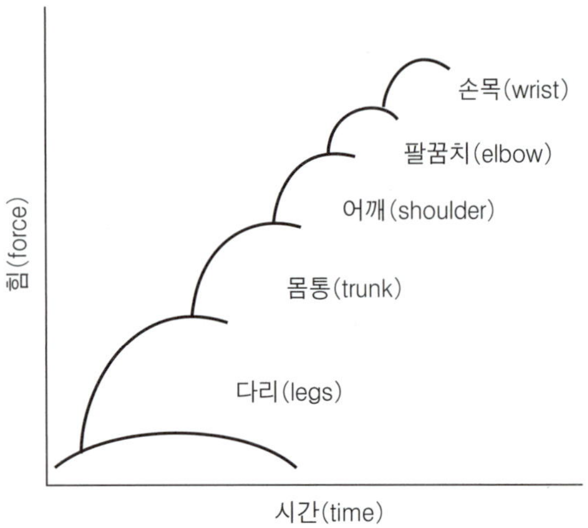

그림 3.4 머리 위로 던지기에서 운동 사슬의 기능이상.
출처 : W.B. Kibler, 1998, Determining the extent of the functional deficit. In *Functional rehabilitation of sports and musculoskeletal injuries,* edited by W.B.kibler et al. (Gaithersburg, MD: aspen publishers), 16-19.

예를 들어, 정형외과 의사 Ben Kibler(1998a)는 어깨의 병리와 기능을 설명하기 위해 운동 사슬 원리를 적용하였다. 그는 머리 위로 던지는 동작에서, 힘은 몸의 하부에서부터 관련된 많은 관절을 통해 손까지 발생되는 힘의 운동 사슬이 가중되어 일어난다고 하였다(그림 3.4). Kibler는 운동반응 시간 또는 근육의 힘 생성의 변화가 운동 사슬 내 다른 부위에 부적절한 움직임과 병리가 초래됨을 인식하였다. 이러한 사실은 운동 사슬이 가장 약한 연결 부위 만큼 강하다는 원리를 설명해준다.

근육 사슬
Muscular Chains

근육 사슬은 함께 작용하거나 운동 패턴에 함께 영향을 주는 근육군이다. 근육 사슬에는 협동근, 근육 슬링, 근막 사슬의 형태가 있다. 근육 사슬의 각 형태는 관절이나 신경조직과 상호의존적 관계를 가진다.

협동근(Synergists)

협동근은 관절 주위의 안정성이나 움직임을 위해 다른 근육(주동근)과 함께 작용한다. 협동근은 이차적인 움직임을 발생시키고 안정화시키거나 중립을 유지하는데 작용한다. 예를 들어, 어깨를 회전할 때 돌림근띠(회전근개, rotator cuff)는 능동적으로 활성된다. 그러나, 마름모근(능형근, rhomboids), 앞톱니근(전거근, serratus anterior), 등세모근(승모근, trapezius)는 돌림근띠의 안정된 이는 곳을 지지하기 위해 어깨뼈(견갑골, scapula) 안정근으로 작용해야 한다. 따라서 돌림근띠의 거짓약화(가성약화, pseudoweakness)는 어깨뼈의 부족한 안정성에 의해 발생될 수 있다. 어깨뼈가 수동적으로 안정된다면, 환자의 돌림근띠는 정상적인 근력을 가지고 있음을 알 수 있다.

협동근은 독립적인 관절운동을 위해 동시에 작용한다. 또 협동근 사슬은 짝힘(force-coupling)으로 작용한다. 짝힘은 같은 크기를 가지면서, 반대방향으로 작용하는 두 근육의 힘을 의미하는데, 이는 운동 중심에서 순수한 회전을 발생시킨다. 예를 들어, 돌림근띠와 삼각형근(삼각근, deltoid)은 어깨의 벌림을 위한 짝힘을 제공한다. 임상가는 움직임의 기능이상을 평가할 때 근육 사슬에 포함되는 짝힘을 고려해야 한다.

근육 슬링(Muscle Slings)

독립적인 관절 운동을 위해 국소적으로 함께 작용하는 협동근(synergists)과는 대조적으로, 근육 슬링은 광범위하게 여러 관절(다관절, multiple joints)의 움직임에 관여하며 안정성을 제공한다. 근육 슬링(**"근육고리; *muscle loops*"로도 부름**)은 1930년대 이후부터 유럽의 의학계에 알려져 왔다. Benninghof(1994), Tittel(2000), Brügger(2000), Myers(2001)는 고리(loop)에 함께 연결되어 있는 근육 사슬이 어떻게 전체적인 움직임의 질에 영향을 주는지 설명하였다. 근육 슬링은 몸통을 통해 특히 몸의 하부에서 상부까지 힘이 전달되고 회전을 촉진시키는 것으로 생각된다(Vleeming et al. 1995). 근육 슬링은 또한, 이동과 같이 상호적 교대적 움직임에서 안정성과 움직임을 제공한다. 일반적으로 근육 슬링은 한 근육의 닿는 곳이 중심축이 되는 구조를 통해 옆에 있는 근육의 이는 곳에 연결되어 있는 것과 같이, 서로 연결되어 있다(표 3.2). 이러한 중심축 구조는 근육 사슬 전체를 안정시킬 수 있는 고정점 역할을 한다. Myers(2001)은 근육 사슬이란 ***해부학적으로 길게*** 연결되어 있으며, 몸 전체에 걸친 **근막**(fascial) 연결이 근육 사슬 패턴의 기초가 된다고 하였다. 그러나 유럽 학파는 근육 슬링과 사슬의 설명에서 근육의 **기능적인** 연결에 더 관심을 가졌다. 얀다는 근육 사슬에서 근막(fascial) 요소와 기능적 요소를 모두 고려하였다.

몇 가지 주요 근육 사슬은 밝혀졌다. 슬링을 이루는 근육은 독립적인 근육의 수축보다는 기능적인 움직임을 위해 함께 작용한다. 그러므로, 우리는 이는 곳과 닿는 곳을 따로 구분하여 근력을 생각할 수 없다. 흥미롭게도, Bergmark의 분류(Bergmark 1989)는 골반과 흉곽에 기시하는 광범위한 근육 사슬과 관련된 근육을 고려한다.

표 3.2 근육 슬링과 해부학적 핵심

근육 슬링(muscle sling)	핵심(keystone)
마름모근(능형근, rhomboids), 앞톱니근(전거근, serratus anterior)	어깨뼈(견갑골, scapula)
마름모근(능형근, rhomboids), 위팔세갈래근(삼두근, triceps)	어깨뼈(견갑골, scapula)
등세모근(승모근, trapezius), 위팔두갈래근(이두근, biceps)	어깨뼈(견갑골, scapula)
위팔두갈래근(이두근, biceps), 작은 가슴근(소흉근, pectoralis minor)	어깨뼈(견갑골, scapula)
위팔두갈래근(이두근, biceps), 큰가슴근(대흉근, pectoralis major)	위팔뼈(상완골, humerus)
넓은등근(광배근, latissimus dorsi), 위팔세갈래근(삼두근, triceps)	위팔뼈(상완골, humerus)
앞톱니근(전거근, serratus anterior), 배바깥빗근(외복사근, external oblique)	갈비뼈(늑골, rib)
큰가슴근(대흉근, pectoralis major), 배속빗근(내복사근, ineternal oblique)	갈비뼈(늑골, rib)
배속빗근(내복사근, ineternal oblique), 배바깥빗근(외복사근, external oblique)	백색선(백선, linea alba)
배속빗근(내복사근, ineternal oblique), 중간볼기근(중둔근, gluteus medius)	골반(pelvis)
배속빗근(내복사근, ineternal oblique), 넙다리빗근(봉공근, sartorius)	골반(pelvis)
배바깥빗근(외복사근, external oblique), 모음근(내전근, adductors)	골반(pelvis)
뒤넙다리근(슬괵근, hamstring), 큰볼기근(대둔근, gluteus maximus)	골반(pelvis)
큰볼기근(대둔근, gluteus maximus), 반대 넓은등근(contralateral latissimus dorsi)	골반, 등허리근막(흉요추근막, thoracolumbar fascia)
큰볼기근(대둔근, gluteus maximus), 넙다리네갈래근(대퇴사두근, quadriceps)	넙다리뼈(대퇴골, femur)
뒤넙다리근(슬괵근, hamstring), 엉덩관절 굽힘근(hip flexors)	넙다리뼈(대퇴골, femur)
뒤넙다리근(슬괵근, hamstring), 앞정강근(전경골근, tibialis anterior)	정강이뼈(경골, tibia)
넙다리네갈래근(대퇴사두근, quadriceps), 발바닥굽힘근(저측굴곡근, plantar flexors)	정강이뼈(경골, tibia)

사지의 굽힘근과 폄근 슬링(Extremity Flexor and Extensor Slings)

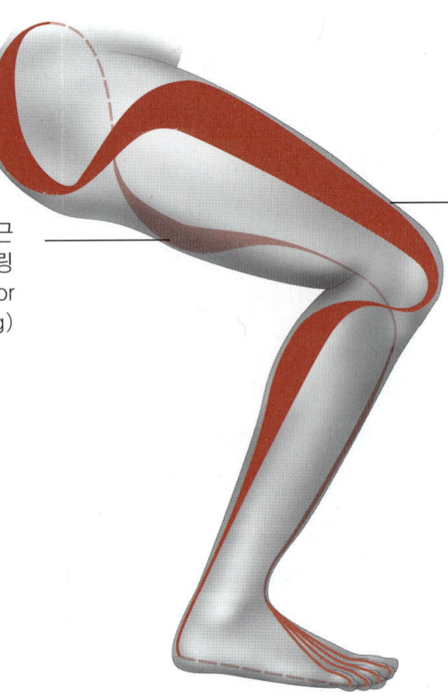

그림 3.5 하지의 굽힘근과 폄근의 근육 슬링.
Based on T.Myers, 2001, *Anatomy trains* (Edinburgh, Scotland: churchill Livingstone).

사지 슬링은 팔다리의 동시적이고 복잡한 움직임을 위한 것이다. 다리의 폄근 슬링(extensor sling)은 큰볼기근(대둔근, gluteus maximus), 넙다리곧은근(대퇴직근, rectus femoris)과 장딴지근(비복근, gastrocnemius)으로 구성되어, 엉덩관절 폄, 무릎관절 폄과 발목관절의 발바닥 굽힘에 관여한다(그림 3.5). 엉덩허리근(장요근, iliopsoas), 뒤넙다리근, 앞정강근(전경골근, tibialis anterior)은 각각 엉덩관절 굽힘, 무릎관절 굽힘과 발목관절의 발등굽힘을 만들기 위해 결합한다. 예를 들어, 보행하는 동안 흔듦기(유각기, swing phase)에는 굽힘 사슬이 활성화되는데 엉덩관절 굽힘, 무릎관절 굽힘과 발목관절 발등 굽힘(dorsi flexion)이 함께 나타난다. 디딤기(입각기, stance phase) 동안에는 폄근 사슬이 하지를 추진시키는데, 엉덩관절 폄, 무릎관절 폄과 발목관절 발바닥 굽힘(plantar flexion)이 함께 나타난다. 보행주기에 걸쳐 이러한 두 사슬 사이의 촉진과 억제가 번갈아 일어나고 왼쪽과 오른쪽 사지가 교대적으로 움직인다. 즉, 굽힘 사슬은 흔들기 다리에서 활성화되고, 폄근 사슬은 디딤기 다리에서 활성화된다. 두 슬링이 동시에 활성화될 때, 하지는 안정된다.

상지의 굽힘근 슬링은 큰가슴근, 앞삼각형근, 등세모근, 위팔두갈래근과 손 굽힘근을 포함하고, 반면에 폄근 슬링은 마름모근, 뒤삼각형근, 위팔세갈래근과 손 폄근으로 구성된다(그림 3.6). 이러한 사지 슬링들은 교대적인 보행을 위한 하지 슬링에 따라 활성화된다. 흔듦기(유각기, swing phase) 동안, 오른쪽 상지의 굽힘근 슬링의 활성화는 왼쪽 하지의 굽힘근 슬링의 활성화와 함께 동반되고 반대로도 일어난다. 이러한 상지, 하지 슬링의 기능성은 상호교대적 보행(reciprocal gait)에서 나타난다.

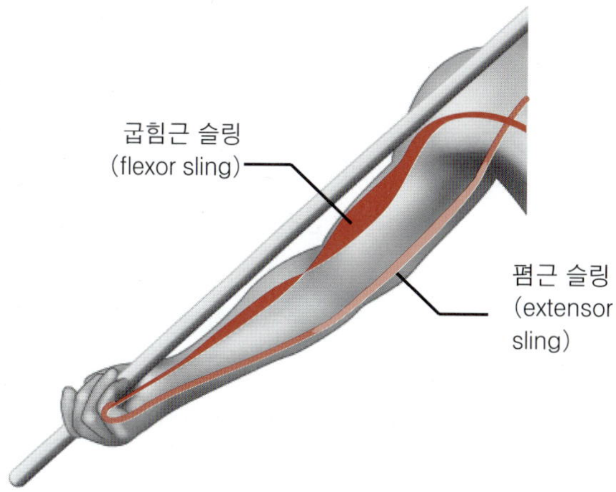

그림 3.6 상지의 굽힘근과 폄근의 근육 슬링.
Based on T.Myers, 2001, *Anatomy trains* (Edinburgh, Scotland: Churchill Livingstone).

몸통 근육 슬링(Trunk Muscle Slings)

몸통 근육 슬링은 상지, 하지 사이에 일어나는 교차적인 보행 패턴과 회전적인 몸통 안정성을 촉진시키기 위해 필요하다. 이러한 3가지 슬링들은 앞쪽, 나선형, 뒤쪽 슬링들로 분류된다. 위팔두갈래근, 큰가슴근, 배속빗근, 반대측 엉덩관절 벌림근과 넙다리빗근이 슬링을 구성한다(그림 3.7). 뒤쪽에서 앞쪽으로 둘러싸인 나선형 슬링은 마름모근(능형근, rhomboids), 앞톱니근(전거근, serratus anterior), 배바깥빗근(외복사근, external oblique), 반대측의 배속빗근

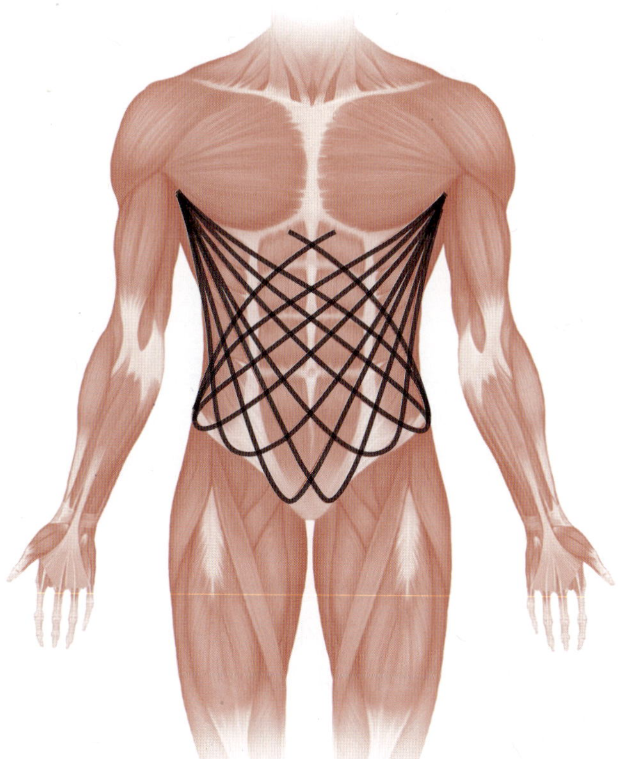

그림 3.7 앞 몸통 근육 슬링.
Adapted, by permission, from NSCA, 2008, Biomechanics of resistance exercise, by E. Harman. In *Essentials of strength training and conditioning,* 3rd ed., edited by T.R. Baechle and R.W. Earle (Champaign, IL: Human Kinetics), 68.

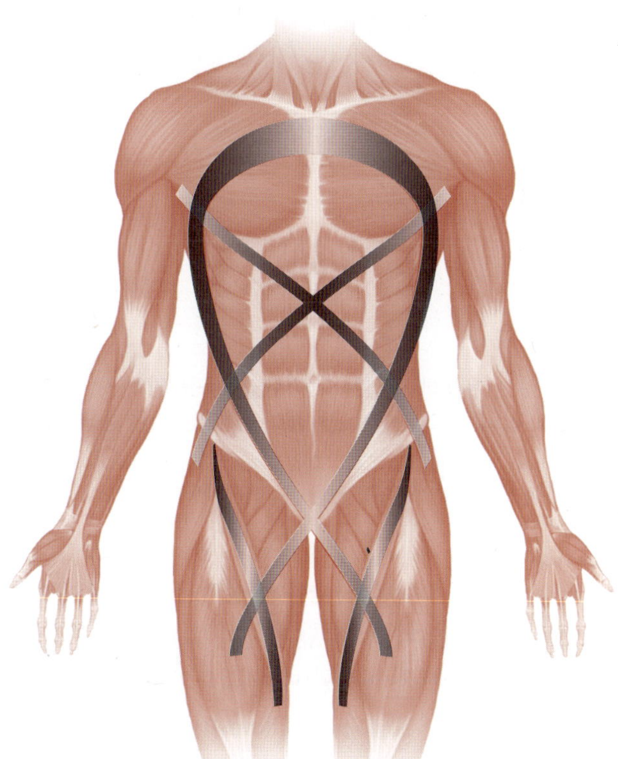

그림 3.8 나선형 몸통 근육 슬링.
Adapted, by permission, from NSCA, 2008, Biomechanics of resistance exercise, by E. Harman. In *Essentials of strength training and conditioning,* 3rd ed., edited by T.R. Baechle and R.W. Earle (Champaign, IL: Human Kinetics), 68.

(내복사근, internal oblique)과 반대측의 엉덩관절 모음근으로 구성된다(그림 3.8).

교차적인 보행 시 폄과 몸통의 안정성, 몸의 하부에서 상부로 힘을 전달하기 위한 뒤쪽 슬링은 뒤넙다리근, 큰볼기근(대둔근, gluteus maximus), 등허리근막(흉요추근막, thoracolumbar fascia), 반대쪽에 위치한 넓은등근(광배근, latissimus dorsi)과 위팔세갈래근(삼두근, triceps)으로 구성된다(그림 3.9). Vleeming과 동료들(1995)은 이렇게 뒤쪽에서 동적으로 안정성을 제공하는 근육 사슬이 같은 측의 엉치엉덩관절(천장관절, SI joint)에 안정력을 제공한다고 하였다. 이것들은 같은 측의 큰볼기근과 반대측 넓은등근이 등허리근막에 의해 기능적으로 연결되어 있다고 하였다. 큰볼기근과 넓은등근은 보행과 몸통이 회전(Mooney et al. 2001)하거나 달리기할 때 반대로 함께 작용한다(Montgomery et al. 1994).

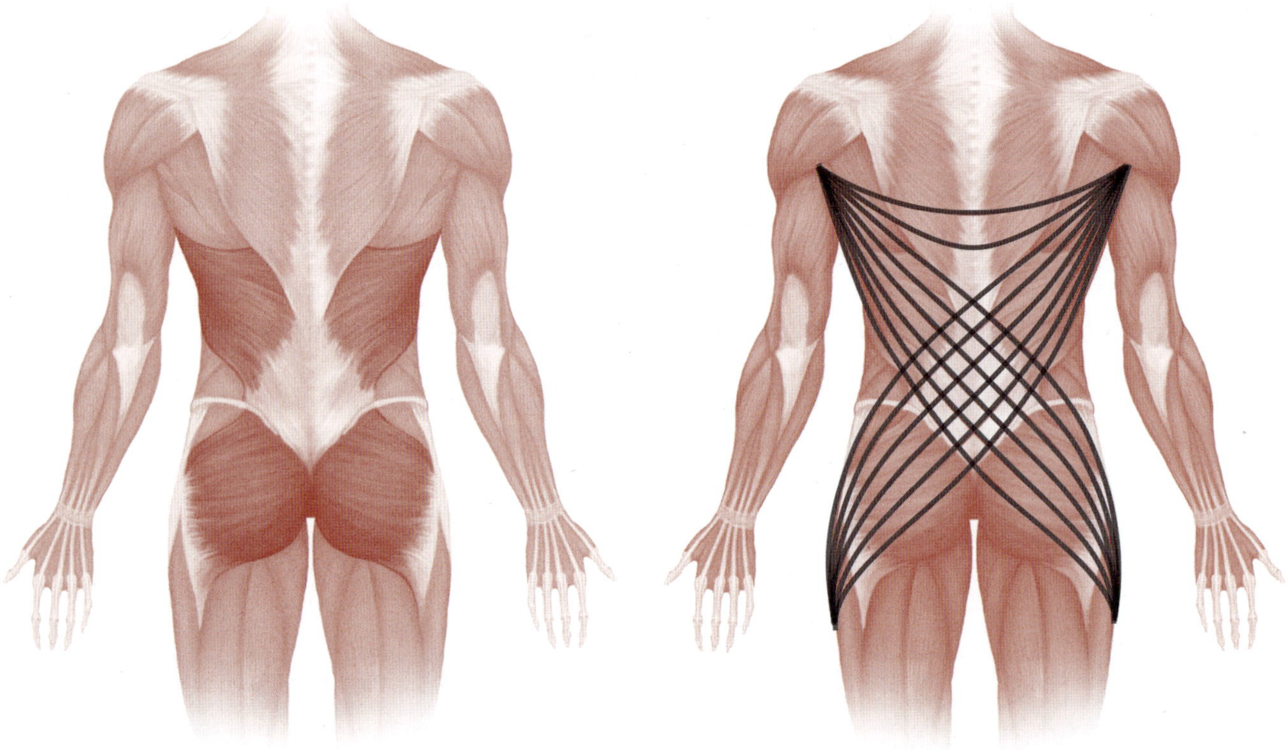

그림 3.9 왼쪽에 삽입된 그림은 넓은등근(광배근), 큰볼기근(대둔근), 등허리근막(흉요근막)의 표층적 해부를 나타내며, 오른쪽에 삽입된 그림은 이 근육들이 등허리근막을 통해 상호 연결되어 있는 것을 나타내고 상 · 하지의 후방 사슬을 나타낸다.

Adapted, by permission, from NSCA, 2008, Biomechanics of resistance exercise, by E. Harman. In *Essentials of strength training and conditioning*, 3rd ed., edited by T.R. Baechle and R.W. Earle (Champaign, IL: Human Kinetics), 68.

뒤쪽 사슬은 큰볼기근과 엉치엉덩관절(천장관절, SI joint)의 기능이상에 중요한 척도가 될 수 있다. 1964년에 얀다(Janda)는 처음으로 큰볼기근의 활성이 억제된 환자들이 능동적으로 엉덩관절을 신전할 때 반대측의 넓은등근이 활성되는 현상을 뒤쪽 사슬의 보상작용이라고 설명하였다.

뒤넙다리근(hamstring)이 엉치결절인대(천결절인대, sacrotuberous ligament)와 이어지고 동측의 큰볼기근과 척추세움근과 연결되면서 뒤쪽사슬의 범위가 더 넓게 확장되었다(그림 3.10). 뒤쪽 사슬은 허리뼈를 지나가면서 다리와 몸통을 상호 연결시킨다(Gracovetsky 1997).

이 사슬은 엉치결절인대로부터 동측이나 반대측(그림 3.11)으로 계속 연결된다. 보행 시 신체는 큰볼기근 약화가 있을 경우, 엉덩관절을 신전시키기 위해 척추세움근의 반대작용을 이용하여 둔부근의 약화를 종종 보상한다. 이 같은 보상적 사슬반응은 엉치결절인대의 연결에 의해 발생된다. Hungerford, Gilleard와 Hodges(2003)은 엉치엉덩관절(SI joint)의 통증을 가진 환자는 단일 하지의 디딤기 동안에 넙다리두갈래근의 활동이 초기에 나타나고 큰볼기근의 작용이 지연된다는 것을 알아냈다. 즉, 넙다리두갈래근이 엉치결절인대와 연결되어 엉치엉덩관절(SI joint)의 안정성이 유지하도록 도와준다고 제안하였다.

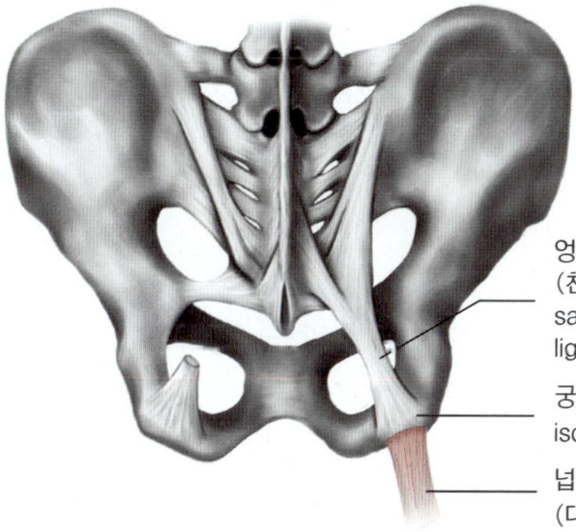

그림 3.10 뒤 사슬에 있어서 엉치결절인대의 역할.

Adapted from R.S. Behnke, *Kinetic Anatomy*, 2nd ed. (Champaign, IL: Human Kinetics), 174.

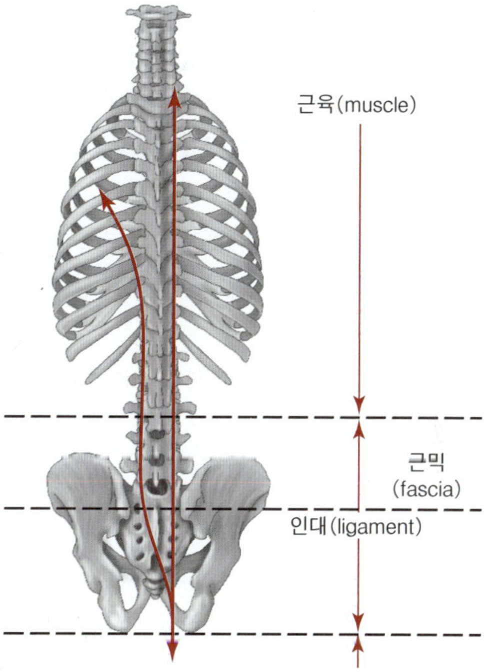

그림 3.11 엉치결절인대는 동측과 반대측의 뒤 근육 사슬 모두를 활성화시킨다.

출처 : S. Gracovetsky, 1997. Linking the spinal engine with the legs: a theory of human gait. In *Movement, stability, and low back pain*, edited by V.A. Mooney et al. (Edinburgh: Churchill Livingstone), 243.

Brügger는 자세를 유지하기 위해 사용하는 길고 대각선 모양의 근육고리를 설명하였다(Brügger 2000). 기능적인 근육군의 협응은 정상적인 자세에서 요구되고 근육군 내의 어떤 근육은 부적절한 자세를 바르게 유지하는데 관련된다고 하였다. Brügger의 대각선적 고리(loop)에는 가슴을 올리기, 어깨를 바깥으로 회전시키기, 어깨뼈를 뒤로 당기기, 복부의 지지, 골반의 전방 경사, 기능적으로 하지를 지지하는 근육들이 포함된다. 이러한 근육은 큰가슴근, 가시아래근(극하근, infraspinatus), 아래등세모근, 목빗근(SCM), 목갈비근(사각근, scalene), 배가로근육(TrA), 가로막(횡격막, diaphragm) 넙다리빗근(봉공근, sartorius), 넙다리근막장근(TFL), 종아리근, 앞정강근(전경골근, tibialis anterior), 뒤정강근(후경골근, tibialis posterior)이 있다.

신경근 병리는 동일한 슬링 안에서 종종 발견된다. 이러한 슬링의 기능과 연결에 대한 이해는 임상가가 근골격계 통증 증후군을 진단할 때 도움이 될 것이다. 예를 들어, 오른쪽 어깨통증은 왼쪽 엉덩관절의 기능저하 또는 반대로 연관될 수 있다. 이러한 기능이상은 슬링에 따라 통증, 근육의 불균형 또는 통증유발점(TrPs)이 임상적으로 나타날 수 있다.

대부분의 만성적인 근골격계 통증 환자는 항상 유발점 또는 압통점을 가지고 있다. 유발점(TrPs)과 압통점이 있는 부위를 촉진할 때 통증이 있고 근섬유에서 국소 부위의 과민성이 자주 나타난다. Lewit(2007)은 자세 균형과 관련된 통각 사슬(nociceptive chain)을 보고하였다. 이 통각 사슬은 임상적으로 유발점(TrPs)과 압통점(tender point)을 따라 나타난다. 통각사슬은 단지 몸의 한쪽에서 발생하지만, 이것은 몸의 반대편으로 교차될 수 있다. 이러한 교차는 엉치엉덩관절(천장관절, SI joint)과 L5-S1, T12-L1, T4-T5, C7-T1의 척추관절에서 보통 발생한다. 교차가 일어나는 부위는 척추의 이행부위와 일치한다.

Hong과 Simons(1992)는 사슬 내에 위치한 특정한 유발점이 어떻게 압통을 촉진시키는지 설명하였다. 압통점과 유발점을 구별하는 것은 아주 어렵다. 일반적으로 유발점은 촉진할 때 연관통의 특징적인 패턴이 나타나고, 반면에 압통점은 연관통을 발생시키지 않는다. 만성적인 근골격계 통증의 평가 목적은 유발점 사슬이나 압통점 사슬이 나타나는지를 결정하는 것이다. 유발점이나 압통점 사슬은 치료 효과의 지표로서 이용할 수 있다. 치료 후에 사슬이 증가된다면, 지속적인 통증에 영향을 준다는 것이다. 유발점과 압통점의 평가에 대한 더 많은 정보는 8장에서 확인할 수 있다.

근막 사슬(Myofascial Chains)

근막은 정상적인 관절운동에 중요하다. 근육과 뼈 사이에 위치한 근막은 장력을 이용할 수 있고 근막외피 안에 있는 근육의 수축으로 바깥으로 향하는 힘을 생산할 수 있다. 몸통의 등허리근막(흉요근막, thoracolumbar fascia)과 배근막(복부근막, abdominal fascia)의 경우는 근육의 건막 부착점을 형성한다. 근막은 꼭 필요한 연결체계로서 몸통과 사지를 연결시킬 뿐만 아니라, 움직임을 위해 여러 근육이 함께 작용하도록 도와준다. 예를 들어, 몸통의 회전과 사지 폄을 조절하기 위해 등허리근막은 부하량이 몸의 중심을 교차하여 전달되도록 하지(큰볼기근)와 반대편의 상지(넓은등근; Vleeming 등 1995)를 연결시킨다(Snijders, Vleeming, and Stoeckart 1993). 이러한 근막층은 근막 사슬에 의해 발생된 영역을 모두 연결시킬 수 있도록 근육의 작용을 도와준다.

배근막(Abdominal Fascia)

배근막은 배속빗근(내복사근, ineternal oblique), 배바깥빗근(외복사근, external oblique), 배가로근(TrA), 큰가슴근(대흉근, pectoralis major), 앞톱니근(전거근, serratus anterior)에 붙는다. 이것은 배속빗근, 큰가슴근, 앞톱니근 사이로 대각선의 근육 슬링을 형성하는 연결 고리이다.

등허리근막(Thoracolumbar Fascia)

등허리근막은 배속빗근, 배바깥빗근, 배가로근, 넓은등근, 큰볼기근에 붙는다. 3개의 뚜렷한 앞쪽, 중간, 뒤쪽 층으로 구성된다. 앞쪽섬유는 허리근(요근, psoas)와 허리네모근(요방형근, quadratus lumborum)이 존재한다. 중간 층은 배빗근과 넓은등근에 붙고 배가로근(TrA)으로 연결된다. 뒤쪽 층은 가장 중요한 층으로 어깨띠(견갑대, shoulder girdle), 허리뼈, 골반, 하지 사이로 힘을 전달시킨다(Vleeming et al. 1995; Barker and Briggs 1999). 또한 뒤쪽 층은 상부 1/4과 허리뼈 부위를 연결시키기 위해 큰마름모근(대능형근, rhomboid major)의 하부 가장자리와 목널판근(경판상근, splenius)에 부착된다(Barker and Briggs 1999).

등허리근막은 고유수용기에 중요한 역할로 작용할 수 있다. Yahia와 동료들(1992)은 등허리근막이 기계적 수용기를 포함하는 것을 알아냈고, 허리뼈의 감각운동 조절에 영향을 줄 수 있다고 보고하였다. 이러한 기계적 수용기는 근육 활동을 조정하기 위해 적당히 근육을 긴장하도록 정보를 보낸다.

근막은 임상적으로 기능이상의 잠재적인 원인으로 인식되어 왔다. 등허리근막(흉요근막, thoracolumbar fascia)은 만성 요통을 가지고 있는 환자에게 극히 미세한 병리적인 변화가 있다(Bednar 등 1995). 몇몇 근육은 같은 근막과 연결되어 있어서 근막 사슬에 포함되는 한 영역의 기능이상과 제한은 먼 곳에도 영향을 미칠 수 있다. 근막의 신장성 부족과 근육조직과의 친밀도 부족은 관절의 자유도를 제한하여 근막의 더 큰 기능이상(Lewit 2007)을 초래하기도 한다. 임상가는 사슬반응을 평가할 때 항상 근막의 영향을 고려해야 한다.

신경학적 사슬
Neurological Chains

우리 몸의 말초신경계(PNS)와 중추신경계(CNS)는 신경학적으로 긴밀하게 연결되어 있다. 이러한 신경학적 사슬은 보호 반사 움직임, 감각운동계, 신경발달학적 움직임 패턴에서 확인할 수 있다.

보호 반사(Protective Reflexes)

논의의 여지가 있지만, 인간에게 가장 중요한 신경학적 사슬은 기능과 보호를 위한 반사를 제공한다. 두 가지 근본적인 보호 반사에는 교차신전반사와 회피반사가 있으며, 이 반사들은 감각수용기에 의해 유발된다. 회피반사는 높은 열과 같은 유해한 자극으로부터 멀리 피하기 위해 사지에서 발생한다; 이 반사는 굽힘근은 활성되고 그쪽의 폄근은 억제된다. 교차신전반사는 표피의 유해한 자극이 동측의 굽힘근들을 활성시키고 반대측의 폄근들을 촉진시켜 신전과 지지를 유발한다.

얀다는 보행, 쥐기, 먹기, 호흡의 기본적인 생명을 유지하기 위한 기술에 필수적인 4개의 추가적인 반사 사슬(Janda 1986b)을 설명하였다:

1. **이동(locomotion).** 하지의 폄(신전, extension), 모음(내전, adduction), 돌림(회전, rotation)의 결합은 위험한 상황을 피할 때 나타나는 보행 패턴의 기초를 제공한다.
2. **쥐기(prehension).** 상지의 굽힘(굴곡, flexion), 벌림(외전, abduction), 안쪽돌림(내회전, internal rotation)은 음식을 입으로 가져가기 위해 결합된다.
3. **저작(mastication).** 턱의 모음(입 닫음)은 음식을 씹기 위해 필요하다.
4. **호흡(breathing).** 숨쉬는 기전은 매우 자동적이고 장기간 수의적인 영향을 받지 않는다.

이러한 원시적인 반사는 모든 인간의 움직임 패턴의 기본이다. 극한 상황이나 병적 상태(스트레스, 피로 또는 구조적인 병변)에서 이러한 반사는 나타나는 경향이 있다(Janda 1986b).

감각운동 사슬(Sensorimotor Chains)

감각운동계는 제2장에서 설명했던 구심성과 원심성 조직을 통해 신경학적으로 연결되어 있다. 조절된 움직임에서 되먹임과 앞먹임 기전들은 신경근육학적 운동에 사슬반응을 제공한다. 이 기전은 근육 사슬을 통해 관절의 국소적이고 전반적인 동적 안정성을 제공한다. 이러한 감각운동 사슬들은 구심성 정보를 받고 중추신경계에 의해 조절되며 원심성 운동을 통해 실현된다. 근육 군들은 기능적인 수행을 위해 신경학적으로 함께 연결되어 있다. 감각운동 사슬에는 적응 사슬(adaptation chains)과 반사적인 안정화 사슬(reflexive stabilization chains)이 있다.

반사적 안정(Reflexive Stabilization)

반사적 안정은 기능적 신경학적 사슬반응의 한 가지 예이다. 2장에서 설명한 것과 같이 반사적 안정은 감각운동계를 통해 잠재의식적으로 일어난다. 근육은 국소적이거나 포괄적인 안정성을 제공하기 위해 수축한다. Horak과 Nashner(1986)은 전반적인 안정성의 연구에서 흔들림에 대한 반응을 원위부에서 근위부로 움직이는 근육 활성의 사슬반응으로 설명하였다. 이러한 사슬반응들이 자동적 자세반응들(APRs)이다(2장 참고). 이러한 사슬 반응이 반대쪽의 근육 활성에 의해 나타나듯, 방향의 이동이 특징이다. 앞쪽으로 체중 이동은 뒤쪽 등쪽 근육이 활성화되고, 반면에 뒤쪽으로 체중이동은 앞쪽의 배쪽 근육이 활성화된다. Davey와 동료들(2002)은 반대편의 척추세움근(척추기립근, erector spinae)은 중력의 영향에도 불구하고 동측의 어깨를 벌리는 동안 활성된다고 하였다. 이 결과는 감각운동계가 사지를 움직이는 동안 척추 근육의 안정에 기여함을 제시한다.

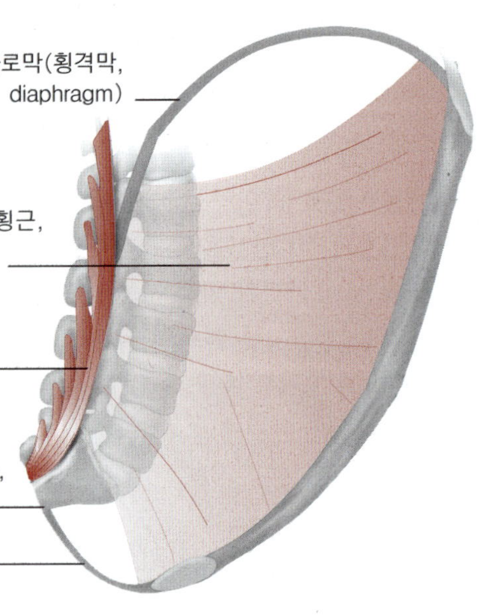

그림 3.12 골반 사슬.

매우 중요하고 안정된 감각운동 사슬은 배가로근(TrA), 뭇갈래근, 가로막, 골반저로 구성되는 골반 사슬이다(그림 3.12; Lewit 2007). 이 4가지 근육들은 몸통 안정성과 힘의 전달을 위해 함께 수축한다. 골반 사슬은 몸을 안정시키기 위한 초석이 되고; 각 근육은 감각운동계(sensorymotor system)로 친밀하게 연결된다. 이러한 연결 때문에 감각운동 사슬의 다른 영역에서 일어나는 기능저하 징후보다 골반부에서 가장 먼저 초기에 나타난다. 골반 약화는 요통 같은 근위부, 원위부 병리와 연관되어 있으며(Nadler, Malanga, and DePrince et al. 2000, 2002; Nadler, Malanga, and Bartoli 2002), 서혜부 염좌(groin strains)(Tyler et al. 2001), 엉덩정강근막띠 증후군(장경인대 증후군, iliotibial band syndrome)(Fredericson 2000), 앞쪽 무릎 통증(Cichanowski et al. 2007), 앞십자인대 손상(전십자인대, ACL)(Ireland et al. 2003), 그리고 발목 좌상과 연관되어 있다.

우리의 몸은 팔이나 다리를 움직이기 시작할 때 움직임의 속도와 방향의 독립적인 피드포워드 기전에 의해 배가로근을 반사적으로 활성시킨다(Hodges and Ardson 1997a, 1997b). 그러나 요통을 가진 환자의 경우, 감각운동 기능저하로 인해 배가로근(TrA)의 수축이 지연된다(Hodges and Richardson 1996, 1998). 얀다는 만성 요통(Janda 1987) 환자의 배가로근의 약화를 처음으로 기록한 사람 중에 하나이다(Janda 1987). 유사하게 서혜부 통증을 가진 환자에서도 배가로근의 수축은 지연되었다(Cowan et al. 2004).

골반저와 복부근은 서로 상대반응 따라 수축하며, 이는 함께 작용하는 패턴임을 제시한다(Saps ford et al. 2001). 가로막과 배가로근(TrA)은 앉아 있거나 서 있는 자세에서 팔을 움직일 때 함께 활성된다(Hodges and Gandevia 2000a, 2000b). 이러한 사실들은 횡격막이 호흡 기능과 자세 기능 둘 다 가지기 때문이다. 호기 시 모든 복부근은 활성화되고(Hodges, Gandevia, and Richardson 1997), 호흡 기능과 감각운동 기능과의 관계가 만성 요통에 연관됨을 시사한다.

감각운동 사슬은 고유감각수용기에 의존하고; 관절 기능이상은 감각운동 사슬의 동적 안정화를 약화시킨다. 예를 들어, 만성 채찍질손상(편타 손상, whiplash injury) 환자의 목뼈 감각운동 기능을 평가할 때, 상지 움직임 시에 심부 목 굽힘근(deep neck flexor)의 활동이 지연되었다

(Falla 2004; Falla, Jull, and Hodges 2004). 목의 고유감각수용기의 손상으로 인한 약화된 고유감각은 감각운동 기능이상을 유발시킨다.

유사한 관절 병리 때문에 어깨관절에서도 나타나고; 이런 현상들은 어깨 부딪힘(충돌, impingement)을 가진 대상자(Cools et al. 2003)에서 중간, 아래등세모근(중, 하승모근, middle and lower trapezius)의 지연된 활성화뿐만 아니라 부딪힘을 가진 수영선수의 앞톱니근(전거근, serratus anterior)의 활성화가 지연되었다(Wadsworth and Bullock-Saxton 1997). 발목의 기능적인 불안정성을 가진 환자는 엉덩관절 전략으로 자세 안정성을 보상하지만, 불안정성이 없는 환자는 발목전략을 사용한다(Fropp and Odenrick 1988).

감각운동 적응 사슬(*Sensorimotor Adaptation Chains*)

얀다는 감각운동계 내의 기능이상을 사슬반응으로 설명하였다(Janda 1984). 그는 통증이나 병리로 인한 감각운동계(sensorymotor system)의 변화는 체계적이고 예상 가능한 패턴으로 모든 체계에서 보상작용으로 나타난다. 근골격계의 손상된 기능으로 인한 많은 증상과 징조들은 알려지지 않은 다른 곳에 원인이 숨겨져 있다(Janda 1993). 적응 사슬은 기능적 손상의 발생에 대한 이해와 예측을 가능케 함으로써 적절한 평가와 치료를 제공한다. 얀다는 감각운동계에서 수평적(해부학적) 적응과 수직적(신경학적) 적응(또는 일반화, 개념)의 두 사슬을 언급하였다:

1. **수평적 적응(horizontal adaptation).** 수평적 적응은 손상된 기능이 한 관절이나 근육에 나타나 이로 인해 다른 관절분절의 반응이나 적응이 생길 때를 말한다. 이 같은 현상은 척추에서 가능 흔하게 관찰할 수 있고; 한 예로 요통은 목 증후군을 자주 초래한다. Horal(1969)은 요통을 호소하는 사람들의 50%가 요통이 처음 발생한 후 평균 6년 동안 목 증상이 나타난다고 보고하였다. 근육 불균형은 수평적 적응에 따라 예측 가능한 패턴을 일으킨다(4장). 수평적 적응은 근위부에서 원위부 또는 원위부에서 근위부로 일어날 수 있고; 발목 염좌 경우에는 원위부에서 근위부로 일어나는 수평적 적응으로 가장 자주 설명된다. 무릎의 앞쪽 통증(Robinson and Nee 2007)과 발목 불안정성(Bullock-Saxton et al. 1994; Beckman and Buchanan 1995; Nicholas, Strizak, and Vers 1976)을 가진 사람은 엉덩이 근육의 활성이 약화되거나 변화된다. 이와 같은 결과는 감각운동 사슬 때문에 손상 부위 이외의 평가가 얼마나 중요한지를 말해준다.

2. **수직적 적응(vertical adaptation).** 수직 적응은 말초신경계(PNS)와 중추신경계(CNS) 사이에 발생한다: 감각운동계(sensorymotor system)의 한 부분의 적응은 운동계 전체의 기능을 손상시킨다. 이러한 적응은 말초신경계(PNS)에서 중추신경계(CNS)로 진행될 수도 있고 중추신경계(CNS)에서 말초신경계(PNS)로 진행될 수도 있다. 수직적 적응은 운동 프로그램의 변화로 나타나고 그 이후에 비정상적인 움직임 패턴을 초래한다. 수직적 적응은 여러 가지 근골격계의 조건, 특히 전반적인 움직임 패턴 또는 자세 조절의 변화에 의해 현저하게 나타난다. 예를 들어, Delahunt, Monaghan과 Caulfield(2006)은 기능적인 발목의 불안정성을 가진 환자는 대부분의 운동 프로그램에서 앞먹임(feed-forward) 조절의 보상작용 변화 때문에 보행 시 변화된 운동형상학(kinematics)이 나타난다고 보고하였다.

신경발달적 운동 패턴(Neurodevelopmental Locomotor Patterns)

중추신경계(CNS)에 의해 몸 전체를 조절하는 근육은 긴장성 근육계(tonic muscle system)와 위상성 근육계(phasic muscle) 있다. 두 근육의 분류는 신경발달적 진행에 따라 계통발생학적으로 나눠진다. 긴장성 근육은 계통발생학적으로 초기에 발달되었고 지배적이다. 반복적이고 리드믹한 활동이나 상지와 하지의 회피 반사에 관여한다. 긴장성 근육의 주요 역할은 굴곡이 우세하게 나타난다. 반면에 위상성 근육은 신전 움직임에서 더 우세하다. 위상성 근육은 계통발생학적으로 더 늦게 발달되었고, 일반적으로 중력에 대항하는 자세 안정근으로써 작용한다.

신생아는 운동 프로그램의 기초를 제공하는 몇 가지의 선천적인 반사를 가지고 태어난다. 긴장성과 위상성 체계는 몇 개의 전형화된 움직임에 관련되고 중력과의 관계나 몸의 위치에 따라 영향을 받는다. 긴장성 미로반사, 대칭성 긴장성 목 반사(symmetrical tonic neck reflex; STNR), 비대칭성 긴장성 목 반사(asymmetrical tonic neck reflex; ATNR)가 포함된다. 이러한 반사는 정상적인 발달에서는 통합되지만 뇌성마비와 뇌졸중과 같은 상위운동신경의 병변이 있는 경우에는 남아 있거나 다시 나타난다.

신생아가 성장하는 동안의 움직임에 대한 연구는 발달학적 운동학(developmental kinesiology)으로 알려져 있다. 신경발달학적 긴장성과 위상성 체계는 신생아의 운동 발달로 진행된다. 태아의 자세는 위상성 폄근의 활성에 대항하여 상호 억제하는 긴장성(굽힘근) 근육체계에 의해 유지된다. 생후 1개월 정도에는 목의 긴장성 체계와 위상성 체계가 동시에 수축하는데, 위상성 체계가 긴장성 체계에 대항하여서 아기의 시각적 인식을 위해 머리를 올릴 수 있도록 한다. 4개월에는 아기가 바로 누운 자세에서 안정된 골반 사슬과 함께 엉덩관절(고관절, hip joint)과 무릎관절(슬관절, knee joint) 모두 굴곡시킬 수 있는 시상면 운동 프로그램이 적절하게 일어난다. 5개월~7개월에는 빗근(복사근, obliques) 사슬이 활성화되어 몸통의 회전이 일어난다. 결국, 사지 발달과 정립자세까지의 긴장성과 위상성 사슬은 대략 생후 3년에 기능적이게 된다.

얀다(Janda)는 이 두 그룹의 근육에서의 다른 특징들을 확인하였다. 그는 운동 단위(motor unit)의 신경학적 지배와 생리학적 근 섬유 형태 사이의 긴밀한 관계가 있다는 것을 주장하며 생리학적 근 섬유 형태(Type Ⅰ 느린 연축과 Type Ⅱ 빠른 연축 섬유)와 근육의 긴장성-위상성 분류 체계에는 상호관련이 없다고 매우 조심스럽게 언급하였다. 생리학적으로는 긴장성과 위상성 근육의 우세한 대사 섬유 형태에 대해 설명하고 반면에 신경학적으로는 신경발달적 움직임 패턴으로 분류하기 때문에 자주 혼란스럽다. 그러므로 각각의 근 섬유 형태에 따른 긴장성과 위상성 특징과는 다르게, 신경발달적 기술들은 긴장성과 위상성 체계들로 분류된다. 긴장성-위상성 분류 체계는 각 개인의 신경학적 조절의 다양성 때문에 융통성이 없지 않다.

긴장성과 위상성 근육 체계는 개별적으로 작용하지 않고, 자세, 보행, 협응된 움직임을 위해 동시활성으로 함께 작용한다. 이것은 적절한 자세와 움직임을 위한 긴장성과 위상성 체계의 상호작용은 근육 균형을 의미한다. 이러한 상호작용은 움직이는 동안 관절의 안정적인 중심축움직임(centration)을 제공하고, 움직임을 통해 관절의 협동을 유지하기 위한 근력의 균형을 제공한다. Vojta와 Peters(1997), Kolář (2001)과 Brügger(2000)은 동시수축의 인식과 움직임, 자세의 균형에 대한 중요성을 인지하였다.

긴장성과 위상성 체계는 움직임의 특별한 사슬에 의해 동시수축한다. 각 사슬은 협응된 움직임 패턴과 결합되어서 협력된 움직임의 연속으로 구성된다. 이와 같은 움직임의 사슬은 원시적인 반사와 움직임 패턴을 반영하고 인간의 보다 더 복잡한 움직임을 위한 예비 운동프로그램의 토대가 된다. 상지 쿼터(1/4) (목과 상지)의 긴장성-위상성 동시수축 패턴은 잡기(prehension),

표 3.3 상지 쿼터와 하지 쿼터의 긴장성과 위상성 사슬

동시수축 사슬	상지 쿼터	하지 쿼터
기능적인 움직임	파악(prehension), 쥐기(grasping), 뻗기(reaching)	배밀이(creeping), 네발기기(crawling), 보행(gait)
긴장성 사슬 (tonic chain)	굽힘(굴곡, flexion) 안쪽 돌림(내회전, internal rotation) 모음(내전, adduction) 엎침(회내, pronation)	바닥쪽 굽힘(족저굴곡, plantar flexion) 안쪽번짐(내번, inversion) 굽힘(굴곡, flexion) 안쪽돌림(내회전, internal rotation) 모음(내전, adduction)
위상성 사슬 (phasic chain)	폄(신전, extension) 바깥돌림(외회전, external rotation) 벌림(외전, abduction) 뒤침(회외, supination)	등쪽 굽힘(배측굴곡, dorsiflexion) 가쪽번짐(외번, eversion) 폄(신전, extension) 바깥돌림(외회전, external rotation) 벌림(외전, abduction)

쥐기(grasping), 뻗기(reaching)에서 나타나고, 하부 쿼터[허리와 하지] 패턴은 배밀이(creeping), 네발기기(crawling), 보행에서 나타난다. 상지 쿼터와 하지 쿼터는 유사하지만 긴장성과 위상성 체계에서 특이한 움직임 패턴을 나타낸다(표 3.3). 긴장성과 위상성 체계의 적절한 균형은 정상적인 보행과 자세에서 나타난다. 인체의 상부와 하부 사이의 긴장성과 위상성 체계의 통합은 상호교대적인 이동을 담당한다. 특히, 인체의 반대측의 상부 쿼터와 하부 쿼터의 동시수축은 상호교대적인 팔, 다리 움직임의 특징적인 패턴을 생산한다. 예를 들어, 흔듦기 동안 왼쪽 하지(다리 굴곡)가 굴곡되는 긴장성 움직임 패턴과 오른쪽 상지의 긴장성 움직임 패턴(팔 굴곡)은 동시에 일어난다. 디딤기 동안(다리 신전), 몸통의 위상체계의 상호교대적인 동시수축에 의해 반대편 팔은 또한 신전된다(그림 3.13). 이러한 사지의 협응은 보행, 배밀이, 수영과 같은 다양한 이동 활동에서 지속적으로 관찰할 수 있다(Wannier et al. 2001).

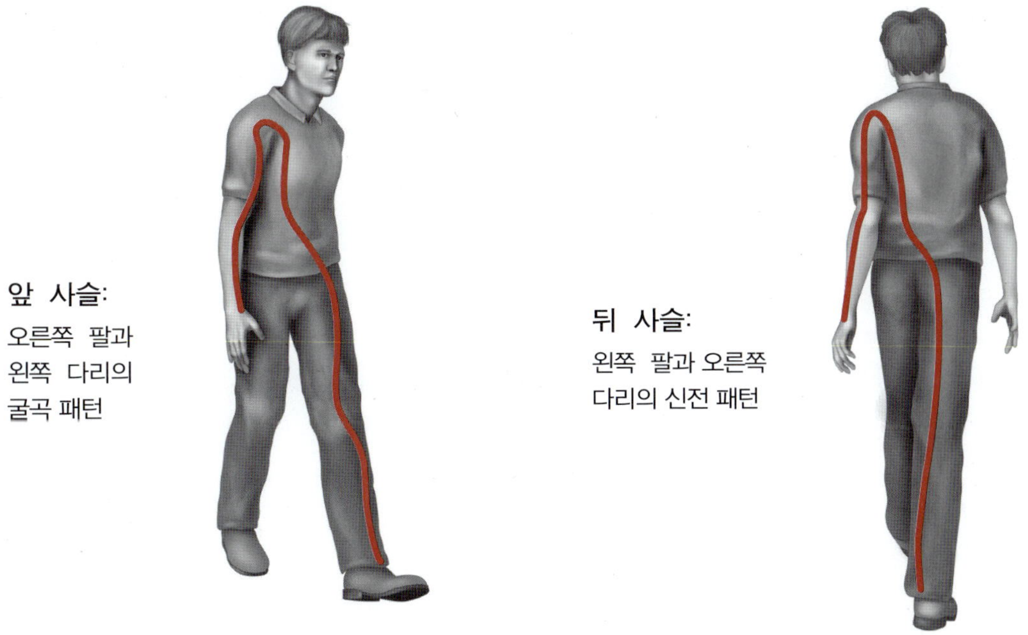

그림 3.13 상호교대적 보행과 동시활성 패턴.

상지와 하지 사이에는 직접적인 신경학적 연결이 있다. Ferris, Huang와 Kao(2006)는 보행 이동 시 상지의 활성은 하지의 활성을 흥분시킨다고 최근에 발표하였다.

이와 같은 움직임의 선천적인 사슬은 근육의 불균형의 패턴을 예상하거나 더 효과적인 평가와 근골격계 통증 치료에 도움을 준다. 긴장성 및 위상성 근육 사슬에 관련된 근육은 근육 불균형 증후군에서 특정하게 반응한다. 예를 들어, 상지-쿼터 긴장성 움직임을 만드는 근육〔큰가슴근(pectoralis major), 견갑오목근(subscapularis), 팔뚝 굽힘근(forearm flexors), 회내전근(pronators)〕은 더 빡빡한 경향이 있는 반면에, 상지-쿼터 위상성 움직임을 초래하는 근육은 더 약해지는 경향이 있다. 이와 같은 관찰로, 얀다는 최초로 근육 불균형을 분류하였다(4장 참고).

근육의 궁극적인 기능은 특정 순간에서 그것의 기능적 필요에 의해 직접적으로 관련되어 있고, 따라서 근육들은 굽힘근과 폄근으로 둘 다 작용할 수 있다. 신경학적인 조절기능이 근육이 어떠한 적절한 시기에 주동근인지, 안정근인지, 중립근인지를 결정한다. 하지만 변화시키지 못하는 것은 근육의 분류와 기본적인 신경학적 기능을 기초로 하는 굽힘근 또는 폄근의 특성이다.

요약
Summary

사슬반응(chain reactions)의 이해는 임상가가 빨리 기능적인 병리를 파악하고 예측하는데 도움이 된다. 사슬반응의 개념은 통증의 원천보다 원인에 초점을 두고 있고 통증 부위보다 이상으로 관찰하는 임상적 원칙을 강조한다. 상호 의존적인 관절, 근육, 신경학적 사슬은 만성 신경근골격계(neuromusculoskeletal) 통증 시 고려해야 한다. 인체의 어떤 사슬 내의 적응은 이롭거나 해로울 수 있다; 임상가는 이러한 적응이 병리학적인지 또는 기능적인지 결정할 수 있어야 한다.

CHAPTER

근골격계의 통증과 근육 불균형의 병리적 기전

4장

PATHOMECHANICS OF MUSCULOSKELETAL PAIN AND MUSCLE IMBALANCE

얀다는 통증이 근골격계(musculoskeletal system)를 스스로 보호할 수 있는 유일한 방법이라고 믿었다. 이전 장에서도 언급했듯이 감각운동계(sensorimotor system)의 기능적인 병리는 구조적 병변을 검사하는 것보다 기능장애를 검사하는 것이 더 중요하다. 만성 근골격계 통증(chronic musculoskeletal pain)은 구조적 병변의 결과와 함께 기능적 장애에 의해 자주 발생한다. 얀다는 구조적 병변(structural lesions)으로 통증이 생기는 것보다는 염증 과정에서 그 주변조직의 구조적 손상에 의해 발생한 통증이 원인이라고 했다.

가끔, 통증을 느끼는 국소 부위가 통증의 원인이 되는 것은 아니다. 불행하게도, 몇몇 임상가들은 만성 통증의 원인(기능)보다는 만성 통증 부위(구조)에 초점을 맞춘다. 기능적 장애에 대한 이해는 임상가들이 만성 근골격계 통증 치료에 대한 자신들의 치료 중재를 다시 생각해 볼 수 있도록 한다.

4장은 근골격계 통증의 병리를 재검토하면서 시작하고자 한다. 다음은, 근육 불균형의 병리기전은 긴장성 및 위상성 근육체계의 분류와 변형된 움직임 패턴에 대해 논의하고자 한다. 후반부에는 근 긴장 및 약화의 원인과 얀다의 근육 불균형 증후군 분류를 알아보고자 한다.

근골격계 통증의 병리
Pathology of Musculoskeletal Pain

만성 근골격계 통증을 가진 환자들은 말초 조직들이 정상적으로 회복되는 기간이 지난 후에도 지속적인 통증을 경험한다. 이런 지속적인 통증은 말초에서 유해자극들이 계속 나타난다고 할 수 있다. 이런 환자들은 또한 중추신경계(CNS)의 통증 전달 과정에 오류가 나타난다. 중추신경계가 통증에 영향을 미치는 근거는 만성 통증 환자들에게 자주 발생하는 통증의 집중화(pain centralization) 현상으로 알 수 있다. 통증 자극은 중추 인지(central perception)에 대한 민감도를 변화시킬 수 있으며, 다양한 수준에서 들신경 신호(afferent signal)를 변화시킬 수 있다. Curatolo와 동료들(2001)은 채찍질손상(편타손상, whiplash injury)에 의한 만성 목통증 환자들은 통증에 대한 민감도가 집중화되어 나타나며, 또한 정상 부위에서도 유해 수용성 자극의 종류에 상관없이 낮은 통증 역치를 보인다는 것을 발견했다.

간단한 통각계(simple algometer)는 통증인지 역치(pressure pain detection threshold; PPDT)를 측정하고, 통증 압력에 대한 환자의 반응을 질적으로 평가하는데 사용되며, 낮은 역치는 통증압력에 대해 높은 민감도를 보이는 것을 의미한다. 통증 부위 및 신체 어느 부위든지 통증인지 역치의 변화는 중추신경계(CNS)에서 통증 진행과정의 변화를 나타낸다. 섬유근육통(fibromyalgia)

(FM: Gracely et al. 2002)과 허리통증(low back pain)(Giesecke et al. 2004; Giesbrecht and Battlié 2005)으로 인한 만성 근골격계 통증이 있는 환자들은 신체에서 변형된 통증 진행과정이 나타난다.

만성 근골격계 통증이 중추신경계에 미치는 근거는 통증이 나타나는 부위와 반대쪽 부위 모두 근육 기능장애가 나타날 수 있다.(Bullock-Saxton, Janda, and Bullock 1994; Cools et al. 2003; Røe et al. 2000; Wadsworth and Bullock Saxton 1997; Wojtys and Huston 1994). 이 결과는 만성통증에 대한 중추신경계의 중재를 알아보는 통증 실험 연구에서 확인되었다(Ervilha et al. 2005; Falla, Farina, and Graven-Nielsen 2007; Graven-Nielsen, Svensson, and Arendt-Nielsen 1997). 임상가들은 근육 불균형과 만성 근골격계 통증을 전체적인 감각운동의 기능장애로 이해하고 평가한 다음 치료적 중재를 실시해야 한다.

얀다는 근육이 뼈, 관절, 그리고 인대와는 다르게 만성 통증의 원인으로 통증을 자주 발생시킨다고 생각했다. 근육통의 집적적인 원인은 근육과 결합조직 손상, 근경련, 허혈(ischemia), 압통점(tender points) 또는 근막통증유발점(myofascial trigger points; TrPs)이 있다. 얀다는 대부분의 통증은 근육 연축(muscle spasm)과 관련이 있지만, 근육 연축에 의한 것이기보다는 지속적인 근 수축으로 인한 허혈에 의해 발생한다고 생각했다. 지속적인 근육 연축은 자세와 움직임에 요구되는 힘(force)을 감소시켜, 결국 피로를 발생시킨다.

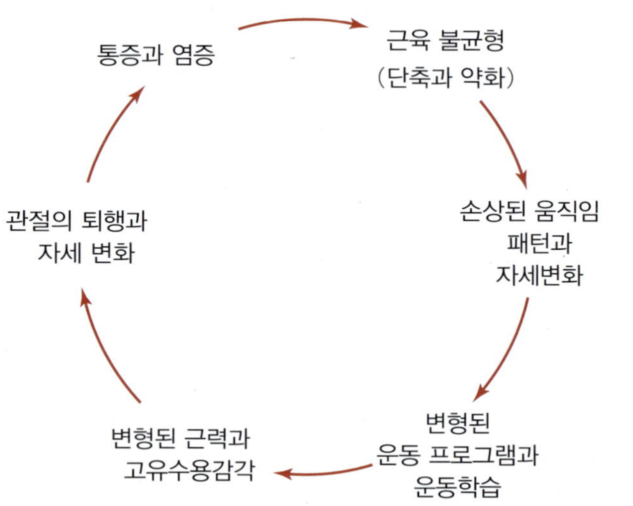

그림 4.1 신경학적 관점에서 본 만성 근골격계 통증 사슬.

근육통의 간접적인 원인은 움직임 패턴에 영향을 주는 근육 불균형으로 인해 변형된 관절부하(joint forces)도 포함한다. 근육 연축이 없는 관절 기능장애는 대부분 통증이 없다. 얀다(1986b)는 신체 정렬에 이상이 없는 사람과 비교했을 때, 엉치엉덩관절(천장관절, SI joint)의 뒤틀림이 있지만, 통증이 없는 환자에게서 엉덩관절 폄과 엉덩관절 벌림하는 동안 중간볼기근(중둔근)과 큰볼기근(대둔근)의 심한 억제가 나타난다고 했다. 근육 불균형은 급성 통증과 만성 통증 후에 모두 발생할 수 있다.

급성 통증은 국소적으로 근육 반응을 일으키는데 이는 손상된 부위를 보호하거나 보상하기 위해 움직임 패턴을 변화시킨다(Lund et al. 1991). 시간이 지나면서, 이런 변형된 움직임 패턴은 중추신경계에 영향을 미쳐 집중화(centralized)가 된다. 통증과 연축(spasm)의 악순환 이론(theory of vicious cycle)은 의심스럽지만(Lund et al. 1991), 중추신경계와 말초신경계(PNS)를 포함한 만성 통증의 악순환 이론은 그럴 듯하게 보인다. 이런 근육 불균형은 그림 4.1에서도 볼 수 있듯이 악순환의 시작점이다. 이 악순환의 구성요소는 다음과 같다.

- **근육 불균형.** 만성 통증은 대항근의 긴장이 높아지는 동안 작용근의 긴장이 감소하는 근육의 보호적 반응(protective adaptive response)과 관련되어 있다(Graven-Nielsen, Svensson, and Arendt-Nielsen 1997; Lund et al. 1991). 이런 신경학적 중재 반응(neurologically mediated response)은 긴장(tightness)과 약화(weakness)가 있는 특정 근육그룹에서 볼 수 있다. 신경학적 불균형 패턴은 긴장성과 위상성 근육계(tonic and phasic muscle systems)의 신경학적 발달에 기초를 두고 있다(Janda 1978). 작용근(주동근, agonist)의 촉진과 대항근(길항근, antagonist)(Baratta et al. 1988)의 억제가 있는 근육 불균형은 손상의 위험을 증가시킬 수 있다.

- **손상된 움직임 패턴과 자세 변화.** 통증에 대한 자세 반응은 흔히 나타나는데, 손상 부위를 보호하기 위해 굽힘근 반응이 촉진된다. 통증에 대한 보호적 반응은 변형된 움직임 패턴과 관절 가동범위(ROM) 감소와 같은 보상작용이 나타나 변형된 움직임이 나타난다(Lund et al. 1991). 대항근의 긴장은 Sherrington의 상호 억제 법칙(law of reciprocal inhibition)에 따라 작용근의 억제를 발생시킨다(Sherrington 1906). 이러한 불균형은 정상적인 움직임 패턴을 변형시킨다. 손상된 움직임 패턴은 원시 움직임 패턴과 반사(reflexes)가 나타나 더욱 복잡해질 수 있다.
- **변형된 운동프로그램과 운동학습.** 원시 움직임 패턴과 반사가 다시 나타나면 정상적인 움직임 패턴(normal movement patterns)에 영향을 미친다. 반복적인 변형된 움직임 패턴은 결국 운동학습의 효과 때문에 정상 운동 프로그램인 것처럼 대체된다. 잘못된 프로그램은 특정 움직임 패턴을 위해 새로운 정상 프로그램으로 운동 뇌 영역에서 인식이 되어, 그 결과 변형된 움직임을 더욱 강화시키게 된다.
- **변형된 관절부하와 고유수용 감각.** 변형된 움직임 패턴은 정상적인 관절부하 패턴을 변화시킨다. 근육 불균형은 관절의 위치, 관절면과 관절주머니에 받는 스트레스 분포를 변화시킨다. 들신경 정보(afferent input)는 잘 조절되고 기능적인 움직임을 만들어 내는 근육 활성을 변화시키는데 필수적이다(Holm, Inhahl, and Solomonow 2002).
- **관절의 퇴행.** 고유수용성 감각(proprioception)의 결여는 관절의 퇴행에 의해 발생할 수 있다(Barrett, Cobb, and Bentley 1991; O'Connor et al. 1992). 최근에는 척수에서 중추 패턴 발생기전(central pattern generators; CPGs)이 발견되었는데 보행을 하는 동안 작용근과 대항근의 균형된 수축에 의해 관절이 보호되는 것으로 보인다(O'Connor and Vilensky 2003). 얀다(Janda)는 근력 약화가 관절에 위험을 주기보다는 근육 불균형이 관절에 더 악 영향을 미친다고 생각했다(Janda 1993). 그러므로, 기능적인 병리는 사실상 구조적인 병리의 원인이 될 수 있다.
- **만성 통증.** 히스타민(histamine)과 브라디키닌(bradykinins)과 같은 염증 유발 물질들은 통증의 원인이라고 알려져 있다. 관절통증과 염증은 근골격의 들신경 수용기의 민감성을 높인다(Guilbaud 1991; Schaible and Schmidt 1985;Sessle and Hu 1991). 이전에 언급했듯, 근육 불균형의 적응 반응과 변형된 자세와 움직임 패턴 및 악순환 주기를 촉진시켜 통증이 발생한다.

통증이 반드시 억제 또는 경련보다 먼저 발생하는 것은 아니며; 오히려 변형된 고유수용 감각이 더 중요한 요인이다(Janda 1986a). 근육 불균형은 통증의 원인이 되거나 통증에 의해 발생할 수도 있다. 변형된 근긴장은 감각운동계에 영향을 미치는 첫 번째 유해자극 반응이며, 이런 긴장도의 변화는 근육 불균형을 발생시킨다. 운동계의 변화는 통증이 시작되기 전에 발생하고 척추 통증 단계를 더욱 악화시킬 수 있다(O'Sullivan et al. 1997). 허리통증과 궁둥신경통(좌골신경통, sciatica) 환자들은 대조군과 비교했을 때 허리 폄근(허리 신전근, lumbar extensor)의 근력이 유의하게 감소되었다(McNeill et al. 1980).

얀다는 통증이 중추 운동 프로그램(central motor programming)에 가장 큰 자극이라고 생각했다. 경험적인 통증과 임상적 통증 모두 기능적 움직임을 수행할 때 근전도(EMG)의 패턴을 변화시킬 수 있다(Madeleine et al. 1999). 어깨통증이 있는 운동선수들은 통증이 없는 운동선수들과 비교했을 때 어깨밑근(견갑하근, subscapularis)의 근활성도가 늦게 발생하는 것으로 나타났다(Hess et al. 2005).

Johansson과 Sojka(1991)는 장시간 동안 정적인 근육 수축이 일어나면 type III와 IV의 들신경을 자극시켜 활성화되고, 반대쪽 근육뿐만 아니라 수축되는 근육에도 감마 운동 뉴런(gamma motor neurons)을 활성화시킨다고 주장했다. 이런 활동은 근육의 경직(stiffness)을 증가시키고 악순환을 만들어 신체의 양쪽 근육들의 신장성 민감도(stretch sensitivity)에 영향을 미친다.

통증은 근육활성화에 억제효과를 미치는 것으로 보인다. Matre와 동료들(1998)은 통증 경험이 근육의 과활동을 유발해서 신장 반사(stretch reflex)를 증가시킨다고 했다. 그러나 통증자극은 알파 운동뉴런(alpha motor unit)의 활성을 증가시키지는 않는다. 이런 결과는 근육연축(muscle spasm)에 대한 말초 악순환(vicious cycle)의 타당성에 의문을 제기할 수 있으며, 통증 그 자체가 근육연축의 원인이 아닌 것처럼, 근육 연축은 허혈에 의해 통증이 발생한다.

통증 적응 모델(pain adaptation model)은 근육의 급성 통증을 설명하는데 적용되며(Lund et al. 1991), 통증과 근육 연축 주기의 잘못을 밝히는데 자주 적용된다. 통증 적응 모델은 근력, 가동범위와 움직임의 속도가 감소하는 것뿐만 아니라, 작용근(주동근, agonist)의 근전도(EMG) 활성화가 감소하며 대항근(길항근, antagonist)의 활성화가 증가하는 것으로 예상된다. 이런 적응은 작은 직경의 들신경, 사이신경세포(개재뉴런, interneurons)와 알파운동뉴런(alpha motor neurons)에 의해 나타난다고 생각된다. 연구자들은 경험적 통증 모델에서 천천히 움직이며, 파워가 감소하며(Graven-Nielsen, Svensson, and Arendt-Nielsen 1997), 통증 적응 모델에 대한 이론을 지지했다. Lund와 그의 동료들(1991)은 기능장애를 통증의 원인이라기보다 통증에 대한 정상적인 보호 반응이라고 설명했다.

얀다(Janda)는 만성 허리통증의 생리-심리-사회적 요인에 영향을 미치는 첫 번째 중에 하나는 만성 통증이 악화되면 선천적인 위험 요소인 최소 뇌 기능장애(minimal brain dysfunction)가 나타난다고 생각했다(Janda 1978). 최소 뇌 기능장애는 무도느림비틀림운동(무도무정위운동, choreoathetosis)과 극소 경직(microspasticity)- 근육의 긴장도 증가와 항진된 건반사의 반응으로 정의할 수 있는 특징과 약간의 마비 증상이 비대칭적으로 동반한 발달 증후군이다(Janda 1987). 최소 뇌 기능장애는 정밀한 움직임을 조정할 수 있는 수행능력의 감소로 근육들의 과활동들이 나타나 기능 수행능력이 비효율적이다. 얀다는 성인 500명의 만성 허리통증 환자 중에서 80%가 최소 뇌 기능장애의 증상이 있는 것을 발견했다(Janda 1984).

근육 불균형의 병리적 메커니즘
Pathomechanics of Muscle Imbalance

얀다는 근육계가 중추신경계(CNS)와 말초신경계(PNS)에 영향을 받기 때문에 기능적인 교차로에 놓여있다고 생각했다. 근육은 중력, 반복된 움직임과 똑바로 선 자세와 같은 요인들에 의해 반응할 수 있다. 근육은 신경학적 반사와 생체역학적인 요구에 영향을 받는다. 따라서 근육은 감각운동계의 기능과 밀접한 관계를 갖고 있다고 생각할 수 있다. 자세결함은 근육 불균형의 결과와 감각운동 기능의 정보를 제공한다.

뇌성마비(cerebral palsy)나 뇌출혈(cerebrovascular accident)과 같은 상위 운동 뉴런(upper motor neuron)의 병변이 있는 환자들을 치료하는 동안 얀다(Janda)는 신경학적 근육 불균형의 징후를 알게 되었다. 뇌성마비는 일상생활동작에 의해 가중되는 중력의 힘을 지속적으로 말초 구심성 정보 입력에 대한 중추신경계 억제 기능의 소실로 인해 나타난다. 1964년에 얀다는 엉치엉덩관절(천장관절, sacroiliac joint)에 기능부전이 있는 환자들은 볼기근에 약화가 있다고 보고했다(Janda 1964). 그는 근육 불균형과 중추신경계 사이의 연관성을 발견하고 만성 근골격계 통증(chronic musculoskeletal pain)(대부분 만성 허리통증)을 가지고 있는 환자들은 근육의 긴장과 약화와 같이 중추신경계 장애에서 보이는 패턴들과 같이 나타난다.

긴장성 체계와 위상성 체계(Tonic and Phasic Systems)

3장에서 설명했듯이 긴장성 체계는 막 태어난 아이가 태내자세를 유지하는 것처럼 신체에서 가장 처음으로 사용된다. 위상성 체계는 아이가 시각의 위치를 바꾸기 위해 머리를 드는 방법을 배우자마자 곧바로 활동을 시작한다. 정상적인 움직임 패턴의 발달은 긴장-위상성 체계의 반사적 동시 활성화(reflexive coactivation)를 이용한다. 이 반사〔바빈스키 반사(Babinski reflex), ATNR 등등〕는 영아가 정상적 발달 과정을 거치는 동안 사라지지만, 뇌졸중(stroke) 또는 뇌성마비 같은 상위 운동 뉴런(upper motor neuron)의 병변이 있을 때, 나타나지 않아야 하는 패턴들이 다시 나타나거나 또는 우세하게 나타난다. 특히, 계통 발생적 긴장성(phylogenetically tonic) 근육들은 긴장(tone) 또는 경직(spasticity)의 증가를 보이며, 반면에 계통 발생적 위상성 근육들은 긴장 또는 경직의 감소가 나타난다. 만성 근골격계 통증이 있는 환자에서 근육 불균형 패턴은 반복적인 긴장성과 위상성 근육체계의 긴장(tightness)과 약화(weakness)를 보이면서 아주 낮은 수준에서 발생한다. 이 발견은 만성 근골격계 통증이 신체를 통해 감각운동계(sensorimotor system)의 반사와 중추신경계에 영향을 미친다는 얀다 이론을 지지한다. 이것으로 우리는 전형적인 근육 반응이 신경발달적 사슬(neurodevelopmental chains)의 반응으로 인해 발생한다고 예상할 수 있다.

얀다(Janda)는 근육 불균형으로 근육이 긴장 또는 단축과 근육 억제 사이에서 충분한 기능을 하지 못한다고 했다(Janda 1964). 특히, 근육이 정적, 긴장성 또는 기능적 자세에서 우세한 근육은 기능적 움직임에서 긴장하려는 경향이 있고, 동적(dynamic)이며 위상성 근육들은 기능적 움직임에서 약화되려는 경향이 있다고 믿었다(Janda 1978). 근육 불균형에 대한 얀다의 기능적 접근은 이런 두 체계 사이의 기능적인 차이에 기반을 두고 있다(표 4.1 참고).

표 4.1 긴장성과 위상성 근육 체계

긴장성 체계(tonic system)	위상성 체계(Phasic system)
계통 발생적으로 성인에서 발생	계통 발생적으로 영아에서 발생
대부분 굽힘근과 자세근육	대부분 폄근
긴장, 과긴장, 단축, 구축되려는 경향이 있음	약해지거나 저 긴장 상태, 길어지려는 경향이 있음
특히, 피로 또는 새롭거나, 복잡한 움직임 패턴에 쉽게 활성화됨	대부분의 움직임 패턴에서 쉽게 활성화되지 않음 (근육 활성화 지연)
위축되지 않음	위축되기 쉬움
손상되기 어려움	손상되기 쉬움
일반적으로 단일 관절(one-joint) 근육	일반적으로 두 개 관절(two-joint)을 지나는 근육

몇몇 연구자들이 긴장성 근육에는 유형 Ⅰ섬유(type Ⅰfibers)가 많고 위상성 근육에는 유형 Ⅱ 섬유(type Ⅱ fibers)가 많다고 증명한 반면(Johnson et al. 1973), 얀다(Janda)는 위상성과 긴장성 근육 체계 사이에는 차이를 보이지 않는다고 생각했다(Janda 1978). 그는 근육섬유의 종류가 항상 기능에 영향을 미치는 것은 아니라고 했다. 오히려, 근육 작용은 기능적 요구(functional demands)와 감각운동계(sensorimotor system)에 의해 영향을 받는다고 생각했다. 근육섬유는 또한 조직학적(histologically)으로 기능적 요구에 반응해서 변화될 수 있다.

Uhilg과 동료들(1995)은 채찍질손상(편타손상, whiplash) 환자의 목 근육을 근생검(biopsies)한 결과 류마티스 관절염 환자들 패턴과 비슷하게 유형 Ⅱ 섬유들(type Ⅱ fibers)로 많이 변형되었던 것을 발견했다.

얀다(Janda, 1983)는 두 다리로 서 있는(two-leg stance) 자세에 근거하여 항중력근(anti-gravity) 또는 자세 근육으로 간주되어서는 안 된다고 생각했다. 그는 한 다리로 균형(single-leg balancing)을 잡는 동안 똑바른 자세를 유지하는 근육을 포함해서 근육들의 긴장이 높아지려는 경향이 있다는 것을 보여주며, 한 다리 지지(one-leg stance)와 관련하여 근육들의 기능을 고려하는 것을 선호했다. 긴장과 약화에 따른 얀다의 근육 분류는 표 4.2에서 볼 수 있다.

표 4.2 얀다의 긴장성 근육과 위상성 근육들 분류

긴장성 근육들	위상성 근육들
상지 (upper quarter)	
뒤통수밑(후두하, suboccipitals) 가슴근육(흉근, pectorals) 〔큰가슴(대흉근, major)과 작은가슴(소흉근, minor)〕 위 등세모근(상승모근, upper trapezius) 어깨올림근(견갑거근, levator scapulae) 목빗근(SCM)(흉쇄유돌근, sternocleidomastoid) 목갈비근(사각근, and scalenes)* 넓은등근(광배근, latissimus dorsi) 상지 굽힘근(굴곡근, upper-extremity flexors)과 회내근(엎침근, pronators) 씹기근(저작근, masticators)	중간등세모근(중승모근, middle trapezius)과 아래등세모근(하승모근, lower trapezius) 마름모근(능형근, rhomboids) 앞톱니근(전거근, serratus anterior) 깊은 목 굽힘근(심부 경부 굴곡근, deep neck flexors) 〔목긴근(경장근, longus colli)과 머리긴근(두장근, longus capitis)〕 목갈비근(사각근, and scalenes)* 상지 폄근(상지 신전근, upper-extremity extensors)와 손뒤침근(회외근, supinators) 두힘살근(악이복근, digastricus)
하지 (lower quarter)	
허리네모근(요방형근, quadratus lumborum) 등허리 척추옆근육(흉요추 옆근육 , thoracolumbar paraspinals) 궁둥구멍근(이상근, piriformis) 엉덩허리근(장요근, iliopsoas) 넙다리곧은근(대퇴직근, rectus femoris) 넙다리근막긴장근-엉덩정강뼈 인대(TFL-IT) (대퇴근막장근-장경인대, tensor fascia lata-iliotibial band) 뒤넙다리근(슬괵근, hamstrings) 짧은 엉덩관절 모음근(짧은 고관절 내전근, short hip adductors) 종아리세갈래근(하퇴삼두근, triceps surae) 〔특히, 비복근(soleus)〕 뒤정강근(후경골근, tibialis posterior)	배곧은근(복직근, rectus abdominis) 가로배근(TrA)(복횡근, transversus abdominis) 큰볼기근(대둔근, gluteus maximus) 중간볼기근(중둔근, gluteus medius), 작은볼기근(소둔근, gluteus minimus) 안쪽넓은근(내측광근, vastus medialis), 가쪽넓은근(외측광근, vastus lateralis) 앞정강근(전경골근, tibialis anterior) 종아리근(비골근, peroneals)

*목갈비근(사각근, scalenes)은 두 가지 다 일 수도 있다.

이 분류는 꼭 정해져 있는 것은 아니다. 얀다(Janda)는 근육들을 완전하게 긴장성 또는 위상성 근육계로 분류할 수 없다고 했다. 몇몇 근육은 두 가지의 특징이 다 있기 때문이다. 그러나 근육들은 기능장애로 인해 긴장 또는 약화되려는 경향이 있다. 예를 들어, 목갈비근(사각근, scalenes)은 계통 발생적으로 위상성 근육계로 분류할 수 있지만 종종 자세불량이나 잘못된 인체공학적으로 인해 과부하를 일으켜 긴장(tightness)이 된다. 긴장된 근육이 약화되는 것을 가끔 볼 수 있으며, 약화된 근육이 긴장되는 경우도 가끔 발견된다. 즉, 감각운동계의 기능적 병리(functional pathology) 보다는 국소적인 구조적 병변으로 인해 발생할 수 있다.

체코의 물리치료사 Pavel Kolář는 얀다(Janda)가 만든 긴장성과 위상성 근육체계의 분류를 신경발달학적 관점에서 조금 더 확장시켰다(Kolář 2001). 그는 다음의 근육을 위상성이라고 분류

했다: 앞머리곧은근(전두직근, rectus capitis anterior), 가시위근(극상근, supraspinatus), 가시아래근(극하근, infraspinatus), 작은원근(소원근, teres minor)과 어깨세모근(삼각근, deltoid) 그리고 다음 근육을 긴장성 근육이라 분류했다: 부리위팔근(오훼완근, coracobrachialis), 위팔노근(상완요골근, brachioradialis), 어깨밑근(견갑하근, subscapularis)과 큰원근(대원근, teres major). Kolář는 또한 넓은등근(광배근, latissimus dorsi)은 긴장성 또는 위상성 근육계 둘 다 될 수 있다고 언급했다. 얀다(Janda)와 반대로 Kolář는 궁둥구멍근(이상근, piriformis)과 장딴지근(비복근, gastrocnemius)은 위상성 근육계로 그리고 두갈래근(biceps), 위팔세갈래근(상완삼두근, triceps), 그리고 엉덩관절 모음근(고관절 내전근, hip adductors)은 긴장성과 위상성 근육계 모두에 포함된다고 분류했다. 특히, 위팔세갈래근 안쪽과 가쪽과 두갈래근 긴머리(이두근 장두, biceps long head)는 위상성 근육계인 반면에 위팔세갈래근 긴머리(상완삼두근 장두, triceps long head)와 두갈래근 짧은머리(이두근 단두, biceps short head)는 긴장성 근육계이다. 긴모음근들(장내전근, long adductors)은 위상성 근육계인 반면, 짧은모음근들(단내전근, short adductors)은 긴장성 근육계이다.

변형된 움직임 패턴들(Faulty Movement Patterns)

이번 장 앞에 언급했듯이, Lund와 그의 동료들이 제시한 통증 적응 모델(1991)은 얀다(Janda)가 제시한 대항근(굽힘근) 촉진 및 작용근(폄근) 억제 이론을 지지했다. 근육 불균형은 움직임 패턴의 변화를 발생시킨다. 변형된 운동 활성동원단위 패턴(recruitment patterns)은 일반적으로 협동근(synergists)의 조기 촉진과 함께 일차적 움직임근(mover) 또는 안정화근(stabilizer)의 활성화가 지연(delayed activation)되면서 시작된다. 근육 긴장은 특정 근육의 과활동을 유발하는 반면, 활성화되어야 하는 근육들은 운동 재 프로그램밍의 억제로 인해 활성화가 일어나지 않는다(Janda 1987). 얀다(Janda)는 통증 때문에 말초 정보가 변형되어 근활성화에 변화가 나타났으며, 운동 프로그램(motor program)에서 결과적으로 변형된 움직임 패턴이 나타났다고 했다.

얀다는 8세 아이들에게서 근육의 불균형 패턴의 특징들을 발견했다(Jnada 1989b). 근육의 긴장(tightness)은 8세~16세 사이에 증가하고 그 후에 꾸준히 유지된다. 얀다는 체력이 낮은 사람들에서 근육 긴장과 신장(body height) 사이에 상관관계가 있다는 것을 발견했다(Janda 1989b). 어린이들의 불균형은 하지(lower extremity)보다는 상지(upper extremity)에서 먼저 시작되고 이 증상들은 어른들에서도 같이 나타난다고 했다. 그는 이런 근육 불균형의 패턴이 체계적이고, 감각운동계(sensorimotor system)의 고유수용 기능 때문에 예측할 수 있다고 믿었다. 그 결과로, 감각운동계 내에서 적응적 변화(수직적 또는 수평적 변화)는 대부분 몸쪽에서 먼쪽으로 대부분 진행되며, 근골격계 전체에 영향을 미친다. 이런 근육 반응은 관절 기능장애와 근육 불균형 사이의 높은 상관관계를 가지고 있으며, 각 관절마다 근육 반응의 특징을 가지고 있다(Janda 1986a).

얀다가 근육 불균형의 신경학적 패러다임의 아버지로 생각되지만, 그는 근육 불균형이 생체역학적 기전(biomechanical mechanisms)의 결과에 의해 발생한다고 했다(Janda 1978). 생활방식 또한 근육 불균형에 자주 영향을 미친다; 얀다는 현대사회에서 근육 불균형은 규칙적인 신체활동 부족뿐만 아니라, 다양한 운동 부족, 스트레스, 피로에 의해 복합적으로 나타난다고 생각했다(Jull and Janda 1987). 이런 다양한 요인의 결핍으로 인해 반복적 운동 장애(repetitive movement disorders)가 나타난다. 얀다는 대부분의 반복운동은 자세유지(postural system) 능력을 강화시키고, 위상성 체계(Phasic system)가 사용되지 않아 불균형이 나타난다고 했다.

근육의 긴장과 약화 원인
Causes of Muscle Tightness and Weakness

근육 긴장도는 근육이 늘어나고자 하는 것을 억제하는 힘이다(Basmajian 1985). 근긴장은 또한 근육의 활동전위(activation potential) 또는 흥분성(excitability)과 관련이 있어서 근긴장 검사 결과 점탄성(viscoelastic)과 수축성(contractile)으로 구성되어 있다(Mense and Simons 2001; Taylor, Brooks, and Ryan 1997). 수축성(contractile component)은 신경학적 정보입력(neurological input)과 관련이 있는 반면 점탄성(viscoelastic component)은 구조의 신장성과 관련이 있다. 이런 각각의 구성요소는 근육의 긴장과 약화의 원인이다(표 4.3).

표 4.3 근육 긴장과 약화 및 수축성과 비수축성 구성요소

	근육 긴장(Muscle tightness)	근육 약화(Muscle weakness)
수축성과 신경반사적인 구성요소	둘레계통 활성화(변연계 활성화, limbic system activation) 근막통증유발점[myofascial trigger points (TrPs)] 근육연축(muscle spasm)	상호 억제(reciprocal inhibition) 관절약화(arthrogenic weakness) 들길차단(deafferentation) 거짓 약화(가성 약화, Pseudo weakness) 근막통증유발점 약화 피로(Fatigue)
점탄성과 적응적인 구성요소	적응 단축(adaptive shortening)	신장성 약화(stretch weakness) 긴장 약화(tightness weakness)

근육 긴장(Muscle Tightness)

얀다는 근육 긴장이 근육 불균형의 중요한 요소라고 생각했다. 일반적으로, 긴장된 근육들은 억제성 근육보다 1/3배 정도 강하다(Janda 1987). 근육 긴장은 연속적으로 근육에 과부하가 가해져서 발생한다. 근육의 긴장은 반사적으로 대항근(길항근, antagonist)을 억제하고, 근육 불균형을 만든다. 이런 근육 불균형은 전달되는 힘도 불균형적이기 때문에 관절 기능장애를 발생시킨다. 관절 기능장애는 변형된 움직임 패턴과 보상작용이 나타나 빨리 피로가 온다. 결국, 활성화된 근육의 과부하와 안정성 저하로 인해 손상이 발생한다.

얀다(Janda)는 근육 긴장에는 세 가지 중요한 요소가 있다고 믿었는데(Janda 1993): 근육 길이(muscle length), 자극 역치(irritability threshold), 그리고 변형된 운동단위(altered recruitment)가 있다. 근육 긴장은 정상적인 근육보다 짧고 변형된 근육 길이-장력 관계를 보인다. 근육 긴장은 낮은 활동 역치 또는 낮은 자극 역치를 가지고 있어 움직임에 대해 쉽게 활성화가 나타난다(Janda 1993). 움직임은 일반적으로 낮은 저항에서도 나타나며, 촉진된 근육들(facilitated muscles)은 움직임 패턴 초기에 수축이 유발된다. 근육 긴장은 일반적으로 근력은 유지하고 있지만, 최종적으로는 근력 약화의 원인이 될 수 있다.

구조적으로, 근긴장의 증가는 파킨슨병(Parkinson's disease) 또는 뇌성마비(cerebral palsy) 환자들에게 보이는 것과 같이 경직(spasticity) 또는 강직(rigidity)이 있는 중추신경계 병변의 결과와 같게 나타날 수 있다. 근육 긴장은 또한 ***과다긴장**(hypertonic)* 또는 ***촉진**(facilitated)*으로 설명할 수 있다. 기능적으로, 근긴장 증가는 신경반사(neuroflexive) 또는 적응 상태에 의한 결과이다. 근긴장의 구성요소는 점탄성(viscoelastic)(적응 요인들)과 수축성(신경반사 요인들)요인이 기본이 된다.

긴장도를 증가시키는 신경반사 요인(Neuroflexive Factors for Increased Tension)

긴장도를 증가시키는 근육의 수축성 구성요인은 둘레계통 활성화(변연계 활성화, limbic system activation), 근막통증유발점(myofascial trigger points; TrPs)과 근육연축(muscle spasm)이다.

- **둘레계통 활성화**(Umphred 2001). 스트레스, 피로, 통증, 그리고 감정들은 둘레계통(변연계, limbic system)을 통해 근육 긴장이 증가한다. 둘레계통으로 인한 근육연축은 대부분 통증은 없지만 촉진할 때 압통이 있다. 대부분은 어깨, 목, 허리 그리고 긴장성 두통이 있을 때 볼 수 있다.
- **근막통증유발점**(Simons et al. 1999). 근막통증유발점은 움직이는 동안 통증은 없지만, 촉진할 때는 통증이 있는 과다긴장성 근육(hypertonic muscles)의 국소 부위에 있다. 본질적으로 근막통증유발점은 국소적이며, 근육 내의 과민성 단단한 띠(hyperirritable taut bands)이다.
- **근육연축**(Mense and Simons 2001). 근육연축은 허혈(ischemia), 변형된 움직임 패턴(movement pattern) 또는 변형된 근육 긴장의 결과로 인한 관절 위치의 변화가 나타난다. 근육 연축은 근전도에서 근육 활성도가 증가하는 것과 관련이 없으며, 근육 연축 때문에 통증이 발생하는 것은 아니다(Mens and Simons 2001). 근육연축은 전형적으로 관절 기능장애 또는 척수 수준에서 사이신경세포(연합신경세포, interneuron)의 기능장애로 인해 발생하는 과민성 통증(pain irritation) 반응이다(Janda 1991). 근육연축은 운동계의 기능손상 후에 방어를 위해 상호억제(reciprocal inhibition)의 반사궁(reflex arc)이 나타난다. 이러한 근육들은 압통(tender)이 나타난다.

증가된 근긴장에 대한 적응 요인(Adaptive Factors for Increased Tension)

적응 단축(adaptive shortening)의 결과로 인해 근긴장이 증가한다(Kendall et al. 1993; Sahrmann 2001). 오랜 시간 근육 길이의 감소와 자세 적응으로 인해 근육이 단축된 자세로 유지된다. 적응 단축은 과사용에 의한 것으로 생각된다. 이렇게 단축된 근육은 안정 시에 통증이 없으나, 누르면 압통이 있다. 이 근육들은 낮은 자극역치(irritability threshold)를 보이며 움직일 때 쉽게 활성화된다. 장기적으로, 활성 섬유들(active fibers)의 근력이 감소하면 비수축성 조직으로 대체된다. 임상가들이 적절한 치료를 적용하기 위해서 근긴장 증가의 원인을 식별하는 것이 매우 중요하다.

근력 약화 원인(Causes of Muscle Weakness)

근긴장(muscle tension)은 척수손상이나 뇌졸중과 같은 중추신경계(CNS)의 구조적 병변 결과로 감소할 수 있다. 근긴장의 소실은 이완(flaccidity) 또는 약화(weakness)가 나타난다. 약화된 근육은 ***저긴장**(hypotonic)* 또는 ***억제**(inhibited)*로 설명할 수 있다. 기능적으로, 근력은 신경반사적(neuroflexive) 또는 적응적(adaptive) 변화의 결과로 약해질 수 있고, 움직임 패턴에서도 지연된 근육 활동성이 나타날 수 있다.

근긴장 감소에 대한 신경반사 요인(Neuroflexive Factors for Decreased Tension)

많은 수축성의 요인들이 근 긴장도를 감소시킬 수 있다.

- **상호 억제**(Sherrington 1907). 근육은 대항근(길항근, antagonist)이 활동하면 반사적으로 억제된다. 근력 약화는 대항근의 긴장도 증가에 의해 나타나며, 이차적으로 반사-중재 억제(reflex-mediated inhibition)가 나타난다.
- **관절 약화**(Stokes and Young 1984; DeAndrade, Grant, and Dison 1965). 근육은 관절 부종(joint swelling) 또는 기능장애 때문에 앞뿔세포(전각세포, anterior horn cells)를 통해 억제된다.

이런 약화는 또한 선택적으로 유형 Ⅱ 섬유(type Ⅱ fibers)를 위축시킨다(Edstron 1970).

• **들길차단**(deafferentation)(Freeman, Dean, and Hanham 1965). 들길차단(deafferentation)은 신경근 수용기에서 오는 들신경 정보(afferent information)를 감소시킨다. 관절반사(articular reflexes) 소실 후에 관절의 기계적 수용기(articular mechanoreceptors) (인대 손상과 함께 보여 지는) 손상은 손상된 부위로부터 떨어진 많은 근육들에 종종 영향을 미쳐 변형된 움직임이 원인이 될 수 있다(Bullock-Saxton 1994). 이러한 들신경 정보의 소실은 결국 들길차단(deafferentation), 또는 근력 감소의 결과로 알파운동뉴런(alpha motor neurons)으로 향하는 날신경 신호(efferent signals)의 소실을 일으킨다.

• **거짓마비**(Janda 1986a). 거짓마비(가성마비, pseudoparesis)는 신경반사 발생의 약화를 임상적으로 보여주는 것이다. 거짓마비는 3가지 임상적인 증상이 있는데; 시진과 촉진 시 저긴장(hypotonia), 도수근력검사(manual muscle testing)에서 4-5점, 저하된 근전도 활동 수준 또는 초기 협동근(synergists) 활동 시 지연성 근수축이 발생하는 것을 포함하여 근육 활동 패턴의 변화가 나타난다. 촉진 기술(facilitatory techniques)은 종종 근력과 근육의 활동성을 회복시킨다. 정상적인 촉진자극은 거짓마비 근육을 억제할 수 있다(Janda 1986a).

• **근막통증유발점 약화**(Simonsm Travell, and Simons 1999). 근육섬유의 과민성 띠(hyperirritablebands)는 자극 역치를 감소시키고, 과사용(overuse)과 피로를 빨리 유발시켜 결국에는 근력 약화가 발생한다. 활동성 근막유발점을 가진 근육은 정상 근육보다 피로가 보다 빨리 나타나고(Mense and Simons 2001), 이것은 활성 운동단위(motor units)의 수를 감소시키고 결손된 근육 동기화(synchronization) 현상이 나타난다(Janda 1993).

• **피로.** 근피로(muscle fatigue)는 대사 요인 또는 신경학적 요인들이 원인이 되어 발생할 수 있다. 자주 운동하는 근육은 통증을 느끼기 전에 피로가 먼저 나타난다. 그 결과 환자들은 통증이 나타나기 전에 변형된 움직임 패턴(faulty movement patterns)과 보상(compensatory)작용이 나타난다.

근긴장 감소에 대한 적응 요인(Adaptive Factors for Decreased Tension)

근긴장 저하를 일으키는 비수축성 요인들(noncontractile factors)은 신장 약화(stretch weakness)와 긴장 약화(tightness weakness)가 있다:

• **신장 약화**(Kendall, McCreary, and Provance 1993; Sahrmann 2002a, 2002b). 신장 약화는 정상적인 관절가동범위(ROM)를 넘지 않지만 생리적 중립(physiological neutral) 범위를 넘어서 늘어난 상태이다(Janda 1993). 오랜 시간 동안 신장된 근육들은 근방추(muscle spindle)가 억제되고 추가적으로 근절(sarcomeres)을 발생시키는 원인이 된다. 근육 길이의 증가는 또한 길이-장력 곡선(length-tension curve)에 변화를 일으킨다. 신장성 약화는 자세약화로 알려져 있으며, 자주 과사용과 자세 변화가 동반해서 나타난다.

• **긴장 약화**(Janda 1993). 이것은 근육 긴장(muscle tightness)에서 가장 심각한 상태인데, 임상적으로 중요하지 않다고 생각했다. 과사용된 근육은 시간이 지나면서 단축되는데, 근육의 길이 장력 곡선을 변화시키고 근육 활성화가 먼저 나타나 결과적으로 근력 약화가 나타난다. 또한 비수축성 조직이 증가하고 탄력 감소, 근비대(hypertrophy)를 가져온다. 결국, 과사용은 허혈(ischemia)과 더 나아가서 근력 약화 및 근육 섬유의 퇴화를 발생시킨다.

억제되고 약화된 근육들이 저항을 받을 때, 이 근육들의 활성화는 감소하는 경향이 있다(Janda 1987). 신경 반사적 약화(neuroflexive weakness)와 구조적 약화(structural weakness)를 구별하는 것은 중요하다. 긴장된 대항근이 신장되면, 약화되고 억제된 근육은 자발적으로 근력이 향상된다.

얀다의 근육 불균형 패턴의 분류
Janda's Classification of Muscle Imbalance Patterns

얀다는 신경학적 장애와 만성 근골격계 통증이 있는 환자들은 관찰을 통해 관절 기능장애에 대한 전형적인 근육 반응이 상위 운동 뉴런(upper motor neuron)에서 발견할 수 있는 근육 패턴과 유사하다는 것을 발견했으며, 이것은 근육 불균형이 중추신경계(CNS)에 의해 조절된다는 결론을 내렸다(Janda 1987). 얀다는 근육의 긴장 또는 경직된 근육이 지배적이라고 믿었다. 흔히, 근육 불균형으로 인해 생긴 약화(weakness)는 긴장된 대항근(길항근, antagonists)의 상호억제(reciprocal inhibition)로 인한 결과이다. 긴장과 약화의 정도는 개인들 사이에 다양하게 나타나지만, 패턴은 비슷하게 나타난다. 이 패턴은 자세 변화와 관절 기능장애 및 퇴화가 나타난다.

얀다(Janda)는 뚜렷한 만성통증 증후군과 연관된 전형적 패턴을 3가지로 분류하였는데: 상부교차 증후군(upper-crossed syndrome), 하부교차 증후군(lower-crossed syndrome), 층 증후군(layer syndromes)으로 분류했다. 이 3가지 증후군들은 신체의 앞쪽 면(ventral side)과 등쪽 면(dorsal side) 사이에 교차하는 근육 약화 및 긴장의 특징적 패턴으로 분류되었다.

상부교차 증후군(Upper-Crossed Syndrome)

상부교차 증후군(UCS)은 몸쪽(proximally) 또는 팔이음뼈 교차 증후군(상지대 교차 증후군, shoulder girdle crossed syndrome)이라고도 한다(그림 4.2a; Janda 1988). 상부교차 증후군(upper-crossed syndrome; UCS)은 등쪽 면(dorsal side)에서 위 등세모근(상승모근, upper trapezius)과 어깨올림근(견갑거근, levator scapulae)의 긴장과 큰가슴근(대흉근, pectoralis major)과 작은가슴근(소흉근, pectoralis minor)의 긴장이 교차한다.

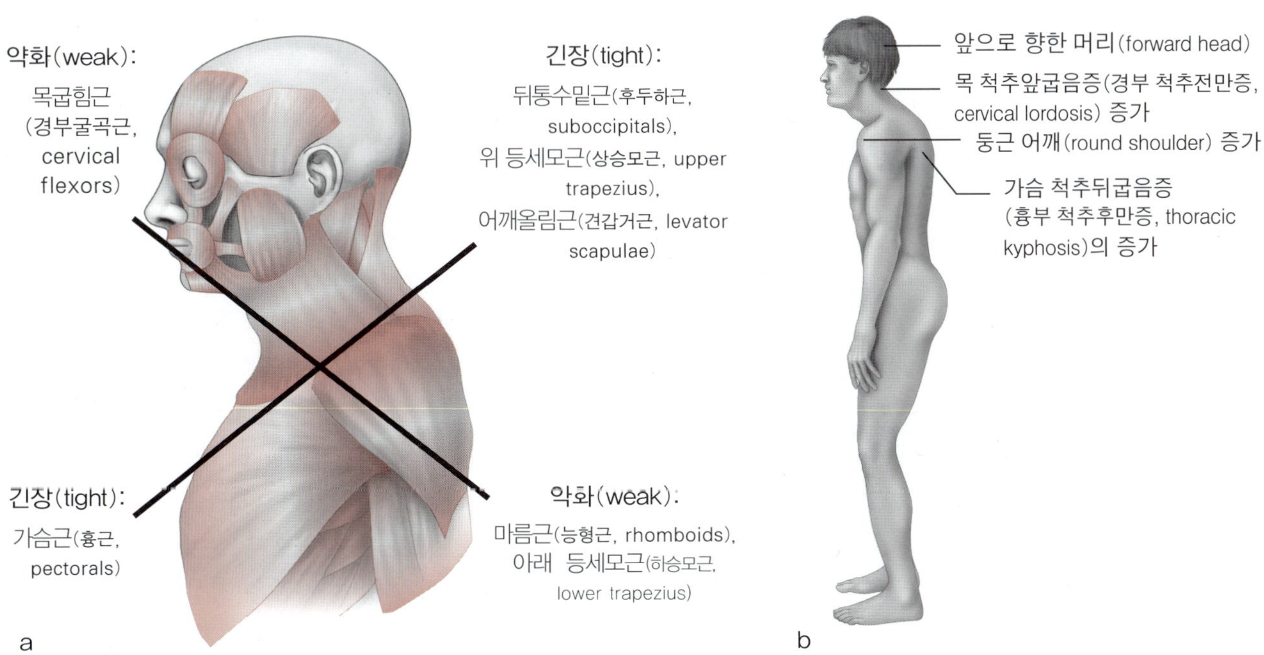

그림 4.2 (a) 상부교차 증후군, (b) 상부교차 증후군의 일반적인 자세(UCS).

앞쪽 깊은 목굽힘근육(심부 경부굴곡근, deep cervical flexors)의 약화와 중간등세모근(중승모근, middle trapezius)과 아래쪽등세모근(하승모근, lower trapezius)의 약화가 교차한다. 이러한 불균형 패턴은 고리뒤통수관절(환추후두관절, atlanto-occipital joint), C4-C5 분절, 목등관절(경흉추 관절, cervicothoracic joint), 위팔어깨관절(상완관절, glenohumeral joint), 그리고 T4-T5 분절에서 부분적으로 관절 기능장애를 일으킨다.

얀다는 척추 내에서 스트레스를 받는 부위와 척추 주변이 형태학적으로 변화가 나타나는 전이지대와 같다고 생각했다. 상부교차 증후군(UCS)은 앞으로 향하는 머리 자세, 목 척추앞굽음증(경부척추전만증, cervical lordosis)과 가슴쪽 척추뒤굽음증(흉부 척추후만증, thoracic kyphosis) 증가, 어깨 돌림(회전, rotation) 또는 벌림(외전, abduction)과 익상견갑(winging of the scapulae)과 같은 특정 자세로 변화가 나타난다(그림 4.2). 이러한 자세변화는 앞톱니근 약화(전거근 약화, serratus anterior weakness)로 인해 벌림(외전, abduction), 돌림(회전, rotation)과 익상견갑(winging of the scapulae)이 나타나 관절와(glenoid fossa)가 정상보다 수직에 가까워지기 때문에 위팔어깨관절(상완관절, glenohumeral joint)의 안정성이 감소된다. 이러한 안정성 소실은 위팔어깨를 중심에 유지하기 위해 어깨올림근(견갑거근, levator scapulae)과 위 등세모근(상승모근, upper trapezius)의 과활동을 요구한다(Janda 1988).

하부교차 증후군 (Lower-Crossed Syndrome)

하부교차 증후군(LCS)은 먼쪽(원위, distal) 또는 **골반교차증후군**(*pelvic crossed syndrome*)이라고 한다(그림 4.3a; Janda 1987). 하부교차 증후군(LCS)에서 등쪽 면(dorsal side)에서 등허리 폄근(흉요부 신전근, thoracolumbar extensors)의 긴장과 엉덩허리근(장요근, Iliopsoas)과 넙다리곧은근(대퇴직근, rectus femoris)의 긴장이 교차한다. 앞쪽(ventral)의 심부 배근육(deep abdominal muscles)의 약화와 큰볼기근(대둔근, gluteus maximus)과 중간볼기근(중둔근, gluteus medius)의 약화가 교차한다. 이러한 불균형 패턴은 L4-L5 분절, 엉치엉덩관절(천장관절, sacroiliac joint), 그리고 엉덩관절에서 부분적으로 관절 기능장애를 발생시킨다. 하부교차 증후군은 허리 앞굽음증(요부 전만증, lumbar lordosis), 가쪽 허리 이동(lateral lumbar shift), 가쪽 하지 돌림(lateral leg rotation)과 무릎 과다 폄 증가와 같은 특이한 자세변화를 보인다. 척추앞굽음증(전만증, lordosis)이 심하고 단축되어 있으면, 골반 근육들의 불균형이 현저하게 나타난다. 척추앞굽음증이 가볍고 가슴쪽 주변까지 영향을 미치며, 불균형은 몸통근육들(체간근육, trunk muscles)에서 현저하게 나타난다(Janda 1987).

얀다는 하부교차 증후군을 A와 B(그림 4.3 b,c) 두 가지 유형으로 분류했다. 하부교차 증후군의 A형 환자들은 정상적인 움직임보다 엉덩관절 굽힘과 엉덩관절 폄의 움직임을 자주 사용하고, 선 자세에서는 앞 골반경사(anterior pelvic tilt)와 엉덩관절 굽힘과 무릎 굽힘이

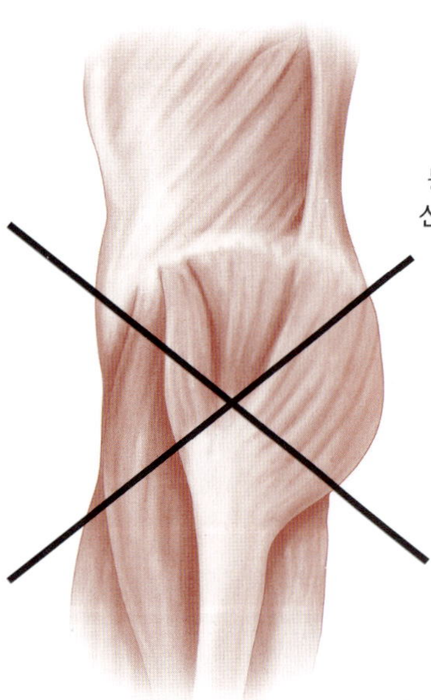

그림 4.3 (a) 하부교차 증후군과 두 종류의 하부교차 증후군 자세;

(계속)

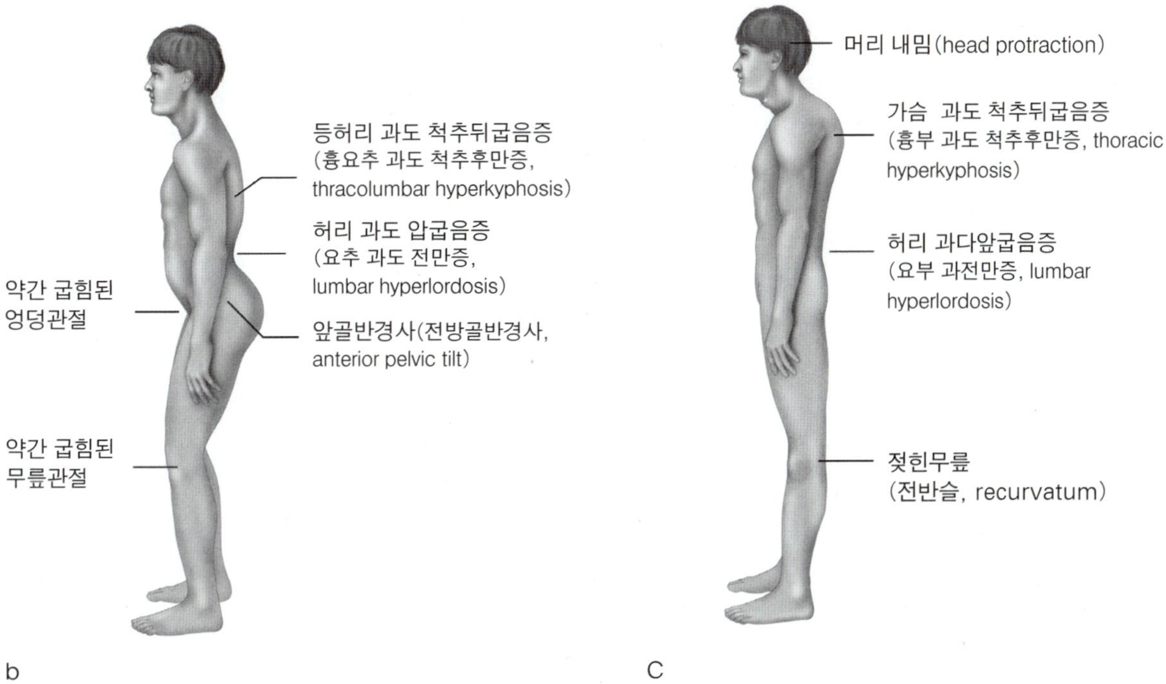

그림 4.3 (b) A형의 일반적 자세, (C) B형의 일반적 자세.

약간 보인다. 이것은 허리뼈(lumbar spine)를 제한하는 상부 허리뼈(상부 요추, upper lumbar)와 등허리 분절(흉요부 분절, thoracolumbar segments)의 과도 척추뒤굽음증(과도 척추후만증, hyperkyphosis)과 같은 보상작용이 나타난다.

얀다의 하부교차 증후군의 B형은 허리(low back)와 배부분(abdominal area)의 가동성이 정상보다 크다. 적은 허리 앞굽음증(요부 전만증, lumbar lordosis)은 등허리 분절(흉요부 분절, thoracolumbar segments)로 확대되고, 보상 작용으로 가슴쪽 주변의 척추뒤굽음증(척추후만증, kyphosis)과 머리 내밈(head protraction)이 보상작용으로 나타난다. 중력중심(COG)은 뒤쪽으로 이동하며, 어깨는 신체의 축(axis of the body) 뒤쪽에 위치하고 무릎은 젖힌무릎(전반슬, recurvatum)이 된다.

척추안정성 부분을 담당하고 있는 심부 안정화 근육들(deep stabilizing muscles)은 억제되고 표면 근육들(표재 근육들, superficial muscles)은 활성화가 증가된다(Cholewicki, Panjabi, and Khachatryan 1997). 긴장된 뒤넙다리근(슬괵근, hamstrings)은 큰볼기근의 억제 또는 앞 골반경사의 보상작용에 의해 나타날 수 있다. 하부교차 증후군(LCS)은 또한 동적인 움직임 패턴(movement patterns)에 영향을 미친다. 엉덩관절이 최종입각기(terminal stance)에 엉덩관절 폄 기능이 저하되었으면, 앞 골반경사(anterior pelvic tilt)와 허리 세움이 증가되는 보상작용이 나타난다. 이 보상작용은 평형(equilibrium)을 유지하기 위해 사슬 반응(chain reaction)을 일으키는데 증가된 골반경사(pelvic tilt)와 척추앞굽음증(전방 전위증, lordosis)은 가슴쪽 척추뒤굽음증(흉부 척추후만증, thoracic kyphosis)과 목 척추앞굽음증(경부 척추전만증, cervical lordosis)을 증가시킨다(3장 참고).

성인들의 근육 불균형은 골반의 먼쪽(distally)에서 시작해서 어깨와 목의 몸쪽(proximally)까지 연결되어서 지속된다. 어린이들은 성인과는 반대로 근육 불균형이 몸쪽에서 시작해서 점차적으로 먼쪽까지 나타난다.

층 증후군(Layer Syndromes)

얀다(Janda)의 층 증후군(**층화 증후군**〈*stratification syndrome*〉이라고도 불린다)은 상부교차 증후군(UCS)과 하부교차 증후군(LCS)이 결합한 증상이다(그림 4.4 참고). 환자들은 단독적으로 오랜 기간 동안 기능장애 때문에 나타나는 상부교차 증후군(UCS) 또는 하부교차 증후군(LCS)보다는 치료 예후가 나쁘거나, 시간이 지나면서 증상이 더욱 악화될 때 운동 조절 손상이 현저하게 나타난다. 층 증후군은 추간판 탈출증(herniated nucleus pulposus) 수술이 성공적이지 못한 환자들과 노인들(older adults)에게서 흔히 볼 수 있다.

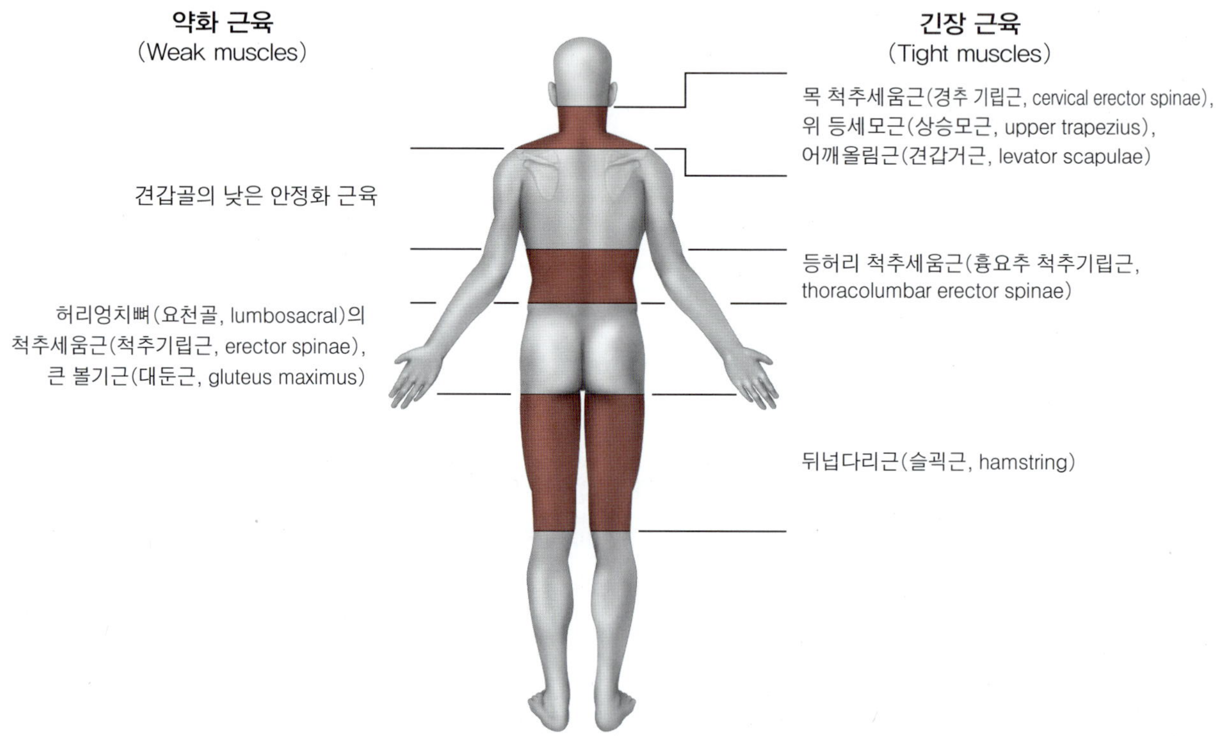

그림 4.4 얀다의 층 증후군

Based on G. Jull and V. Janda, 1987, Muscles and motor control in low back pain. In *Physical therapy for the low back,* edited by L.T. Twomney and J.R. Taylor (Oxford, United Kingdom: Churchill Livingstone).

요약
Summary

만성 근골격계 통증은 임상가들이 특정한 진단을 내리기가 어렵고, 복합적인 병리(pathologies)가 원인이 될 수 있다. 얀다는 감각운동체계의 중재를 받는 만성통증과 근육 불균형 사이의 관계를 인지했다. 그는 근육의 분류에서 긴장(tightness)과 약화(weakness)로 각각 분류하였듯이 긴장성과 위상성 근육계(tonic and phasic muscle)로 분류했다. 나아가, 그는 근 긴장(muscle tension)의 변화를 일으키는 수축성 및 비수축성 요인들로부터 몇 가지 요인들을 찾아냈다.

만성 통증을 치료하기가 어렵지만, 임상가들은 적절한 치료방법을 제공하기 위해서 얀다의 상부교차 증후군(UCS), 하부교차 증후군(LCS), 또는 층 증후군에 대해 정확히 인지할 수 있어야 한다. 자세분석(postural analysis)과 움직임 패턴들(movement patterns)의 검사를 포함한 특수한 평가를 이용해서 근육 불균형 증후군(muscle imbalance syndromes)을 진단할 수 있다. 구체적인 치료 계획은 3가지 증후군들과 관련된 근골격계의 국소적이고 전체적인 변화를 파악하는 것부터 시작된다.

제 II 부

근육 불균형의 기능적 평가

FUNCTIONAL EVALUATION OF MUSCLE IMBALANCE

근육 불균형(muscle imbalance)의 기능적 평가는 환자의 과거와 현재의 불편함과 정형외과적 진단과, 가장 중요한 시진, 촉진을 포함한다. 이러한 평가는 얼마나 중요한 것인지에 상관없이 환자들의 불편함을 병인학적 그리고 병리역학적으로 설명할 수 있는 정보들을 수집하고 조율하는 것이다. 기능적인 평가는 Part I 에서 다뤘던 다양한 기술과 임상의 깊은 이해력뿐만 아니라, 기능 해부학(functional anatomy)과 그에 따른 운동학의 분명한 이해력과 적용성이 요구된다.

Part II의 4장은 변형된 움직임들을 평가하고 정렬하기 위한 시진, 촉진 기술과 진단과 치료를 위한 임상적인 체계를 제시했다. 시진, 촉진의 중요한 세부 사항들을 정형외과적 평가에 통합하는데 요구되는 기술들은 힘든 작업이지만, 많은 실습을 통해 가능해진다. 실험실에서 실시되었던 자세와 보행(gait) 평가의 진보적인 기술들은 보행(이동) 평가의 새로운 시각과 객관적인 측정을 제공했으며, 이전의 몇 몇 연구들은 경험적 관찰을 통해 입증 또는 반증되었다. 그러나, 시각적 관찰과 기술적인 촉진은 임상가들에게 환자들의 적응성, 대체성 또는 보상작용 등의 다양하고 즉각적인 반응을 제공한다. 즉, 근육계의 기능적인 평가는 환자의 전체적인 감각운동계(sensorimotor system)를 보여준다.

CHAPTER

자세, 균형 그리고 보행 분석 5장

POSTURE, BALANCE, AND GAIT ANALYSIS

기립 자세의 분석은 임상가들에게 근육 시스템에 대한 중요한 정보를 제공한다. 또한, 관찰된 사항을 확인하거나 반박하기 위해, 근 길이, 근력 검사 또는 특정 움직임 패턴의 평가와 같은 임상 평가(clinical evaluation)에 대한 정보를 제공한다. 근육시스템의 적절한 균형, 수축시간, 그리고 동원력은 부드럽고 효율적인 움직임 패턴을 위해 중요한 요소들이다. 운동 사슬의 한 부분에서 근 동원력과 협응성의 불균형 또는 손상은 변형된 움직임 형태와 비효율적인 에너지 소비가 나타난다. 한쪽 다리로 균형 잡기와 보행에 대한 숙련된 관찰은 근골격계 통증을 유발하거나, 통증을 지속시킬 수 있는 잘못된 운동 사슬에서 중요한 부위의 과도한 스트레스 또는 근육 안정성 결여에 대한 중요한 정보를 얻을 수 있다.

이 장에서는 기립 시 정적 자세의 평가(assessment)와 균형(balance), 보행(gait)하는 동안 동적 자세에 대한 평가를 설명한다. 임상가들은 만성 통증(chronic pain)을 평가할 때 전체적인 신체상태와 감각운동계(sensorimotor system)를 항상 고려해야 한다. 임상가들은 환자를 촉진하기 전에 감각 운동계의 전체적인 상태를 통해 가치 있는 정보를 얻을 수 있다. 경험에 의해, 이런 평가는 몇 분 안에 완전히 평가할 수 있다. 비록 자세 평가는 진단으로 이용되는 것은 아니지만, 적합한 평가와 확실한 검사를 통해 치료 방향성에 대한 정보를 얻을 수 있다.

기립 자세의 근육 분석

Muscle Analysis of Standing Posture

자세는 신체의 모든 관절들의 정렬로 이루어진다(Kendall, McCreary, and Provance 1993). 자세는 근육 불균형(muscle imbalance)의 형태로 설명될 수 있으며, 이는 뼈대, 관절, 인대와 근육의 과도한 스트레스와 염좌를 발생시킬 수 있다. 생체역학적으로 기립 자세에서 대칭되는 근육 사이의 불균형이 정렬을 변화시키는 것과 신체의 나쁜 자세에 의해 상지 또는 하지에 생체역학적으로 비정상적인 부하가 나타날 수 있다. 기능적으로, 신경계, 근육과 관절 시스템은 밀접한 관계를 가진 구성단위이며, 얀다(Janda)는 이를 ***감각운동계(2장)***로 명칭했다. 정적 자세는 중추신경계의 전체적인 상태를 나타내며, 근육계는 중추신경계와 뼈관절계 사이에 기능적인 교차점에 놓여있다. 근육계는 관절계와 중추신경계에 강한 영향력을 미친다. 이런 이유로, 감각운동계의 기능적 문제들은 구조와 기능적인 변화에 영향을 미친다. 중추신경계(CNS)에 의해 조절되는 근육들의 기본적인 기능은 움직임, 안정성을 제공하고 움직임을 조절하며 관절을 보호하는 것이다.

손상, 만성적 과사용, 병리, 그리고 주로 앉아서 생활하는 습관들의 결과로 인한 근육과 운동계의 기능장애는 근 기능에서 관찰될 수 있다. 또한, 관절 기능장애의 결과로 근 기능은 낮은 운동 수행력과 자세 조절력 등과 함께 억제 또는 경련 등의 특징적인 형태를 나타낸다(Janda 1978, 1994, 1986a, 1987; Janda, Frank, and Liebenson 2007; Brumagne et al. 2000; Byl and Sinnot 1991; Grill and Callaghan 1998; Tuzun et al. 1999; Heikkila and Astrom 1996). 근육은 통증유발점 촉진,

불균형 또는 변형된 움직임 형태에 대해 반응할 수도 있다. 근육 불균형(muscle imbalance)은 변형된 근 긴장 상태에 의해 종종 자세 변화를 초래한다. 근육들의 정확한 분석은 근육 상태를 이해하고 환자의 증상과 관련성을 기본적으로 보여준다. 또한, 임상가들은 만성 통증을 평가할 때 전체적인 신체와 감각운동계를 항상 고려해야만 한다. 앞에서 설명하였듯이, 기능적 병리는 국소부위, 신체 전체와 몇몇 사슬반응(chain reactions)에 의해 영향을 받을 수 있다.

근육 분석 중, 임상가들은 근육을 고정된 자세에서 과도한 움직임, 긴장감과 비대 또는 위축, 약화와 억제 등의 반응과 대칭성, 윤곽과 긴장성을 관찰한다. 근육의 형태, 크기와 탄력성 등을 주의 깊고 정확하게 분석하면 변형된 움직임 형태와 증상에 대한 정보를 얻을 수 있다. 다음은 전체적인 자세와 근육 분석에 대한 설명이다. 6장과 7장은 움직임 형태와 근 길이 평가를 설명한다. 표 5.1은 전체적인 자세 분석을 위한 순서를 제공한다.

뒤면(Posterior View)

이상적인 기립 자세 분석은 환자들이 최소한의 옷을 입은 상태와 밝은 조명 상태에서 실시해야 한다. 환자를 3가지 관점에서 관찰한다: 뒷면, 앞면과 옆면. 자세 관찰은 통증 부위에 상관없이 항상 골반 부위에서 시작하는데, 이유는 대부분의 만성 근골격 통증은 자세의 비대칭이 발견되기 때문이다.

골반 자세(*Position of the Pelvis*)

첫 번째, 임상가들은 전체적인 자세 정렬을 이해해야 한다. 즉, 척추 만곡에 대해 메모를 하고, 약화 또는 과긴장 상태를 살피고, 척추 측만증 또는 다리-길이 차이(leg-length discrepancy)와 같은 구조적 또는 생체역학적인 변이와 정형외과적 편차 등을 분석한다. 허리뼈, 엉치엉덩관절(천장관절, SI joint)과 다리의 기능장애 등은 골반에 영향을 줄 수 있으므로 골반의 자세에 더 많은 주의를 가져야 한다. 임상과 방사선 연구에서(Levine and Whittle, 1996; Dayet et al. 1984) 허리뼈 앞굽음증과 골반경사 사이의 특징적인 상관관계를 보여주는데, 변형된 골반경사는 허리뼈 앞굽음 각도를 변화시킨다. 또한 골반경사는 머리와 신체 다른 부위의 방향에 영향을 주는 경향이 있다.

골반 자세는 시상면, 앞면과 가로면에서 관찰된다. 엉덩뼈능선의 높이와 돌림, 반대쪽과 대칭을 비교하기 위해 촉진한다. 골반에서 가장 흔하게 나타나는 변형은 시상면에서 앞쪽 또는 뒤쪽 경사, 전면에서의 옆굽음경사와 가로면에서의 돌림이다(그림 5.1). 골반을 관찰하기 위해 5가지 주요 사항이 있다.

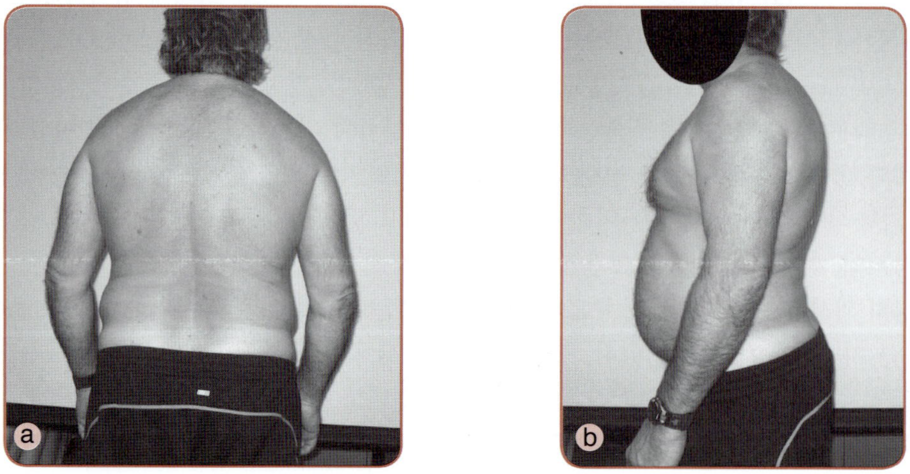

그림 5.1 골반 위치. (a) 가쪽 이동과 골반 돌림 (b) 앞쪽 경사

표 5.1 체계적인 자세 평가를 위한 규칙

주요점	관찰	가능한 원인	흔한 임상 결과	확증적인 검사
뒷면				
1. 골반	옆쪽 경사	– 다리길이 차이 – 허리뼈 또는 엉치엉덩관절 병력 – 허리네모근 또는 넓은등근의 단축	엉덩뼈능선 높이 차이	– 수정된 토마스 검사 – 한발 서기 검사 – 근육길이 검사
	옆쪽 이동	– 허리뼈 병력 – 골반 모음근의 단축 또는 벌림근의 약화	몸통과 관련된 골반의 옆면 이동	
	돌림	– 허리뼈 또는 엉치엉덩관절의 병력 – 넙다리근막긴장근의 단축	– 반대쪽 ASIS보다 같은쪽 ASIS가 앞쪽으로 이동 – 골반의 돌림방향에 대한 안쪽돌림	
	앞쪽 골반경사	– 중간볼기근 또는 큰볼기근의 억제 또는 약화 – 골반 굽힘근의 과긴장 또는 단축	증가된 허리뼈 앞굽음	
	뒷쪽 골반경사	긴장된 뒤넙다리근	편평한 허리뼈 또는 감소한 허리뼈 앞굽음	
2. 엉덩이	낮아진 둔부 접힘	같은쪽 엉치엉덩관절 기능장애	큰볼기근 억제 같은쪽 오금근 비대	– 엉덩관절 폄근 촉진 – 둔근 근력검사
3. 뒤넙다리근	뒤넙다리근 아래 2/3 부분의 비대	– 같은쪽의 큰볼기근 억제 – 하부교차 증후군	뒤넙다리근 과다긴장성, 경직 또는 단축	– 촉진 – 엉덩관절 폄근 – 뒤넙다리근 길이 검사
4. 모음근	몸쪽 샅고랑부위(모음근 부위)에서의 S 모양, 뾰족한 S 모양은 사선에서 단축된 두덩근(치골근)의 과다긴장성 때문	– 허리뼈 기능장애 – 다리 길이 차이의 가능성 – 벌림근의 약화 – 복근벽의 약화	– 벌림근 약화 – 복근 약화 – 모음근 통증유발점 – 두덩결합에 부착된 배곧은근	–촉진 –엉덩관절 모음근 길이 검사 –엉덩관절 벌림근 –둔부 근력검사
5. 종아리와 세갈래근	– 넓고 단축된 아킬레스건 – 가자미근의 현저한 비대	– 요통 – 부적절한 신발 사용 – 지배 다리쪽의 비대해진 가자미근과 장딴지근의 원인에 의해 발생되는 변형된 자세	– 팽팽한 장딴지근 또는 가자미근 – 요통 – 족저 근막염 – 발의 엎침 증가	– 촉진 – 종아리근육 길이 차이
6. 발뒤꿈치 모양	– 둥근 발뒤꿈치– 정상 – 사각 발뒤꿈치– 뒤쪽 숭심 이농 – 뾰족한 발뒤꿈치– 앞쪽 중심 이동	– 발등굽힘근의 약화 – 자세 적응	– 큰볼기근의 과다긴장성 – 골반에 의해 나타난 팽팽한 뒤넙다리근 – 두통	– 목근육, 뒤통수근의 촉진 – 빌 기능 검사
7. 척추 폄근	– 비대칭 등허리척추옆근육 – 수평 고랑	– 요통 – 분절의 과운동성 – 근막 긴장 – 하부교차 증후군	– 배근육 약화 또는 불균형 – 아래 허리뼈의 불안정성 – 긴장된 골반 굽힘근	– 쇼버 검사(Schoer's test) – 수동적 움직임 검사 – 배근육의 기능 관찰 – 호흡 패턴

(계속)

표 5.1 (계속)

주요점	관찰	가능한 원인	흔한 임상 결과	확증적인 검사
		뒷면		
8. 어깨뼈 부위	안쪽에서 가쪽으로 솟아오른 고딕 어깨 (어깨와 목이 일직선)	- 상부교차 증후군 - 긴장된 가슴근 - 2번 목뼈의 기능장애	- 동적인 어깨뼈 안정화근육의 약화 - 긴장된 가슴근, 위 등세모근, 또는 어깨올림근	- 푸-쉬업(push- up) - 팔 벌림근 - 머리 굽힘근 - 가슴근, 위등세모근, 어깨올림근의 근 길이 검사 - 중간-아래 등세모근, 앞톱니근, 심부 목 굽힘근의 근력 검사
		앞면		
9. 배벽	호흡 패턴	과도한 위 호흡과 아래 호흡	- 긴장 - 통증유발점 - 약한 배근육 - 가쪽 홈(groove) - 요통 - 모음근 경련	- 컬업 - 호흡
	과 긴장된 위 부분과 아래 부분의 사분면	약하고 효율적이지 못한 가로막		
	증가된 배곧은근의 홈	- 과긴장된 호흡 보조근육 - 배벽 약화 또는 불균형		
	가성헤르니아	안정성 부족, 약해진 배가로근		
10. 넙다리	- 근육 안쪽에서 가쪽 - 안쪽넓은근의 크기가 눈에 띄게 돌출	- 스포츠와 관련 - 긴장된 넙다리곧은근 - 무릎관절의 과다젖힘 - 허리뼈 4번 병변 - 무릎뼈가 가쪽으로 위치	- 무릎관절의 과다젖힘 경향, 약화 가능성 - 무릎뼈의 가쪽 편위 - 엉덩정강근막띠의 위 가쪽에 통증유발점	- 움직임 패턴 검사 (엉덩관절 폄, 벌림) - 근 길이 검사 (뒤넙다리근) - 촉진 - 한 다리로 균형 잡기 검사
	무릎뼈 이동	- 발 기능장애 - 고유수용성 결핍	균형 손상	
11. 다리	- 작아진 앞정강근 - 허리뼈 5번의 돋보임	허리뼈 5번의 기능장애	- 요통 - 보행 손상	- 근육 검사 - 촉진
12. 상지	- 어깨세모근의 윤곽 - 팔의 안쪽돌림 - 시상면에서의 팔 위치 - 위팔뼈머리의 위치	- 상부교차 증후군 - 쇼이에르만병	- 바깥돌림근육의 약화 - 충분하지 못한 어깨뼈의 운동성 - 넓은등근, 가슴근의 긴장 또는 단축	- 넓은등근, 가슴근 길이 검사 - 중간, 아래 등세모근, 어깨관절 바깥돌림근의 근력 검사
13. 가슴근	- 불룩한 근육 - 젖꼭지가 가쪽 또는 위쪽으로 향함	상부교차 증후군	- 압통점 - 통증유발점 - 팔의 안쪽돌림 - 어깨관절의 내밈 - 갈비뼈 움직임 억제	- 촉진 - 가슴근 길이 검사
14. 머리	- 이마 - 목빗근의 앞쪽 홈	- 상부교차 증후군 - 목갈비근과 심부 목 굽힘근의 약화	- 통증 - 통증유발점	- 머리굽힘 - 목뼈 평가 - 움직임 - 촉진
	>90° 턱과 목 사이	과긴장된 위목뿔근	턱관절 기능장애	

1. 골반의 앞쪽 골반경사(anterior pelvic tilt) 증가는 골반 교차 증후군(pelvic crossed syndrome)을 초래하는 허리뼈 앞굽음 증가와 관련이 있다(Janda, 1987; Janda, Frank, and Liebenson 2007). 원인이 되는 요인으로는 단축되거나 긴장되어 있는 단일관절 또는 다관절 근육인 엉덩관절 굽힘근(two-joint hip flexors), 허리폄근(요부폄근, lumbar extensors), 배근육과 둔근들의 약화가 포함될 수 있다.

2. 뒤쪽 골반경사는 일반적으로 편평한 허리뼈와 함께하며, 긴장된 뒤넙다리근과 관련이 있다(그림 5.2; Kendall, McCreary, and Prvance 1993).

3. 앞면에서의 골반 옆굽음 경사는 만약 한쪽 엉덩뼈능선이 반대쪽에 비해 높을 때 나타난다. 허리네모근(요방형근, quadratus lumborum) 또는 넓은등근(광배근, latissimus dorsi)의 긴장은 골반 옆굽음 경사의 원인이 되기도 한다. 방사선학적 결과 또는 다리 길이 측정은 구조적 다리 길이 차와 불일치할 수 있다. 그럼에도 불구하고, 골반의 옆굽음 경사는 한쪽 다리의 기능적인 단축과 관련이 있으며, 이차적으로는 근육 불균형(muscle imbalance)과 관련이 있다. 다리의 단축과 관련된 근육들은 단일 관절의 엉덩관절 모음근, 엉덩허리근(장요근, iliopsoas)과 허리네모근이다. 단축된 같은쪽 넓은등근은 몸통에서 골반의 올림에 대한 다리의 기능적인 단축을 만들기도 한다. 즉, 단축된 궁둥구멍근(이상근, piriformis)은 다리의 기능적인 길이와 관련이 있다(Janda, 1995).

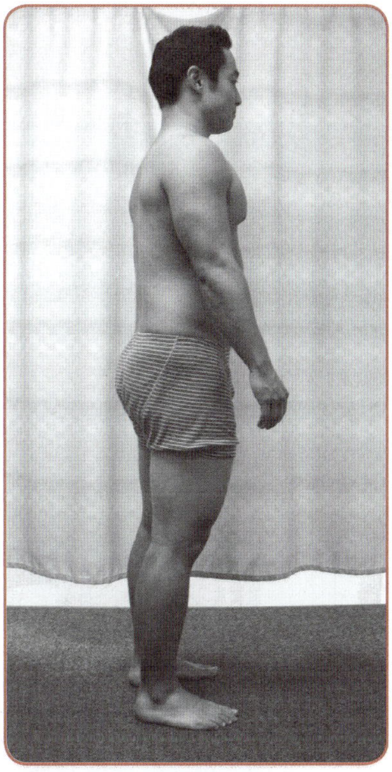

그림 5.2 뒤쪽 골반경사

4. 옆굽음 골반경사는 골반이 몸통에 대해 옆면으로 이동했을 때 발견된다. 골반 옆굽음 경사는 허리뼈 병리(pathology) 또는 같은 쪽 엉덩관절 모음근의 단축에 의해 나타날 수 있으며 골반 벌림근의 약화 또는 억제와 관련이 있다.

5. 가로면에서의 골반 돌림은 위앞엉덩뼈가시(상전장골극, ASIS)가 반대쪽의 위앞엉덩뼈가시에 대해 앞쪽으로 움직였을 때 나타난다. 이는 종종 골반이 돌림하는 방향의 골반 안쪽돌림과 관련이 있다. 관련 요소는 골반이 돌림되는 쪽의 넙다리근막긴장근-엉덩정강근막띠〔tensor fascia lata-iliotibial(TFL-IT) band〕의 단축이다(Sahrmann, 2001).

둔부 영역(Buttock region)

큰볼기근(대둔근, gluteus maximus)의 관찰은 둔부의 위쪽 사면에서 직접 볼 수 있다. 크기, 대칭과 둔근의 등고선을 관찰한다. 이상적인 둔부는 둥근 형태이다; 즉, 둔부선이 수평이며, 좌·우측 크기는 대칭적이어야 한다. 엉덩이(큰볼기근, 중간볼기근과 작은볼기근)는 저긴장 상태이며 만성 요통 초기에 억제되기도 한다. 그림 5.3은 비대칭성 볼기근을 보여준다.

엉덩이(buttocks)의 위 사면에서 둔근의 편평함 또는 처짐은 큰볼기근(대둔근, gluteus maximus)의 약화나 같은 쪽 엉치엉덩관절〔천장관절, sacroiliac (SI) joint〕의 기능장애로 인한 큰볼기근의 관절수변 근육 억제(arthrogenic inhibition) 상태를 나타내기도 한다(Janda, 1978; Janda 외. 2007; Hungerford 외. 2003). 엉치엉덩관절(SI joint) 기능장애와 관련된 근육의 변화는 같은쪽 큰볼기근 억제 또는 약화; 같은쪽 엉덩근(장골근, iliacus), 궁둥구멍근과 배곧은근(복직근, rectus abdominis)의 통증이 나타나는 경련과 반대쪽 중간볼기근의 억제 또는 약화를 포함한다(Janda, 1978).

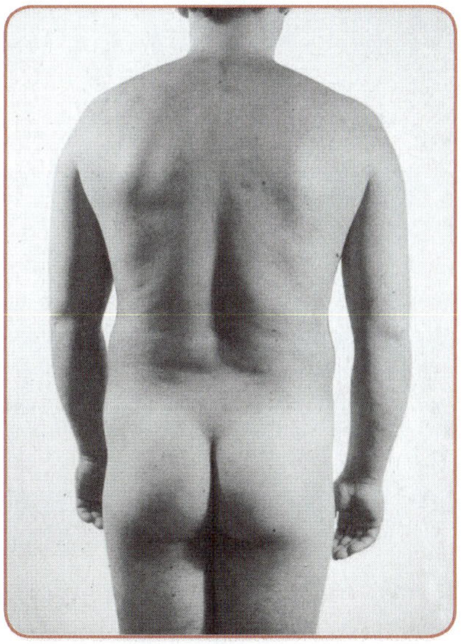

그림 5.3 비대칭 볼기근

뒤넙다리근(Hamstring)

임상가들은 뒤넙다리근육의 먼쪽 2/3부위에서 뒤넙다리근(슬괵근)의 대칭성과 등고선을 관찰한다(그림 5.4). 뒤넙다리근의 우성 또는 근 비대는 일반적으로 같은쪽 큰볼기근(대둔근, gluteus maximus) 수축력 저하 또는 억제, 등허리 척추옆근육(흉요근, thoracolumbar paraspinals) 비대와 관련이 있다. 뒤넙다리근은 엉덩관절 폄을 나타내기 위해 큰볼기근과 기능적인 협조작용을 한다. 큰볼기근이 억제되었을 때, 뒤넙다리근은 보행 추진 시에 엉덩관절 폄을 대신한다. 즉, 둔부 위축은 같은쪽의 뒤넙다리근의 비대와 관련이 있다.

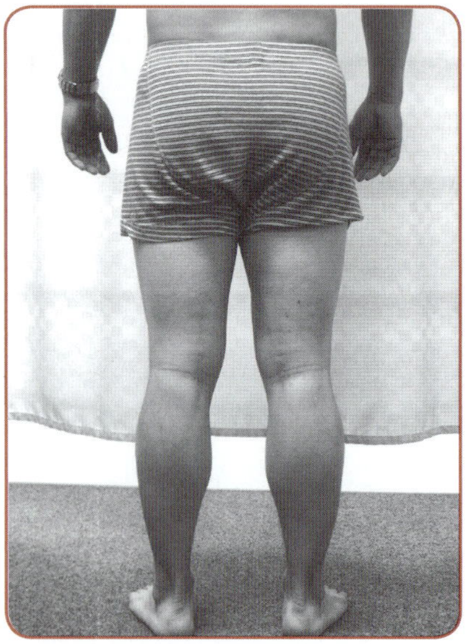

그림 5.4 뒤넙다리근육의 먼쪽 2/3 부위에서 뒤넙다리근을 관찰. 주의: 모음근 패임(근육 크기 증가)은 오른쪽 넙다리의 위쪽 부위에서 볼 수 있음.

모음근(Adductors)

임상가들은 안쪽 허벅지 근육의 몸쪽 1/3 부위에서 모양과 등고선을 관찰한다; 일반적으로 이 부분은 아주 얇은 S 곡선 형태이다. 위 안쪽 허벅지에서 큰 근육 부분 또는 깊어진 S 곡선은 모음근 즉, 두덩근(치골근)의 단축 또는 과긴장을 나타낸다. 이는 또한 그림 5.4의 우측 허벅지의 위에서 볼 수 있는 모음근 패임(adductor notch)으로 알려져 있다. 이 부분은 엉덩관절 기능장애와 통증이 있는 환자에게서 힘줄을 촉진할 수 있다. 엉덩관절 모음근의 긴장은 다리-길이 차이(leg-length discrepancy), 골반의 가쪽 변위 또는 엉덩관절 기능장애와 관련이 있을 수 있다. 엉덩관절 모음근의 약화 또는 억제는 엉덩관절 기능장애와 모음근 힘줄의 긴장이 흔히 발견된다.

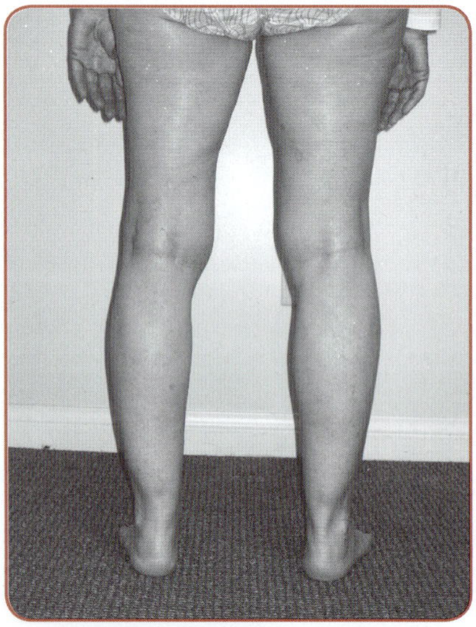

그림 5.5 장딴지근과 가자미근. 전체적인 종아리세갈래근이 짧다면, 아킬레스건은 더 짧고 넓게 보여짐(왼쪽).

종아리세갈래근 긴장(Triceps Surae)

임상가들은 근육들의 몸쪽과 먼쪽 부위에서 각 장딴지근(비복근, gastrocnemius)과 가자미근(넙치근, soleus)의 크기와 모양을 관찰할 수 있다(그림 5.5). 전체적인 종아리세갈래근(하퇴삼두근, triceps)이 짧다면, 아킬레스힘줄(Achilles tendon)은 더 짧고 넓게 보여진다. 짧고 팽팽한 바닥쪽굽힘근에 의한 등쪽굽힘 운동 범위의 부족은 보행 주기에서 전체적인 발뒤꿈치 닿기를 예방할 것이며, 앞쪽으로 보행하기 위해 허리뼈(요추, lumbar spine) 과도한 앞굽음의 대상작용이 나타날 수도 있다(Janda, 1994; Janda, Frank, and Liebenson 2007). 가자미근의 단축과 비대는 요통의 숨겨진 원인이 될 수 있으며(Travell and Simons 1992), 과거 또는 현재의 발목관절 또는 발의 기능장애를 예상할 수 있다(Janda, 1994; Janda, Frank, and Liebenson 2007).

발뒤꿈치 형태(Shape of the Heel)

발뒤꿈치는 뒤꿈치와 앞발에 정상적인 체중을 지지할 때 둥근 형태이다(그림 5.6). 사각형 또는 네모 형태는 환자의 중심이 뒤쪽에 있을 때 나타난다; 이는 보행 동안 뒤꿈치에 심한 압력을 가한다. 발뒤꿈치 닿기 시 충격 흡수의 결핍은 무릎관절, 엉덩관절과 척추의 기능장애의 원인이 될 수 있는 운동사슬의 힘을 약화시킨다(Perry, 1992; Powers, 2003). 반면에, 뾰족한 뒤꿈치는 앞쪽의 직접적인 체중중심을 나타내며, 이는 보행 동안 앞발에 심한 압력을 가할 가능성이 있다.

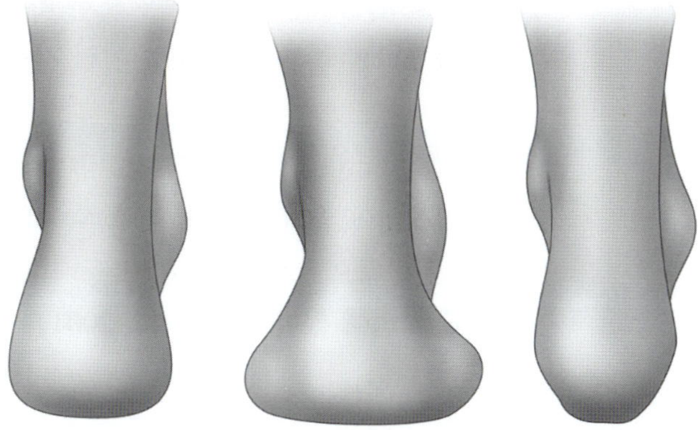

그림 5.6 발뒤꿈치 모양

발의 형태(Foot Posture)

발은 높은 안정성을 요구하는 체중 지지와 추진을 위해서 중요한 역할을 한다. 또한, 울퉁불퉁한 지면과 충격 흡수를 위해 충분한 유연성을 필요로 한다. 발의 다양한 뼈들과 관절들은 안정성과 유연성의 기능을 위한 아치형 구조물의 형태이다. 발의 적절하지 않는 근력 약화는 관절과 몸쪽의 연결 사슬에 과도한 부하를 초래한다. 아래 연결사슬에서의 근육 불균형(muscle imbalance)은 발의 정확한 균형을 바꿀 수 있고, 힘줄 스트레스 또는 망치발가락, 갈고리 발톱, 발가락 벌림 또는 활액낭, 구부러진 발가락 등과 같은 변형을 발생한다. 비정상적인 긴 발가락, 평발, 또는 높은 아치를 가진 사람들은 발가락 변형이 나타날 수 있는 경향이 높다.

척추 폄근(Spinal Extensors)

허리뼈에서 척추세움근과 등허리 부위의 대칭은 좌우에서 비교된다. 이상적인 자세에서, 허리뼈 부위의 좌우 사이에는 특별한 차이가 나타나지 않는다. 등허리 폄근의 비대는 허리뼈의 심부 안정화 근육, 큰볼기근 약화 또는 엉덩관절 굽힘근 긴장 및 안정성 약화로 인한 보상적인 과활동일수도 있다(그림 5.7). 약하고 억제된 큰볼기근에 의해, 같은쪽 등허리폄근은 보행하는 동안 밀어내기(push-off) 동안 다리를 몸통 뒤로 움직이면서 폄을 돕는다. 이것은 등허리 분절의 반복적인 불안

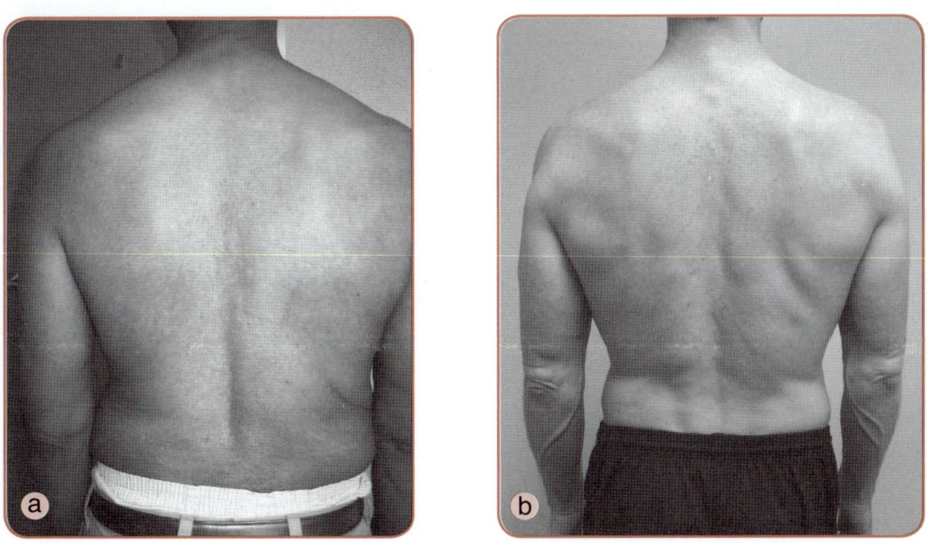

그림 5.7 척추폄근 (a) 비대칭적인 허리폄근 (b) 수평고랑(horizontal grooves)

정성을 발생시킨다. 수평 홈 또한 나타날 수 있는데, 이 홈은 분절의 과운동성을 나타내며 허리뼈(요추, lumbar spine) 움직임에서 자주 관찰된다.

어깨뼈 부위(Scapular Region)

어깨뼈의 위치, 어깨뼈의 척추면과 척추 사이의 거리는 주변 근육들 대한 중요한 정보를 제공한다. 일반적으로 어깨뼈는 2번 등뼈(T2)와 7번 등뼈(T7) 사이에 위치하며 척추에서 약 3 인치(7.6 cm) 거리에 있다(Sahrmann, 2001). 어깨뼈는 관찰될 수 있는 익상(wining) 없이 가슴뼈에 부착되어 있다. 정상 자세에서 변위는 어깨관절 주변 근육 활동에 대한 정보를 제공한다. 어깨뼈사이 부위의 돌출 또는 홈은 마름근 또는 중간등세모근(중승모근, middle trapezius) 억제 또는 약화를 나타낸다(그림 5.8a). 비슷하게, 어깨뼈의 가시아래(극하, infraspinous) 또는 가시위오목(극상와, supraspinous fossa)의 돌출은 뒤쪽 돌림근띠(회전근개, rotator cuff)의 억제 또는 약화를 나타낸다(그림 5.8b).

어깨뼈 익상이 관찰된다면(그림 5.8c), 앞톱니근(전거근, serratus anterior)의 약화 또는 아래등세모근(하승모근, lower trapezius)의 문제일 수 있다. 어깨뼈의 위치가 척추에서 3인치(7.6cm) 이상 벌림되었다면(그림 5.9d), 이 불균형은 어깨뼈 안정화 근육들인, 마름근(능형근, rhomboid)과 중간등세모근의 약화에 의한 영향이며 큰가슴근, 작은가슴근(소흉근, pectoralis minor)과 위쪽 등세모근(상승모근, upper trapezius)의 과도한 긴장에 의한 영향이다. 또한, 과활동 또는 우세한 어깨올림근 또는 마름근은 어깨뼈의 아래 돌림의 원인이 되며, 가끔 위팔 굽힘할 때 어깨관절 구조물의 충돌을 발생시킨다. 이러한 변위는 얀에 의한 상부교차 증후군(UCS)에 관여한다(4장).

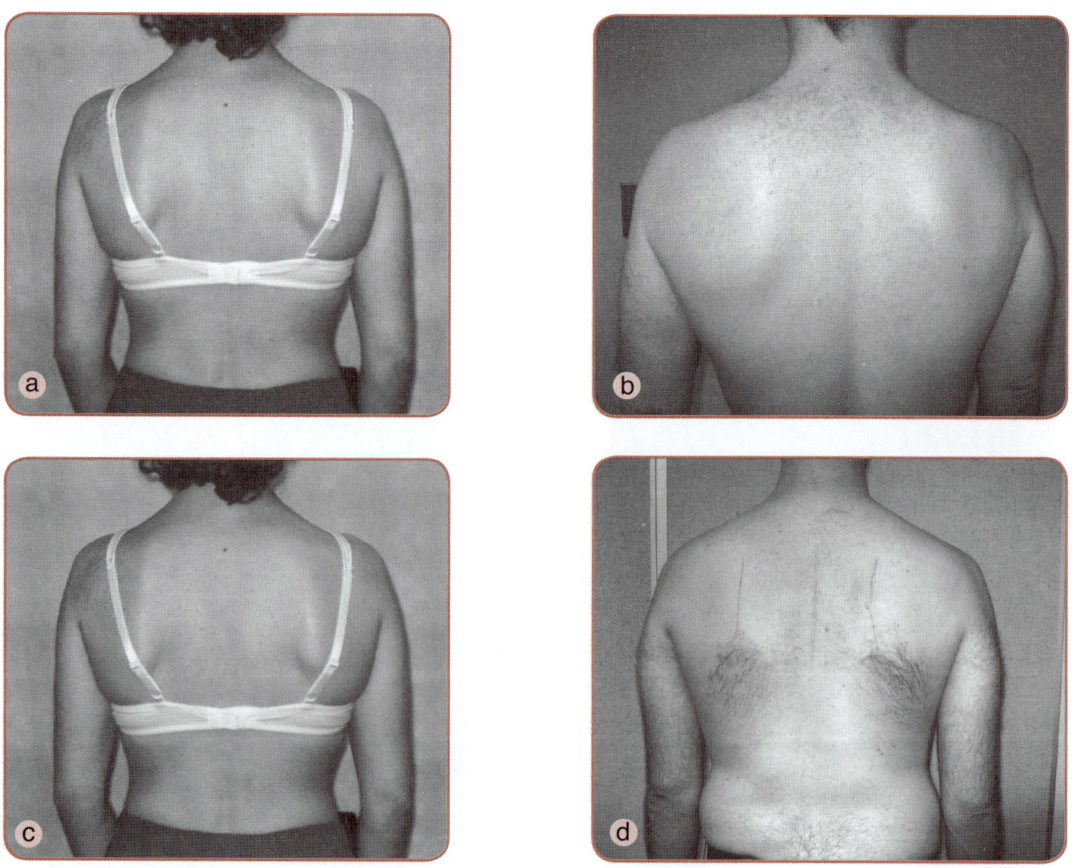

그림 5.8 어깨뼈 부위. (a) 편평한 어깨뼈사이의 익상, (b) 가시아래근 위축(오른쪽), (c) 어깨뼈 익상, (d) 어깨뼈 벌림. 왼쪽 어깨뼈는 척추에서 3인치(7.6 cm) 이상 벌림되었음.

목과 어깨선(Line of Neck and Shoulder)

위등세모근(상승모근, upper trapezius)과 어깨올림근(견갑거근, levator scapulae)의 팽팽함과 단축은 목과 어깨선에서 관찰될 수 있다. 직선은 위등세모근의 팽팽함을 나타낸다. 굵고 높은 고딕형 어깨(gothic shoulder)는 고딕 형태의 교회 창문모형을 따라 명명되었다. 어깨올림근(견갑거근, levator scapulae)이 긴장되었다면, 올림근 패임(levator notch)이 어깨뼈의 위각 부위에서 위쪽으로 돌출된 것을 관찰할 수 있다. 즉, 어깨올림근의 시작점에서 볼수 있다(그림 5.9b). 얀다의 상부교차 증후군에서 볼 수 있듯이, 위쪽등세모근의 과활동성 또는 전형적인 우세는 올림 또는 둥근 어깨, 앞쪽 머리 그리고 윗목 폄과 관련이 있다.

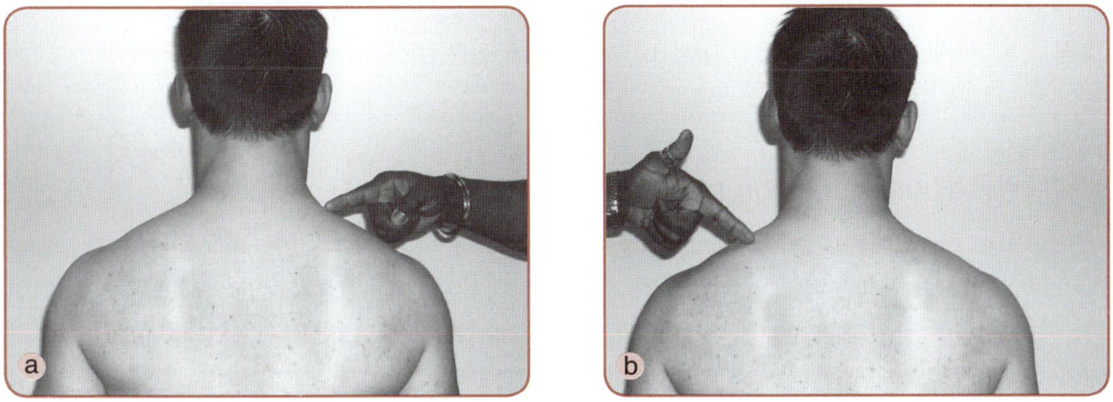

그림 5.9 목과 어깨선. (a) 오른쪽 고딕형 어깨. 주의; 기울기 선이 증가되었음. (b) 왼쪽의 올림근 패임

앞면(Anterior View)

뒷면 자세 평가가 끝났을 때, 환자는 돌아 선다. 임상가는 앞면을 평가하는데, 골반 부위부터 시작한다.

골반경사(Pelvic Tilt)

임상가는 양측 위앞엉덩뼈가시(전상장골극, ASISs)의 높이를 관찰한다. 관찰의 목적은 뒷면에서 관찰한 골반 자세와 일치해야 한다.

배벽(Abdominal Wall)

척추의 안정성을 위한 배근육(복근, abdominal muscles)의 역할은 잘 정의되어졌다(Richardson et al. 2002; Richardson, Hodges, and Hides 2004; Hodges and Richardson, 1996, 1998; McGill 2002). 처지거나 돌출된 배근육은 일반적으로 근력약화가 있으며, 따라서 정상적인 움직임 또는 갑작스런 움직임으로부터 허리 안정성이 떨어진다. 또한, 위, 아래 사분면의 배벽(복벽) 형태를 비교해야 한다. 아래쪽 사분면에 비해 위사분면이 긴장되고, 가슴우리가 높게 올라가 있으면 호흡패턴이 잘못되었음을 나타낸다(그림 5.10a; Lewit, 1991; Kolar, 2007). 과긴장된 배빗근과 약한 배곧은근(복직근, rectus abdominis)은 뚜렷한 가쪽 홈이 관찰될 수 있다(그림 5.10b). 이러한 관찰은 일반적으로 배근육에 의해 앞뒤 방향의 안정성이 감소되었음을 나타낸다. 얀다(Janda)는 가로배근(TrA)의 약화를 나타내는 복근의 가쪽 불룩한 부분을 설명하기 위해서 가성 허니아(pseudohernia) 용어를 사용했다(그림 5.10b).

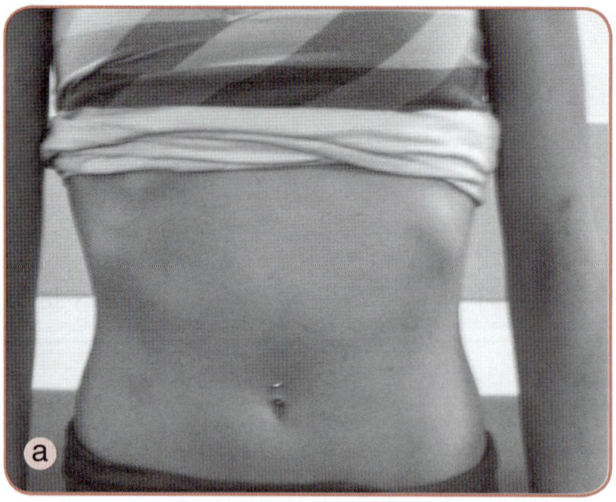

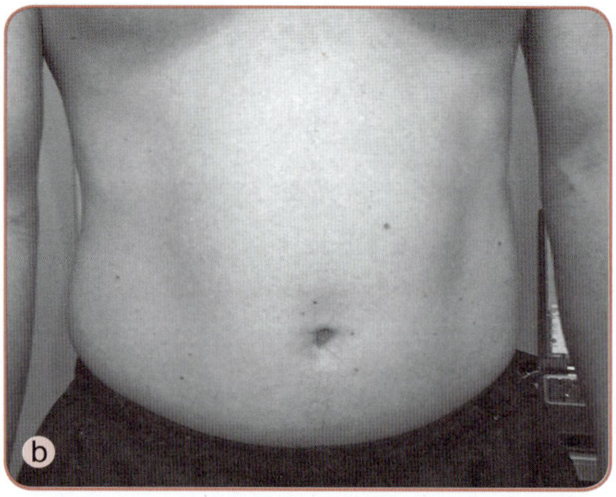

그림 5.10 배벽. (a) 가슴우리 올림 자세, (b) 가쪽 배벽 홈(몸통 왼쪽)과 가성 허니아(오른쪽 몸통)

앞넙다리근육(*Anterior Thigh Muscles*)

넙다리네갈래근(대퇴사두근, quadriceps femoris)과 넙다리근막긴장근(대퇴근막장근, tensor fascia lata; TFL)은 닿는점이 앞쪽 엉덩뼈 부위에 위치하기 때문에 허리골반 자세에 영향을 미친다. 이러한 근육의 단축 또는 과긴장은 앞골반경사(anterior pelvic tilt) 또는 얀다(Janda)의 하부교차 증후군(LCS)의 돌림 자세와 관련이 있다(4장 참고). 정상적으로, 넙다리뼈의 앞 몸쪽에 있는 넙다리근막긴장근(TFL)은 남성에서는 관찰될 수 없으며, 여성에서는 둥근 형태이다. 그러나, 넙다리뼈 가쪽에서 분리되는 넙다리근막긴장근(TFL)은 단축된 상태로 나타날 수 있으며, 협력근인 중간볼기근(중둔근, gluteus medius) 보다 우세하다(그림 5.11). 약한 중간볼기근과 함께 긴장된 근막과 엉덩관절 가쪽 돌림근들은 무릎뼈를 위-가쪽으로 변위시킨다(Janda, 1987; Janda, Frank, and Lieobenson 2007). 단축된 넙다리곧은근(대퇴직근, rectus femoris)은 반대쪽 무릎과 비교해서 위에 위치한 무릎뼈와 관련 있다.

안쪽넓은근(내측광근, vastus medialis)의 비대(그림 5.12)는 축구 선수 또는 사이클 선수 같은 무릎관절의 강한 폄을 요구하는 운동과 관련되어 있다. 젖힌무릎(전반슬, genu recurvatum)은 안쪽넓은근의 비대를 동반한다. 위축된 안쪽넓은근은 무릎관절의 약화처럼 보이며, 전체적으로 근력 약화가 나타난다.

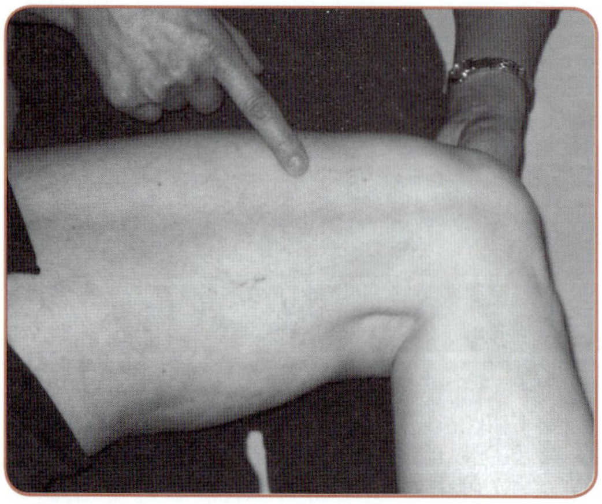

그림 5.11 단축된 넙다리근막긴장근과 동반된 가쪽 홈

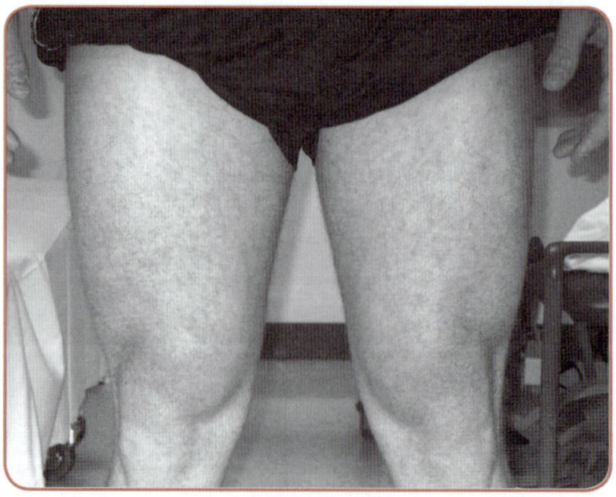

그림 5.12 안쪽넓은근의 비대

무릎관절의 고유수용성 감각의 결손은 무릎뼈의 위-아래 방향으로 비정상적인 움직임이 나타날 수 있다. 이러한 비정상적인 움직임은 넙다리곧은근의 보상작용인 과활동성 때문이며, 일반적으로 고유수용성 감각과 신경근 기능을 저하시킨다. 병적인 무릎관절은 고유수용성 감각의 변화에 의한 것일 수도 있다(Janda, 1987; Janda, Frank, and Liebenson 2007).

팔의 위치(Arm Position)

이상적인 어깨관절의 정렬은 어깨봉우리의 앞쪽면에서 위팔뼈머리가 최소 1/3이 돌출되며(그림 5.13a), 앞쪽으로는 관절오목의 자연스런 돌림과 뒤쪽으로는 팔꿈치돌기가 위치해야 한다. 또한, 어깨 위팔의 몸쪽과 먼쪽은 같은 수직선상에 놓여있다. 이상적인 자세에서의 몇몇 변위는 어깨관절에 대한 근육 불균형을 나타낸다. 흔한 변위는 어깨관절의 안쪽돌림이며(그림 5.13b), 어깨관절 안쪽돌림근인 가슴근육, 넓은등근(광배근, latissimus dorsi)이 가쪽돌림근육보다 더 강하게 작용하는 것이다. 팔의 안쪽돌림은 쇼이에르만 병(Scheuermann's disease) 같은 고정된 등뼈 뒤굽음을 발생시키거나 소뇌의 기능부전에 의해 발생하기도 한다(Janda, 1978, 1994; Janda, Frank, and Liebenson 2007).

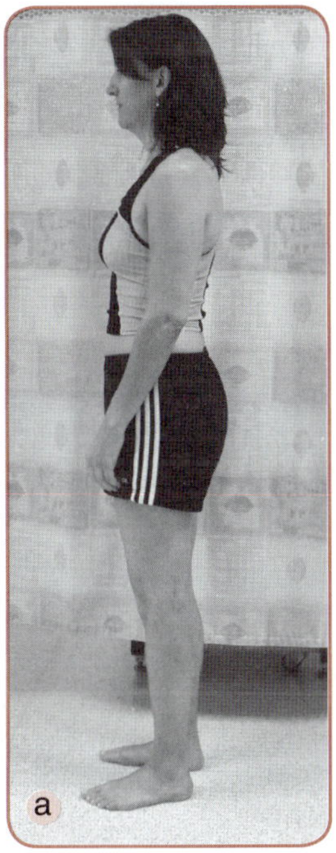

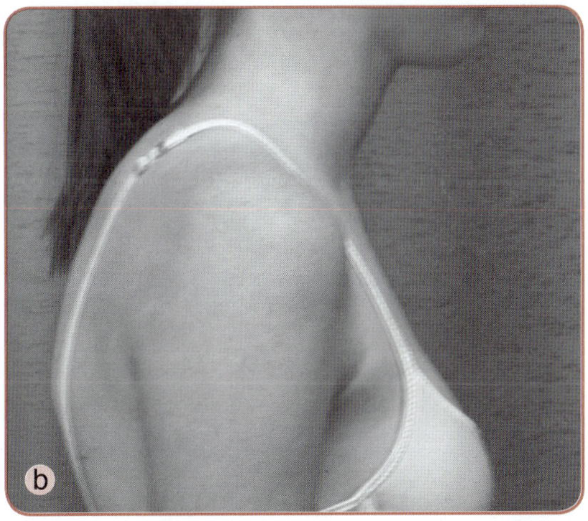

그림 5.13 팔의 위치. (a) 어깨 및 머리의 이상적인 정렬. (b) 앞쪽 변위와 동반한 팔의 안쪽 돌림

가슴근(Pectoral Muscles)

긴장된 큰가슴근(대흉근, pectoralis major), 작은가슴근(소흉근, pectoralis minor)은 상부교차 증후군(upper-crossed syndrome; UCS)에서 자주 찾을 수 있는 전형적인 어깨관절의 둥글고 내밈(protraction) 자세를 발생시킨다. 빗장뼈 아래의 튀어나온 근육 또는 두껍게 된 앞쪽 겨드랑이는 긴장된 큰가슴근을 나타낸다. 한쪽 유두가 올라가 있으면, 긴장된 가슴근육을 나타낸다(그림 5.14).

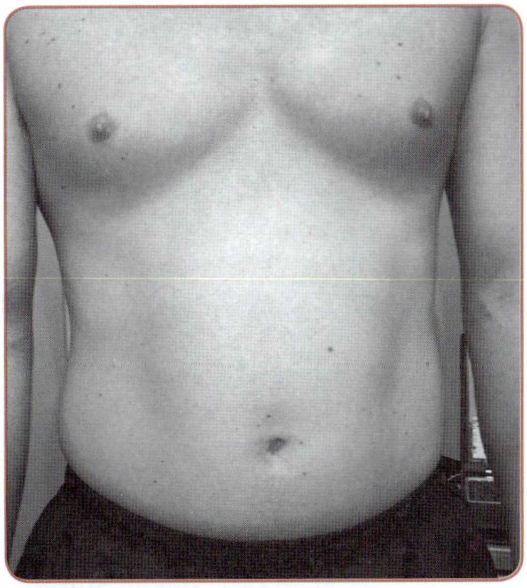

그림 5.14 유두 선 올라감(왼쪽)

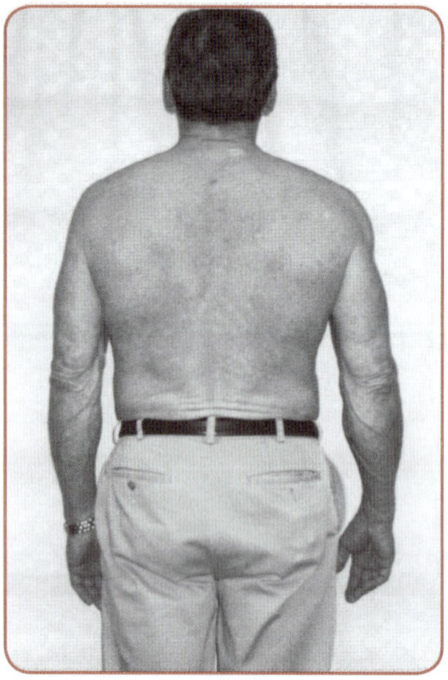

그림 5.15 팔의 안쪽돌림과 관련된 왼쪽의 편평한 어깨세모근

어깨세모근(Deltoids)

이상적으로, 어깨세모근(삼각근, deltoid)은 둥근 형태이며, 대칭이다. 평평한 어깨세모근은 근력 약화 또는 위축을 나타내며(그림 5.15), 목뼈(경추, cervical spine) 3-4번(C3-C4)의 기능부전과 관련이 있다. 또한 이는 어깨관절의 초기 기능부전을 나타내기도 한다.

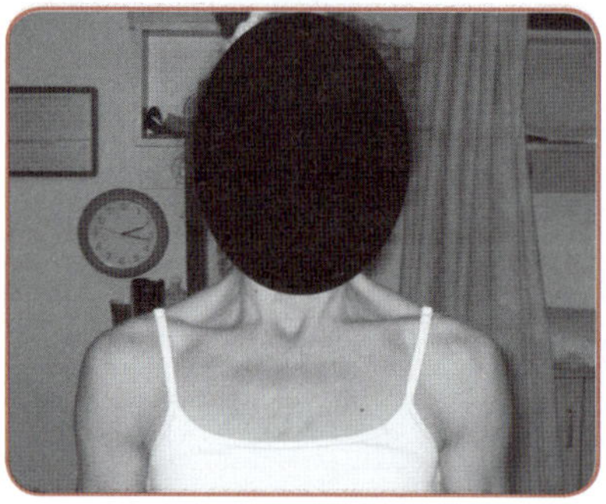

그림 5.16 과활성화된 목빗근(흉쇄유돌근)과 목갈비근.

목빗근과 목갈비근(Sternocleidomastoid and Scalenes)

이상적인 자세에서, 목빗근(SCM)의 먼쪽은 복장뼈(sternum)에 부착되는 것을 볼 수 있다. 안쪽 면에서 두드러진 이 근육은 과 활동성을 나타내며 긴장된 목빗근은 심부 목 굽힘근의 약화와 관련이 있다(그림 5.16). 목빗근과 목갈비근의 과활동은 가로막(횡격막, diaphragm)의 약화와 갈비뼈의 불안정으로 인해 호흡보조 근육들이 작용함으로써 변형된 호흡 형태를 발생시킬 수 있다. 반면에, 목빗근의 앞쪽 홈은 목갈비근의 약화를 나타내며 주로 어른들에게 나타난다.

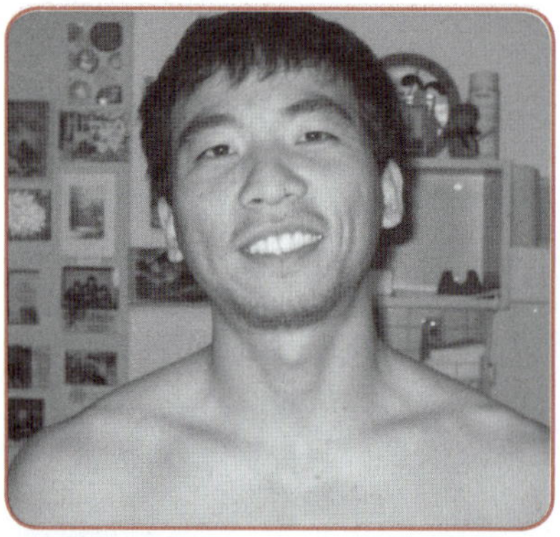

그림 5.17 균등하지 않은 눈의 위치, 머리 보상작용 및 얼굴 옆굽음증.

얼굴과 머리 정렬(Facial and Head Alignment)

시각적 자세는 관상면(frontal plane)에서 머리 위치를 결정하는데 가장 중요한 요소이다(Zepa et al. 2003). 눈의 방향과 머리 자세와 관련이 있는 다른 얼굴 요소들은 만성적인 근골격계 통증을 나타내는데 중요한 진단 요소가 될 수 있다. 전형적으로, 눈, 귀 높이, 코, 입이 양쪽으로 수평이 되어야 한다. 몇몇 경우에, 한쪽 눈의 해부학적 자세가 다른 쪽보다 약간 높게 위치할 수도 있다(그림 5.17). 어린이가 성장하는 동안 눈이 수평선과 평행하도록 머리 방향을 조정하는 보상작용이 나타난다. 일반적으로 이런 보상작용은 머리를 약간 회전시키는 자세가 된다.

얀다는 눈, 코, 입이 각각 평행하지 않은 것을 얼굴 비대칭 또는 얼굴 측만증으로 설명했으며, 몸 전체에 영향을 미쳐 더 심각한 정렬문제가 발생한다고 했다(그림 5.17). 그는 얼굴에서 정렬할 네 개의 점을 확인하도록했다: 이마 중앙, 콧등, 입과 턱의 중앙 얼굴 옆굽음증(facial scoliosis)은 전체적인 신체의 비대칭을 나타내는데, 이는 얀다의 다양한 형태의 경험과 관찰에 의해 소뇌의 기능부전을 예를 들 수 있다. 얀다는 단면의 신체 비대칭이 있는 환자와 신체 전체의 비대칭이 있는 사람을 비교했을 때, 두 번째 사람에게 만성 통증

(chronic pain)증상이 예상된다고 보고했다. Zepa와 동료들(2003)은 얼굴 비대칭은 몸통 비대칭에 의해 영향을 받으며, 신체의 비대칭에 의한 결과보다 얼굴 옆굽음증이 더 강한 원인이 된다고 보고했다.

옆면(Lateral View)

마지막 자세 관찰은 옆면이다. 이 자세에서 임상가들은 머리와 척추의 정열을 관찰하며, 과도한 앞굽음 또는 뒤굽음을 관찰한다.

턱과 목의 각도(Chin and Neck Angle)

목선은 턱과 목 사이의 각도에 의해 만들어진다. 이상적인 자세 각도는 90°이다. 이 선상에서 90° 보다 큰 각도인 경우(그림 5.18), 일반적으로 위설골근의 긴장도가 증가한다; 이것은 턱관절 기능부전의 원인이 될 수 있다(Janda 1994).

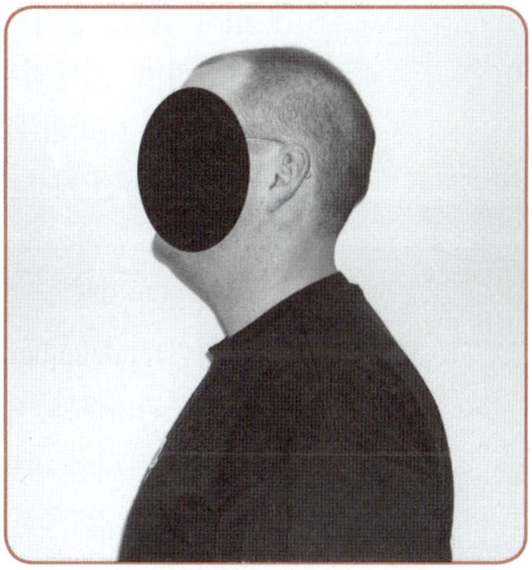

그림 5.18 턱과 목 사이의 과도한 각도

머리 위치(Head Position)

앞쪽머리자세(forward head posture)는 목뼈의 위,아래 부위의 증가된 각도와 관련이 있고 깊은 목 굽힘근의 약화와 긴장된 목빗근(SCM), 후두부와 목갈비근(사각근, and scalenes)과 연결되어 있다. 이는 전형적인 상부교차 증후군(upper-crossed syndrome; UCS)의 증상이다. 어깨와 머리의 변형된 자세는 고리뒤통수관절(환추후두관절, atlanto-occipital), 목뼈 3-4(C3-C4)과 등뼈(T3-T4)에 과도한 스트레스를 준다. 깊은 목 굽힘근(deep neck flexors)의 지구력 약화는 건강한 사람(Grimmers and Trott 1998)과 두통이 있는 사람 모두 앞쪽머리자세(forward head posture)와 연관되어 있다(Watson and Trott 1993).

균형 평가
Evaluation of Balance

얀다(Janda)는 사람들이 좀처럼 양 다리로 반듯하게 서 있지 않는 것에 관심을 가졌다. 보행 주기 중 가장 많은 주기는 골반의 옆면 안정성을 요구하는 한쪽 다리로 서 있기이다. 옆면 골반부의 안정화 근육들은 중간볼기근, 작은볼기근과 넙다리근막긴장근(TFL)이다. 2장에서 언급했듯이, 변형된 자세 안정성(postural stability)은 목과 허리통증 등의 여러 가지 만성 근골격 통증(chronic musculoskeletal pain)을 발생한다. 또한, 한쪽 다리 균형은 통증이 없는 사람들과 만성 통증이 있는 환자들을 구별할 수 있으며(Luoto et al. 1998) 부상의 위험 정도를 확인하는데 사용될 수 있다(McGuire et al. 2000; Tropp, Ekstrand, and Gillquist 1984).

이러한 근육들의 신속한 검사방법은 환자를 한 다리로 균형 검사를 실시하는 것이다. 임상가들은 환자들에게 눈을 뜬 상태에서 반대쪽 골반의 45°, 무릎관절의 90°로 올리는 것을 요구한다(그림 5.19).

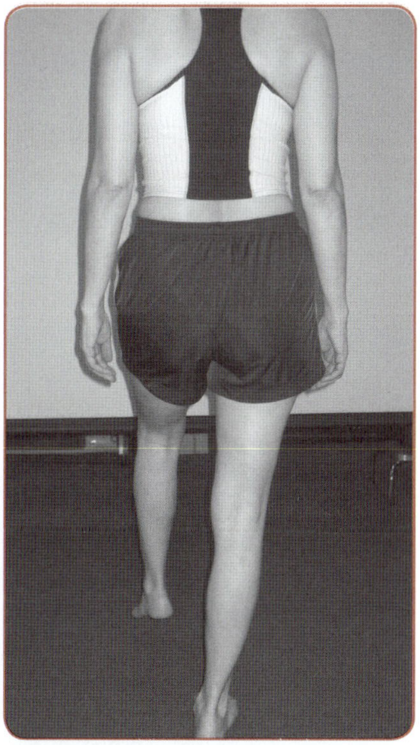

그림 5.19 한 다리로 균형 잡기

한 다리로 균형 검사(single-leg stance test)는 질적과 양적 검사가 될 수 있다. 얀다(Janda)는 다음의 균형 평가를 설명했다:

- **정적 균형, 질적 평가.** 먼저, 임상가들은 한 다리로 균형을 유지하도록 함으로써 움직임의 질을 관찰하며, 지탱하는 다리의 움직이는 양과 골반 또는 어깨의 불균형을 관찰한다. 일반적으로, 지탱하는 다리의 움직임은 1 인치(2.5cm) 이상 움직이지 않으며, 다른 보상작용 없이 15초 동안 한쪽 다리로 선 자세를 유지할 수 있다. 골반의 과도한 움직임, 한 다리 균형 자세를 15초 이하 유지, 반대쪽 어깨의 올림 또는 골반의 올림 등은 기능부전이 있다는 의미이다. 옆면 골반 안정성의 억제 또는 약화는 골반 변위를 의심할 수 있다. 이러한 변위는 골반 가쪽 움직임, 반대쪽 골반의 떨어짐(Trendelenburg sign), 또는 넙다리뼈의 안쪽돌림(약하거나 또는 억제된 중간볼기근, 작은볼기근과 심부의 엉덩관절 가쪽돌림근들 보다 넙다리근막긴장근과 엉덩관절 안쪽돌림근들이 이차적으로 더욱 강하게 작용)이 포함된다. 또한 임상가들은 고유수용성 감각의 결여가 있는 무릎관절, 앞정강근(전경골근, tibialis anterior) 또는 발가락의 과도한 움직임들을 관찰한다.
- **정적 균형, 양적 평가.** 질적인 평가에서, 환자들은 눈을 뜬 상태에서 한쪽 다리로 균형잡기를 실시하며, 반대쪽 엉덩관절 45°, 무릎관절 90° 굽힘한 상태로 다리를 든다. 그 다음 환자들은 한 점을 응시한 후 눈을 감은 채로 한쪽 다리로 30초 동안 균형검사를 실시한다. 이 검사는 한쪽 다리에 5회 반복검사를 실시한 후, 그 중 최고의 시간을 기록한다. 환자가 눈을 떴거나, 팔을 벌렸거나, 올림된 다리가 기립한 다리에 접촉했거나, 다리를 땅에 내려놓았다면 검사를 중단한다. 다음은 연령에 따른 한쪽 다리 균형의 표준적인 수치이다(Bohannon et al. 1984):

연령	눈을 감은 시간
20−49세	24−29초
50−59세	21초
60−69세	10초
70−79세	4초

- **동적 균형검사 (얀다의 동요검사).** 얀다는 환자가 편안히 서있는 동안 엉치뼈에서 작고 예상치 못한 변위가 나타나는 것에 대한 설명보다 동적 균형 검사에 대해 설명했다. 환자들은 동요(perturbation)를 인식하지 못해, 스스로 몸을 유지하지 못한다. 이 검사는 동적 균형을 위한 감각운동시스템 처리에 대한 중요한 정보를 제공한다. 얀다는 환자가 동요에 반응하기 위해 사용한 지배적인 전략, 앞쪽으로 많은 이동, 평형 반응 지연과 전반적인 균형반응의 질에 관심을 가졌다.

보행 평가
Evaluation of Gait

보행 역학은 다양한 책을 통해 설명되어졌다(Perry, 1992; Prefessional Staff Association of Rancho Los Amigo Medical Center 1989; Powers, 2003; Inman, 1966; Inman et al. 1981). 보행 형태는 가장 자동화된 움직임이다. 즉, 보행을 위한 기본적인 반사는 척수 수준에서 조절된다. 그러나, 더 복잡한 반사는 겉질밑(피질하, subcortical) 또는 겉질 수준에서 조절된다. 보행 패턴의 형태는 개별화되어 있으며, 중추신경계에 깊이 고정되어 있다; 즉, 매우 어려운 상황에서만 변화될 수 있다. 보행은 기립 자세의 안정성을 유지하면서 신체를 앞쪽으로 전진시키기 위해 반복적이고 연속적인 다리 움직임을 포함한다.

보행 주기는 한쪽 다리의 연속적인 움직임에 의해 정의된다. 일반적으로, 발뒤꿈치의 초기 접촉으로 시작된다; 즉, 다리는 중간 디딤기, 중간 지지기와 마지막의 흔들기를 통해 전진한다. 보행 주기는 60%의 디딤기(디딤기, stance phase)와 40%의 흔들기(유각기, swing phase)로 구성된다.

보행 단계와 관련된 과제(Phase of Gait and Associated Tasks)

보행주기는 3단계가 있다. 체중 수용(weight acceptance), 한쪽 다리로 지지(single-limb support), 그리고 다리 전진(limb advancement) 단계이다.

- **체중 수용.** 이 과정은 흔들기(유각기, swing phase)를 완성하기 위해서 다리에 갑작스런 체중 이동이 필요하기 때문에 보행주기에서 가장 부담이 큰 단계이다. 두 가지 하위 단계를 포함하는데 (1) 초기 디딤기, 일반적으로 발뒤꿈치가 바닥에 닿는 순간이며, (2) 디딤기부터 반대측 발가락 떼기까지 부하 반응 시기이다. 체중 지지 단계의 3가지 목적들은 충격 흡수, 체중 지지 안정성, 그리고 전진의 유지이다.
- **한쪽 다리로 지지.** 이 단계에서는 신체가 고정된 다리 위에서 움직이는 동안 체중을 한쪽 다리에 지지해야만 한다. 두 가지 하위단계는 (1) 반대쪽 발가락 떼기에서 발뒤꿈치 떼기 동안 한쪽 다리로 서는 중간 디딤기(보행 주기의 10%~30%) (2) 발뒤꿈치 떼기에서 반대측 다리의 초기 접촉 동안 한쪽 다리로 서는 최종 지지기(보행 주기의 30%~50%)이다.
- **다리 전진.** 이 단계는 앞으로 전진하기 위해 다리의 움직임이 준비되었으며, 자세에 맞게 다리 각 관절이 준비하는 과정이 포함된다. 다리 진보 단계의 4가지 하위 단계는; 흔들기 전(preswing), 초기 흔들기(initial swing), 중간 흔들기(midswing), 그리고 최종 흔들기(terminal swing) 이다. 표 5.2는 단계별 보행 주기 동안 주요 요약한 것이다.

표 5.2 단계별 보행 주기 동안 움직임 동작 요약

체중 수용 (weight acceptance) (초기 디딤기와 부하 반응)	한쪽 다리로 지지 (single- limb support) (중간 디딤기와 최종 지지기)	다리 전진 (limb advancement)	
		이전 흔들기와 초기 흔들기	중간 흔들기와 최종 흔들기
- 발뒤꿈치 닿기 - 무릎관절 굽힘과 발목관절 발바닥 굽힘 - 발뒤꿈치 움직임	- 발목관절 발등굽힘 - 발뒤꿈치 들기 - 무릎관절 폄 - 엉덩관절 과다폄 (움직이는 다리) - 적절한 엉덩관절 안정 - 발목 움직임 - 앞발 움직임	- 발목관절 발등굽힘- 적절한 무릎관절 굽힘(40°- 60°) - 적절한 무릎관절 굽힘	- 발목관절 발등굽힘 - 무릎관절 폄 - 적절한 엉덩관절 굽힘(20°- 30°) - 적절한 무릎관절 굽힘(15°- 25°)

근육 불균형 증후군에서 보행 병리
(Gait pathology in Muscle Imbalance Syndrome)

적절한 균형, 근수축 시간과 근육 동원은 부드럽고 효과적인 보행 형태를 위해 반드시 필요하다. 근육 불균형 또는 근육 손상은 운동 사슬의 협응 작용의 변형된 형태와 효율적이지 못한 에너지 소비를 초래한다. 보행 분석은 운동 사슬 관점에서 통증을 야기하거나 지속적인 통증이 나타날 수 있는 과도한 부하에 관한 중요한 정보를 제공한다.

미국에서 소아마비 환자들이 확산하는 동안, 몇 가지 특징적인 보행 형태가 확인되었다. 이러한 형태는 특정 근육의 약화와 관련이 있다:

근육의 약화 *(muscle weakness)*	**보행 패턴** *(gait pattern)*
중간볼기근(중둔근, gluteus medius)	트렌델렌버그(Trendelenburg)
큰볼기근(대둔근, gluteus maximus)	비틀거림(lurch)
넙다리네갈래근(대퇴사두근, quadriceps)	무릎관절 젖힘(knee hyperextension)
앞정강근(전경골근, tibialis anterior)	슬랩보행(foot slap)

당연히, 이런 근육들은 얀다(Janda)가 약화되기 쉬운 근육들로 분류했다. 하부교차 증후군(lower-crossed syndrome; LCS)의 병적인 보행에서 이러한 근육들을 흔히 볼 수 있다.

얀다는 3가지 특정 유형의 보행을 설명했다. 각 패턴은 신체를 전진하는데 사용되는 생체역학과 관련이 있다.

- **몸쪽 보행패턴.** 신체는 주로 골반과 무릎관절의 과도한 굽힘을 통해 전진하며, 중심선(midline)을 지난 후에 엉덩관절 폄에 의해 움직인다. 이런 형태의 보행으로 엉덩관절에 과부하가 발생할 수 있다. 중력 중심(COG)은 상대적으로 일정하게 유지되며, 발목관절의 부하는 최소화된다.
- **먼쪽 보행패턴.** 신체는 엉덩관절과 무릎관절의 최소한의 움직임과 함께 과도한 발바닥 굽힘을 통해 전진한다. 즉, 무릎관절은 폄 형태로 남는다. 이 보행 형태는 각 단계마다 중력 중심(COG)이 높아지며, 몸이 앞으로 나가기 때문에 탄력이 있다. 발목관절과 발의 과도한 부하는 대개 이런 유형의 보행으로 인해 발생한다.
- **복합된 보행패턴.** 얀다(Janda)는 일부 환자들에게서 몸쪽 보행패턴과 먼쪽 보행패턴(distal gait pattern)의 복합적인 보행 형태를 주목했다. 이 환자들은 최소한의 엉덩관절 굽힘(몸쪽 보행패턴에서 볼 수 있음)은 물론 안쪽돌림, 무릎관절 굽힘과 발의 가쪽번짐이 나타난다. 다리 움직임은 찰스턴 댄스 패턴(Charleston dance pattern)과 유사하다.

보행의 평가와 관찰(Assessment and Observation of Gait)

보행평가는 감각운동계(sensorimotor system)의 전체적인 움직임 기능을 제공한다. 임상가들이 앞쪽과 뒤쪽에서 전체적인 신체를 관찰하는 동안 환자들은 20피트(6.1m)의 거리 또는 여러 번 보행을 하게 된다. 시상면(sagittal plane), 관상면(frontal plane), 가로면(횡단면, transverse plane)에서의 골반과 몸통에 더 많은 주의를 기울인다.

시상면(Sagittal Plane)

적절한 몸통 안정성을 갖춘 이상적인 보행 패턴은 골반과 어깨는 같은 평면에서 앞으로 움직인다. 그러나, 몸통 안정성이 부적절하다면, 어깨는 골반 위치에서 뒤로 처지게 되며 등허리(흉요추, thoracolumbar) 또는 목관절에 과도한 부하를 받는다.

보행의 최종 디딤기 동안, 골반의 과다폄 또는 질질 끌리는 자세가 나타날 수 있다. 그러나, 만약 근육 불균형(muscle imbalance) 또는 관절의 뻣뻣함에 의한 부적절한 골반 폄이라면, 움직임의 축은 골반에서 허리뼈(요추, lumbar spine)로 이동할 것이다. 만약 환자에게 앞 골반경사(anterior pelvic tilt)가 있다면, 허리뼈 분절이 증가하게 되어 그 결과 허리뼈 폄이 증가한다.

임상가는 상지 움직임도 관찰해야 한다. 환자는 반대쪽 골반의 움직임과 동시에 팔의 굽힘이 나타난다(즉, 왼쪽 다리의 흔듦기에 왼쪽 팔의 굽힘이 같이 발생한다). 팔의 움직임이 없다면, 몸통 돌림과 같은 보상작용이 나타난다. 이 보상작용도 척추에 부하를 줄 수 있다.

관상면과 가로면(Frontal and Transverse Planes)

관상면(frontal plane), 가로면(횡단면, transverse plane)에서 한 다리로 지지(single-limb support) 하는 동안 적합한 가쪽 골반의 버팀은 효율적인 에너지 소모를 위해 필요하다. 중력 중심은 가쪽 골반과 몸통의 안정성이 적합한 상태로 유지하게 된다. 가쪽 골반의 버팀을 지지하기 위한 기본적인 근육들은 볼기근과 배근육들이다. 볼기근의 기능은 특히, 중간볼기근(중둔근, gluteus medius)은 모음 움직임에 대응하고, 보행 주기의 초기 지지 단계 동안 넙다리뼈 안쪽돌림을 조절하는데 필요하다. 보행 동안 과도한 엉덩관절 모음은 중간볼기근(중둔근, gluteus medius)의 약화에 의한 것이다(Reischl et al, 1999). 부적절한 골반과 몸통 조절은 지지하는 다리에서 증가된 골반 가쪽 움직임을 초래하며, 반대쪽 골반의 떨어짐, 또는 과도한 돌림에 의해 발생한다. 골반 움직임이 나타나면, 일반적으로 과도하다.

얀다(Janda)는 큰볼기근(대둔근, gluteus maximus)이 단순히 억제되었는지 또는 실제로 근력이 약한지를 결정하기 위해 뒤쪽 보행을 평가했다. 큰볼기근이 약하다면, 허리뼈(요추, lumbar spine) 앞굽음 또는 앞 골반경사(전방골반경사, anterior pelvic tilt)가 증가하여 보상작용으로 엉덩관절 폄근의 약화가 나타날 것이다. 큰볼기근만 억제되었다면, 뒤쪽 보행은 정상적으로 나타난다.

요약
Summary

감각운동계(sensorimotor system)는 기능적으로 신경계와 근골격계와 상호의존적이다. 근육계는 중추신경계(CNS)와 관절계의 영향을 받기 때문에 기능적으로 교차되어 있다. 이러한 시스템의 모든 구성요소의 기능부전은 근육 균형(muscle balance), 긴장도(tone), 수축, 협응 작용과 근육 동원 형태로 시스템의 다른 곳에서 기능 변화가 나타난다. 자세, 균형과 보행 분석에 대한 철저한 분석은 운동계의 상태와 환자의 증상과 관련성을 보다 명확하게 이해하는데 필수적이다.

CHAPTER 6장

움직임 패턴의 평가

EVALUATION OF MOVEMENT PATTERNS

전형적인 근력 검사는 근육의 특성에 따라 저항을 가하는 것이다. 근력은 이는 곳(기시점, origin)과 닿는 곳(정지점, insertion)을 고려해 검사한다. 기능적인 움직임은 절대 독립적일 수 없는데 이는 초기 움직임, 협력 또는 안정성을 담당하는 근육들의 효율적인 움직임으로 이루어지기 때문이다. 또한, 기능적인 근력은 근육의 최대 수축이 필요하지 않는다. 즉, 근육 수축의 시작 시기가 더 중요하다. 그러므로, 전형적인 도수근력검사는 기능적인 움직임에서 근육의 수축력에 대해 충분하거나 신뢰할 수 있는 정보를 제공하지 못한다.

도수근력검사(MMT)가 중요한 검사지만, 임상가들은 그 근육의 약한 수치보다 더 많은 양의 저항을 가할 수 있다. 도수근력검사(MMT) 동안 근육들이 협응된 움직임(coordinated movement) 패턴을 수행하게 된다면 실제로 그 근력은 억제될 지도 모른다. 그렇지 않으면, 도수근력검사 동안에 약한 근육만 억제될 것이다. 얀다(Janda)는 이러한 것을 ***거짓마비***(**가성마비**, *pseudoparesis*)(Janda 1989)로 설명했다. 그는 거짓마비의 3가지 특징을 설명했다. 즉, 근력 약화, 도수근력검사 동안의 점수가 5 점 중 4점, 그리고 근전도 검사에서 근수축 시작 시점의 지연 또는 지연을 의미한다.

얀다에 의하면, 움직임 패턴 분석은 기능적인 병리를 평가(assessment)할 때 통증 연구보다 더 신뢰할 수 있는데, 이런 이유는 통증은 주관적이기 때문이다. 움직임 패턴 분석은 자세 평가 후에 즉각적으로 이루어짐으로써 임상가에 의한 접촉 또는 촉진은 어떠한 운동 패턴에도 영향을 주지 않는다. 움직임을 관찰할 때 임상가들은 근력뿐만 아니라 움직임에 관련된 모든 연속적인 동작들과 협력근의 활동에 집중해야 한다. 이러한 경우, 초기 움직임은 마지막 또는 완성 단계보다 더 중요하다. 움직임 패턴의 질과 조절을 이해하는 것은 척추와 다른 구조물에 비정상적인 부하가 지속적으로 가해지기 때문에 반드시 필요하다. 움직임과 활동 패턴은 운동 조절의 다양성에 의해 개별화되었을지라도, 전형적인 패턴과 비정상적 움직임 패턴은 관찰될 수 있다. 이 장은 얀다의 6가지 기본 움직임 패턴과 검사; 즉, 이러한 검사들은 임상가들에게 환자들이 선호하는 움직임 단계와 관련된 정보를 제공한다. 또한 움직임 검사와 선택된 도수근력검사의 결과는 얀다의 기본 움직임 검사를 위해 논의되었다.

얀다의 기본적인 움직임 패턴들

Janda's Basic Movement Patterns

얀다(Janda)는 환자 움직임의 특징과 조절에 관한 전체적인 정보를 제공하는 6가지 움직임 패턴들을 구분했다. 즉, 엉덩관절 폄(신전, extension), 엉덩관절 벌림(외전, abduction), 컬업(curl up), 목 굽힘(cervical flexion), 팔굽혀펴기(push up)와 어깨 벌림 패턴이다. 얀다는 이러한 움직임을 평가할 때 필요한 중요한 지침을 제공했다.

- 환자는 가능한 최소한의 옷을 입은 상태에서 임상가들은 신체 전체를 관찰할 수 있어야 한다.
- 임상가는 최소한의 언어 신호를 사용하며, 환자들이 선호하는 움직임 패턴을 관찰한다.
- 임상가들은 환자들을 촉진해서는 안 된다. 촉진은 움직임에 도움을 줄 수 있기 때문이다.
- 환자들은 각 움직임 패턴을 천천히 세 번 이상 반복한다.

각 검사들은 일반적인 운동 반응과 기능적으로 병리학적 임상 지표가 있다. 얀다(Janda)는 중요한 임상 지표를 위해 이러한 움직임의 수축 시점을 주의깊게 관찰하며, 동시에 검사하는 동안 진단을 위해 보상작용이 나타나는지를 주의깊게 관찰해야 한다. 움직임의 시작은 운동 조절의 정보를 위해 아주 중요하다(Janda 1984; Janda, Frank, and Liebenson 2007). 임상가는 비교를 위해서 좌, 우측 모두를 관찰해야 한다. 검사하는 동안 근육 또는 팔,다리가 떨리는 것은 근력 약화나 또는 피로가 있는 것으로 생각해 양성(positive)으로 판정한다.

몇몇 환자들은 모든 여섯 가지 검사가 필요하지 않을 수도 있다. 즉, 임상가는 자세 분석과 과거 병력에 따라 검사를 결정할 수 있다. 표 6.1은 움직임 검사의 주요 지표이다.

표 6.1 얀다(Janda)의 움직임 검사를 위한 주요 임상 지표

움직임 검사	주요 임상지표
엉덩관절 폄	큰볼기근 크기 감소 뒤넙다리근 크기 증가 척추 가로면의 홈 또는 선의 관찰 앞쪽 골반경사 척추옆근육의 증가 또는 비대칭 보행 중 최종 지지기에서 다리 자세 감소
엉덩관절 벌림	골반의 가쪽 이동 또는 돌림 엉덩뼈능선 높이의 비대칭 모음근 패임 관찰 엉덩관절 모음근 또는 안쪽휜무릎(내반슬) 자세 가쪽 엉덩정강인대 고랑의 증가 한 다리 균형 잡기 검사에서 양성 보행 동안 부하 트렌델렌버그(Trendelenburg sign) 반응 또는 골반의 가쪽 이동
몸통 컬업(curl-up)	배근육 긴장도 감소 배벽의 가쪽 홈 호흡 장애 가성 헤르니아(pseudohernia)
목 굽힘	목빗근 닿는점 가운데 돌출 거북목 자세 턱과 목의 사이의 증가된 각도(>90°) 호흡 장애
팔굽혀펴기(push-up)	거북목 자세와 어깨 내밈 팔의 안쪽 돌림 증가 유두가 가쪽 위쪽방향으로 향하면서 두드러짐 (남성) 어깨뼈 익상(익상견갑, scapular winging), 쏠림
어깨 벌림	거북목 자세와 어깨 내밈 고딕 어깨 어깨올림근 패임 어깨뼈 익상(익상견갑, scapular winging), 쏠림

엉덩관절 폄 패턴 검사(Hip Extension Movement Pattern Test)

정상적인 보행주기의 마지막 단계에서 엉덩관절의 폄은 약 10° 정도 과다 폄이 나타난다. 엉덩관절의 과다 폄 10°에는 골반의 뒤쪽 돌림 5°가 포함되어 있다. 이 다리 자세의 기능적 중요성은 신체가 앞으로 전진하기 위해 안정된 다리를 통해 앞으로 전진할 수 있다(Perry, 1992; Professional Staff Association of Rancho Los Amigos Medical Center 1989). 긴장되거나 단축된 엉덩관절 굽힘근(short hip flexors)은 엉덩관절의 운동범위를 감소시키며 앞쪽 전진할 때 엉덩관절의 몸쪽 돌림축에서 허리뼈 돌림축으로 이동하게 된다.

엉덩관절 폄 검사는 환자가 엉덩관절 폄을 할 때 작용하는 근육들의 수축 패턴을 임상적으로 분석하기 위해 실시한다. 뒤넙다리근(hamstrings), 큰볼기근(대둔근, gluteus maximus), 척추 폄근(척추 신근, spinal extensors)과 어깨관절 근육들의 순차적인 활동과 각도가 관찰된다. 이러한 검사를 위해, 환자는 엎드린 상태에서 양팔을 몸통 옆에 놓고 발은 침대 끝 밖으로 나오게 한 상태에서 중립적인 다리 돌림 상태를 유지한다(그림 6.1a). 환자의 머리는 가능한 한 자연스런 자세를 유지한다. 환자는 천장을 향해 다리를 천천히 올린다.

일반적으로, 큰볼기근과 반대쪽 허리세움근이 움직임 초기에 수축된다. 얀다(Janda)는 엎드린 자세에서 이러한 엉덩관절 폄을 하는 동안 정상적인 움직임의 패턴은 뒤넙다리근이 활성화된 후 큰볼기근, 반대쪽 척추세움근(척추기립근, contralateral erector spinae), 동측 척추세움근이 차례로 활성화된다고 설명했다.

변형된 움직임의 가장 흔한 패턴은 뒤넙다리근, 척추세움근의 과활동과 큰볼기근의 지연 또는 기능부전이다. 가장 나쁜 패턴은 큰볼기근의 지연 또는 기능 부전과 관련되어 등허리(흉요부, thoracolumbar) 폄근 또는 어깨관절 근육들의 움직임들이 초기에 나타나는 것이다. 임상적으로, 이러한 패턴은 환자가 폄을 위해 다리를 드는 만큼 척추의 과도한 앞굽음과 앞골반경사(anterior pelvic tilt)가 나타나는 것이다(그림 6.1b). 허리뼈의 역학적, 압축 응력이 그 결과이다. 큰볼기근에 대한 뒤넙다리근이 우세하기 때문에 검사하는 동안 무릎관절 폄을 유지할 수 없다는 점도 유의해야 한다(그림 6.1c). 검사하는 동안 뒤넙다리근(hamstrings)과 등허리 폄근의 과활동의 결정적인 근거는 자세 검사 동안 큰볼기근의 위축과 관련이 있다.

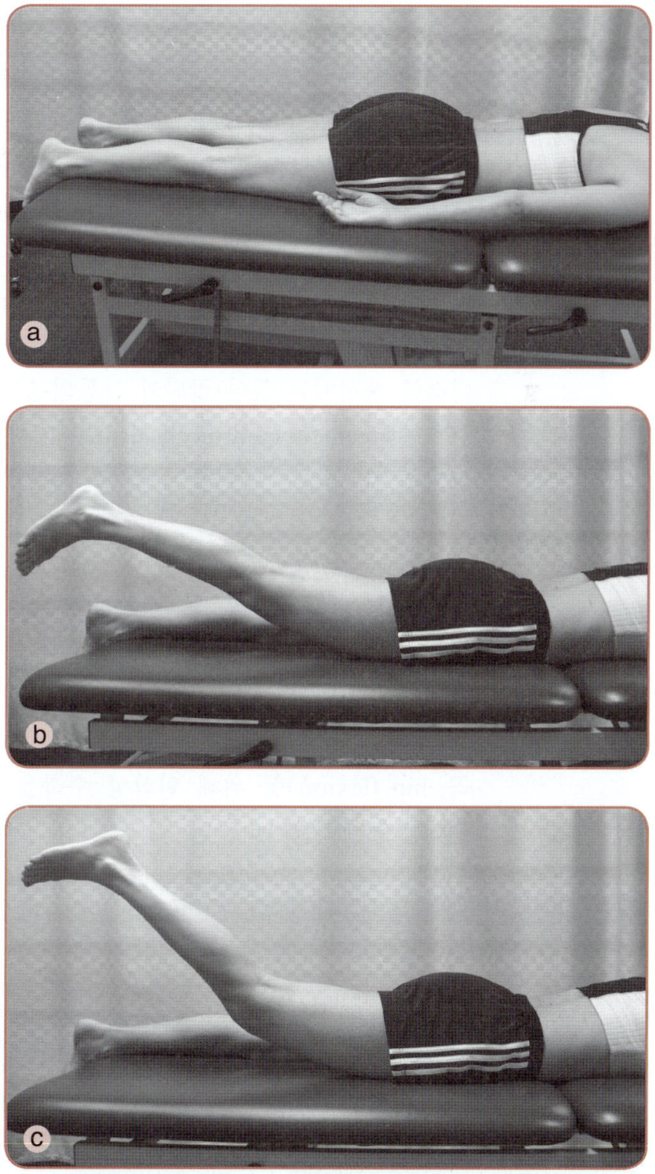

그림 6.1 엎드린 자세에서 엉덩관절 편 검사. (a) 시작자세 (b) 엉덩관절을 펴하는 동안 앞 골반경사와 허리 폄이 나타남 (c) 엉덩관절 펴하는 동안 무릎관절 굽힘

가끔씩, 변형된 움직임 패턴은 상지에 영향을 미치며 목통증의 원인이 될 수 있다. 임상가들은 엉덩관절 폄하는 동안 상지에서 반대측의 넓은등근(광배근, latissimus dorsi)의 닿는곳을 관찰한다. 이런 변형된 활성화는 등허리근막을 통해 넓은등근의 역작용에 의한 보상작용으로써 척추 안정화가 좋지 않음을 시사한다. 엉덩관절 폄하는 동안 위쪽등세모근(상승모근, upper trapezius)의 활동이 증가하면 예후가 좋지않다는 신호이다.

건강한 사람들을 대상으로 한 연구(Bullock-Saxton, Janda, and Bullock 1994; Vogt and Banzer 1997; Pierce and Lee 1990; Humgerford, Gilleard, and Hodges 2003)에서 엉덩관절 폄에 동원되는 근육들의 수축 패턴이 다양하다는 사실이 밝혀졌다. Pierce와 Lee(1990)는 건강한 대상자들 사이에서 근육 동원 패턴이 일관성이 없다는 것을 발견했다. 그러나, 그들은 얀다(Janda)가 사용하는 중립적 엉덩관절 자세가 아니라 엉덩관절 굽힘 30°에서 엉덩관절 폄 검사를 시작했다. 그럼에도 불구하고, 일반적으로 큰볼기근(대둔근, gluteus maximus)의 지연된 동원력 또는 약한 활성화는 등허리 척추세움근(흉요부 척추기립근, thoracolumbar erector spinae)의 과활동에 의해 허리뼈에 보상 과부하(compensatory overload)가 발생하는 것에는 동의했다. Lewis와 Sahrman(2005)는 앞쪽 엉덩관절에 통증이 있는 환자들에게서 큰볼기근의 근수축 시작 시점이 지연되는 것을 밝혔다. 다른 연구들(Hungerford, Gilleard, and Hodges 2003; Vogt and Banzer 1997; Hodges and Richardson, 1996, 1998; McGill 2002; Radebold et al. 2001; Lee 1980)은 다리를 움직이는 동안 골반과 몸통의 안정성을 위해 엉덩관절 폄의 사전 움직임 단계에서 앞먹임 기전(feed-forward mechanism; 예; 배근육과 허리세움근의 예측 및 안정화 역할)의 중요성을 보여주었다.

엉덩관절 벌림 움직임 패턴 검사 (Hip Abduction Movement Pattern Test)

보행 주기의 부하 반응 단계 동안 큰볼기근(대둔근, gluteus maximus)의 아래 섬유, 뒤넙다리근(슬괵근, hamstrings)과 큰모음근(대내전근, adductor magnus)은 엉덩관절 굽힘(고관절 굴곡, hip flexion)을 위해 원심성 수축을 한다; 즉, 엉덩관절은 약간의 몸통 굽힘과 함께 안정된다. 또한, 넙다리근막긴장근(대퇴근막장근, tensor fascia lata; TFL), 중간볼기근(중둔근, gluteus medius), 작은볼기근(소둔근, gluteus minimus)과 큰볼기근의 위 섬유는 앞쪽에서 골반의 안정성을 위해 원심성 수축을 한다. 보행 주기의 중간 입각기 동안 골반이 엉덩관절의 강한 모음근에 대항하여 벌림근에 의해 안정화되고, 엉덩관절이 아래쪽으로 이동 또는 골반의 가쪽 이동(lateral shif)을 예방한다.

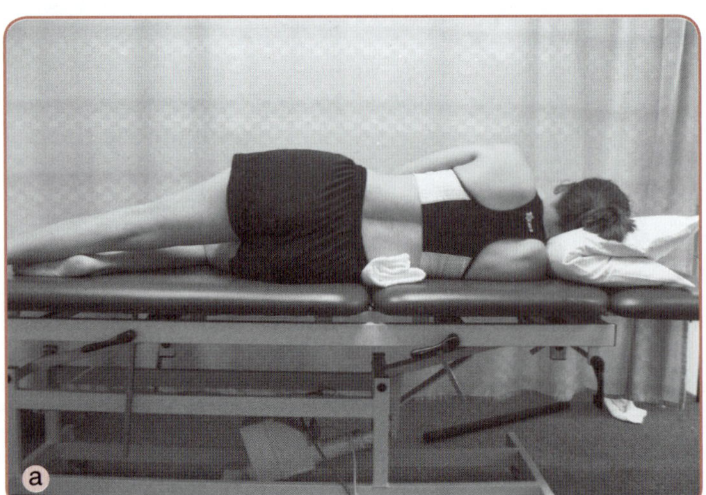

그림 6.2a 엉덩관절 벌림 검사. 시작 자세

엉덩관절 벌림 검사는 골반 가쪽 근육들에 대한 직접적인 정보와 보행 중 관상면에서의 골반 안정화에 대한 간접적인 정보를 제공한다. 이 검사는 환자의 아래쪽 다리가 굽힘된 자세에서 옆으로 누운 자세로 실시한다. 위쪽 다리는 몸통과 일직선 자세를 유지한다(그림 6.2a). 엉덩관절 벌림을 위한 초기 움직임 근육은 중간볼기근(중둔근, gluteus medius), 작은볼기근(소둔근, gluteus minimus)과 넙다리근막긴장근(TFL)이며, 허리네모근(요방형근, quadratus lumborum)과 배 근육(복근, abdominal muscles)은 다리가 움직이는 동안 골반의 안정성에 작용한다. 환자는 천장을 향해 다리를 다리를 올린다(그림 6.2b). 엉덩관절 벌림(hip abduction)의 정상적인 패턴은 몸통과 골반이 안정된 상태에서 엉덩관절 굽힘(hip flexion) 또는 안쪽돌림 · 바깥돌림 없이 20° 벌림하는 것이다. 즉, 엉덩관절 올림 또는 몸통 돌림이 없는 엉덩관절 벌림이다.

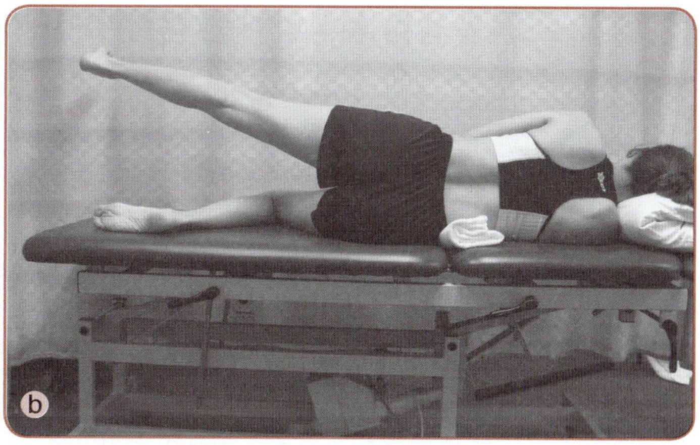

그림 6.2b 엉덩관절 벌림 검사. 마지막 자세

일반적으로, 변형된 움직임의 첫 번째 패턴은 긴장된 넙다리근막긴장근(TFL)에 의해 엉덩관절 벌림(hip abduction)이 이 발생하는 것이다. 몸통 면에서 순수한 엉덩관절 벌림 대신, 넙다리근막긴장근(TFL)이 엉덩관절 굽힘근과 엉덩관절 벌림근의 역할로 인해 엉덩관절 굽힘(그림 6.2c)과 함께 작용한다.

가장 나쁜 움직임은 엉덩관절 벌림 20° 선에 허리네모근(요방형근, quadratus lumborum)의 수축이 나타나는 것이며, 이는 골반의 가쪽 경사 또는 엉덩관절 빨리올리기(hip hike)와 같은 결과가 나타난다(그림 6.2d). 이런 경우, 허리네모근의 역할은 골반의 안정성 근육에서 초기 움직임 근육으로 작용한다. 엉덩관절 벌림에서 변형된 움직임 패턴은 보행하는 동안 허리엉치뼈(요천골, lumbosacral)와 골반에 과도한 부하의 원인이 될 수 있다. 엉덩관절 벌림 검사하는 동안 나타날 수 있는 요소들은 자세 검사와 한쪽 다리 균형 검사에서 같은 쪽의 엉덩정강근막띠(장경인대, iliotibial band)의 긴장과 볼기근의 위축과 관련이 있다.

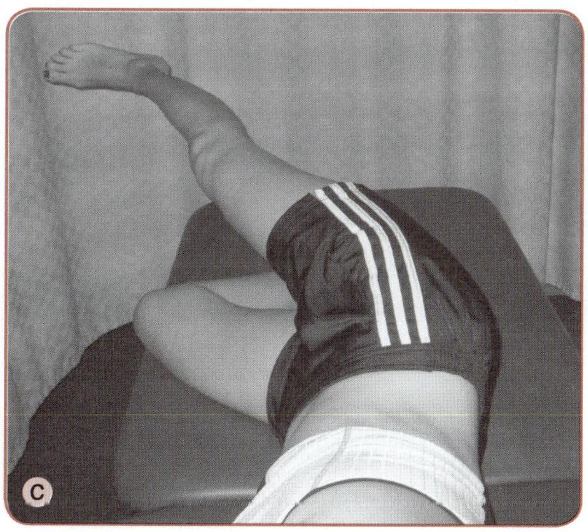

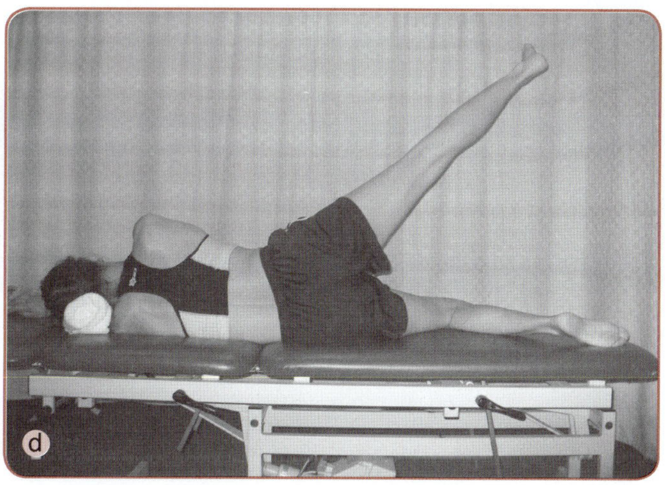

그림 6.2 엉덩관절 벌림 검사. (c) 넙다리근막긴장근의 역학적 작용 (d) 엉덩관절 빨리 올리기(hip hike)

몸통 컬업 움직임 패턴 검사(Trunk Curl-Up Movement Pattern Test)

몸통 컬업(trunk curl-up)하는 동안, 배근육(복근, abdominal muscles)은 수축하면서 짧아지며, 척추 굽힘이 나타난다. 위 몸통 움직임은 둥글게 되며, 아래 허리뼈(요추, lumbar spine)는 편평하고, 골반은 뒤쪽으로 경사진다. 위쪽 움직임은 어깨뼈가 침대에서 떨어질 때 완벽해진다. 검사하는 동안 발뒤꿈치는 침대에 고정되어야 한다. 몸통 컬업(trunk curl-up) 마지막 단계 및 끝난 후, 엉덩관절 굽힘근(hip flexors)이 윗몸일으키기 자세에서 척추를 컬업하는데 지배적으로 작용한다(Kendall, McCreary, and Provance 1993).

몸통 컬업(trunk curl-up) 검사는 엉덩허리근(장요근, iliopsoas)과 배근육 사이의 상호작용평가한다. 환자는 바로 누운 자세에서, 임상가들은 환자가 몸통 컬업하는 동안 움직임을 분석한다. 만약 적절한 배근육 수축으로 컬업을 실시하면, 위쪽 몸통의 굽힘 또는 뒤굽음증(후만증, kyphosis)이 관찰된다. 그러나, 움직임이 엉덩관절 굽힘근(hip flexors)에 의해 실시된다면, 위쪽 몸통의 굽힘은 최소화되고 골반 앞쪽경사가 나타나는 것을 관찰할 수 있다.

치료사는 또한 환자의 발 뒤꿈치 아래에 양손을 대고 컬업 초기단계에 서 발 뒤꿈치에 받는 압력을 감지할 수 있다(그림 6.3). 만약 굽힘이 끝나기 전에 발뒤꿈치 압박이 줄어든다면, 검사는 양성이며 이는 배 근육보다 엉덩관절 굽힘근이 우세함을 나타낸다(Jull and Janda 1987; Janda, Frank, and Liebenson 2007). 이 검사는 환자들이 뒤넙다리근(슬괵근, hamstrings)을 등척성 수축하면서 몸통 굽힘을 실시하는 **얀다 크런치**(*Janda crunch*) 또는 **얀다 윗몸 일으키기**(*Janda sit-up*)를 설명하는 일부 개인에 의해 혼동과 오해를 유발했다. 얀다는 무릎관절 굽힘에 저항을 제공하지 않고 발뒤꿈치의 올림이 나타나는 것을 감지하기 위해 환자의 발뒤꿈치 아래에 손을 놓는 것을 제안했다. 따라서, 일부 개인들이 주장해 온 얀다의 크런치(crunch)와 같은 운동은 없다.

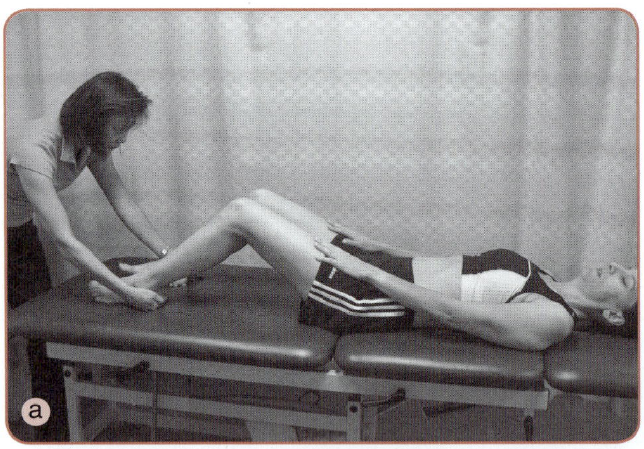

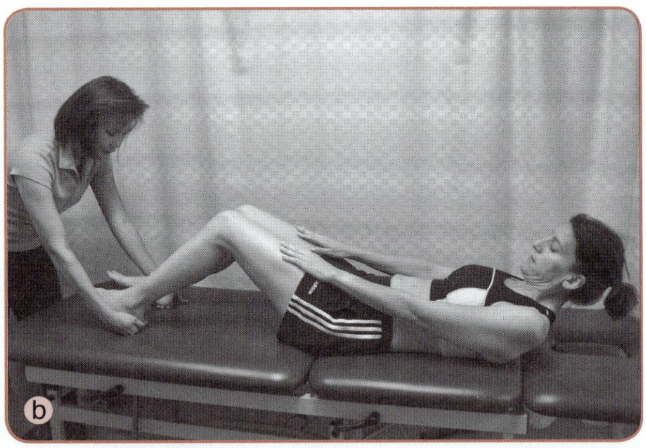

그림 6.3 컬업 검사. (a) 시작 자세 (b) 마지막 자세

Kendall은 배 근육의 다른 부착 부위와 당기는 힘의 차이 때문에 위쪽과 아래 배근육을 구별하기 위해서 두 가지 분리된 검사를 사용하는 것을 주장했다. 몸통 컬업(trunk curl-up)에 포함되는 기본적인 근육은 배속빗근(내복사근, internal oblique)과 배곧은근(복직근, rectus abdominis)이다; 즉, **위쪽 배곧은근**(upper-abdominal muscles)이다. 아래 배근육(lower-abdominal muscles), 배바깥빗근(외복사근, external oblique)과 아래 배곧은근이며, 이 근육들은 양측 다리 검사(double-leg lowering test)를 통해 검사한다(Kendall, McCreary, and Provance 1993).

Lehman과 McGill(2001)은 배 근막(abdominal fascia)이 배곧은근을 포함하고 배벽의 3개 측의 가쪽건막에 연결되기 때문에 위쪽 배근육과 아래 배근육(lower-abdominal muscles) 사이에 기능적인 차이가 없다고 주장했다. 비록 부분적인 차이는 존재하지만, 배 근육(복근, abdominal muscles)의 모든 요소들은 서로 상호작용하며, 결과적으로 척추의 안정성을 제공한다. 연구자들은 배 근육의 다양한 기능적 요소를 위해 여러 가지 운동 검사 방법들을 제안했다(McGill 2002).

목 굽힘 움직임 패턴 검사(Cervical Flexion Movement Pattern Test)

머리(head)와 목뼈(경추, cervical spine)의 기본적인 심부 굽힘근은 긴널판근(장판상근, longus capitus), 목긴근(경장근, longus colli) 그리고 앞머리곧은근(전두직근, rectus capitis anterior)이다. 목뼈와 머리 굽힘(head flexion)은 목빗근(흉쇄유돌근, sternocleidomastoid; SCM)과 앞목갈비근(전사각근, anterior scalenes)과 관련이 있다(Kendall, McCreary, and Provance 1993).

적절한 움직임 패턴은 검사하는 동안 전범위에서 머리목 굽힘(경두부 굽힘, cervicocranial)이 발생한다. 목 굽힘 검사는 심부 목 굽힘근(deep neck flexors)과 협력근인 목빗근(SCM), 앞목갈비근(사각근, scalenes)의 상호작용을 평가하는 것이다(그림 6.4a). 목빗근(SCM)의 표면 근전도(Jull 2000)와 심부 목 굽힘근(Falla, Rainoldi, Merletti, and Jull 2003; Falla, Jull, Dall'Alba, Rainoldi, and Merletti 2003)은 특발성 목 통증환자 및 채찍질 손상 환자들에게서 목 주변 근육들과 협력적으로 작용하지 않는다고 했다. 목뼈 각 분절 조절 및 지지를 위해 심부 목 굽힘근에 필요한 근력 및 근지구력의 기능부전(Janda 1994; Jull 2000; Jull, Kristjansson, and Dall'Alba 2004)은 목빗근 및 앞 목갈비근의 과활성화로 보상된다. 이는 반복적인 두통을 경험하는 환자들에게 부분적으로 나타난다(Falla et al. 2003a, 2003b; Falla, Jull, and Hodges 2004; Falla, Jull, and Hodges 2006; Jull, Barett, Magee, Ho 1999; Cibulka 2006).

이 검사는 움직임이 시작될 때 턱이 앞쪽으로 튀어나오면 양성이다(그림 6.4b). 턱이 앞으로 튀어나오면 목빗근(SCM), 앞목갈비근이 심부 목 굽힘근보다 우세함을 나타낸다. 거북목자세(forward head posture)는 심부 목 굽힘근의 약화 또는 억제를 나타낸다. 환자가 쉬었을 때 목빗근(SCM) 중간 부위에서 근육 다발이 관찰되며, 이러한 증상은 굽힘근의 약함을 나타낸다.

패턴이 명확하지 않은 경우, 임상가는 환자의 이마에 손가락 한두 개를 대고 움직임에 약간의 저항을 줄 수 있다. 이를 통해 임상가는 턱이 앞쪽으로 움직이는 것을 감지할 수 있으며, 이런 증상은 심부 목 굽힘근의 불안정성을 확인할 수 있다.

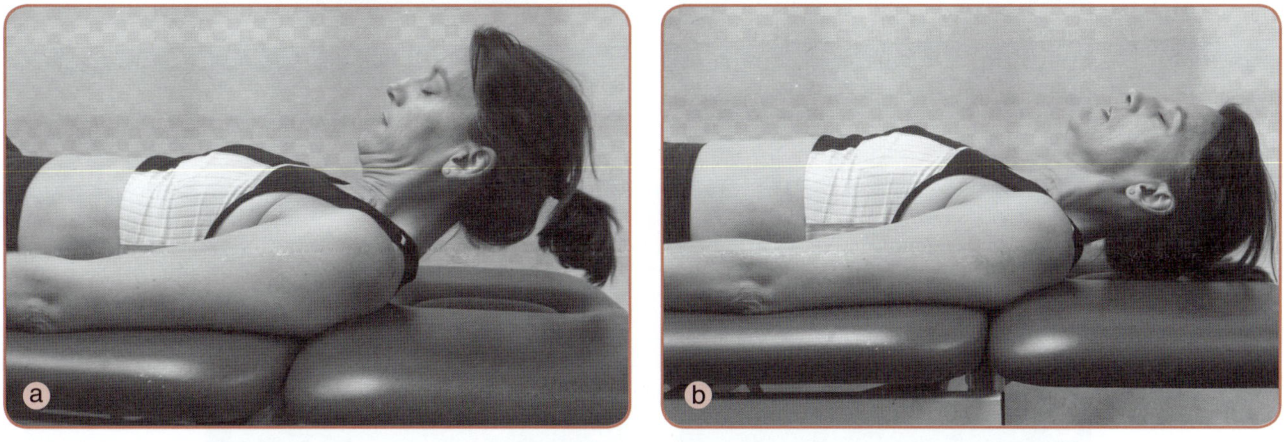

그림 6.4 (a) 목 굽힘 검사 (b) 턱이 튀어나와 있음. 검사 시 양성을 나타냄

팔굽혀펴기 움직임 패턴 검사(Push-Up Movement Pattern Test)

팔굽혀펴기 검사는 어깨뼈의 동적 안정성을 평가하는 것이다. 환자가 검사를 제대로 수행하면, 팔굽혀펴는 동안 몸통이 위로 올라갈 때 어깨뼈 벌림되어 위쪽으로 돌림된다. 이것은 어깨뼈 올림과는 관련이 없다. 앞톱니근(전거근, serratus anterior)과 등세모근의 짝힘 작용(force-coupling action)은 효율적인 어깨뼈 움직임을 제공하기 위해 반드시 필요하며, 어깨뼈 협력근은 안정성에 관여한다(Cools et al. 2003). 앞톱니근의 약화는 환자의 어깨뼈 익상(견갑익상, scapular winging) 또는 과도한 어깨뼈 모음이 발생하며, 벌림할 때 완전한 어깨뼈 움직임이 나타나지 않는다.

위쪽등세모근과 어깨올림근의 과긴장은 과도한 어깨 올림 또는 으쓱하는 증상이 나타난다. 팔굽혀펴기 자세에서 몸통이 바닥으로 내려가는 것은 근육의 편심성 부하로 인해 과도한 어깨뼈 돌림, 올림, 기울임, 어깨뼈 익상, 어깨뼈 벌림, 모음 또는 벌림을 감지하는데 더 민감하다. 손상된 어깨뼈 운동의 패턴은 팝굽혀 펴기 동작 패턴과 관련된 협력근의 우세에 따라 달라진다.

팔굽혀펴기 움직임 패턴 검사는 환자가 엎드린 상태에서 다리를 뻗은상태에서 실시한다(그림 6-5 a-b). 임상가는 어깨뼈의 질과 몸통 움직임을 관찰하고 이상적인 팔굽혀펴기 동작과의 차이를 분석한다(그림 6.5 c-d). 이 검사는 신체를 직선 자세로 유지하기 위한 팔과 몸통의 적당한 근력과 지구력이 필요한 꽤 어려운 자세이다. 환자가 다리를 편 상태로 이 검사를 실시할 수 없다면, 다리

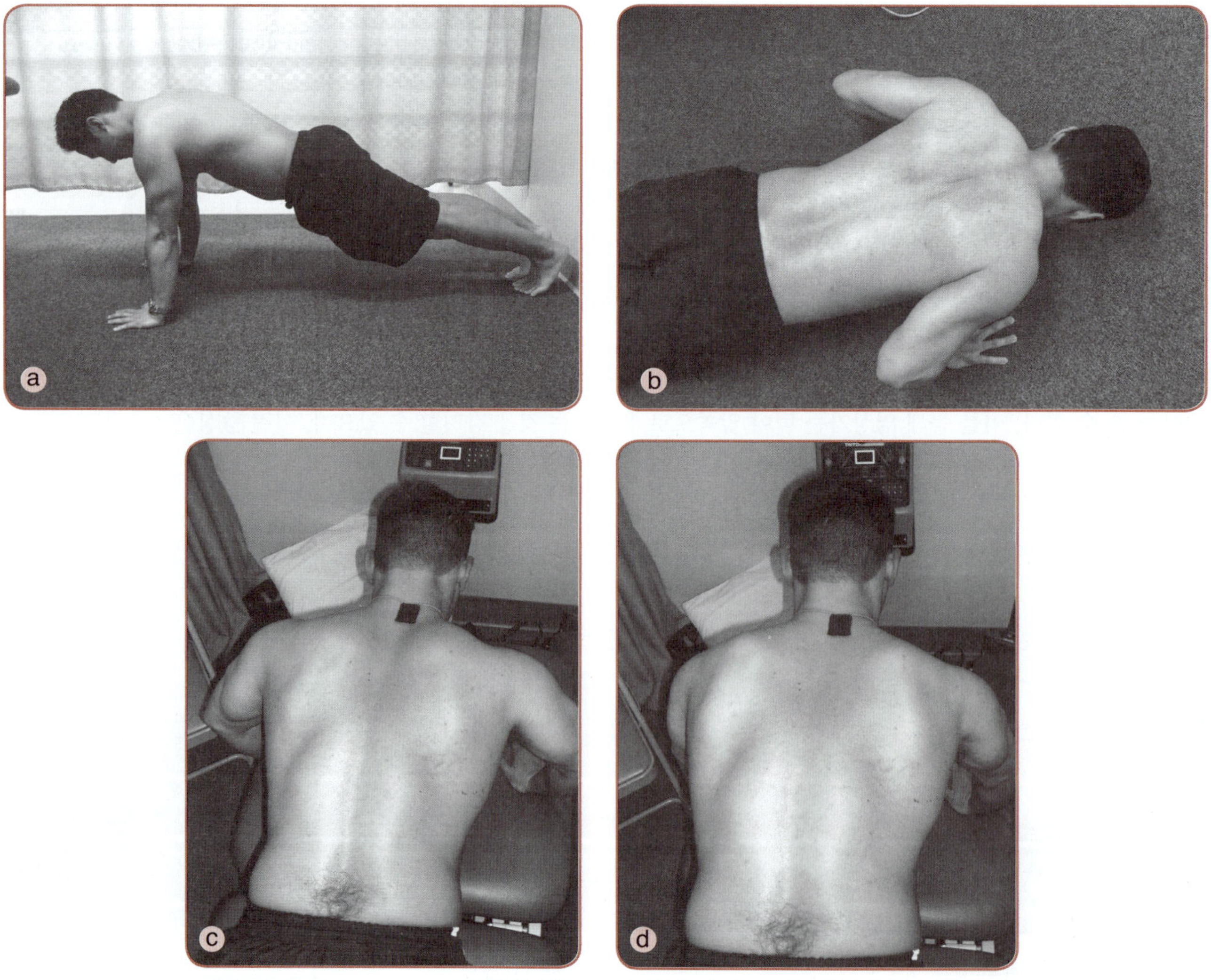

그림 6.5 팔굽혀펴기 검사. (a) 시작 자세 (b) 마무리 자세 (c) 변위 (d) 변위 (e) 다리를 구부린 상태에서 팔굽혀펴기 검사

를 구부린 상태로 실시할 수 있다(그림 6.5e). 어깨뼈 익상, 고딕형 어깨(gothic shoulder), 올림근 패임(levator notch), 가슴근육(흉근, pectoral muscles)의 과도한 근육 비대를 검사하는 동안 관찰할 수 있으며, 임상가들은 얀다가 설명한 상부교차 증후군과 관련된 근육 불균형 검사를실시하기 위해 팔굽혀펴기 검사를 포함해야 한다.

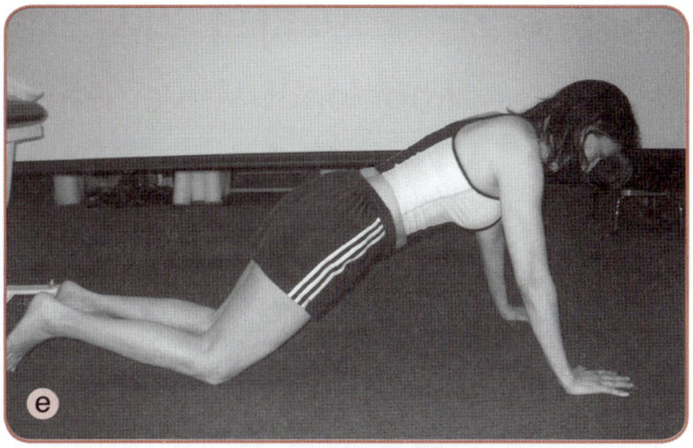

그림 6.5e 다리를 구부린 상태에서 팔굽혀펴기 검사.

어깨관절 벌림 움직임 패턴 검사 (Shoulder Abduction Movement Pattern Test)

어깨 벌림검사는 팔이음뼈(상지대) 근육 즉, 어깨세모근, 돌림근띠, 위쪽등세모근과 어깨올림근의 협응을 검사하는 것이다. 앞면에서 어깨관절 벌림은 어깨뼈의 위쪽 돌림과 어깨뼈 올림의 협력으로 이루어진다.

어깨 벌림검사는 환자가 앉은 자세에서 팔을 옆으로 향하게 하고, 팔꿈치를 굽힘시켜 보상작용인 돌림이 나타나지 않도록 한다(그림 6.6a). 어깨 벌림은 3가지 주요 동작으로 구성된다. 즉, 위팔어깨관절의 벌림, 어깨뼈 위쪽 돌림과 어깨뼈 올림이다. 반대쪽 위쪽등세모근은 안정성을 위해서 활동한다. 이 움직임 패턴의 중요한 지점은 어깨 벌림의 60° 이며, 이 지점에서 어깨뼈 올림이 시작된다. 어깨 벌림 60° 이전의 팔이음뼈(상지대)의 뚜렷한 올림은 어깨 벌림 근육들의 짝힘(force couples)작용의 불균형과 손상에 대한 양성 반응을 나타낸다(그림 6.6 b-c). 반복적 또는 계속되는 팔이음뼈(상지대) 움직임은 척추 구조에 과부하를 가할 수 있다.

어깨관절 벌림 동안 어깨뼈의 과도한 올림 원인은 위등세모근과 어깨올림근의 과도한 활동이다. 오십견(frozen shoulder syndreome) 환자에게서 보듯이, 어깨뼈 올림하면서 벌림이 시작하는 것도 문제가 발생했다고 생각할 수 있다. 관찰 결과 가장 최악의 움직임은 어깨 벌림을 시작하기 위해 몸통을 반대쪽으로 굽힘하는 것이다. 이러한 움직임 패턴은 돌림근띠 또는 어깨세모근의 약함과 반대쪽 허리네모근의 단축 또는 과활동에 의해 나타난다. 위등세모근의 활동 저하, 어깨세모근과 뒤쪽 돌림근띠의 위축은 앞서 서술한 움직임 패턴과 관련된다. 또한, 어깨관절 벌림 검사는 일반적으로 자세 분석 중 고딕형 어깨 또는 올림근 패임의 분석과 관련이 있다.

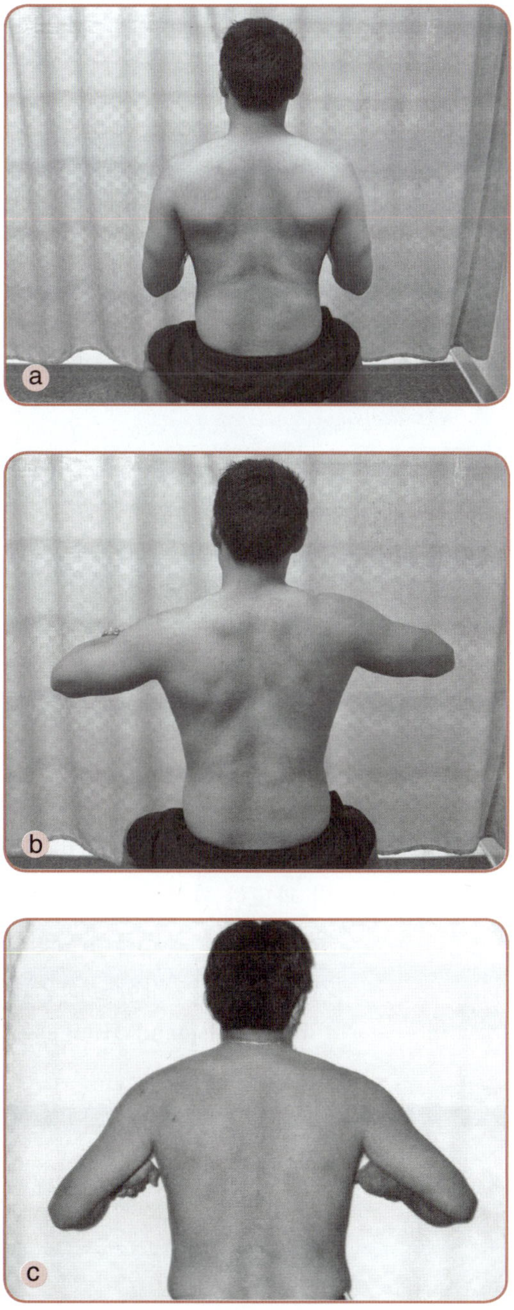

그림 6.6 어깨 벌림검사. (a) 시작 자세 (b) 잘못된 움직임 패턴 (c) 어깨 벌림 60° 이전에 오른쪽 어깨의 과도한 올림. 주의. 어깨올림근의 과도한 활동으로 인해 오른쪽 목 돌림이 나타남

얀다의 검사의 상호 보완적 추가 움직임 검사
Additional Movement Tests Complementary to Janda's Tests

움직임 패턴의 여러 가지 임상적 검사는 얀다(Janda)의 기본 움직임 검사에 상호 보완적이다. 이는 심부 목 굽힘근(deep neck flexors), 배가로근(복횡근, transversus abdominis; TrA), 배벽(복벽, abdominal wall)과 호흡근 검사이다.

머리목 굽힘 검사(Craniocervical Flexion Test)

머리목 굽힘 검사〔두개경부, craniocervical flexion (CCF) test〕 검사는 심부 목 굽힘군(deep neck flexors)의 근력과 지구력을 평가한다(Jull 2000). 환자는 바로 누운 자세에서 무릎관절을 굽힘하고 허리뼈(요추, lumbar spine)를 안정시키기 위해 발을 바닥에 놓는다(hook-lying position). 머리는 자연스러운 자세이며, 폄되거나 턱이 앞쪽으로 변위되지 않는 자세이다. 환자가 머리를 중립 자세를 유지할 수 없다면, 목뼈를 안정시키기 위해 작은 수건을 뒤통수 밑에 둔다(그림 6.7).

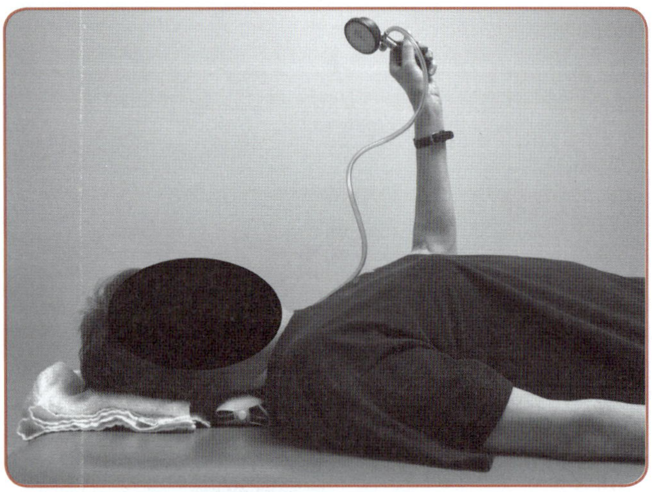

그림 6.7 머리목 굽힘 검사

팽창된 바이오피드백 압력커프(biofeedback pressure cuff)를 목뼈 아래에 둔다. 팽창된 커프는 목뼈를 앞쪽으로 밀지 않아야 하며, 중립자세를 유지해야 한다. 이상적인 자세를 취하면, 커프 팽창 압력 을 20 mmHg로 설정한다. 압력커프 게이지를 환자가 볼 수 있는 방향으로 돌려 놓으며, 환자는 20 mmHg를 확인할 수 있다. 그 다음 환자는 커프의 압력을 22 mmHg를 맞추기 위해 머리를 가볍게 끄덕이고 자연스런 호흡을 하면서 10초 동안 그 자세를 유지한다. 성공적으로 끝마쳤으면, 환자는 압력 20 mmHg에서 휴식을 취한 후 다시 압력 24 mmHg를 목표로 턱을 가볍게 움직이고 10초 유지한다. 이 과정은 26, 28, 30 mmHg까지 압력을 목표로 반복한다. 환자가 각각 10초 동안 압력을 유지해야 한다. 환자가 압력 28 또는 30 mmHg에서 10초 동안 일정하게 유지하는 것이 이상적이다. 환자가 목표 압력에 도달하지 못하거나 목표 압력을 10초 동안 유지하지 못하면 머리 굽힘근의 기능부전이 있을 수 있다. 10초 동안 유지 못할 때 또 다른 징후는 표면 목빗근의 과도한 활성화이다. 채찍질손상(whilplash) 환자들과 급성 또는 만성 목 통증 환자들과 정상인을 대상으로 목빗근의 활성화를 근전도(EMG)로 비교했을 때 환자 그룹에서 목빗근의 근활성화가 뚜렷하게 증가하는 것으로 나타났다(Jull, Kristjansson, and Dall'Alba 2004).

Fall, Jull, and Hodges(2004)는 이 검사의 부정확한 수행력과 심부 목 굽힘근(deep neck flexors)의 기능부전과 관련성을 보여주었다. 머리목 굽힘 검사〔craniocervical flexion (CCF) test〕는 표면 근육의 과도한 활성화에 기존의 심부 목 굽힘근 검사 및 재활 운동보다 더 구체적인 정보와 방법들을 제공할 수 있다(O'Leary et al. 2007).

배가로근 검사(Transversus Abdominis Test)

급성 및 만성 요통 환자들의 사례에서 배가로근의 잠복 또는 동원력 결핍과 뭇갈래근의 활성화가 입증되었다(Richardson, Jull, Hodges, and Hides 1999; Hodges and Richardson 1996; 1998). Queensland 그룹은 배근육 벽의 끌어 당기기(draw-in) 또는 움푹하게 당길 때 배가로근의 동원력을 관찰하였으며, 이 근육들의 운동 재교육에 대한 평가와 치료 방법을 개발했다. 배가로근(복횡근, transversus abdominis)의 독립적인 활동은 요통이 없는 사람에게도 훈련이 필요하다. 임상가는 편평한 배근벽에서의 표면 배근의 수축을 주의 깊게 관찰한다.

배근의 끌어 당기기(draw-in) 검사는 어떤 신체 자세에서도 실시할 수 있지만, 배근육의 움직임에 대한 민감도를 높이기 위해서는 엎드린 자세에서 실시하는 것이 일반적이다(그림 6.8a). 임상가는 위앞엉덩뼈가시의 안쪽을 촉진함으로써 배가로근의 능동적 수축을 관찰한다. 환자는 부드럽게 아래 배곧은근을 당기도록 하면서 배꼽을 척추 또는 골반 움직임 없이 척추 방향쪽으로 당기도록 한다. 환자는 여러 번 연습을 반복한 후, 검사를 실시한다.

압력커프는 배근 아래에 둔다. 커프의 중심은 배꼽에 놓이도록 하고, 말단부위는 위앞엉덩뼈가시(ASISs) 위치에 놓는다(그림 6.8b). 커프는 70 mmHg로 팽팽하게 하고 환자는 아래 배곧은근을 부드럽게 끌어 당기도록 지시 받고, 연습을 반복한다. 이상적인 것은 환자가 배가로근을 수축함으로써 4~6 mmHg 압력을 감소할 수 있으며, 이를 10초 동안 유지할 수 있는 것이다. 이 검사를 10회 반복한다. 부적절한 배가로근 수축은 4 mmHg 미만의 압력 감소가 나타나거나. 표면 배근육들의 과도한 수축은 10 mmHg 이상 압력이 감소된다. 임상가는 등허리부의 과긴장, 허리뼈 폄, 뒤쪽 골반 경사와 호흡을 관찰한다.

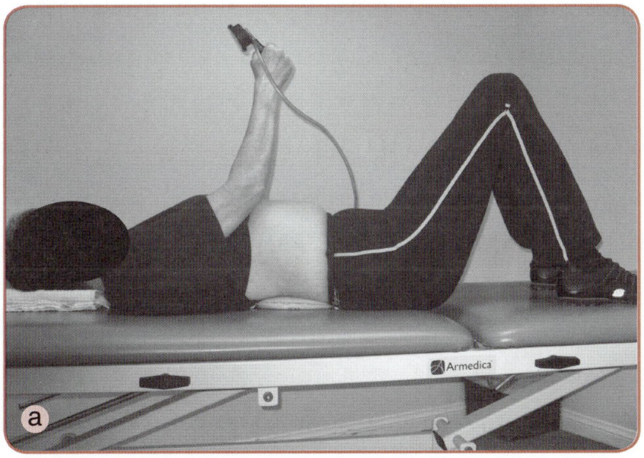

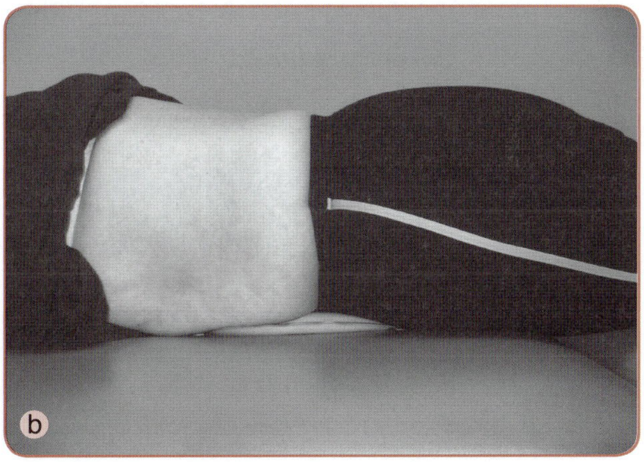

그림 6.8 (a) 누운 자세에서 배근 내밀기 (b) 엎드린 자세에서 압력커프 위치

배 브레이싱(Abdominal Bracing)

배가로근의 동원력은 부상 후 장애가 있는 것으로 나타났으며(Richardson, et al. 1999), Queensland 그룹은 배가로근의 동원력을 향상시키기 위한 훈련으로 배근 끌어당기기(draw-in)를 권장했다. 끌어 당기기(draw-in)는 운동 재교육에 사용될 수 있지만, McGill과 동료들은 끌어 당기기(draw-in)가 척추 안정성을 보장하거나 향상시키지 않는다고 주장했다(McGill, 2002; Grenier and McGill, 2007). 적절한 척추 안정성은 배 브레이싱에 의해 강화될 수 있다. 배근 교정은

배벽(복벽, abdominal wall)의 끌어 당기기(draw-in) 또는 내밈에 의한 것이 아니다. 이것은 배벽의 가벼운 등척성 수축을 유지하거나, 기하학적으로 변화되지 않고 전체적인 배벽을 강화해야 한다(Juker et al. 1998; McGill 2002).

배가로근과 배바깥빗근, 배속빗근(내, 외복사근, external and internal oblique)의 동시 활성화는 다양한 불안정한 자세에서 척추의 안정성을 제공한다고 발표되었다(Lehman and McGill 2001; McGill, 2002; Grenier and McGill, 2007). 배벽의 높은 공동수축이 거의 필요하지 않다. 즉, McGill(2002)은 배근의 최대 자발적 수축의 10% 또는 그 이하에서도 일상생활동작(ADL)에 충분하다고 제안했다. 그러나, 손상으로 인해 관절의 긴장도가 낮으면 더 많은 공동수축이 필요할 수 있다.

임상가들은 환자들에게 팔꿈치의 굽힘근과 폄근을 동시에 수축시키는 것을 보여줌으로써 배 브레이싱 개념을 소개할 수 있다. 환자가 팔꿈치 근육과 관절을 촉진하고 관절의 다양한 각도에서 근육 수축과 이완을 비교하도록 한다. 환자가 성공적으로 다양한 말초 관절을 성공적으로 강화할 수 있게 되면, 이 방법을 몸통에 그대로 적용할 수 있도록 임상가는 환자에게 교육시킨다. 환자가 배 브레이싱을 어떻게 실시하는지 관찰하는 것이 중요하다. 이상적인 훈련은 배 모양의 기하학적 변화가 나타나지 않는다. 임상가는 발살바(Valsalva)현상과 같이 과도한 배벽(복벽, abdominal wall)의 내밀기 또는 끌어 당기기가 나타나지 않도록 해야 된다. 그런 다음, 환자에게 독립적인 상지 또는 다리를 움직일 때 배 브레이싱을 생각하면서 움직일 수 있도록 한 다음, 최종적으로 운동 프로그램 또는 일상생활동작을 수행할 때 배 브레이싱을 할 수 있도록 교육해야 한다.

호흡 패턴(Breathing Patterns)

호흡은 자율신경계에 의해 조절된다. 호흡속도와 양은 신체적, 화학적 및 정서적인 요인에 영향을 받는다. 정상적인 기능은 호흡 속도와 양은 운동과 위급한 상황이 지난 후 다시 안정된 상태로 회복한다. 변형된 호흡 패턴은 부상 또는 통증의 보상작용 또는 스트레스, 고도, 감염 또는 질병에 반응하는 혈액 산성(pH)을 유지하기 위해 하위 피질에서 반응이 나타난다. 변형된 호흡 패턴은 하위 피질에서 지속되어 초기에 시작되어 오랜 기간 지속되지 않더라도 운동 프로그램에 영향을 줄 수 있다. 이것은 가끔씩 만성 과호흡증후군에서 흔히 볼 수 있으며(Gardener 1996), 변형된 호흡 패턴은 지속된다.

변형된 호흡 패턴을 교정하는 것은 모든 재활 프로그램의 성공에 필수적이다. 치료는 훈련을 통해 정상적인 하위 피질 운동 프로그램을 회복하도록 해야 한다. 효과적인 호흡 훈련을 위해, 새로운 운동 프로그램이 적응할 때까지 다양한 조건에서 반복적으로 실시되어야 한다. 자발적인 운동 훈련이 실패한 경우, Vojta와 Peters(2007) 그리고 Kolář(2007)에 의해 제시된 반사 치료는 생리적 호흡을 포함한 능동적 자세 반응을 활성화하는 데 필요하다. Lewit(1980)은 만약 호흡패턴이 정상이 아니면, 다른 움직임이 정상화될 수 없다고 주장했다. 그러므로, 신경근육계에 대한 정기적인 검사에는 특히 만성 근골격계 통증 증상과 이전 치료에 대한 제한된 반응을 가진 환자들의 경우 호흡 패턴 평가를 포함해야 한다.

호흡을 담당하는 주요 근육은 가로막, 안쪽갈비사이근, 목갈비근, 배가로근, 골반바닥근(골반저, pelvic floor) 그리고 척추 심부 내재근이다(Hruska 1997). 이 근육들 각 각은 호흡과 척추 안정성에 중요한 역할을 한다. Kendall, McCreary, 그리고 Provance(1993)에 따라 호흡과 관련된 20개의 1차 및 호흡 보조 근육들은 자세 유지 기능을 가지고 있다.

몇몇 환자들은 바로 누운 자세에서 안정을 취했을 때 정상적인 호흡 패턴을 보이지만, 컴퓨터에 앉아 있거나 또는 선 자세와 같은 기능적인 자세에서는 호흡 보조근육 또는 가슴 호흡근으로 바뀔 수 있다. 따라서 다양한 자세, 특히 일상생활동작(ADL)을 할 때 통증을 느끼는 자세에서 평가되어야 한다. 간단한 검사는 환자가 호흡하는 동안 보조 호흡(accessory respiration)을 나타내는 어깨가 위쪽으로 움직이는 것을 감지하기 위해 임상가 손을 환자 어깨 위에 가볍게 놓는다(그림 6.9).

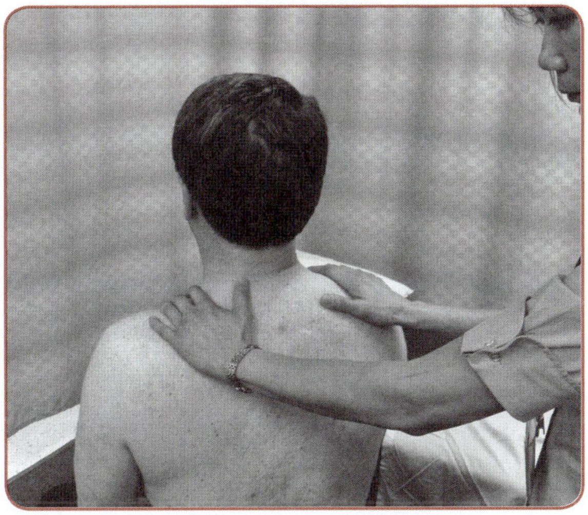

그림 6.9 환자를 앉힌 자세에서 호흡 보조근 평가

다음은 호흡 평가 시 관찰해야 할 사항이 몇 가지 있다.

- 호흡 초기 — 호흡 초기는 흉부(가슴)가 아닌 배근 부위에서 일어나야 한다.
- 흡기 시 아래 가슴우리의 가쪽 이동 — 가슴우리(rib cage)의 움직임은 환자가 앉거나 서 있는 자세에서 가장 잘 평가된다.
- 흡기의 마지막 단계에서의 가슴 확장 — 가장 일반적인 변형된 패턴은 비대칭 또는 가로막 활동을 보상하기 위해 목갈비근과 위등세모근에 의한 위쪽 갈비뼈의 올림 또는 머리 올림이다.

몇 가지 주요 변형된 호흡 패턴이다:

- 흡기 중 전체 가슴우리(rib cage)가 위쪽으로 이동 또는 들뜸
- 배근 움직임보다 우세한 가슴 움직임
- 아래 갈비뼈의 최소 또는 가쪽 이동 없음
- 모순 호흡(Paradoxical breathing) 또는 흡기 시 배근의 공동화 및 호기 시 배근 팽창
- 정상적인 호흡 동안 배 브레이싱을 유지할 수 없음

다음은 2차적인 변형된 호흡 패턴이다:

- 배근 또는 가슴의 움직임이 최소이거나 얕은 호흡
- 비대칭 가슴우리 또는 배근 움직임
- 아래 배근에서 중간, 위-가슴까지의 움직임 순서 변경
- 얼굴, 목 또는 턱에서 관찰 가능하거나 눈에 띄는 과도한 긴장
- 자주 한숨 또는 하품

선택적인 도수근력검사
Selected Manual Muscle Tests

도수근력검사(MMT)는 다양한 용어로 표현된다. 이 부분은 움직임 패턴 검사에서 약화되어 있는 근육들을 검사하기 위해 근육의 여러 가지 중요 부분에 초점을 두었다. 근육의 근력과 함께, 근육 수축의 강도 또한 중요하다. 그러므로, 임상가는 검사하는 동안 근육을 촉진해야 한다. 큰볼기근(대둔근, gluteus maximus)과 중간볼기근(중둔근, gluteus medius)은 골반의 안정성에 관련되며, 특히 기립과 보행(gait)에 관련된다. 흔히 하부교차 증후군(LCS)에서 약하거나 억제된 근육들이다. 중간 등세모근과 아래 등세모근(하승모근, lower trapezius)은 상부교차 증후군(UCS)에서 약하거나 억제되며, 종종 어깨통증(shoulder pain)과 목통증 기능부전을 일으킨다. 어깨충돌증후군(shoulder impingement) 환자들은 근육 활성화가 지연되는 것으로 나타났다(Cools et al. 2003).

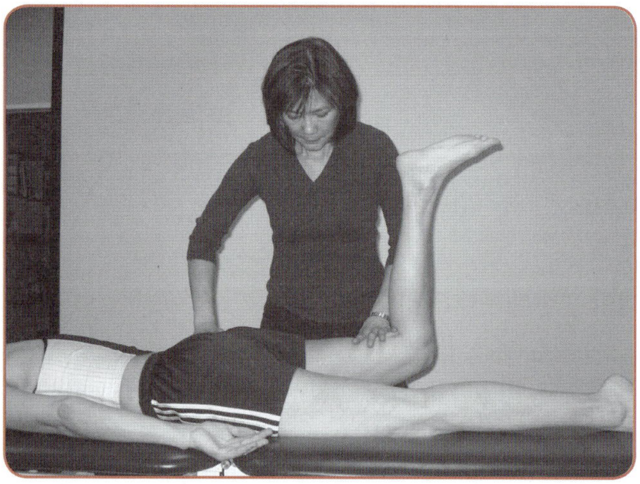

그림 6.10 큰볼기근 도수근력 검사

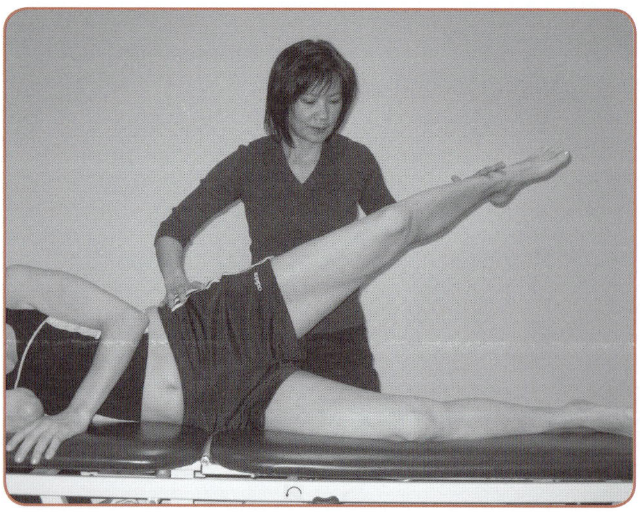

그림 6.11 중간볼기근 도수근력 검사

큰볼기근(Gluteus Maximus)

큰볼기근 근력은 환자의 뒤넙다리근이 엉덩관절 폄을 돕기 위한 역할을 배제하기 위해 무릎관절 90° 굽힘의 엎드린 자세에서 검사한다(그림 6.10).

임상가는 환자의 넙다리뼈를 엉덩관절 폄을 위해 움직이며, 허리뼈(요추, lumbar spine)가 중립자세를 유지할 수 있도록 한다(굽힘되거나 폄 되지 않음). 이 자세를 유지한 후, 임상가는 넙다리뼈 아래 지지를 점차적으로 제거함에 따라 환자에게 다리를 적극적으로 들어 올리도록 지시한다. 이때, 임상가는 다른 손으로 볼기근의 질적인 근 수축을 관찰하며 허리뼈(요추, lumbar spine)와 골반에서 보상작용을 관찰한다. 환자가 중력에 대항하여 넙다리뼈를 유지할 수 없다면, 임상가는 넙다리뼈 먼쪽에 가벼운 저항을 가한다. 근력은 환자가 얼마나 유지하는지에 따라 평가된다.

중간볼기근(Gluteus Medius)

중간볼기근(중둔근, gluteus medius)의 근력은 환자의 옆으로 누운 자세에서 평가된다(그림 6.11). 환자의 엉덩관절, 무릎관절은 굽힘하며, 골반은 반대 중력 자세를 위해 중간볼기근 섬유를 뒤쪽으로 놓기 위해 약간 앞쪽 돌림한다(Kendall, McCreary, and Provance 1993). 이후 임상가는 다리를 벌림시킨다. 골반을 약간 가쪽돌림시켜 중간볼기근의 뒤쪽 섬유 검사를 추가할 수 있다.

환자는 검사 자세에서 다리를 유지한다. 만약 환자가 그 자세를 유지할 수 있다면, 임상가는 모음과 굽힘 방향으로 발목에 가벼운 저항을 가한다. 중간볼기근의 약화는 환자가 자세를 유지할 수 없거나, 근 경련 또는 넙다리근막긴장근(대퇴근막장근, tensor fascia lata; TFL)과 작은볼기근(소둔근, gluteus minimus)의 보상작용으로 골반의 뒤쪽 돌림이 나타난다.

중간 또는 아래 등세모근(Middle and Lower Trapezius)

중간 등세모근(중승모근, middle trapezius)과 아래 등세모근(하승모근, lower trapezius)을 위한 검사는 특히 변형된 어깨관절 자세 또는 위쪽 등뼈, 목뼈(경추, cervical spine)와 팔 통증이 있는 환자에게 유용하다. 이러한 근육들은 상부교차 증후군(upper-crossed syndrome; UCS)에서 약함과 억제와 관련이 있다. 중간 등세모근과 아래 등세모근은 환자를 엎드린 자세에서 검사한다. 환자의 팔은 90° 또는 130° 벌림하며, 약간의 가쪽돌림 자세를 취한다(그림 6.12 a–b).

어깨뼈의 위쪽 또는 가쪽돌림을 유지하기 위해 어깨관절을 가쪽돌림 자세를 취한다. 환자는 팔이음뼈(상지대, shoulder girdle)의 올림 없이 모음과 위쪽돌림 자세를 유지할 수 있어야 한다. 저항은 아래팔의 먼쪽에서 아래쪽으로(바닥 방향) 적용된다. 환자가 이 자세를 유지할 수 없을 때 중간 등세모근과 아래 등세모근의 약화가 있다고 할 수 있다. 근력 약화는 또한 어깨뼈 벌림과 어깨뼈의 앞쪽 기울임이 나타나며, 이는 가슴근 또는 어깨올림근, 상부 등세모근의 우세함 때문이다. 또 다른 흔한 변형된 패턴은 어깨관절 안쪽돌림의 증가와 마름모근 활성화 증가를 통해 어깨뼈의 아래 또는 가쪽돌림이 나타난다. 중간 등세모근(중승모근, middle trapezius)과 아래 등세모근(하승모근, lower trapezius)은 등뼈 폄을 강화시키고, 약한 경우 중간 등뼈(흉추, thoracic spine) 부위에서 뒤굽음을 증가시킨다.

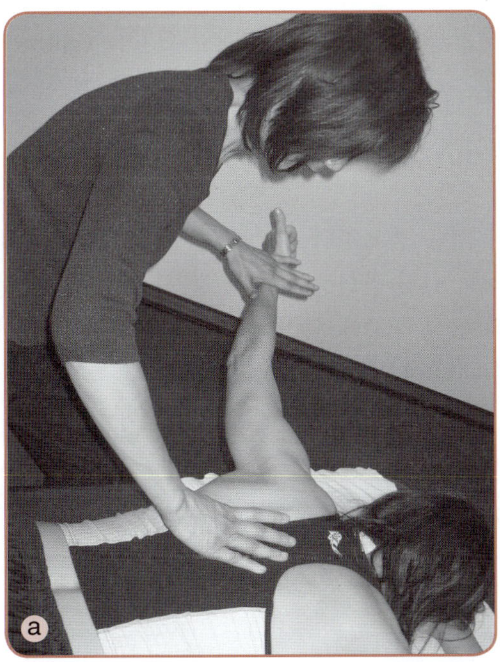

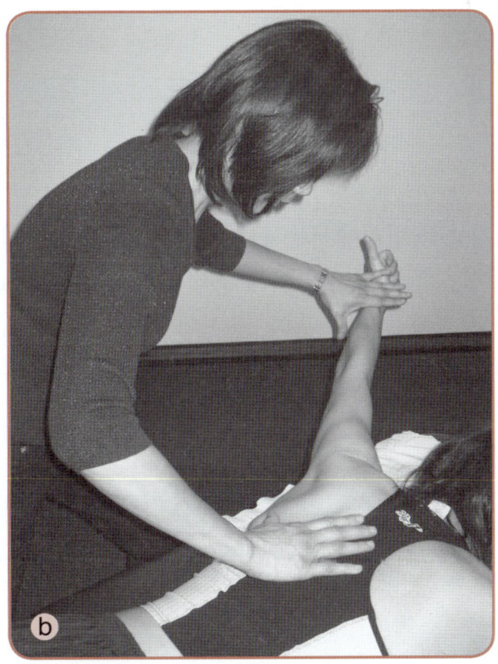

그림 6.12 (a) 중간 등세모근 도수근력 검사. (b) 아래 등세모근 도수근력 검사

(계속)

얀다(Janda)는 아래 등세모근을 검사하는 또 다른 검사 방법을 제안했다(그림 6.12c). 환자는 아래 등세모근을 당기는 위치에 맞춰 검사하는 팔을 머리 위로 올려 엎드린 자세(prone position)로 눕는다. 임상가는 손을 어깨뼈(scapular) 중간 면의 아래 등세모근에 놓는다. 환자는 임상가의 저항에 대항하여 어깨뼈 모음하면서 아래 방향으로 힘을 준다. 임상가는 아래 등세모근의 수축의 질과 양을 측정하면서 목뼈와 허리뼈의 보상작용 및 등허리 척추근과 넓은 등근의 과활성화가 있는지 확인해야 한다.

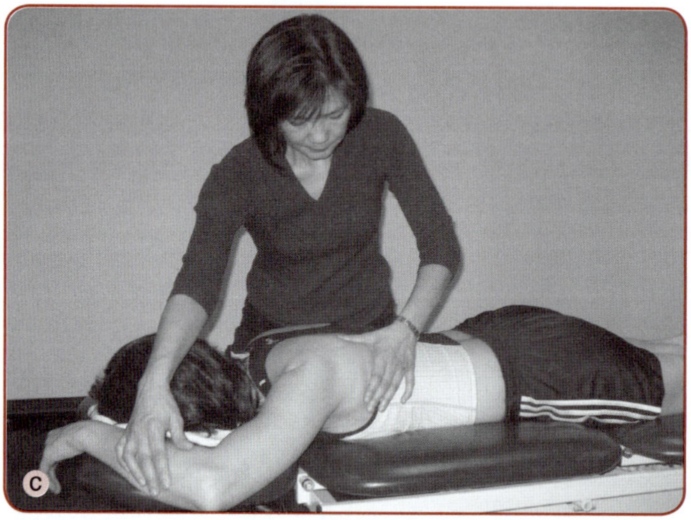

그림 6.12 (c) 얀다의 아래 등세모근 검사

요약

Summary

기능적 병리에서는 근력 검사보다 움직임의 질이 더욱 중요하다. 임상가는 협력근(synergists)의 협응을 평가하기 위해 움직임 패턴(movement pattern)과 관련된 근육의 질, 수축 순서 및 활성화 정도에 초점을 둔다. 움직임 패턴이 척추 및 기타 관절 구조에 부정적인 영향을 미치거나 지속시킬 수 있으므로 움직임 패턴의 질(quality)과 조절(control)은 필수적이다.

CHAPTER

근육길이 검사 7장

MUSCLE LENGTH TESTING

4장에서 보았듯이, 얀다(Janda)는 근육 긴장이 쉽게 발생하는 근육들을 분류했다(48쪽 표 4.2를 참고). 근육 긴장은 관절가동범위의 감소, 근 활동성 감소 또는 상호억제의 원인이 된다. 임상가들은 가장 효과적인 치료를 제공하기 위해 근육 긴장을 정량화하고 긴장 원인이 무엇인지를 결정할 수 있어야 한다. 일반적으로, 근육길이 평가는 움직임 패턴을 사정한 후 실시하며, 움직임 패턴과 자세를 평가하는 동안 임상적 관찰을 통해 근육길이 평가를 확인해야 한다.

Mense와 Simons에 의하면, 근육 긴장도 또는 근긴장은 생리학적으로 두 가지 요인에 의해 달려 있다: 근육과 관련된 연부조직의 기본적 점탄성과 근육 수축의 활성화 정도에 따라 분류했다(Mense and Simons 2001, p.99; 그림 7.1). 근육의 기본적 점탄성은 근육의 긴장, 강직, 신장성(extensibility) 손실(길이)을 포함하며, 사경(spasmodic torticollis) 또는 턱관절의 경련성 입벌림 장애와 같이 근육이 과도하게 수축된 상태를 포함한다. 점탄성 변화는 근육의 단축 또는 강직(신장성 감소)과 이차적으로 수축 섬유, 근육 내 결합조직 또는 인접 근막의 단축을 말한다. 반면에, 수축 근육의 긴장도는 근육에 있는 근섬유의 대부분 또는 통증유발점(TrPs)의 단단한 띠(taut bands)와 같이 일부 근섬유들의 긴장을 포함할 수 있다(8장).

임상적으로, 안정 시 근육 긴장도는 근육의 수축력과 점탄성을 동시에 가지고 있어야 한다. 긴장된 근육은 안정 시 높은 근긴장도와 낮은 자극 역치를 가지고 있다. 이 의미는 움직일 때 근육이 더욱 쉽게 수축 활동한다는 뜻이다. 높은 근긴장도와 낮은 자극 역치를 가지고 있으면 근육의 상호억제 원인이 된다. 이 패턴이 지속되면 근육 불균형이 영구화되며, 가끔 통증과 기능부전을 가져온다. 긴장된 근육들을 스트레칭하거나 긴장된 근육들을 안정 시 근 긴장을 감소시키면 상호억제된 근육들의 근력을 향상시킬 수 있다; 근력 향상은 아마도 쉐링톤의 상호 억제 법칙(Sherrington's law of reciprocal inhibition)을 통해서 이뤄진다(Sherrington 1906).

적절한 긴장을 가진 근육은 정상적인 근육 보다 일반적으로 더욱 근력이 강하다. 그렇지만, 현저하게 긴장을 가진 근육의 경우는 근력이 약간 감소한다. 얀다(Janda)는 오랜 시간 동안 긴장이 있는 경우 ***긴장성 약화***와 같이 근력이 약화된다고 제시했다(Janda 1986a). 이런 종류의 긴장에 대한 치료는 근력 강화가 아니며, 만약 근력 강화를 시키면 더욱 단축되며, 결과적으로 더욱 약화되기 때문이다. 대신에 치료는 근육의 점탄성 또는 비수축성인 결합조직들을 신장시키는 방향으로 중재해야 한다.

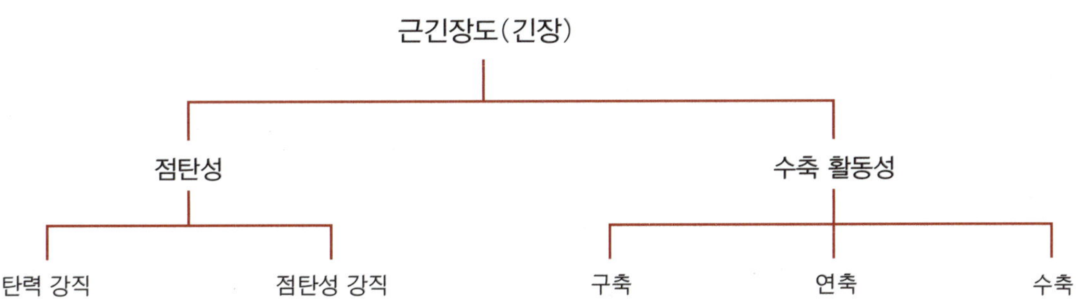

그림 7.1 근육 긴장에 영향을 미치는 요인들

Adapted, by permission, from S. Mense and D.G. Simons, 2001, *Muscle pain: Understanding its nature, diagnosis, and treatment, Pain associated with increased muscle tension* (Baltimore: Lippincott, Williams & Wilkins), 100.

근육길이 검사는 만성 통증 또는 통증이 재발된 환자들에게 대부분 사용할 수 있다. 근 긴장 증가 또는 근육 길이 감소가 있는 근육들의 근력강화는 한계가 있다. 이 장에서는 다리와 상지 주요 근육들의 검사방법과 관절의 과운동성(hypermobility)에 대한 설명과 방법을 자세하게 제시했다.

근육길이 평가 기술
Muscle Length Assessment Technique

근육길이 검사는 수동적으로 근육을 신장시켜 저항을 평가하면서 근육을 반대 방향으로 신장시키는 것을 포함한다. 정확한 검사는 근육이 붙어 있는 뼈의 한 부분(일반적으로 이는 곳)을 고정시키고 다른 부분이(닿는 곳) 근육길이를 측정하는 방향으로 수동적으로 신장시키면서 실시한다. 즉, 근육길이 검사는 수동적 운동에 대한 저항을 평가하는 것이다. 이런 방법은 전형적인 유연성 또는 관절가동범위 검사와는 다르다. 실질적으로 관절가동범위는 진료 챠트에 기록하기 위해 측정할 수 있지만, 근육 불균형 증후군(muscle imbalance syndromes)에서는 제한된 임상 정보만 제공한다. 가장 중요한 임상 정보는 근육의 끝느낌과 ROM의 끝느낌 위치이다. 근육을 늘리는 것은 근방추의 빠른 신장(quick stretch)이 나타나지 않도록 천천히 실시해야 하며, 이 후 연축반응(twitch response)과 근수축을 유도한다. 또한, 정확하고 정밀한 측정을 위해 근육길이 검사는 환자가 급성 통증이 없을 때 검사를 실시하며, 통증 억제 및 근방호가 발생하지않도록 실시해야 한다. 즉, 근육길이에 대한 평가는 4단계로 나눌 수 있다:

1. 근육의 이는 곳(기시, origin)에서 닿는 곳(정지, insertion)의 최대 근육길이를 확인한다.
2. 한쪽 끝을 단단하게 고정시킨다(대부분 닿는 곳을 이용)
3. 근육을 천천히 늘린다
4. 관절가동범위의 끝느낌(end feel)을 평가한다.

주요 근육들의 검사 절차는 다음과 같다. 임상가들은 나열된 모든 근육들의 근육길이 검사를 실시하지 않아도 되며; 대신, 긴장이 있을 것으로 생각되는 근육들의 자세와 움직임 패턴 분석을 사정할 수 있어야 한다. 긴장된 근육들을 확인한 후 임상가들은 근육 불균형 패턴을 설정할 수 있으며(강직이 있는 경우), 긴장(tightness)의 원인에 대해 평가를 시작해야 한다.

표 7.1 근육길이 검사의 정상적인 결과

근육	정상 관절가동범위 또는 끝느낌
엉덩허리근(장요근, iliopsoas)	0° 엉덩관절 폄, 10°에서 과도한 압박
넓다리곧은근(대퇴직근, rectus femoris)	90° 무릎관절 폄, 125°에서 과도한 압박
넓다리근막긴장근-엉덩정강근막띠(TFL-IT) (대퇴근막장근-장경인대, tensor fascia lata-iliotibial band)	0° 엉덩관절 벌림(중립), 15°-20°에서 과도한 압박
모음근(내전근, adductors)	0° 엉덩관절 벌림(중립), 수정된 토마스 검사 위치에서 20°-25°에서 과도한 압박, 바로누운 자세에서 45° 엉덩관절 벌림
뒤넙다리근(슬괵근, hamstrings)	반대쪽 다리 폄과 80° 엉덩관절 굽힘 반대쪽 다리 굽힘과 90° 엉덩관절 굽힘

계속

근육	정상 관절가동범위 또는 끝느낌
종아리세갈래근(하퇴삼두근, triceps surae)	0° 발목 발등굽힘
허리네모근(요방형근, quadratus lumborum)	등허리 곡선(흉요부, thoracolumbar curve)은 점진적으로 부드러워야 함
궁둥구멍근(이상근, piriformis)	점진적으로 부드러운 끝느낌
위 등세모근(상승모근, upper trapezius)	점진적으로 부드러운 끝느낌
어깨올림근(견갑거근, levator scapulae)	점진적으로 부드러운 끝느낌
목빗근(SCM)(흉쇄유돌근, sternocleidomastoid)	점진적으로 부드러운 끝느낌
큰가슴근(대흉근, pectoralis major)	**복장뼈 부분**(*아래 섬유, lower fibers*): 어깨가 150° 벌림된 상태, 팔은 치료대와 수평을 이루고, 15°–20°에서 과도한 압박. **빗장뼈 부분**(*아래 섬유, lower fibers*): 어깨가 60° 벌림된 상태, 팔은 치료 테이블 위에 자연스럽게 내려놓음 **복장뼈 부분**(*중간 섬유, mid fibers*): 어깨가 90° 벌림된 상태, 팔은 치료대와 수평을 이루고, 30°에서 과도한 압박,
척추옆근육(paraspinals)	쇼버검사(Schober's test): 편위 > 2.4 인치(6 cm)

다리 근육들
Lower-Quarter Muscles

다리 근육들은 다리, 골반과 허리를 포함한다. 근육 긴장은 한발로 균형 잡을 때 사용되는 근육들도 포함한다(Janda 1987). 엉덩관절 굽힘근과 등허리 폄근의 긴장은 얀다(Janda)의 하지교차증후군(lower-crossed syndrome; LCS)의 특징적인 증상이다.

엉덩관절 굽힘근에서 수정된 토마스 검사 (Modified Thomas Test for Hip Flexor)

수정된 토마스 검사(그림 7.2 a-e)는 임상가들이 긴장된 근육을 네 가지로 분류해서 평가할 수 있도록 제시한 방법이며, 네 가지 근육인 엉덩관절 굽힘근에서 단일관절(one-joint) 엉덩관절 굽힘근인 엉덩근(장골근, iliacus)과 큰허리근(대요근, psoas major), 엉덩관절 굽힘근의 두 개 관절(two-joint)을 지나는 엉덩관절 굽힘근인 넙다리곧은근과 넙다리근막긴장근-엉덩정강근막띠(TFL-ITB)를 평가할 수 있어야 한다. 엉덩관절 굽힘근의 긴장은 보행할 때 엉덩관절의 과다폄이 제한되며 앞 골반 기울임의 원인이 될 수 있다. 큰볼기근의 약화는 종종 엉덩관절 굽힘근을 촉진시킨다.

환자 위치(Patient Position)

환자의 한 발은 바닥에 내려놓고 침대 끝 가장자리에 꼬리뼈(coccyx)와 궁둥뼈결절(좌골결절, ischial tuberosities)로 앉게 한다. 그런 다음, 환자는 자세를 유지하면서 손으로 넙다리뼈 뒷부분을 잡고 엉덩관절과 무릎관절을 반대편 가슴쪽으로 굽힘히도록 한다(그림 7.2a 참고).

임상가 위치(Clinician Position)

임상가는 환자를 마주보고, 검사하지 않는 다리 옆에 선다. 환자를 보조해주기 위해서 한 손은 중간 등뼈에 다른 한 손은 무릎에 위치하게 하고, 임상가는 침대에 바로 누운 자세를 만들기 위해 수동적으로 검사 자세를 만들어 준다. 임상가는 환자의 무릎은 굽힘, 허리는 굽힘, 골반은 엉덩관절 굽힘근의 이는 곳을 고정시켜 뒤쪽 돌림을 유지하는 것이 필요하다.

검사(Test)

임상가는 검사하는 다리에 저항이 느낄 때 또는 골반이 움직일 때까지 다리를 수동적으로 내린다. 환자의 넙다리가 안정된 자세가 되면, 임상가는 중립과 치료대에 평행한 상태 또는 벌린 상태인지를 관찰한다.

치료대 위에서 엉치뼈와 허리를 편안한 상태로 만든 다음 단일관절인 엉덩관절 굽힘근의 정상적인 길이 측정은 치료대와 접촉되어 있는 뒤넙다리를 확인한다(0° 엉덩관절 폄). 약간의 압력과 함께, 넙다리가 과다폄 10°~15° 도달한다(그림 7.2 b-c). 무릎뼈 고랑, 상위가 돌출되게 보이면(그림 7.2d) 넙다리곧은근이 단축되었다는 것을 생각할 수 있으며, 가쪽 엉덩정강근막띠 고랑이 돌출되게 보이면, 엉덩정강근막띠가 단축되었다는 것을 생각할 수 있다(그림 7.2e).

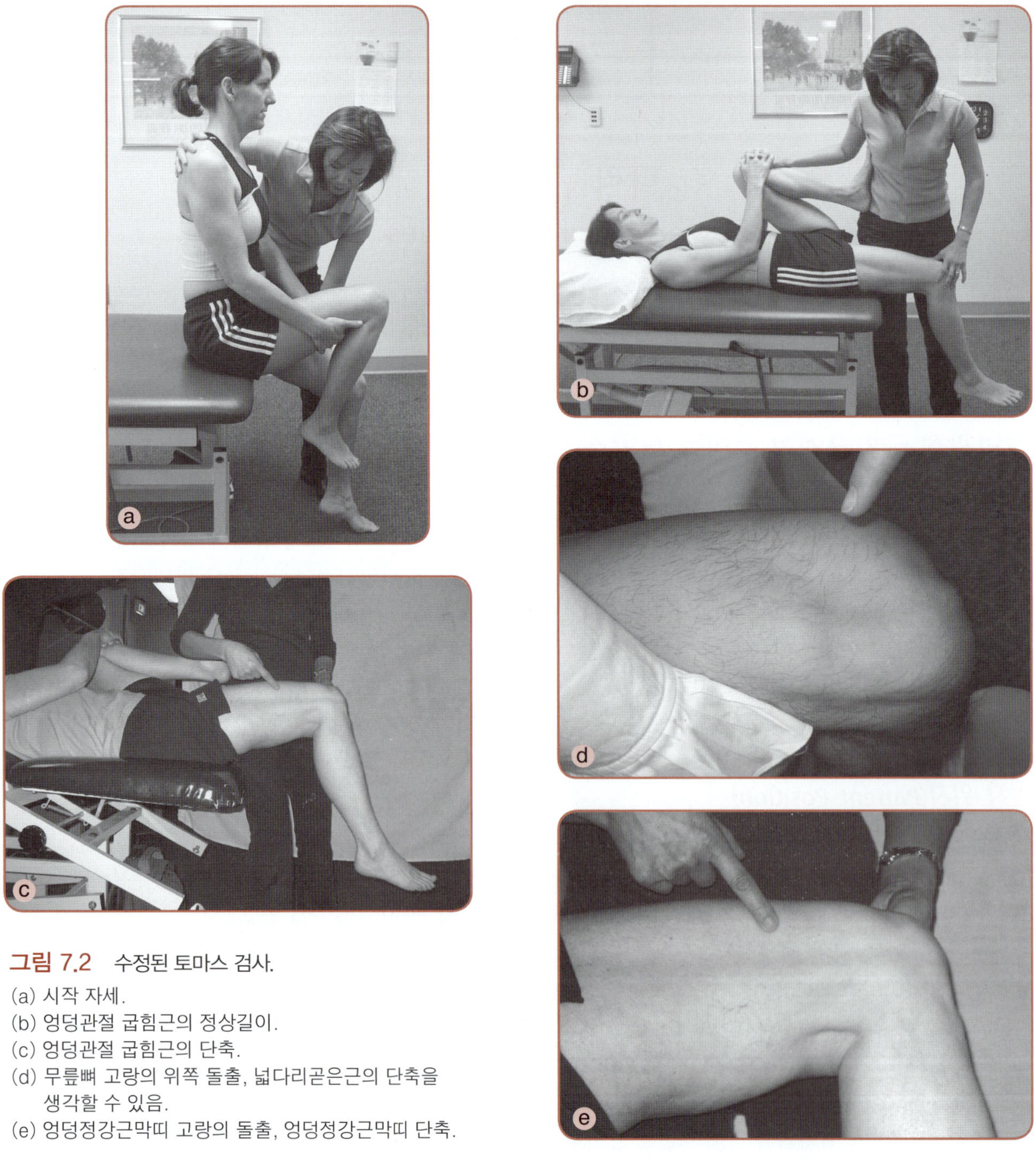

그림 7.2 수정된 토마스 검사.
(a) 시작 자세.
(b) 엉덩관절 굽힘근의 정상길이.
(c) 엉덩관절 굽힘근의 단축.
(d) 무릎뼈 고랑의 위쪽 돌출, 넓다리곧은근의 단축을 생각할 수 있음.
(e) 엉덩정강근막띠 고랑의 돌출, 엉덩정강근막띠 단축.

넙다리의 자세는 다음에 있는 근육을 평가한다:

- **엉덩관절의 굽힘 자세.** 넙다리뼈가 치료대에 닫거나 닿지않을 때, 단일관절 및 두 개관절을 지나는 엉덩관절 굽힘근을 구별하기 위해 임상가는 무릎을 펴시켜 두 개 관절 지나는 굽힘근을 이완시킨다. 엉덩관절 굽힘의 가동범위가 감소하거나 치료대 가까이에서 움직이면, 두 개 관절을 지나는 엉덩관절 굽힘근이 눈에 띄게 단축되었다는 것을 알 수 있다. 엉덩관절 굽힘이 변화되지 않으면, 단일관절 엉덩관절 굽힘근이 눈에 띄게 단축되었다는 것을 알 수 있다.
- **넙다리뼈의 모음 자세.** 임상가는 환자의 엉덩관절을 수동적 벌림 15°-25°와 수동적 모음 15°-25° 범위 내에서 움직일 수 있다. 임상가는 환자의 넙다리뼈를 중립위치에 놓아야 하며, 엉덩관절 굽힘이 증가하면, 넙다리근막긴장근-엉덩정강근막띠가 단축되었다는 것을 확진할 수 있다. 무릎뼈의 가쪽 편위(lateral deviation) 또한 넙다리근막긴장근이 긴장되었을 때 관찰할 수 있다.
- **무릎관절 굽힘이 80°보다 적을 때.** 이상적으로, 넙다리곧은근의 길이는 엉덩관절에서 폄 0°와 무릎 굽힘의 80°에서 측정한다. 단축된 넙다리곧은근은 80° 이내의 무릎 굽힘에서 제한된다. 무릎뼈 고랑, 위쪽 무릎뼈 고랑의 돌출은 넙다리곧은근이 단축되었을 때 관찰할 수 있다.

뒤넙다리근 길이 검사(Hamstring Muscle Length Test)

큰볼기근과 뒤넙다리근은 엉덩관절 폄의 협동근육들이다. 그러나, 큰볼기근이 약화되었을 때, 뒤넙다리근이 가끔 큰볼기근의 보상작용을 하기 위하여 엉덩관절 폄근의 일차 수축근으로 작용하며, 이런 근육 불균형의 변화는 결국 잘못된 움직임과 근육 수축 패턴이 변화된다. 뒤넙다리근 길이는 자세 평가에서 뒤넙다리근의 먼쪽 2/3에 있는 근육 크기(muscle bulk)가 증가하거나 엉덩관절 폄의 변화를 표시하면서 환자를 평가해야 한다.

환자 위치(Patient Position)

환자는 바로 누운 자세에서 검사하는 반대쪽 다리는 편다. 정확한 자세는 바로 누운 상태에서 반대쪽 다리를 편다. 또는 환자의 단축된 엉덩관절 굽힘근을 적응시키기 위해서 또는 허리 폄근의 이완을 위해 반대 다리를 굽힘할 수 있다.

임상가 위치(Clinician Position)

임상가는 환자를 마주보고 검사하는 아래다리 옆에 서 있는다. 다리 돌림을 조절하기 위해, 임상가는 팔꿈치를 구부려 환자의 발뒤꿈치를 팔로 떠 받치고, 다리직거상하는 동안 무릎관절 폄을 유지하기 위해 정강뼈를 약간의 압력을 가한다. 임상가의 다른 한 손은 검사하는 다리의 위앞엉덩뼈가시(ASIS)에 위치하며, 이것은 골반 움직임을 인지하기 위해서이다(그림 7.3 참고).

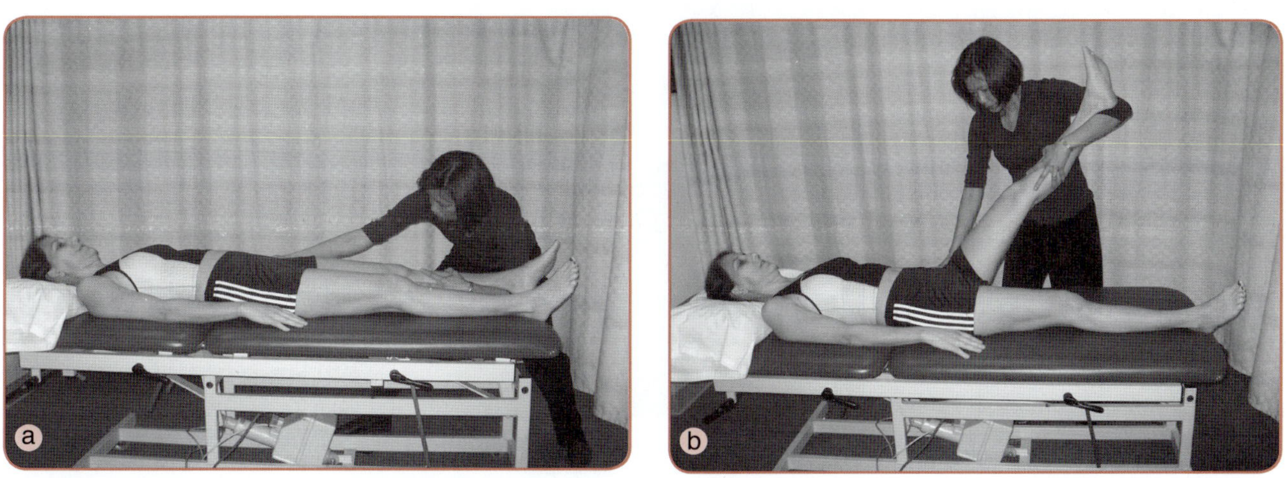

그림 7.3 뒤넙다리근 길이 검사. (a) 시작 자세 (b) 마지막 자세

검사(Test)

임상가는 골반이 위쪽으로 움직일 때까지 검사하는 다리를 수동적으로 올리며, 뒤넙다리근 길이의 끝부분을 느낌을 평가한다. Kendall, McCreary와 Provance(1993)에 의하면, 정상적인 뒤넙다리근 길이는 반대쪽 다리를 편 상태에서 엉덩관절 굽힘의 80°, 반대쪽 다리의 굽힘에서 90°라고 제시했다. 엉덩관절 굽힘의 70° 이하일 때는 넙다리네갈래근 또는 큰볼기근의 억제반사로 뒤넙다리근의 신장성이 유의하게 감소한다.

모음근 길이 검사(Adductor Muscle Length Test)

엉덩관절 모음근의 안정은 다른 다리이음뼈(골반대, pelvic girdle)와 몸통근육들이 모두 연합해서 제공한다. 모음근이 뻣뻣하거나 과다긴장성 근육이 있을 때, 길항근(중간볼기근)과 심부 엉덩관절 바깥돌림 내재근들의 상호억제가 나타날 수 있다. 모음근의 길이 검사는 자세 평가하는 동안 또는 과도한 안쪽 넙다리뼈 돌림 없이 또는 과도한 엉덩관절 모음을 한 상태에서 환자가 서 있을 때 모음근 패임을 주의하면서 검사해야 한다. 한쪽 다리로 균형잡기와 보행 분석은 가쪽 골반의 부적절한 안정성을 나타날 수 있다.

환자 위치(Patient Position)

환자는 아래다리를 편 상태로 바로 눕는다. 검사하지 않는 다리는 골반의 안정성을 보조하기 위해 벌림을 15° 한 상태를 유지한다.

임상가 위치(Clinician Position)

임상가는 환자를 마주보고 검사하는 아래다리 옆에 서 있는다. 다리 돌림을 조절하기 위하여, 임상가는 팔꿈치를 구부려 환자의 발꿈치를 팔로 떠받치고, 다리직거상을 하는 동안 무릎관절 폄을 유지하기 위해 정강뼈에 약간의 압력을 가한다. 임상가의 다른 한 손은 검사하는 다리의 위앞엉덩뼈가시(ASIS)에 위치하며, 이것은 골반 움직임을 인지하기 위해서이다.

검사(Test)

임상가는 골반이 가쪽으로 움직일 때까지 환자의 아래다리를 수동적으로 벌린다. Kendall, McCreary 와 Provance(1993)에 의해 제시된 모음근의 정상 길이 검사는 골반 가쪽 움직임 없이 45°까지 엉덩관절 벌림이다(그림 7.4a). 모음근이 단축된 것이 발견된다면, 엉덩관절 모음근의 단일관절 엉덩관절 굽힘근과 두 개 관절을 지나는 엉덩관절 굽힘근이 무릎관절을 15° 수동적으로 굽힘에 따라 구분할 수 있다. 이렇게 하면 두 개 관절을 지나는 엉덩관절 모임근들(긴모음근, 두덩정강근과 안쪽 뒤넙다리근)이 느슨하게 된다. 무릎이 굽혀진 상태에서 엉덩관절 벌림의 가동범위가 증가하면 두 개 관절을 지나는 엉덩관절 모임근들이 단축되었다는 것을 나타낸다. 엉덩관절 벌림이 변하지 않으면, 단일관절 엉덩관절 모임근이 단축된 것이다(그림 7.4b).

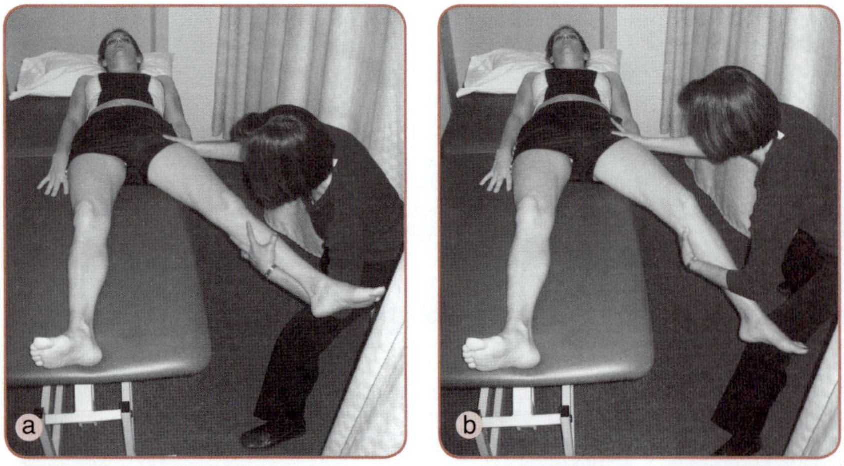

그림 7.4 (a) 모음근 길이 검사의 마지막 자세 (b) 단일 관절과 두 개 관절을 지나는 엉덩관절 모음근의 구별

종아리세갈래근 길이 검사(Triceps surae Muscle Length Test)

종아리세갈래근 긴장은 가끔 허리통증(요통)의 숨겨진 원인이 될 수 있다(Janda 1987; Janda, Frank, and Liebenson 2007). 종아리세갈래근이 긴장되었을 때, 신체 무게중심은 앞쪽으로 이동하며, 서 있는 자세와 보행하는 동안 직립자세를 유지하기 위해 등허리 척추옆근육이 과다활성화되는 보상작용이 자주 발생한다. 이 과다활성화는 허리분절에 비정상적인 압박 스트레스가 발생하며 만성허리 통증 주기를 지속시킨다.

환자 위치(Patient Position)

환자는 바로 누운 자세에서 검사를 하지 않는 다리는 굽힌 상태에서 발을 치료대에서 안정된 자세를 취한다. 검사하는 다리는 치료대 가장자리에 발을 걸치고 편 상태를 유지한다.

임상가 위치(Clinician Position)

임상가는 치료대의 가장자리에서 환자를 마주 보면서 앉거나 서 있는 자세를 취한다. 임상가의 손을 갈고리 모양으로 만들고, 세 번째, 네 번째와 다섯 번째 손허리손가락관절(중수지관절, metacarpophalangeal joints)을 굽힌다(그림 7.5a). 임상가의 손은 환자의 장딴지근육(비복근, calf muscle)에서 시작해서 다리를 따라 내려오면서 발꿈치뼈(종골, calcaneus)에서 정지한다. 이 시점에서, 임상가의 엄지두덩의 살이 많은 부위와 갈고리 사이에 발꿈치뼈를 유지한다.

검사(Test)

임상가는 종아리세갈래근이 모두 느슨해질 때까지 또는 더 이상 움직임이 감지되지 않을 때까지 발꿈치뼈의 아래 부분을 잡아당긴다. 그리고 임상가는 다른 손의 엄지손가락을 환자의 앞발의 가쪽면에 놓는데; 엄지는 다섯 번째 발허리뼈머리(중족골두, metatarsal head)에 놓여지게 되는 것이다(그림 7.5b). 발꿈치뼈를 잡아당기면서 유지하는 동안, 임상가는 수동적으로 발등굽힘 방향으로 앞발에 압력을 적용하며, 목말밑관절(subtalar joint)은 가능한 중립자세를 유지한다(그림 7.5c).

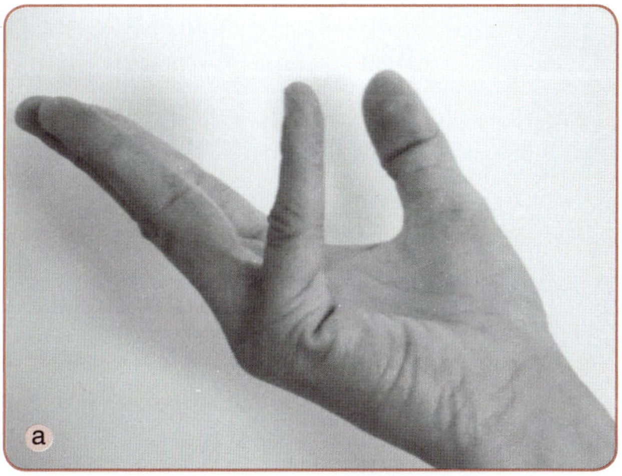

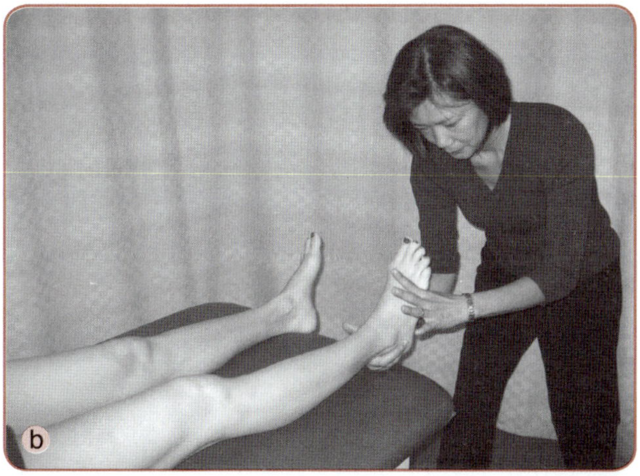

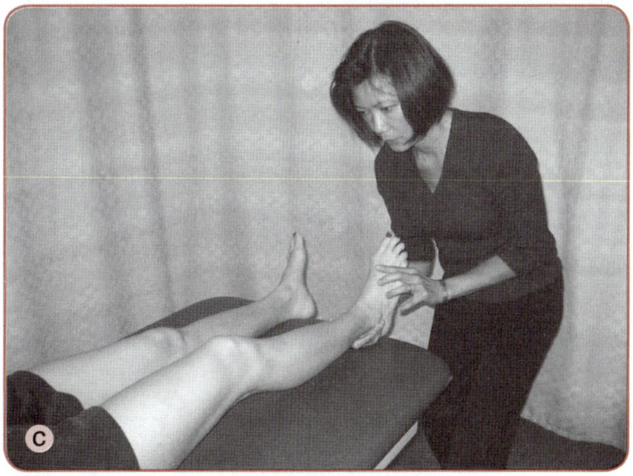

그림 7.5 (a) 갈고리 자세 (b) 엄지를 다섯 번째 발허리뼈머리에 놓음 (c) 종아리세갈래근 길이 검사

종아리세갈래근의 정상 길이는 발 위치가 발등굽힘 각도가 0° 위치일 때이다. 만약 근육이 단축되어 있으면, 임상가는 두 개 관절(two-joint)을 지나는 근육인 장딴지근(비복근, gastrocnemius) 또는 단일 관절(one-joint) 근육인 가자미근(넙치근, soleus)이 단축의 원인이되는 주요 근육인지 구분할 수 있다. 이를 위해, 임상가는 발꿈치뼈(종골, calcaneus)를 잡아당기고 앞발에 압력을 유지하면서 환자의 무릎관절을 굽힘하게 한다. 발목 발등굽힘의 가동범위가 증가하면, 무릎관절 주변의근육이 이완되어 장딴지근에 의해 단축이 발생한다. 무릎을 굽힘할 때 발목관절의 가동범위가 변화가 없으면, 가자미근이 긴장된 근육이다.

허리네모근 길이 검사(Quadratus Lumborum Muscle Length Test)

엉덩관절 벌림은 엉덩관절 벌림근(중간볼기근과 작은볼기근), 넙다리근막긴장근(TFL)이 일차적으로 작용하며, 허리네모근(요방형근, quadratus lumborum), 배근육, 심부 내재 허리 폄근은 안정성과 협응 작용을 제공한다. 중간볼기근과 작은볼기근이 약화되었을 때 또는 억제되었을 때 넙다리근막긴장근 또는 허리네모근이 일차적인 수축근육으로 작용하는 보상작용이 발생한다. 엉덩관절 벌림 검사는 임상가에게 이 근육들의 작용에 대한 정보를 제공한다. 제 6장에서 설명한 바와 같이, 엉덩관절 벌림이 손상되었을 때 대부분 움직임 패턴은 허리네모근이 움직임 초기에 작용해서 엉덩관절을 들어 올리는 동작(hip hiking)이 발생한다. 엉덩관절을 들어 올리는 동작은 과도한 옆면 구부림이 나타나 허리 분절에 압축응력(compressive stresses)이 발생한다. 그러므로, 긴장된 허리네모근은 허리통증의 또 다른 원인이 될 수 있다(Janda 1987; Janda, Frank, and Liebenson 2007).

허리네모근은 여러 척수 분절에 걸쳐 있기 때문에 근육검사 하기가 어렵다. 실질적인 길이 검사는 환자가 엎드린 자세에서 수동적으로 실시해야 하며, 이 검사는 2명의 임상가가 필요하기 때문에 비실용적일 수 있다. 옆으로 눕거나 또는 선 자세에서 검사하는 것이 더욱 실용적일 수 있다.

허리네모근의 길이 검사(Quadratus Lumborum Muscle Length Test)

엎드린 위치(Prone Position)

환자를 엎드린 자세에서 허리네모근의 실질적인 수동 근육길이 검사를 실시할 때, 2명의 임상가가 필요하다. 환자의 골반은 한 명의 임상가가 고정시키고, 다른 임상가는 환자의 몸통을 수동적으로 옆으로 움직이게 한다.

환자 위치(Patient Position)

환자는 엎드린 자세에서 회전의자(rolling stool)를 이용해 몸통을 보조한다.
허리뼈는 상대적으로 중립자세를 유지한다(그림 7.6a).

임상가 위치(Clinician Position)

환자의 골반을 임상가 한 명이 고정한다. 다른 임상가는 환자를 마주보고,
환자의 머리에 선 자세로 있는다.

검사(Test)

환자의 골반은 임상가에 의해 고정되는 동안, 다른 임상가는 환자의 몸통(torso)을 골반 움직임이 느낄 때까지 옆방향으로 수동적으로 움직인다(그림 7.6 b-c). 등허리 척추 만곡(흉요부, thoracolumbar spine curve)이 부드러워지거나 완만해지는 것을 관찰할 수 있다.

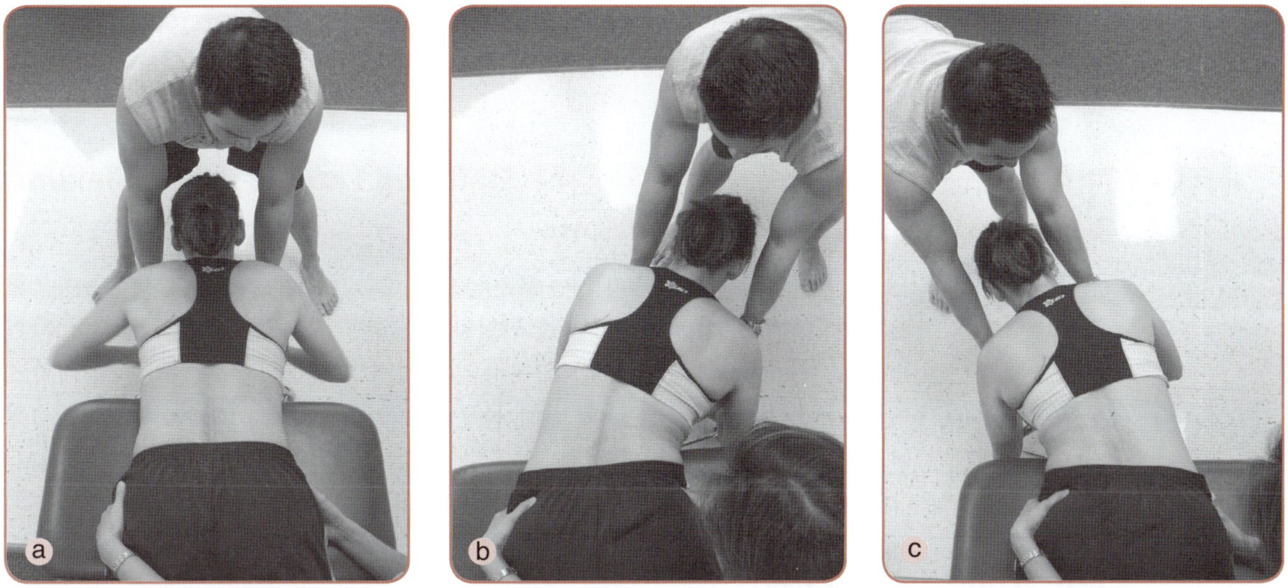

그림 7.6 (a) 허리네모근 길이 검사에서 시작 자세 (b) 마지막 자세 (c) 다른 쪽의 마지막 자세. 몸통을 왼쪽 가쪽으로 굽힘할 때, 척주 만곡의 부드러움이 감소하는 특징이 있음

옆으로 누운 자세에서 허리네모근 길이 검사 (Quadratus Lumborum Muscle Length Test in Side-Lying Position)

얀다(Janda)에 의해 계발된 옆으로 누운 자세에서 검사는 몸통을 아래팔에 지지하면서 어깨를 옆으로 늘리면, 몸통이 측면으로 구부리는 동안 골반을 안정적으로 고정을 제공하기 위한 방법이다. 이 검사는 환자가 상대적으로 어깨에 통증이 없어야 하며, 몸통을 들어 올릴 수 있는 팔이음뼈(상지대, shoulder girdle) 주변근육의 안정성과 근력이 충분해야 가능하다.

환자 위치(Patient Position)

환자가 서 있을 때, 임상가는 어깨뼈의 아래각을 표시한다. 그런 다음, 환자를 검사하기 위해 옆으로 누운 상태에서, 머리 아래에 굽힘된 팔을 바닥에 놓고 팔의 윗부분을 치료대 위에 고정시킨다(그림 7.7). 임상가는 환자의 척추가 굽힘과 돌림에 대해 중립적인 위치에 있는지 확인해야 한다.

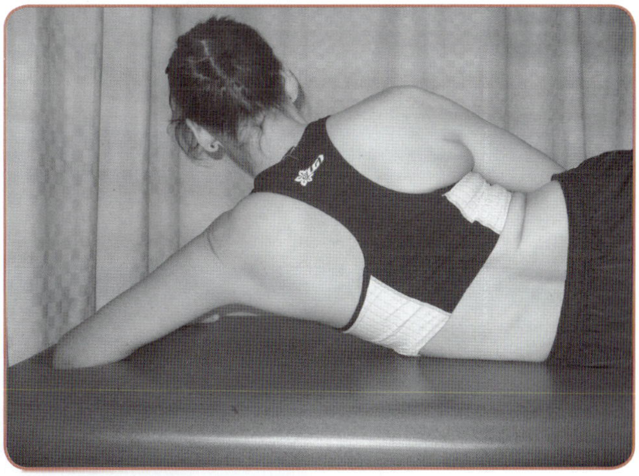

그림 7.7 환자가 옆으로 누운 자세에서 허리네모근의 검사 방법

임상가 위치(Clinician Position)

임상가는 환자 뒤에 기립한 자세에서 한 손으로 환자의 엉덩뼈능선 바로 아래 놓는다. 이것은 검사 중에 골반의 움직임을 임상가가 감지할 수 있기 위해서이다.

검사(Test)

환자는 팔을 치료대 바닥에서 펼쳐서 상부 몸통이 가쪽으로 올라가도록 한다. 임상가가 환자의 골반이 움직이는 것을 감지할 때 동작을 멈춘다. 치료대와 검사 전에 표시한 어깨뼈 아래각(inferior angle) 사이의 거리를 측정한다. 어깨뼈 아래각은 치료대에서 2인치(또는 3-5 cm) 정도 올라가 있어야 한다. 척주 만곡(spinal curve)이 정상적으로 부드럽게 연결되어 있는지 확인해야 한다. 허리네모근이 단축되어 있으면, 허리 척주가 직선으로 유지된다.

허리네모근의 서서 가쪽 몸통굽힘 검사(Standing Lateral Trunk Flexion Test for the Quadratus Lumborum)

허리네모근(요방형근, quadratus lumborum)에 대한 가장 간단한 임상 선별 검사로 능동적으로 가쪽 몸통 굽힘하는 동안 척주 만곡(spinal curve)을 관찰한다. 등허리 척추(thoracolumbar spine)의 곡선은 허리분절(lumbar segments)(그림 7.8a) 위에서 발생하며 대부분의 척추만곡은 상대적으로 부드러우며, 이런 이유 때문에 허리 분절에 비해 등분절(thoracic versus lumbar segments)에서 더 많은 분절 관절놀이(joint play)가 발생한다. 척주 곡선은 또한 일차적인 옆면 구부림(side bending)에 의해 나타나는 뚜렷한 모양의 받침점 형태가 나타나는 영역이 관찰된다.

환자 위치(Patient Position)

환자는 양측면에 팔을 이완된 상태에서 반듯하게 서 있는다.

임상가 위치(Clinician Position)

임상가는 환자의 뒤에 서 있는다.

검사(Test)

임상가가 척주 만곡이 부드러운지를 검사하는 동안 환자는 양쪽 각 측면 방향으로 구부린다. 허리네모근이 단축되었으면, 환자가 반대편으로 구부릴 때, L4–L5 위에서 뚜렷한 모양의 받침점이 보이며 허리 척주가 직선으로 나타난다(그림 7.8b)

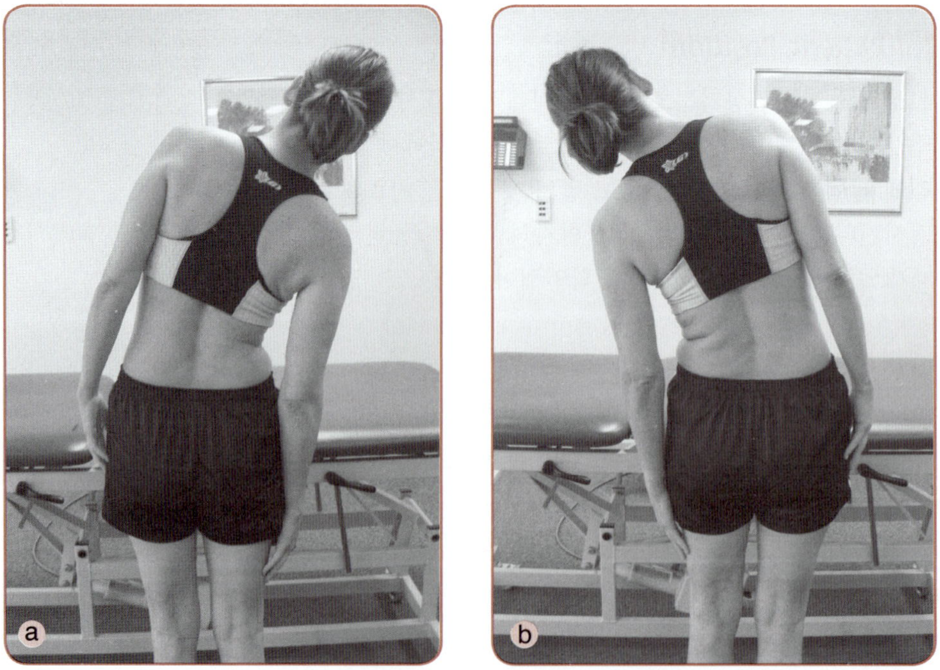

그림 7.8 허리네모근 검사. (a) 부드러운 척주 만곡. (b) L4–L5 위에 보이는 곡선 받침점(fulcrum); 가쪽 굽힘이 발생하는 받침점에 유의해야 함

척추옆근육 길이 검사(Paraspinals Muscle Length Test)

척추옆근육은 배근육, 골반저근육(pelvic floor) 및 볼기근과 같은 심부 척추 안정화 근육들의 작용이 불충분해 자주 과다활성 반응이 나타난다. 과다활성(overactivation) 또한 얀다(Janda)의 하지교차증후군(LCS)과 마찬가지로 엉덩관절 굽힘근이 긴장되었을 때 나타난다. 척추옆근육의 과다활성과 우뚝 솟은 근육을 찾는 단서는 환자가 선 자세 또는 엎드린 자세에 있을 과도한 척추옆근육의 크기가 나타난다. 또 다른 단서는 바로 누운 자세로 있을 때 허리 척주를 편평하게 할 수 없다. 정확한 검사는 엎드린 자세에서 엉덩관절 폄과 같이 허리 세움 또는 앞쪽 골반경사가 증가할 때 관찰할 수 있다.

허리네모근, 척추옆근육과 같이 척추의 여러 분절에 걸쳐 있기 때문에 평가하는데 어렵다. 척추옆근육에 대한 선별검사는 변형된 쇼버검사(Schober's test)이며, 검사방법은 나중에 설명하겠다.

환자 위치(Patient Position)

환자는 엉덩관절과 무릎관절을 90° 굽히고 약간 뒤쪽 골반 경사된 상태로 앉는다. 임상가는 위뒤엉덩뼈가시(PSIS)의 높이에 있는 엉치뼈 위에 표시는 하고, 엉치뼈 위에서 4인치(10cm) 떨어진 곳에 또 하나 표시를 한다.

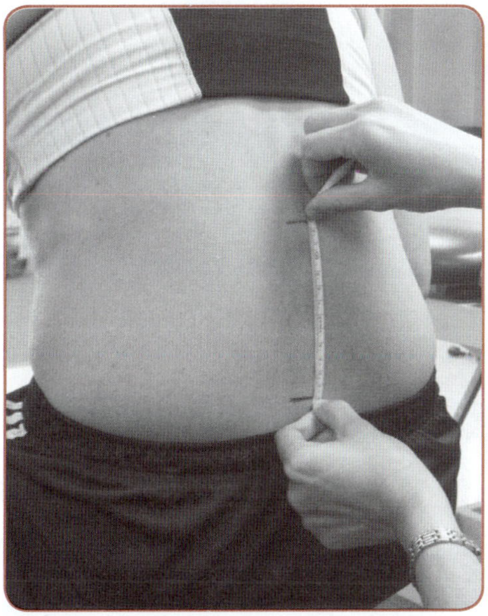

그림 7.9 몸통 굽힘 마지막 부분의 편위

임상가 위치(Clinician Position)

임상가는 환자의 뒤에 서 있거나 약간 구부린 자세에서 환자가 앞으로 굽힘할 때 골반의 움직임을 감지하기 위해서 환자의 엉덩뼈능선 위에 손을 올려놓는다.

검사(Test)

골반 움직임이 감지될 때까지 환자는 앞으로 굽힘한다. 이때, 임상가는 앞으로 굽힘의 끝부분일 때 검사 전에 표시한 두 개의 표시점 사이의 거리를 측정한다(그림 7.9). 척추옆근육의 정상 길이는 2.4인치(6 cm) 또는 이상의 편위를 기준으로 권장했다. 보다 신뢰성 있는 검사는 경사계를 이용해서 허리 굽힘의 움직임을 객관적으로 측정하는 방법이다.

궁둥구멍근 길이 검사(Piriformis Muscle Length Test)

궁둥구멍근은 엉치뼈와 큰돌기 결절에 붙어있기 때문에 근육긴장항진(hypertonicity)이 되는 근육이다. 골반대(pelvic girdle)의 이상적인 정렬이 벗어나면 자세가 변화되면서 엉덩관절의 궁둥구멍근 긴장도가 변화되며, 이차적으로 낮은 자극 역치가 나타난다. 궁둥구멍근의 협력근인 큰볼기근, 넙다리네모근, 폐쇄근(obturators)과 쌍자근(gemelli)은 엉덩관절의 가쪽 돌림근이다. 추가로, 궁둥구멍근은 엉덩관절 벌림과 엉덩관절 폄의 보조 근육으로 작용한다. 볼기근의 약화 또는 억제되었을 때 더욱 뚜렷하게 역할을 하게 되어 운동 패턴은 정상적인 움직임에서 벗어나게 된다.

환자 위치(Patient Position)

환자는 다리를 펴고 바로 누운다.

임상가 위치(Clinician Position)

임상가는 환자의 검사할 다리 옆에 서서 엉덩관절 굽힘을 60° 보다 적게 다리를 위치하게 한다.

검사(Test)

임상가는 넙다리뼈의 장축을 통해 엉덩관절 방향으로 압박을 적용하며, 골반을 안정화시킨다. 엉덩관절에 압력을 유지하는 동안, 임상가는 엉덩관절을 안쪽돌림과 모음시킨다(그림 7.10a). 정상적인 끝느낌은 관절가동범위의 마지막 부분으로 갈수록 부드러운 저항이 점차적으로 증가한다. 근육에 긴장(tight)이 있으면, 끝느낌이 단단하거나 갑작스럽게 끝나는 느낌을 가지며 환자의 엉덩이(buttock) 부분에서 심부통증을 느낄 수 있다.

얀다(Janda)는 엉덩관절 60° 굽힌 자세가 궁둥구멍근이 엉덩관절의 안쪽돌림근 역할을 한다고 언급했다. 따라서, 그는 엉덩관절 90° 굽힘에서 궁둥구멍근 검사를 실시해야 한다고 제안했다. 이 검사 진행과정은 엉덩관절 90° 굽히고 엉덩관절의 가쪽 돌림(그림 7.10b)해서 실시한다.

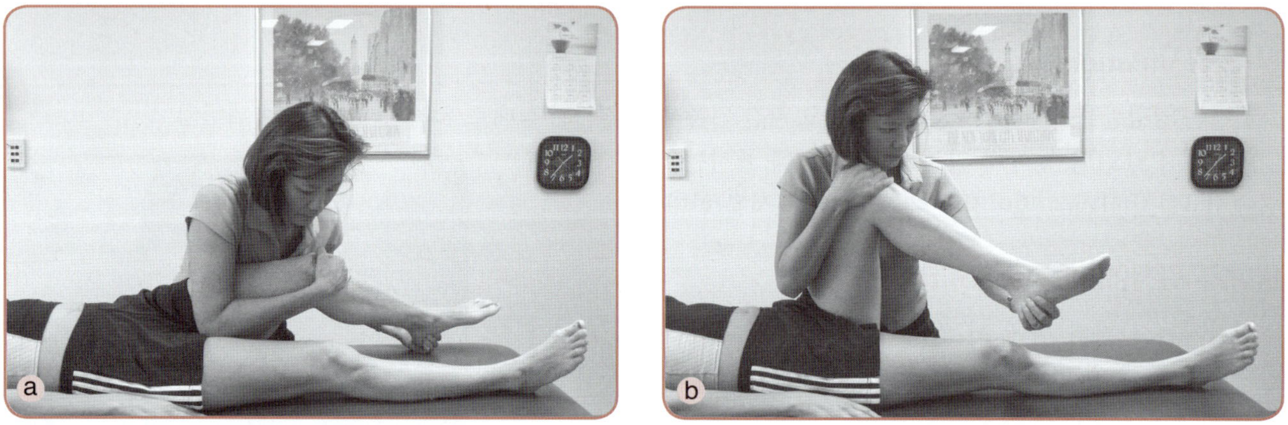

그림 7.10 (a) 엉덩관절 60° 굽힘에서 궁둥구멍근 검사 (b) 엉덩관절 90° 굽힘에서 궁둥구멍근 검사

궁둥구멍근의 촉진(Palpation of the Piriformis Muscle)

궁둥구멍근(이상근, piriformis)의 촉진은 근육의 긴장과 자극 정도에 대한 자세한 정보를 제공하기 위하여 근육길이 검사와 함께 실시해야 한다.

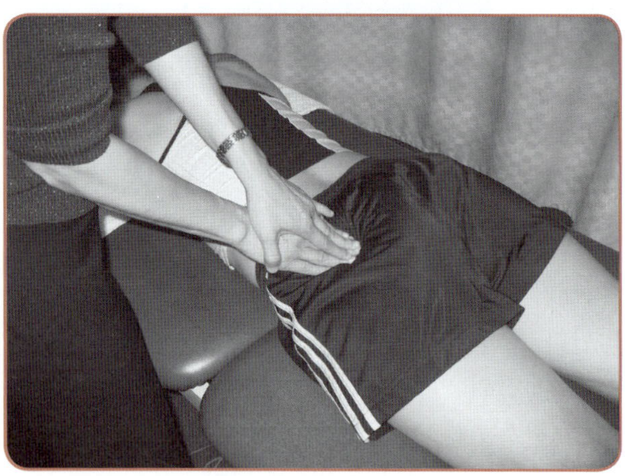

그림 7.11 궁둥구멍근의 위치와 촉진 자세

환자 위치(Patient Position)

환자는 엎드린 자세로 누워 머리를 편안한 쪽으로 돌리고, 엉덩관절의 중립위치를 확보하기 위해 치료대 위에 발을 걸쳐놓는다.

임상가 위치(Clinician Position)

임상가는 검사할 다리 옆에 선다. 궁둥뼈결절, 위앞엉덩뼈가시(ASIS), 큰돌기과 위뒤엉덩뼈가시(PSIS)의 위치는 궁둥구멍근을 촉진하기 위해 이용된다(그림 7.11). 근육은 ASIS와 궁둥뼈결절 사이, PSIS와 큰돌기 사이의 선을 그어 만나는 교차점에서 촉진할 수 있다.

검사(Test)

임상가는 손을 평편하게 만들어 볼기근에 손을 점진적으로 아래로 서서히 내려가며 꼬리쪽으로 밀어낸다. 임상가는 다른 손을 아래손 위에 올려서 궁둥구멍근을 촉진한다. 비과민성 궁둥구멍근을 가진 환자는 근육에 대한 압박을 감지한다. 반면에, 궁둥구멍근의 긴장은 압통점을 촉진할 때 매우 민감하게 반응하고 촉진하기 쉽다. 궁둥신경이 포착되어 궁둥구멍근에 자극이 있는 경우에, 환자는 궁둥신경통 증상이 재발한 느낌으로 인식할 수 있다.

상지 근육들
Upper-Quarter Muscles

상지 근육에는 목뼈, 어깨와 팔이 포함된다. 위등세모근, 가슴근육과 뒤통수밑(후두하, suboccipitals)의 긴장은 얀다의 상지교차 증후군(UCS)의 특징적인 증상이다.

작은 가슴근 길이 검사(Pectoralis Minor Muscle Length Test)

부리돌기(오구돌기, coracoid process)와 세 번째, 네 번째, 다섯 번째 갈비뼈의 위모서리에 부착하고, 어깨뼈의 앞 경사를 보조하기 때문에 흡기 보조 근육으로 각각 작용한다(Kendall, McCreary, and Provance 1993). 작은가슴근 긴장은 어깨뼈의 변형된 자세가 원인이 되며, 팔이음뼈(상지대, shoulder girdle) 주변 근육의 균형과 짝힘(force couples)의 변화에 의해 나타난다. 자세 분석 중에 작은 가슴근 단축은 위팔뼈가 과도한 앞쪽 전위(anteriorly trtanslated) 또는 내밈이 관찰된다.

환자 위치(*Patient Position*)

환자는 바로누운 자세에서 무릎관절을 굽히고 팔을 양 옆에 편안하게 놓는다. 임상가는 어깨뼈봉우리(견봉, acromion)의 뒷면 위에 표시를 한다. 표시한 곳과 치료대 사이의 거리를 측정한다.

임상가 위치(*Clinician Position*)

임상가는 환자의 윗부분에서 표시한 부분을 살펴본다.

검사(*Test*)

어깨뼈봉우리와 치료대 사이 정상적인 거리는 1인치이다(또는 2cm; Sahrmann 2002). 어깨뼈봉우리 앞면의 수평 수준을 서로 비교할 수 있다(그림 7.12). 두 개의 어깨뼈봉우리는 같은 수준에 있어야 하며; 어깨뼈봉우리가 높으면 작은가슴근이 긴장되어 있을 가능성이 있다.

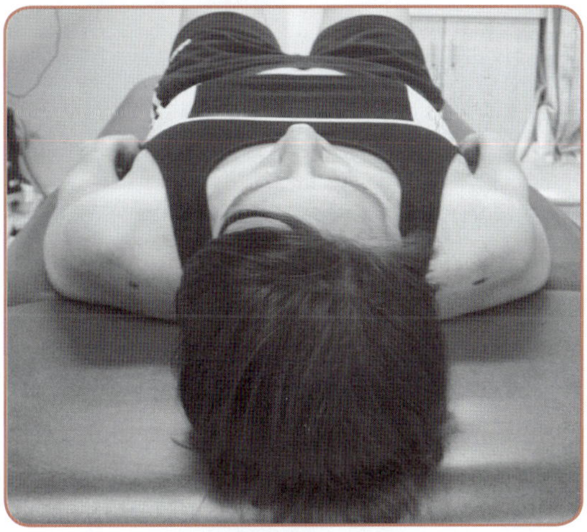

그림 7.12 작은가슴근 길이 검사.

큰가슴근 근육길이 검사(Pectoralis Major Muscle Length Test)

단축된 가슴근육은 척주에서 어깨뼈를 벌림시켜 멀리 떨어뜨리고 위팔뼈를 안쪽돌림과 모음시킨 자세를 유지한다. 어깨의 과도한 안쪽돌림과 어깨뼈의 내밈을 분석하는 동안 관찰할 수 있다. 어깨 복합체의 생체역학적 정렬의 변화뿐만 아니라, 큰가슴근의 과다긴장(hypertonic) 또는 단축과 상호억제를 통해 어깨의 가쪽 돌림근과 어깨뼈 모음근의 대항근들이 억제된다.

환자 위치(*Patient Position*)

환자는 바로누운자세에서 치료대의 가장자리에 위팔어깨관절을 검사할 수 있는 자세를 잡는다. 검사하는 어깨뼈는 치료대를 이용해서 안정성을 제공 받는다.

임상가 위치(*Clinician Position*)

임상가는 검사하는 어깨 옆에 서서 환자와 마주보고 서 있는다. 임상가는 아래팔(전완, forearm)을 환자의 복장뼈(흉골, sternum) 위에 위치하고 검사하는 동안 가슴을 안정화시킨다.

검사(Test)

큰가슴근의 다른 부분들은 따로 분류해서 검사한다. 임상가는 어깨 벌림의 각도 변화에 따라 목표하고자 하는 근섬유 부위를 검사할 수 있다.

- **복장뼈 아래섬유.** 임상가는 환자의 팔을 약간 가쪽 돌림하면서 150° 벌린다. 이 가슴근 섬유의 정상적인 길이는 수평자세에서 환자의 팔을 안정시키고; 끝느낌 저항이 있을 때 약간의 과압력을 가한다(그림 7.13a). 임상가는 빗장뼈섬유 안쪽과 겨드랑이에 압통이 있는지 촉진해야 한다. 근육의 단축 또는 과다긴장성은 근육에서 압통이 촉진되거나 팔을 수평으로 움직일 수 없을 때 나타난다.
- **복장뼈 중간섬유.** 임상가는 환자의 팔을 90° 벌림하고, 두 번째 갈비 사이공간에서 근섬유를 촉진한다. 이 근섬유의 정상길이는 환자의 팔이 수평 아래에서 안정을 취할 수 있을 때이다(그림 7.13b). 임상가가 약간의 과압력을 적용할 때 끝느낌 저항을 점증적으로 증가한다. 촉진은 압통을 느끼게 하는 것이 아니다.
- **빗장뼈 섬유.** 임상가는 환자의 팔을 신체에서 가깝게 편한 자세에서 팔을 안정시킬 수 있다. 이 근섬유의 정상길이는 환자의 팔이 수평 아래에서 안정을 취할 수 있을 때이다(그림 7.13c). 임상가는 빗장뼈의 아래부분 섬유도 촉진하는 것뿐만 아니라, 위팔어깨관절을 아래쪽으로 압력을 적용하며, 부드럽게 앞뒤방향으로도 적용한다. 이 압력의 저항은 점진적이어야 하며, 섬유 촉진은 압통을 느끼게 하면 안 된다.

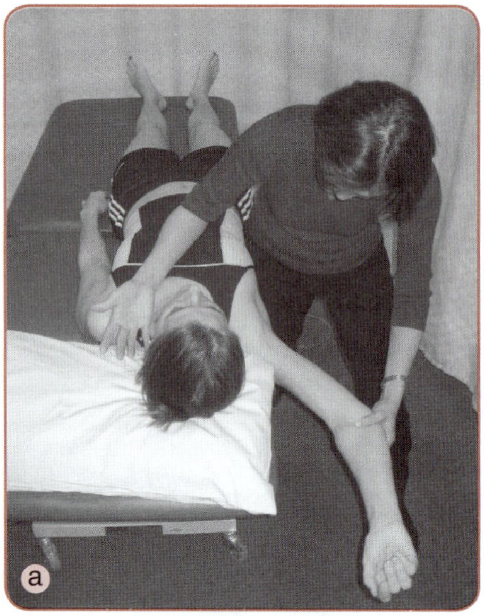

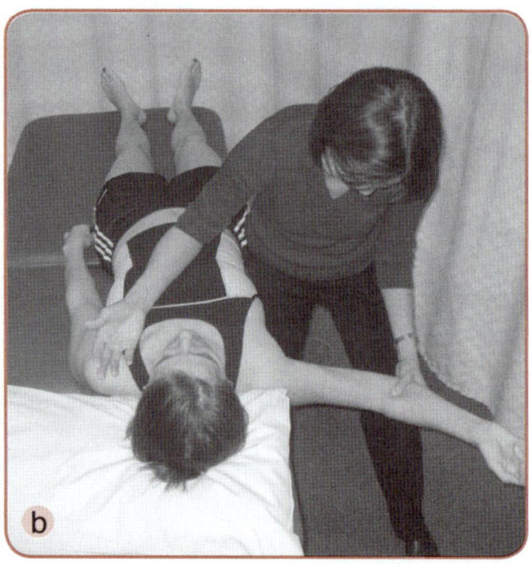

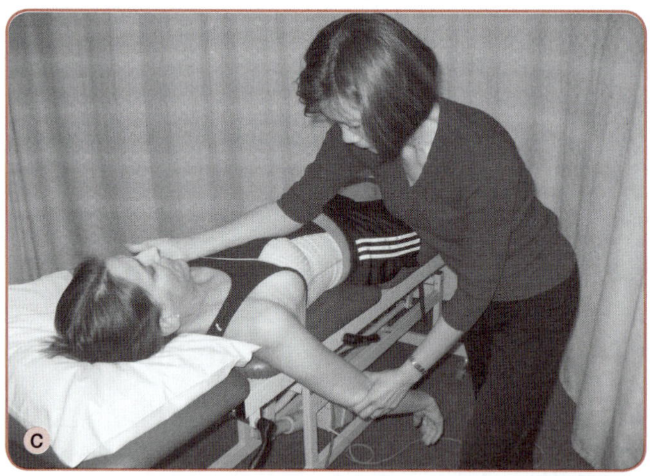

그림 7.13 큰가슴근 길이 검사.
(a) 복장뼈 아래 섬유 (b) 복장뼈 중간 섬유
(c) 빗장뼈 섬유

넓은등근 길이 검사(Latissimus Dorsi Muscle Length Test)

넓은등근은 크며, 아래 6개 등뼈, 아래 4개 갈비뼈, 등허리근막까지 광범위하게 펼쳐진 편평근육이며, 이는 곳은 엉치뼈(천골, sacral)와 허리뼈, 엉덩뼈능선의 바깥 가장자리(external lip)에서 닿는 곳이 위팔뼈(상완골, humerus)의 결절사이 고랑이다. 이 근육이 많은 곳에 부착되어 있기 때문에, 넓은등근(광배근, latissimus dorsi)은 위팔뼈의 폄과 안쪽돌림, 모음뿐만 아니라, 허리 척주(lumbar spine)의 폄과 골반의 앞쪽 경사(anteriorly tilt)에 작용할 수 있다. 단축된 넓은등근은 어깨의 과도한 안쪽 돌림이 보이며, 어깨 굽힘에서 관절가동범위의 감소가 나타난다.

환자 위치(Patient Position)

환자가 바로 누운 자세에서 엉덩관절과 무릎관절을 구부려 척추옆근육을 이완시킨다.

임상가 위치(Clinician Position)

임상가는 환자의 검사할 팔 옆에 서 있는다.

검사(Test)

임상가는 환자의 팔을 치료대 머리 쪽으로 수동적으로 올림시킨다. 넓은등근의 정상적인 길이는 치료대에서 허리뼈가 편평하며, 팔은 치료대 수평면에서 안정된 상태이다. 이 근육의 긴장은 허리뼈의 편 상태 또는 팔이 치료대의 수평면 위에서 안정을 취할 때 나타난다(그림 7.14).

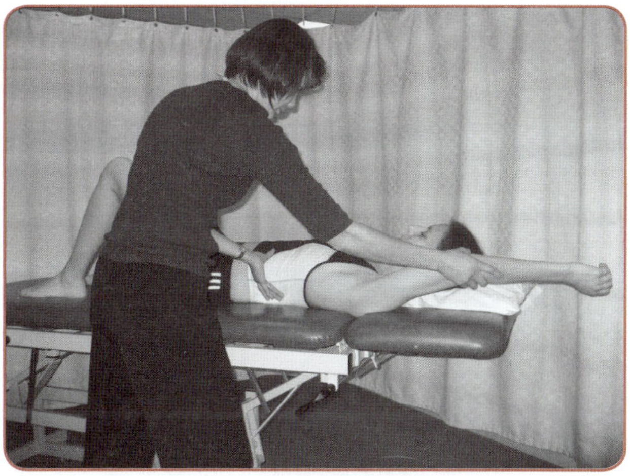

그림 7.14 넓은등근 길이 검사

위등세모근 길이 검사(Upper-Trapezius Muscle Length Test)

어깨뼈의 동적 안정성을 제공하기 위해 등세모근은 위, 중간, 아래 사이에 짝힘(force couples)이 작용하며, 어깨뼈의 위쪽돌림을 도와주기 위해 어깨 올림이 필요하다. 과도한 어깨뼈 올림과 부적절한 위쪽돌림은 긴장된 위등세모근과 중간등세모근 또는 아래등세모근의 약화에 의해 자주 발생한다. 이 불균형한 짝힘에 영향을 받아 팔이음뼈 복합체(상지대, shoulder girdle complex)뿐만 아니라, 위목덜미선, 항인대(ligamentum nuchae)와 가시돌기(극돌기, spinous processes)에 위쪽 등세모근이 부착되어 있기 때문에 목뼈에도 영향을 준다. 위등세모근의 긴장 또는 과다긴장은 종종 고딕형 어깨와 동반되어 있는 것을 자세분석에서 볼 수 있다. 위등세모근 긴장의 또 다른 지표는 어깨 벌림의 60° 전에 과도한 어깨 올림이 나타난다.

환자 위치(Patient Position)

환자는 바로누운자세에서 엉덩관절과 무릎관절을 구부려 척추옆근육을 이완시킨다.

임상가 위치(Clinician Position)

임상가는 환자 머리쪽에 서 있거나 또는 앉아서 환자와 마주본다. 임상가는 환자의 머리를 완전히 굽힘하고 머리를 검사하는 쪽에서 멀리 가쪽 굽힘으로 늘리면서, 마지막으로 검사하는 쪽으로 머리를 돌린다. 환자의 머리 자세는 임상가의 손으로 검사하지 않는 쪽을 지지하고, 임상가의 아래팔과 손 또는 배(복부, abdomen)를 이용해서 점진적으로 지지해준다.

검사(Test)

방금 실명한 것처럼 환자 머리를 안정된 자세로 유지하면서, 임상가는 검사하는 쪽 어깨뼈봉우리와 빗장뼈 위에 꼬리 압력을 적용하며, 팔이음뼈를 내리 누른다(그림 7.15). 위쪽 등세모근의 길이는 끝느낌 저항에 의해 질적으로 평가할 수 있다. 정상적인 끝느낌은 갑작스런 것보다는 점진적으로 저항이 느껴진다. 위쪽 등세모근은 중간 빗장 부분에 있는 근복에서 촉진할 수 있다. 오른쪽과 왼쪽을 비교한다. 임상가는 같은 쪽 목 돌림 동작을 추가해서 위쪽등세모근 위쪽섬유의 긴장을 선택적으로 증가시킬 수 있다.

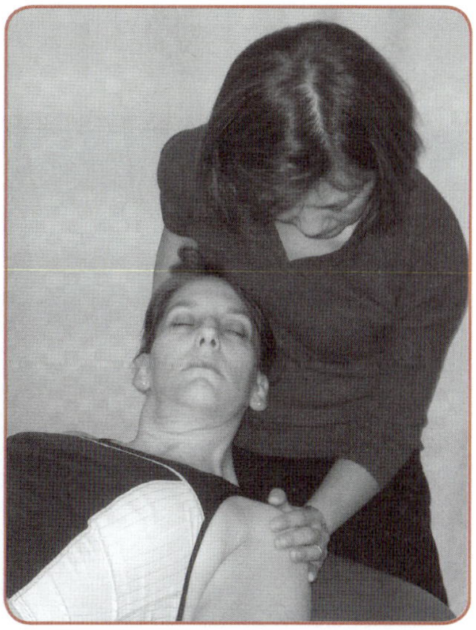

그림 7.15 위등세모근 길이 검사

어깨올림근 길이 검사(Levator Scapulae Muscle Length Test)

어깨올림근의 협동근인 위등세모근은 팔이음뼈(상지대, shoulder girdle)를 강하게 올리는 근육이다. 또한, 어깨올림근은 어깨뼈를 아래쪽 돌림시키는 근육이며; 이것은 어깨의 이상적인 움직임에서 어깨뼈 올림을 손상시킬 수 있다. 어깨올림근의 긴장은 어깨 벌림 60° 전에 어깨가 과도하게 올림과 올림근 패임 증상과 관련이 있다.

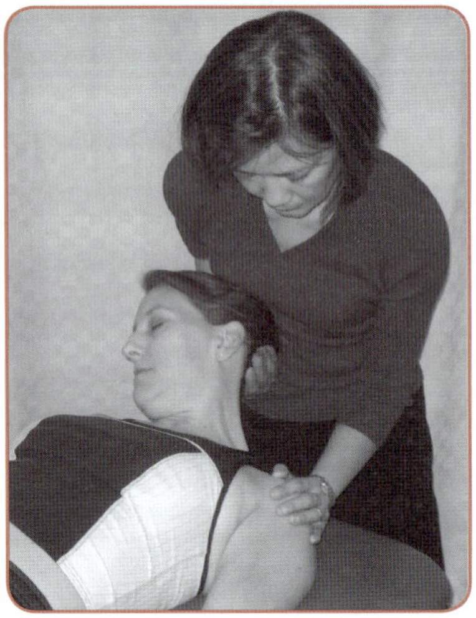

그림 7.16 어깨올림근 길이 검사

환자 위치(Patient Position)

환자는 바로 누운 자세에서 엉덩관절과 무릎관절을 구부려 척추옆근육을 이완시킨다.

임상가 위치(Clinician Position)

임상가는 환자 머리 쪽에 서 있거나 또는 앉아서 환자와 마주본다. 임상가 자세는 환자의 머리와 같은 방향에서 위쪽 등세모근 근육길이 검사와 같은 자세이다. 그러나, 머리는 검사하는 쪽으로 돌린다(그림 7.16)

검사(Test)

임상가는 저항의 질과 좌, 우측 저항을 비교해야 한다. 압통점을 찾을려면, 임상가는 어깨뼈 위각 부분에 있는 어깨올림근을 촉진할 수 있다.

목빗근 길이 검사(Sternocleidomastoid Muscle Length Test)

머리 굽힘은 목긴근(경장근, longus colli), 머리긴근(두장근, longus capitis)과 머리곧은근(두직근, rectus capitis)이 일차적으로 수행한다. 목빗근(SCM)과 앞목갈비근(전사각근, anterior scalenes)은 이차적으로 작용하는 근육으로 보조역할을 한다. 심부 목 굽힘근이 약할 때, 이차적으로 작용하는 근육이 작용하며, 얀다(Janda)의 머리 굽힘 검사를 하는 동안 목뼈의 젖힘(hyperextension)의 결과가 나타난다. 긴장된 목빗근은 먼쪽 부착 부위에서 근육 중간 돌출부까지의 긴장되어 있을 뿐만 아니라, 머리를 앞으로 내민 자세에서 자주 긴장이 나타난다.

환자 위치(Patient Position)

환자는 바로 누운 자세에서 머리를 치료대 밖으로 내밀고, 임상가는 환자의 머리를 보조해준다.

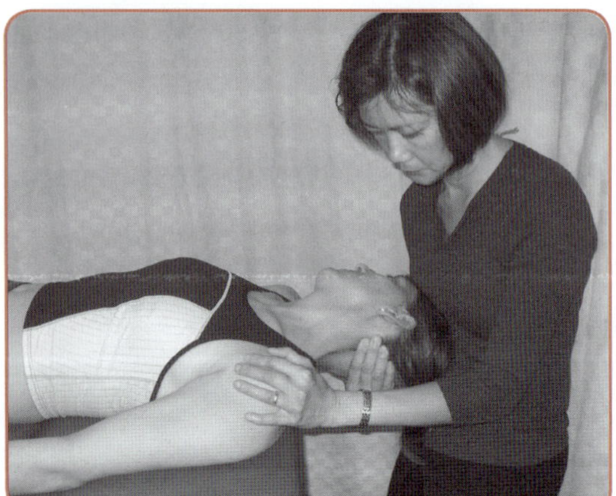

그림 7.17 목빗근 길이 검사

임상가 위치(Clinician Position)

임상가는 치료대의 머리부분에 서 있으며, 환자의 머리를 보조해준다. 척추동맥(vertebral artery)이 약하고 동맥에 스트레스를 주는 자세이기 때문에 척추뇌바닥동맥 기능부전 검사(VBI)를 처음으로 실시해야 한다.

검사(Test)

일단 척추뇌바닥동맥 기능부전 검사(VBI)가 음성으로 나타나면, 임상가는 환자의 머리를 검사하는 쪽에서 머리를 멀리 잡아 당기면서 돌림하고 머리를 점차적으로 펴지며, 모든 동작을 보조해준다(그림 7.17). 끝느낌을 평가한다.

과운동성
Hypermobility

선천적 과운동성은 비 진행적인 임상적 증후군이며, 이것은 결합조직, 근육과 인대들이 일반적으로 이완된 특징을 가지고 있다. 과운동성은 모든 인체 관절에서 발생하며, 같은 영향을 받아도 인체의 모든 관절에서 똑같이 나타나지 않는다. 이것은 남자 보다 여자에게서 더욱 자주 발견되며, 신체의 상지에서 전형적으로 나타난다. 과운동성의 증상 분류는 신체의 다양한 관절에서 관절가동범위가 과도하게 나타나는 것으로 분류한다. 다른 증상은 촉진을 통해 낮은 근긴장도(muscle tone)를 찾는 것과 강한 근력운동에 의한 나타나는 근육 비대(muscle hypertrophy)를 포함한다. 선천적 과운동성을 가진 환자들은 불안정한 관절을 안정시키기 위해 보상기전(compensatory mechanism)이 작용해서 체중부하 관절에 근긴장도가 증가하여 근육들이 더욱 긴장될 수 있다. 근육이 긴장되면, 부드럽게 스트레칭을 꼭 실시해야 한다. 선천적 과운동성과 관련 있는 근육은 낮은 근긴장도가 나타나는 경향이 있으며 일반적으로 근력 약화를 가지고 있다. 그러므로, 환자들이 근육을 과사용해서 통증유발점(TrPs)이 더욱 발생한다. 통증유발점의 이완과 억제시키는 것이 꼭 필요하다.

과운동성의 평가는 촉진과 ROM을 통해 근긴장도를 판단할 수 있다. 병원에서, ROM 검사를 통해 과운동성 환자 상태에 대한 정보를 충분히 얻을 수 있다. 대부분의 상지 검사는 팔을 높게 교차하는 방법(그림 7.18a), 등 뒤로 손을 닿는 방법(그림 7.18b), 팔꿈치 폄(그림 7.18c)과 엄지 젖힘(그림 7.18d)을 포함한다. 다리 검사는 앞으로 구부리기(그림 7.18e),

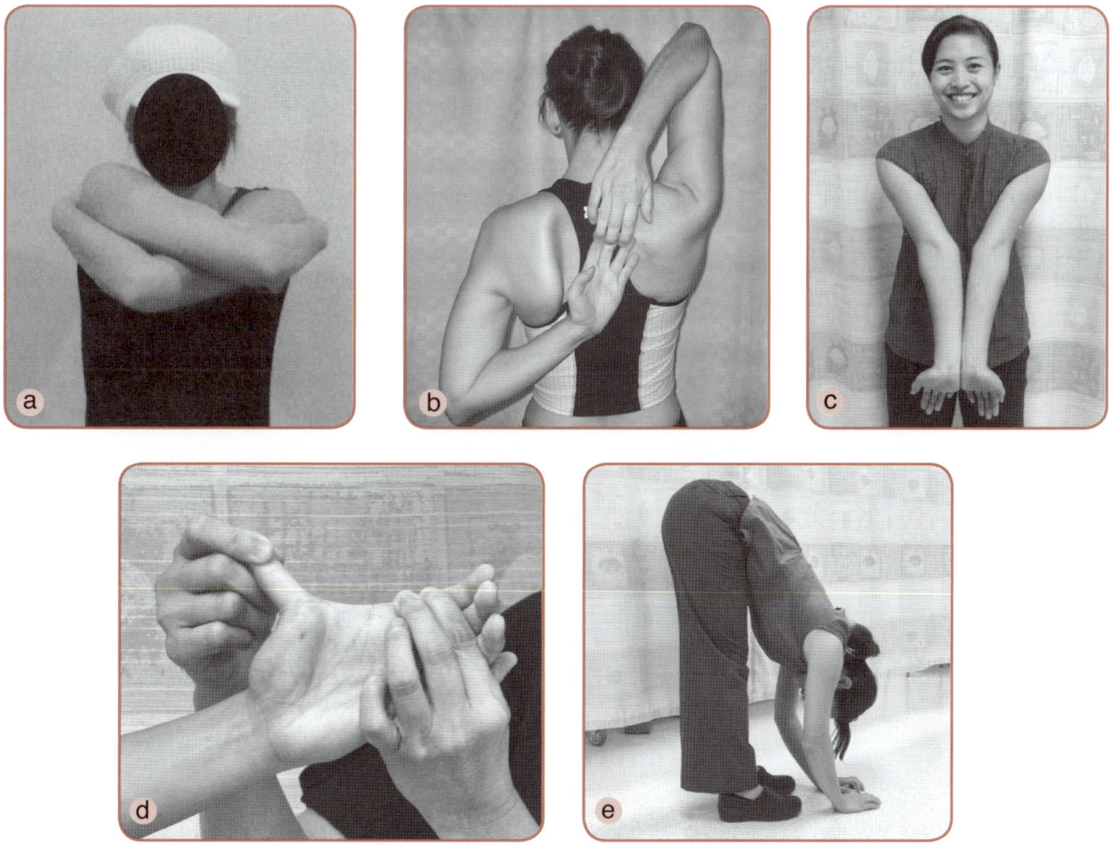

그림 7.18 과운동성 검사. (a) 팔을 양쪽으로 높게 교차 (b) 등 뒤로 손 닿기 (c) 팔꿈치 폄 (d) 엄지 과다 젖힘 (e) 몸통 앞으로 굽힘

(계속)

뒤넙다리근의 길이를 측정하기 위해 다리직거상(그림 7.18f), 발목 발등굽힘 검사(그림 7.18g)를 대부분 이용한다.

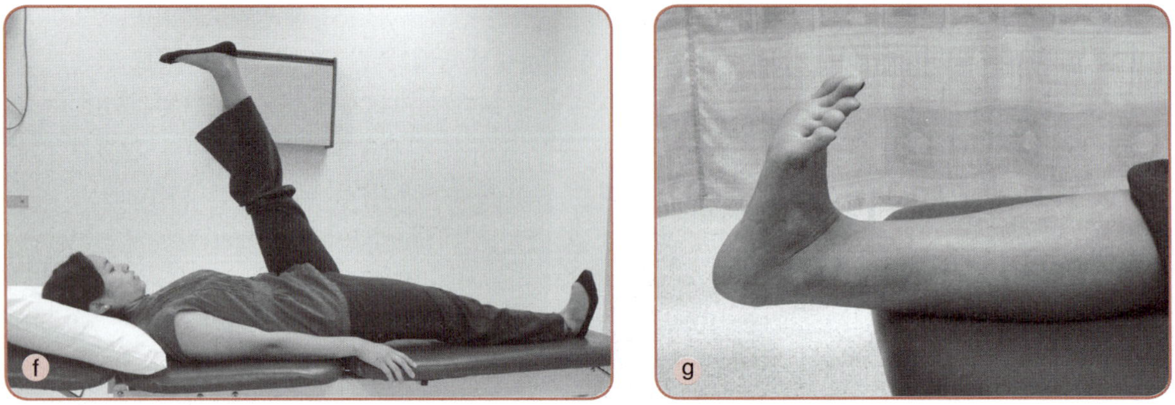

그림 7.18 (계속) 과운동성 검사. (f) 다리직거상 (g) 발목 발등굽힘

요약
Summary

근육 불균형은 근육의 억제(inhibition) 또는 약화(weakness)와 근육의 긴장(tightness) 또는 단축(shortness)된 근육들 사이의 변화된 관계이다. 불균형은 개별 근육의 단독 반응이 아니며, 가로무늬근육(striated muscles) 전체의 체계적인 반응이다. 얀다(Janda)는 근육의 긴장 또는 약화가 지속되면 무작위로 발생하는 것이 아니라 전형적인 패턴으로 나타난다고 생각했다. 근육길이 검사(muscle length test), 끝느낌 평가(end-feel assessment)와 근육 촉진은 근골격 통증 증후군의 기능 평가에 꼭 필요하다.

CHAPTER

물렁조직(연부조직) 평가 8장

SOFT TISSUE ASSESSMENT

기능적 평가 단계에서 마지막 과정은 촉진을 통한 물렁조직(연조직) 평가이다. 물렁조직 평가를 시행하기 전에 자세, 균형과 움직임 패턴의 시진을 통하여 얻어진 정보는 구체적인 근육 길이 검사와 근력 검사와 조합된다. 물렁조직 평가는 증상과 통증을 유발하여 기능적인 병리현상의 정확한 정보를 제공하지 않기 때문에 평가 시 거의 마지막 단계에서 시행하며 이것에는 압통점(tendor point), 통증유발점(TrP) 및 물렁조직(연부조직) 검사를 포함한다.

이전 장에서 언급된 바와 같이, 근육 기능장애는 비정상적으로 높거나 (과긴장성) 또는 낮은 (저긴장성) 긴장도를 보인다. **대근육 기능장애**(*global muscle dysfunction*) 또는 **대근육 긴장도**(*global muscle tone*)는 하나 또는 여러 개의 전체 근육이 비정상적인 긴장도의 변화를 보이는 임상현상을 말하는데 이와 달리 통증유발점은 기능장애가 집중적 또는 국소적으로 나타난다. 통증유발점은 과긴장도(hypertonicity)가 집중적으로 나타나는 부위로 움직임 시에는 통증이 나타나지 않지만 촉진 시 통증이 유발되는데, 근육 내에서 국소적이고 자극의 감수성이 높아진 단단한 띠(taut band)라 할 수 있다(Travell and Simons 1992; Simons, Travell, and Simons 1999; Mense and Simons 2001). 통증유발점을 포함하는 근육은 오직 한 부분 또는 그 이상의 근육의 일부가 영향을 받으므로 전반적인 긴장도와 길이가 반드시 비정상은 아니다. 이 긴장도가 높은 단단한 띠에서 자극에 대한 낮은 역치를 보이고, 우선적으로 수축하는 경향을 보이지만, 자발적 움직임에서 비효율적이다. 이런 유형의 국소적인 근육 기능장애는 전형적으로 근막통증증후군(MPS)과 관련이 있다.

뇌는 근육을 통해 신체의 모든 움직임을 조절하기 때문에, 근육 긴장도 변화는 척수신경, 관절, 디스크, 근육 또는 인대 자극에 대한 전형적인 신경학적 반사 반응 변화를 일으킨다(Mense and Simons 2001; Simons 1996). 이러한 반응은 보호를 위해 상호 억제의 반사궁을 유발하고 운동계 기능을 손상시킨다(Janda 1986, 1991). 이 반사반응은 보통 급성 추간판 탈출증(disc herniation)에서 나타나는데, 심부 뭇갈래근을 억제하고 동시에 표면의 척추세움근의 근방호(muscle guarding)와 흥분이 일어난다. 보호 반사 반응의 대표적인 다른 예는 앞십자인대 파열에서 나타나는데 넙다리네갈래근이 억제되고 동시에 뒤넙다리근이 촉진되거나 긴장도가 높아진다. 쉐링톤의 상호 억제 법칙(Sherrington's law of reciprocal inhibition)에 따라 길항근이 수축할 때 반사적으로 근육은 억제된다(2장 참고). 통증유발점은 얀다가 기술한 **근육 협동장애**(*muscle incoordination*) 부위로 언급되었던(Janda 1986; Jull and Janda 1987) 중간볼기근과 같은 전반적으로 긴장도가 낮은 근육에서 발견된다. 이 유형의 근육 협응장애는 근육 긴장도의 신경 조절 변화로 인한 것일 수 있다.

Travell과 Simons의 책(Travell and Simons 1992; Simons, Travell, and Simons 1999)은 다양한 패턴 부위 통증 증후군(regional pain syndrome)에서 흔히 나타나는 집중적인 근육 기능장애, 통증유발점, 근막통증에 대한 완전하고 포괄적인 이해를 제공한다. 집중적인 근육 기능장애에서 나타나는 통증유발점은 MPS와 관련이 있다. 이 근막 통증유발점은 신체에서 각각의 골격근의 특징적인 패턴으로 나타난다(Travell and Simons 1992; Simons, Travell, and Simons 1999). 감염된 신경근(nerve root)에서 나타나는 피부분절의 패턴과 마찬가지로 근막통증 패턴은 진단기준으로서 중요하다.

이 책 3장에서는 유발점 사슬(Hong and Simons 1992; 표 3.3 참고)과 압통점(tendor point)과 유발점의 Lewit의 유해수용성 사슬(nociceptive chain)(in Lewit 2007)을 기술하였다. 특정 근육에서 주요 유발점은 그 근육과 기능적으로 연관된 다른 근육에서 위성 유발점(satellite TrP) 발생을 유도하고, 불활성화는 종종 저절로 위성 유발점을 불활성화시킨다.

임상가들은 때로는 유발점(TrPs)과 압통점을 병리현상으로 보다는 지표 또는 증상으로 보아야 한다. 예를 들어, 섬유근육통과 관련된 유발점과 압통점은 사실은 잠재적인 신경근 병리 증상일 수 있다. 종종 임상 전과 후의 이러한 부분의 압통을 평가하여 치료의 효과를 확인할 수 있다. 치료 후에 통증이 감소하였다면, 치료는 전반적으로 긍정적인 영향을 미쳤다고 볼 수 있다. 유발점(TrPs)의 직접적인 치료로는 분무(spray)와 스트레칭, 열, 전기자극〔경피적 전기신경자극(TENS)〕와 간섭파 치료(interferential therapy)와 능동적인 관절가동운동이 있다. 허혈성 압박(ischemic compression)과 이러한 치료의 병행은 유발점의 통증을 줄이는 데 효과적이다(Hou 등 2002).

이 장은 근막통증증후군에서 흔히 나타나는 유발점 설명으로 시작하여 섬유근육통에서 흔히 나타나는 유발점을 압통점과 구분하여 원인과 병태생리는 현재 이용 가능한 근거를 기초로 하여 요약하였다. 또한, 발달운동학의 개념은 운동계 구성요소의 상관관계와 상호작용과 유발점 사슬에서 나타나는 운동계 균형 또는 근육 불균형이 어떻게 발생하는지 폭넓은 이해를 돕기 위하여 설명하였다. 이 장의 뒷부분에는 얀다(Janda)의 상부교차 증후군과 하부교차 증후군에서 단단하거나 과긴장되는 경향이 있는 주요 긴장근에서 물렁조직의 촉진 평가에 대하여 기술하였다.

통증유발점의 특징
Characteristics of Trigger Points

활동성 유발점(active TrP)이 있는 환자들은 통증을 주로 호소하고, 잠복성 유발점(latent TrP)은 비록 낮은 강도이지만 활동성 유발점과 동일한 특징을 보인다. 또한, 잠복성 유발점은 환자의 주 호소 또는 증상을 재유발하지 않는다. 그러나, 두 가지 모두 상당한 운동 기능이상을 초래할 수 있다. 유발점은 종종 근육의 과부하와 같은 기계적인 근육의 과다사용에 의해 활성화되는데 이는 급성이고 지속적 또는 반복적은 외상에 의한 것이다. 활동성 유발점은 현재 통증을 호소하고 있는 환자에서 종종 발견되는데 손으로 깊게 촉진 시 통증을 유발한다. 반면, 잠복성 유발점은 근육 안에서 어떠한 증상도 일으키지 않아 환자들은 휴식 또는 일상생활동작 시 자발적인 증상을 인지하지 않으나, 심부 촉진 시 통증이 나타날 수 있다. 급성 유발점은 조직을 자극하는 지속적인 요인을 제거하였을 시 자발적으로 잠재적인 상태로 되돌아갈 수 있다(Travell and Simons 1992; Simons, Travell, and Simons 1999; Simons 1996; Mense and Simons 2001). 통증은 사라질지도 모르지만, 잠복성 유발점은 근육에 스트레스가 가해지면 다시 활성화될 수 있는데 이는 몇 년에 걸쳐 나타나는 비슷한 통증이 재발하는 현상을 설명할 수 있다. 근막 유발점과 관련된 증상으로는 통증, 약화, 이상감각(paresthesias), 협응실조, 작업내성(work tolerance) 감소가 있다. 활동성 유발점은 자세유지 근육인 목, 어깨, 다리이음뼈(골반대, pelvic girdle)와 저작근육에서 흔히 나타나며, 또한 위쪽등세모근, 어깨올림근, 목빗근과 허리네모근에서 자주 발생한다. 그런데 우연히도 이러한 근육은 얀다가 긴장하거나 비대해지는 경향이 있다고 언급한 긴장성 근육(tonic muscle)과 일치한다.

환자가 호소하는 통증의 유형은 종종 통증원의 실마리를 제공한다. 활동성 근막 유발점이 있는 환자는 쑤시는 듯한 통증과 국소적이지 않은 통증을 보이는데, 유발점 결절 위를 깊게 촉진하였을 때 국소적인 통증이 발생할 수 있다. 근막통증 환자는 또한 연관통을 호소하거나 통증발생 위치에서 해부학적으로 떨어진 부분에서 통증을 인식하는데, 연관통의 정도, 지속도, 범위는 유발점의 과민성 또는 민감성에 따라 달라진다. 근막통증은 항상은 아니지만 종종 유발점이 있는 같은 피부분절(dermatome), 근육분절(myotome) 또는 뼈분절(sclerotome) 내에서 나타난다(Travell and Simons 1992, Simons, Travell, and Simons 1999). 무릎이 무너지는(giving away) 증상을 호소하는 환자들에서 나타나듯이 활동성 근막 유발점(active myofascial TrP)은 운동 협응성의 손상을 유발하는데, 이는 안쪽넓은근(내측광근, vastus medialis)에 생성된 유발점(TrP)이 넙다리네갈래근을 심하게 억제함으로 나타난다. 유발점(TrP)은 전이되어 상당히 떨어져 있는 근육에 영향을 미칠 수 있으며, 근육의 경직과 약화를 일으킨다. 근육의 근막 경직(myofascial stiffness)은 종종 비활동 시 또는 지속적인 자세 후에 나타난다.

통증유발점와 압통점(Trigger Points Versus Tender Points)

압통점은 효과적인 치료를 위해서 유발점(TrP)과 구별되어야 한다. 섬유근육통과 관련 있는 압통점은 광범위적이고 비특이적으로 나타난다. 압통점의 원인은 아직 밝혀지지 않았고 어떤 특정 연부조직에서 압통이 나타나는지 불확실하므로 국소적인 치료를 적용하는 것은 바람직하지 않다. 반면에, 근막통증과 관련된 유발점의 특성 치료는 종종 극적인 효과를 보이는데, 이는 근육 기능이상으로 인한 근막 통증으로 인한 경우이다(Schneider 1995). 압통점(tender point)은 종종 섬유근육통에서 발견되는데 광범위하고, 비특이적인 연부조직 통증과 근육과 연부조직의 단단한 촉진의 어느 유형에도 낮은 역치값을 보이는 특징이 있다. 압통점(tender point)의 생검 연구에서 호소증상이 있는 위치의 근막 조직의 비정상성 또는 조직 변화가 유의하게 나타나지 않았는데, 이는 섬유근육통 환자는 말초 연부조직의 기능장애가 아니라 중추신경계에 의한 통증 처리과정으로 인한 기능이상을 나타낸다는 현재 이론을 뒷받침한다. 섬유근육통은 전신 질환이며 변연계(limbic system) 또는 신경내분비계(neuroendocrine system)의 기능이상으로 인한 것으로 가정하고, 종종 심리치료, 항우울 약물과 적당한 운동을 포함한 종합적인 접근 방법이 필요하다(Salter, 2002; Hendriksson, 2002; Schneider, 1995; Simons, 1996; Simons et al. 1999).

반면, 근막통증은 유발점으로 인한 국소적이고 전형적인 통증 유형을 보인다. 근막 유발점(myofascial TrP)은 골격근의 단단한 띠 내에서 발견되고 촉진 시 결절 질감을 보이는 특징이 있다. 유발점은 외상, 과사용 또는 지속적인 근육의 경련 이후에 발생될 것이라고 생각한다. 유발점은 생검 연구에서 특정한 생화학적, 조직학적인 비정상을 보였고, 주변 조직은 활동하지 않는 반면 자발적인 전기적 활동의 스파이크가 나타났다(Mense and Simons 2001; Hong and Simons 1992, 1998; Simons 1996, Simons, Travell, and Simons 1999). 얀다는 근막 유발점을 근육 협동장애(Janda 1991)로 설명하였는데, 손상 받은 근섬유들은 과도한 긴장상태를 보이는데 이는 주변의 정상긴장상태의 근 섬유들로 둘러싸여 있다는 점에서 적절하다. 따라서, 근막 유발점에는 종종 유발점 압박 이완(공식적으로 **허혈성 압박**으로 알려짐), 특정 스트레칭 그리고 등척성 후 이완요법(postisometric relaxation)과 같은 도수 치료법을 시행한다(Simons, Travell, and Simons 1999; Janda 1987; Janda, Frank, and Liebenson 2007). 표 8.1은 통증유발점과 압통점의 차이점 요약했다.

통증유발점과 압통점은 피부, 피부 아래, 근육 내에서 모두 압통을 느낀다. 그러나 통증유발점은 골격근 근힘살 중간에서 항상 나타나는 국한된 유발점 (Hong 1999; Simons, Travell, and Simons 1999)과 연관 압통이 나타나는 특정 부분에서만 비정상적으로 압통이 나타난다. 반면, 섬유근육통 환자에서 비정상적인 압통은 특정 유형이 없이 넓게 나타난다. 유발점이 있는 근육은 그 안에 있는

표 8.1 압통점과 통증유발점의 특징

	압통점(tender points)	통증유발점(TrPs)
근전도(EMG)	호소증상이 있는 위치의 근막조직 이상 없음	주변 조직은 활동하지 않는 반면, 자발적인 전기적 활동의 스파이크가 나타남
피부촉감(tissue texture)	변화 없음; 가벼운 촉진 시 압통 또는 통각과민이 나타남	근육조직의 단단한 띠(taut band) 내에서 작은 결절을 확실하게 촉진할 수 있음
위치(location)	압통이 퍼져나가고 전반적인 통각과민	골격근 모두에서 나타나지만, 특히 반복하여 사용하거나(미세외상, microtrauma) 손상(거대 외상, macrotrauma)이 일어나기 쉬운 근육에서 나타남

촉진이 가능한 작은 결절 또는 긴장성 띠로 인하여 흔히 딱딱하게 느끼는 반면, 압통이 퍼지는 환자의 근육은 더 부드럽고 물렁하다(Travell and Simons 1992; Simons, Travell, and Simons 1999).

통증유발점의 발달운동학 접근법 (Developmental Kinesiology Approach to Trigger Points)

3장에서 설명했듯이, 발달운동학은 운동 시스템(motor system)의 모든 구성요소의 상관관계와 상호작용에 대한 이해를 제공한다. 사람은 태어났을 때 기능적인 면이나 형태학적 면에서 미성숙하나, 4세가 되면 기능과 형태적인 면에서 지속적인 발달을 거쳐 대동작 기능이 완전히 성숙된다. 신생아의 엉덩관절, 발바닥 아치, 척주 곡선(spinal curve)은 정상적인 발달 과정 동안 변화하고, 유아의 운동발달(motor development)은 자동적이며 시각적 위치와 아이의 감정적 요구에 따라 다르게 나타난다. 운동발달은 유전적으로 결정되어있으며, 움직임 기능은 자동적으로 겉질밑 수준 조절(피질하 수준, subcortical level)에서 일어난다. 골격뿐만 아니라, 관절의 위치와 자세의 형태학적 발달은 크게 움직임에 필요한 근육의 안정화 기능에 따라 다르다. 각각의 관절의 해부학적 구조는 운동 패턴의 일부로 생체역학적으로 이상적인 관절의 움직임을 결정한다. 각각의 관절의 위치는 동적으로 관절을 안정화하는 근육의 특정 부분에 의해 조절된다. 계통발생적으로 오래된 긴장성 근육(굽힘근)과 신생의 위상성 근육(폄근)의 조화로운 근육 활동을 통한 관절의 위치와 안정성은 중추신경계(CNS)의 조절을 받는다. 근육의 기능은 움직임 프로그램으로 인코딩되어 중추신경계가 성숙함에 따라 발달한다. 중추신경계 손상, 미성숙, 통증, 외상, 습관, 또는 반복적인 과사용은 긴장성 근육(tonic muscle)과 위상성 근육(phasic muscle) 사이의 균형이 깨지게 하는데 이로 인하여 긴장계 또는 긴장하거나 과긴장(hypertonicity)을 보이기 쉬운 근육이 우세해진다.

긴장계가 우세해지면, 이에 대한 반응으로 위상성 근육과 가로막(횡격막, diaphragm), 골반아래 근육의 자세 기능이 억제된다(Jull and Janda 1987; Lewit 1999,2007; Kolář 2001, 2007). 긴장성-위상성계(tonic-phasic system)의 평형이 깨지거나 근육의 불균형이 일어나면 유발점의 형태로 통증 부위가 나타나는데 흔히 긴장성 근육에서 잘 나타나지만, 기능적 해부학적 연결로 인하여 유발점은 긴장성 또는 위상성 근육 모두에서 나타날 수 있다. 유발점 또는 유해수용성 사슬(nociceptive chain)이 퍼져나가는 것은 주로 만성적인 기능이상에 따라 나타난다.

Lewit(1999, 2007)은 신체 전체에서 유발점과 관련된 유해수용성 사슬(nociceptive chain)을 설명하였다. 유해수용성 사슬은 시간에 따라 통증을 느끼는 기능이상의 만성 정도에 따라 발생한다. Lewit는 만성 통증의 환자에서 신체 한쪽에서 유발점이 나타난다는 사실을 관찰하였고, 신체 한쪽 근육의 기능이상의 확산이 자세 균형과 관련되었다고 가정하였다. 예를 들어, 선 자세에서 오른쪽

표 8.2 통증유발점 또는 유해수용성 사슬

통증유발점 위치	통증유발점과 관련된 사슬
목 주위	목빗근(SCM), 목갈비근(사각근, scalene), 머리목 접합부의 심부 폄근, 널판근(판상근, splenius), 위쪽 등세모근(상 승모근, upper trapezius), 어깨올림근(견갑거근, levator scapulae)
등 주위	큰가슴근(pectoralis major), 작은가슴근(pectoralis minor), 가로막(횡격막, diaphragm), 어깨밑근(견갑하근, subscapularis), 앞톱니근(전거근, serratus anterior), 엉덩갈비근(장늑근, iliocostalis)
허리(배) 주위	배 근육(배곧은근, rectus abdominis), 빗근(복사근, oblique), 가장긴근(최장근, longissimus), 허리네모근(요방형근, quadratus lumborum), 큰허리근(대요근, psoas major)
다리이음뼈	골반바닥(골반저, pelvic floor), 가로막(횡격막, diaphragm), 짧은 모음근(단내전근, adductors), 뒤넙다리근(슬괵근, hamstrings), 큰볼기근(대둔근, gluteus maximus), 중간볼기근(중둔근, gluteus medius), 궁둥구멍근(이상근, piriformis), 넙다리곧은근(대퇴직근, rectus femoris), 엉덩근(장골근, iliacus), 넙다리근막긴장근(TFL)
하지	긴 발가락 폄근, 앞정강근, 가자미근(넙치근, soleus), 짧은 발가락굽힘근과 폄근
어깨이음뼈	어깨밑근(견갑하근, subscapularis), 가시아래근(극하근, infraspinatus), 어깨세모근(삼각근, deltoid), 큰원근(teres major), 위팔세갈래근 긴갈래(triceps long head)
아래팔과 손	엎침근(회내근, pronator), 손뒤침근(회외근, supinator), 손가락의 길고 짧은 폄근과 굽힘근

Adapted, by permission, from K. Lewit, 2007, Managing common syndromes and finding the key link. In *Rehabilitation of the spine*, edited by C. Liebenson (Philadelphia, PA: Lippincott, Williams, and Wilkins), 784.

팔로 물건을 밀 때 오른쪽 팔이음뼈(상지대, shoulder girdle)와 다리이음뼈(골반대, pelvic girdle)의 동적인 안정성이 필요하게 되고, 머리는 또한 오른쪽 팔이음뼈 근육들에 의하여 안정화된다. 이 사슬은 주로 편측에서 일어나고 만성 통증의 특징으로 나타난다. 반대 쪽은 종종 반응과 활동이 눈에 띄게 감소한다. 촉진 시 유발점은 한쪽에서 흔히 발견되는데 표 8.2에 나타내었다.

Kolář(2001, 2007)는 모든 근육의 기능은 그의 특정한 기능 또는 작용뿐만 아니라, 더욱 중요한 것은 안정화로 결정된다고 하였다. 근위부의 안정성이 원위부의 움직임 시 필요로 하므로 안정화가 불충분할 시 근육에서 기능이상이 나타난다. 예를 들어, 손목의 굽힘은 질은 어깨 안정성에 따라 차례로 몸통의 배 안정화에 따라 달라지므로, 배근육의 상태는 손목 굽힘의 질에 영향을 미칠 수 있다.

근육 긴장도의 국소적인 변화는 짝힘(force-couple)의 불균형으로 인하여 관절 기능에 영향을 미치며 반대 역시 마찬가지이다. 특히 유발점이 있는 근육의 국소적인 긴장도 변화의 사슬반응은 우연한 것이거나 무작위로 일어난 것이 아니다. 유발점은 단독적으로 나타나는 현상이 절대 아니며 3장에 설명했듯이 사슬로 항상 서로 연결되어 있다. 주요 유발점이 이완이 되면, 서로 연결된 사슬의 유발점 역시 이완된다. 유발점은 관절을 특정 위치에 고정하거나 관절 패턴을 변화시킨다. 특정 관절의 위치를 고정시키는 근육 부위의 유발점은 해당 부위뿐만 아니라, 기능적으로 연결된 근육에도 영향을 미친다. 예를 들어, 팔의 위치를 유지하기 위하여(그림 8.1)

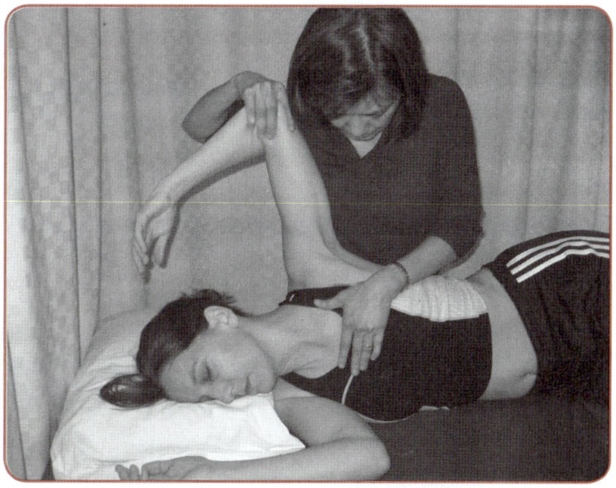

그림 8.1 환자가 옆으로 누운 자세에서 큰가슴근.

큰가슴근의 특정 섬유가 수축한다. 그러는 동안, 큰가슴근의 부착부위는 배 근육, 어깨뼈 모음근, 앞톱니근 그리고 심지어 엉덩관절에 있는 근육과 같은 기능적으로 연관된 다른 근육의 활성에 의하여 안정화된다. 따라서 큰가슴근에 유발점이 잠복하면 이와 기능적으로 연관된 근육에서 위성 유발점이 흔히 발생한다.

또한, 관절 제한과 근육 유발점 사이의 밀접한 상호작용은 기능장애를 증진시키거나 지속시킬 수 있다. 예를 들어, 앞쪽 머리 자세(forward head posture)에서 머리목 이음부(cervicocranial junction)의 움직임 제한은 긴장도가 높거나 짧은 머리목 폄근과 목빗근(SCM)과 관련이 있다. 머리는 몸통과 하지를 통해 균형 있는 어깨이음뼈 근육에 의해 안정화된다. 신경근관절계(neuromusculoarticular system) 어느 부분에서의 기능이상은 반드시 국소적으로 나타나지 않고 전체 운동 사슬의 전체 또는 부분의 기능과 움직임에 영향을 미친다. 표 8.3은 앞쪽 머리 자세가 신체 전반에 걸쳐 유발점에 미치는 효과에 대한 예를 제시하였다.

표 8.3 앞쪽 머리 자세에서 통증유발점과 관절 기능이상

부위	통증유발점과 관절 기능이상
목 부위	과긴장성 또는 짧은 목빗근(SCM)과 심부 머리목 폄근은 머리목(craniocervical) 이음부에서 움직임이 제한을 준다. 위쪽 등세모근(upper trapezius)과 어깨올림근(levator scapula)의 통증유발점은 목등(cervicothoracic) 이음부와 관련된 움직임을 제한한다.
등 부위	통증유발점은 큰가슴근(pectoralis major), 가로막(횡격막, diaphragm)과 등쪽 척추세움근(척추기립근, erector spinae) 내에서 발생하고 등뼈와 흉곽의 움직임을 제한한다. 흡기 시 호흡 보조근이 가로막보다 우세하기 때문에 흉곽과 등뼈의 경직(stiffness)이 나타난다.
허리 부위	배곧은근에서 가장 두드러지는 통증유발점은 특히 통증이 있고 갈비뼈의 아래 아치(lower arch of the ribs), 칼돌기(검상돌기, xiphoid), 치골결합(두덩결합, pubic symphysis), 척추세움근(척추기립근, erector spinae)과 큰볼기근(대둔근, gluteus maximus)의 부착 부위에서 발견된다. 통증유발점은 종종 골반바닥(골반저, pelvic floor), 허리근(요근, psoas), 허리네모근(요방형근, quadratus lumborum), 모음근(내전근, adductors)에서도 발견되며 허리뼈와 엉덩관절에서 움직임을 제한한다.
하지	넙다리두갈래근의 통증유발점은 종아리뼈머리(비골두, fibular head)에서 움직임을 제한하고, 짧은 발바닥쪽 굽힘근(족저굴곡근, plantar flexor) [가자미근(넙치근, soleus)]의 통증유발점은 발목발허리관절(족근중족관절, tarsometatarsal joint)의 움직임을 제한한다.

Adapted, by permission, from K. Lewit, 2007, Managing common syndromes and finding the key link. In *Rehabilitation of the spine,* edited by C. Liebenson (Philadelphia, PA: Lippincott, Williams, and Wilkins), 784.

통증유발점 또는 압통점 사슬의 평가
Assessment of Trigger Point or Tender Point Chains

촉진 시에는 우선적으로 근육을 최대한 편안하게 해야 한다. 근육의 위치를 파악하는데 있어서 해부학적, 근육의 기계적 작용의 이해는 중요하다. 임상가들 근육의 위치를 찾을 때 도움을 주기 위해 환자가 능동적으로 수축할 시에는 촉진 시작 전에 환자를 완전히 편안한 상태로 만들어 주어야 한다.

촉진 기법(Palpation Techniques)

Travell과 Simons(1992)와 Simons, Travell과 Simons(1999)는 통증유발점(TrP) 형태를 평가하는데 있으서 3가지 주요 촉진 기법(편평 촉진, 스냅 촉진, 집게 촉진)을 말하였다. 이 3가지 방법은 교육을 목적으로 할 시에는 차이를 두고, 임상가들이 전문 기술이 확립이 되면 혼용하여 사용한다. 촉진 시 가능한 최대한 근육을 이완시켜야 한다.

편평 촉진(Flat Palpation)

편평 촉진 시, 임상가들은 단단하거나 뼈 구조물 위에 압박을 가하며 손가락 바닥을 근육 섬유 방향으로 움직여 기본 구조의 변화를 감지할 수 있다(그림 8.2). 이런 방법으로 유발점은 촉진하고 결절을 평가할 수 있는데, 결절위에 직접적으로 압력을 가하게 되면 환자에게서 통증 반응이 나타나고 동시에 전형적인 연관 패턴이 나타나게 된다. 편평 촉진은 넓고, 평평한 근육뿐만 아니라, 가로막(횡격막, diaphragm) 또는 큰허리근(대요근, psoas major)과 같이 접근하기 쉽지 않은 근육 촉진에 적합하다.

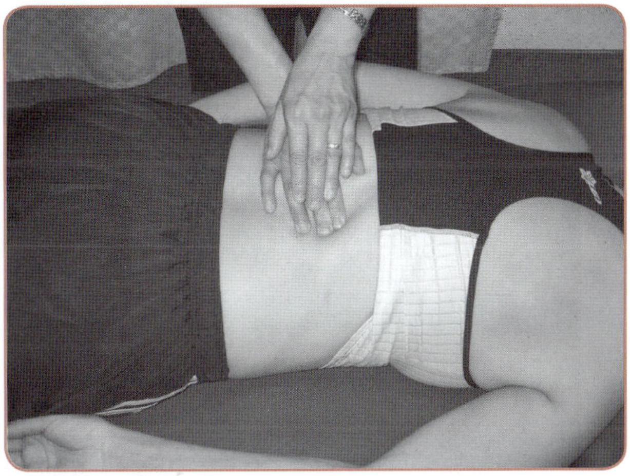

그림 8.2 편평 촉진(plat palpation).

스냅 촉진(Snapping Palpation)

편평 촉진으로 단단한 띠(taut band)가 발견되면, 임상가들은 손가락에 힘을 주어 긴장된 띠를 민첩하게 가로로 스냅핑(snapping)한다(그림 8.3). 스냅핑은 표면과 접촉이 유지되는 것을 제외하고 기타줄을 치는 움직임과 비슷하다. 유발점이 자극되면 국소적인 연축반응이 일어난다. 스냅 촉진은 척추세움근(척주기립근, erector spinae)과 배곧은근(복직근, rectus abdominis)과 같은 표면의 긴 근육에 효과적이다.

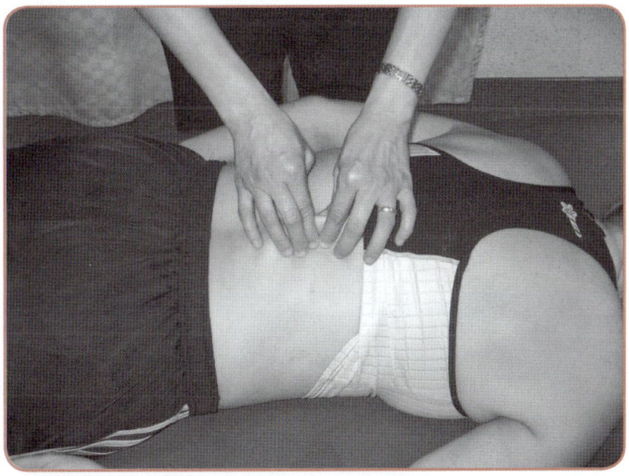

그림 8.3 스냅 촉진(snapping palpation).

집게 촉진(Pincer Palpation)

집게모양을 만들기 위하여, 엄지손가락과 손가락을 단단히 만들어 C 모양을 취한다(그림 8.4). 손가락으로 조직을 말면서 유발점(TrP)을 엄지와 손가락 사이에 위치시킨 후 대상 조직을 꼬집어(pinch) 국소적인 단단한 띠(taut band)와 연축 반응을 확인한다.

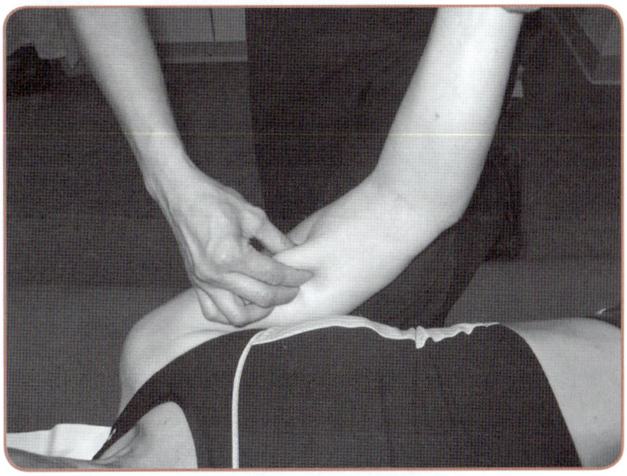

그림 8.4 집게 촉진(pincer palpation).

촉진 절차(Palpation Procedures)

임상가는 먼저 환자에게 근육을 깊게 촉진함으로써 기대하는 바를 알려준다. 환자에게 압력을 평가하도록 하는데, 압력 또는 통증이 느낌이 어떠한지 그리고 반대 쪽과 비교하였을 때 어떠한지를 확인하여 0-10 척도로 압각 정도를 알려준다. 물렁조직의 긴장도와 질감을 평가할 때에는 손가락바닥을 사용하여 편평 촉진 기법을 사용하는데 임상가들은 단단하고 점진적인 압력을 근육에 가한다. 환자에서 양쪽의 압력을 비교하기 위해 임상가는 반대쪽에 동일 과정을 반복하여 시행한다. 유발점 사슬을 촉진할 때 양쪽에 동일한 압력을 가하여야 한다. 임상가는 사슬 내에 있는 다른 근육을 평가할 때 그림 8.5에 나타난 것처럼 어떻게 유발점이 서로 연결되어 있는지 확인한다. 다이어그램은 유발점 사슬(TrP chains)을 기록하는데 도움이 되는데, 지속적인 패턴과 사슬이 몸의 반대쪽으로 넘어가는 지점을 찾도록 한다.

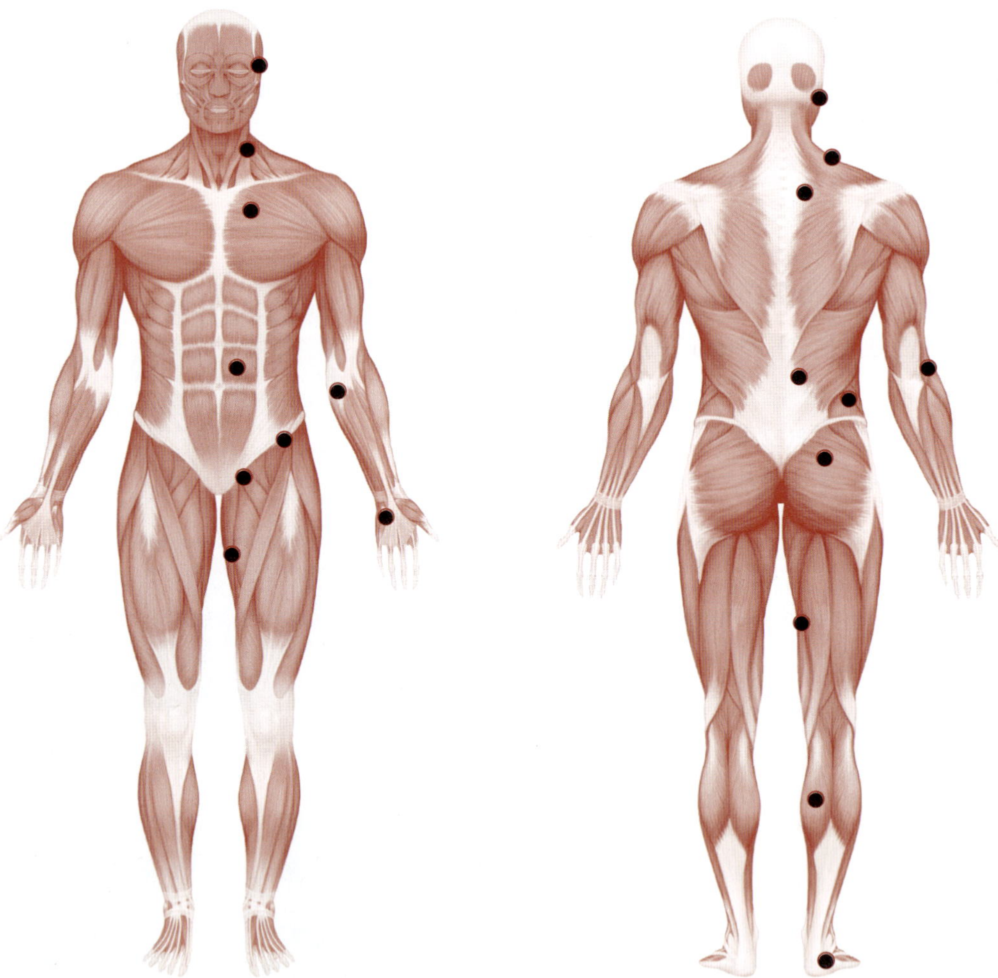

그림 8.5 통증유발점(TrP)과 압통점(tender point)의 촉진 다이어그램.

Adapted from NSCA, 2008, Biomechanics of resistance exercise, by E. Harman. In *Essentials of strength training and conditioning,* 3rd ed., edited by T.R. Baechle and R.W. Earle (Champaign, IL: Human Kinetics), 68.

통증 측정계(pain algometer)는 통증유발점 또는 압통점(tender point) 통증을 정량화하는데 유용하다(그림 8.6). 통증 측정계를 통증이 있는 부위에 대고 압력을 점진적으로 가하게 되면 통증을 객관적으로 측정할 수 있는데, 측정된 수치는 문서화할 수 있고, 향상 정도를 확인하는데 사용할 수 있다. 얀다의 상부교차 증후군(UCS)과 하부교차 증후군(LCS)에서 나타나는 팽팽하거나 과긴장되기 쉬운 주요 근육의 촉진은 아래에서 설명하였다.

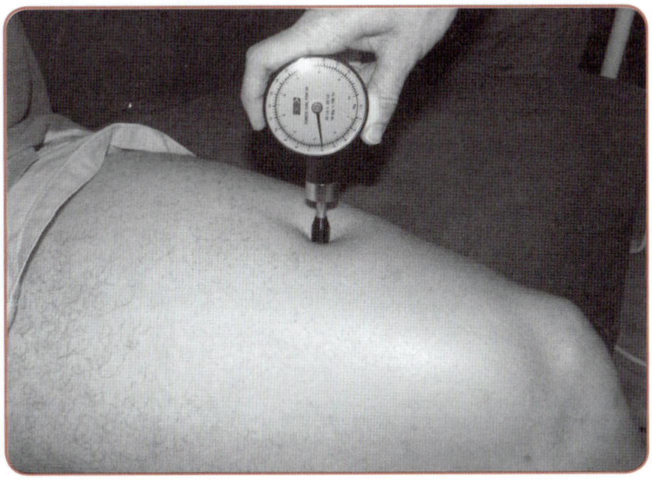

그림 8.6 통증유발점 또는 압통점 통증(tender point pain)을 정량화하는데 통증 측정계를 사용.

주요 근육으로는 허리네모근(요방형근, quadratus lumborum), 등허리 근막(흉요근막, thoracolumbar fascia), 큰허리근(대요근, psoas major), 궁둥구멍근(이상근, piriformis), 큰모음근(대내전근, adductor magnus), 뒤넙다리근(슬괵근, hamstrings), 안쪽 장딴지근(내측 비복근, medial gastrocnemius), 안쪽 가자미근(내측 넙치근, medial soleus), 발바닥(sole of foot), 뒤통수 밑(후두하, suboccipitals), 목빗근(흉쇄유돌근, sternocleidomastoid), 위쪽 등세모근(상승모근, upper trapezius), 어깨올림근(견갑거근, levator scapulae), 큰가슴근(대흉근, pectoralis major), 가쪽 손목 폄근(외측 수근신근, lateral wrist extensors)가 있다.

주요 긴장성 근육의 촉진 (Palpation of Key Tonic Muscles)

이 섹션은 주요 긴장성 근육(tonic muscle)에 통증유발점 부위를 촉진을 위한 절차를 설명한다.

허리네모근(요방형근, quadratus lumborum)

12번째 갈비뼈 뒤쪽에 위치함으로 손가락으로 갈비뼈를 척추세움근(척주기립근, erector spinae) 바깥쪽 가장자리까지 따라간다. 허리네모근(요방형근)은 깊은 근육으로 뒤쪽 갈비뼈의 아래부분 아치와 뒤쪽 엉덩뼈능선(장골릉선, iliac crest) 사이에 척추세움근 가쪽에 위치한다. 손가락을 천천히 허리네모근으로 집어넣어 물렁조직(연부조직)의 질을 환자의 반응을 살펴보면서 평가한다.

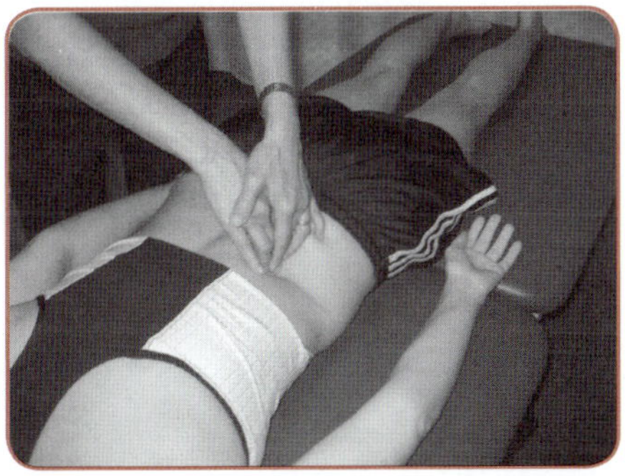

허리네모근의 촉진.

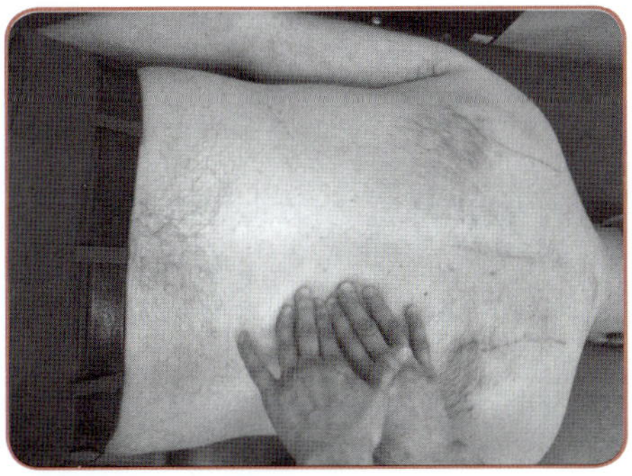

뒤쪽 엉덩뼈능선(등허리근막)

Posterior Crest of the Ilium(Thoracolumbar fascia)

등허리근막(흉요근막)이 붙인 뒤쪽 엉덩뼈능선(장골릉)을 찾는다. 등허리근막에 넓은등근(광배근, latissimus dorsi)과 배근육과 같은 많은 근육이 부착된다. 뒤쪽 엉덩뼈능선을 따라 압통을 촉진한다.

등허리근막의 촉진.

큰허리근(대요근, psoas major)

환자를 엉덩이와 무릎을 살짝 구부리고 똑바로 눕게 한다. 위앞엉덩뼈가시(전상장골극, ASIS)과 배꼽을 찾아 이 두 지점 사이에 가상의 선을 그린다. 큰허리근은 배곧은근(복직근, rectus abdominis) 가쪽으로 이 두 지점 사이에 위치한다. 약간의 능동적인 엉덩관절 굽힘은 근육의 위치를 찾는데 도움을 준다. 손가락을 천천히 큰허리근에 위치시킨 후 점점 집어넣으면서 물렁조직(연부조직, soft tissue)의 질을 환자의 반응을 살펴보면서 평가한다.

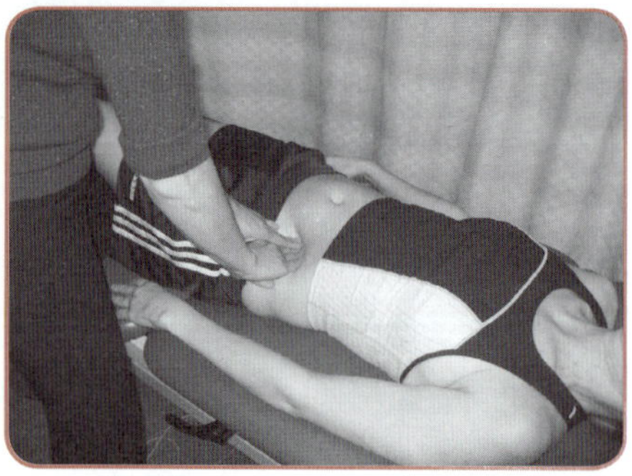

큰허리근의 촉진.

궁둥구멍근(이상근, piriformis)

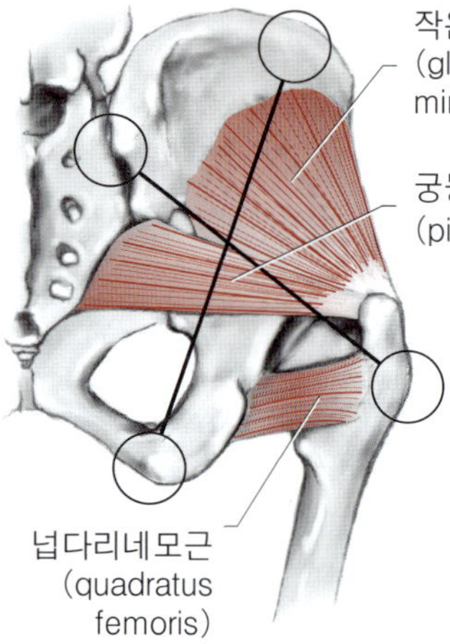

궁둥구멍근의 위치.

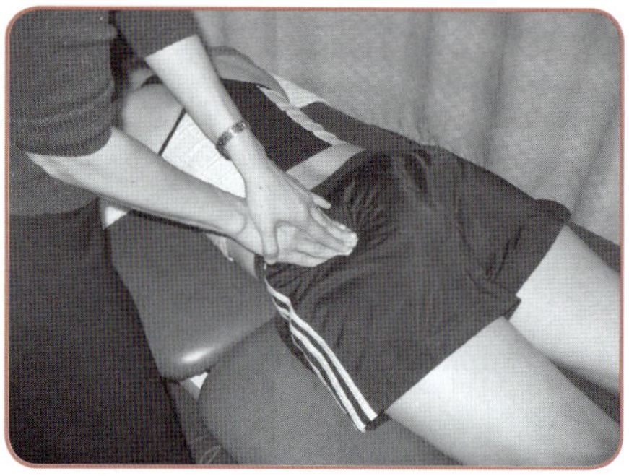

궁둥구멍근의 촉진.

환자를 엎드려 눕게 한다. 큰돌기, 궁둥뼈결절, 위앞엉덩뼈가시와 위뒤엉덩뼈가시를 찾는다. 위앞엉덩뼈가시와 궁둥뼈결절, 위뒤엉덩뼈가시와 큰돌기 사이의 가상의 두 개 선을 그린다. 궁둥구멍근은 이 두 선 사이 교차지점에 위치한다. 손을 편평하게 하여 볼기근 아래로 부드럽게 넣은 뒤 뒤쪽으로 민다. 다른 손은 궁둥구멍근을 촉진하는 손 위에 놓는다. 궁둥구멍근이 민감하지 않은 환자는 근육에 가해지는 압력을 느낄 수 있다. 반면 궁둥구멍근이 팽팽하거나 유발점이 있는 환자는 과도하게 예민하거나 촉진 시 압통을 느낄 수 있다. 환자의 궁둥구멍근이 궁둥신경 포착과 관련되어 민감하면, 궁둥신경 증상이 재발되는 것을 느낄 수 있다.

큰모음근(대내전근, adductor magnus)

큰모음근은 긴모음근과 두덩정강근(박근, gracilis) 사이에 위치한다. 몸쪽 또는 안쪽 넙다리 중간에서 직접적으로 근육 촉진이 가능하다.

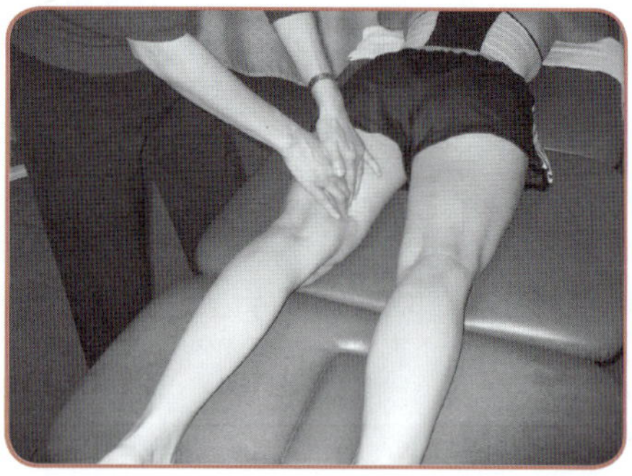

큰모음근 촉진.

뒤넙다리근(슬괵근, hamstrings)

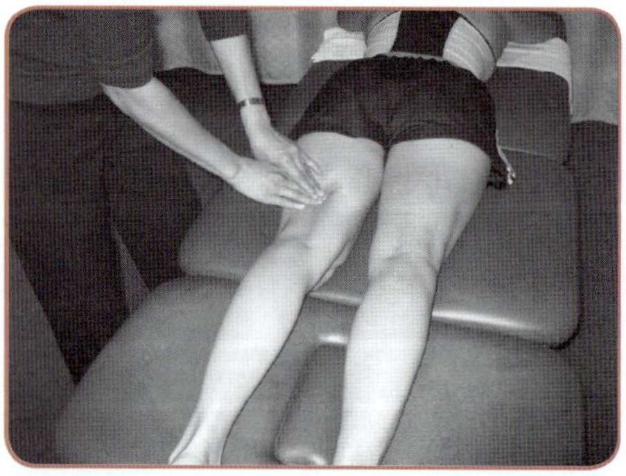

뒤넙다리근은 넙다리 뒤쪽 부분에 위치한다. 반막모양근(반막양근, semimembranosus)과 반힘줄모양근(반건양근, semitendinosus)으로 불리는 안쪽 뒤넙다리근은 정강뼈(경골, tibia)의 안쪽관절융기(내측과, medial condyle) 원위부에 붙는다. 바깥 뒤넙다리근인 넙다리두갈래근의 짧은갈래와 긴갈래의 무릎 바깥쪽 힘줄은 종아리뼈머리(비골두, head of fibular)의 근위부에 닿는다. 근복의 중간 부위에서 뒤넙다리근은 직접적인 촉진이 가능하다.

뒤넙다리근 촉진.

안쪽 장딴지근(medial gastrocnemius)와 가자미근(넙치근, soleus)

안쪽 다리 근힘살(근복, muscle belly)의 근위부에서 장딴지근(비복근, gastrocneminus) 을 직접적으로 촉진한다. 가자미근은 다리의 원위쪽에서 직접 촉진한다.

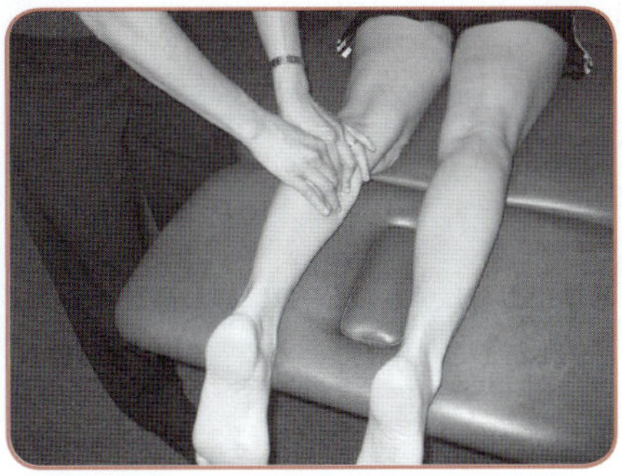

안쪽 장딴지근의 촉진.

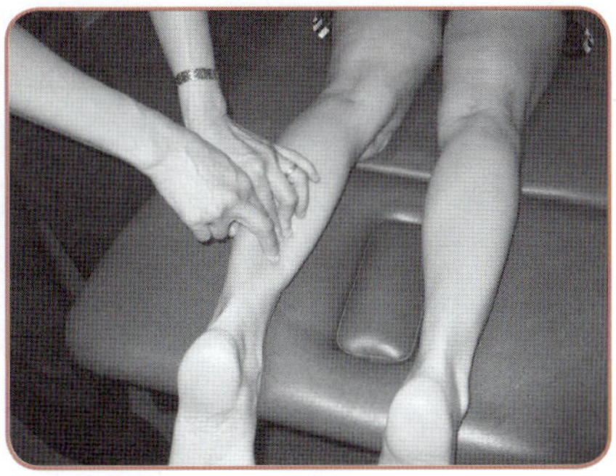

안쪽 가자미근 촉진.

발바닥(Sole of the foot)

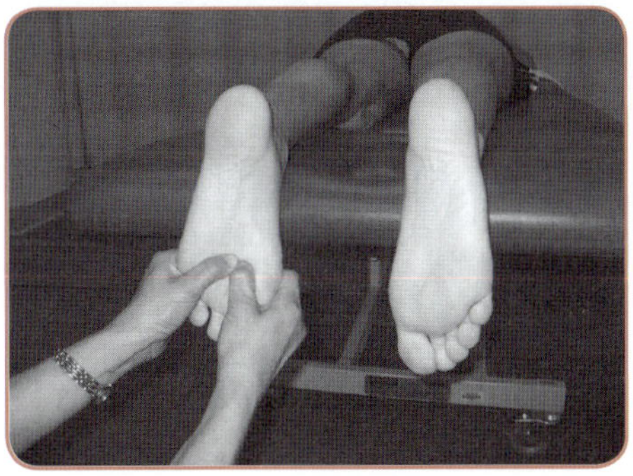

발바닥면에서 첫 번째 발허리(중족, metatarsa) 사이 공간을 촉진한다. 통증유발점을 검사하기 위하여 전체 발바닥쪽 근막을 발허리부터 발꿈치뼈(종골, calcaneous)까지 검사한다.

첫 번째 발허리사이의 촉진.

뒤통수밑과 C2 부위(Suboccipitals and C2 Region)

뒤통수 아래 가장 두드러진 뼈 구조가 C2 가시돌기(극돌기, spinous process)이다. 환자에게 머리를 살짝 젖히게 하여 뒤통수밑(후두하, suboccipitals)을 찾아 C2의 각 면을 촉진한다.

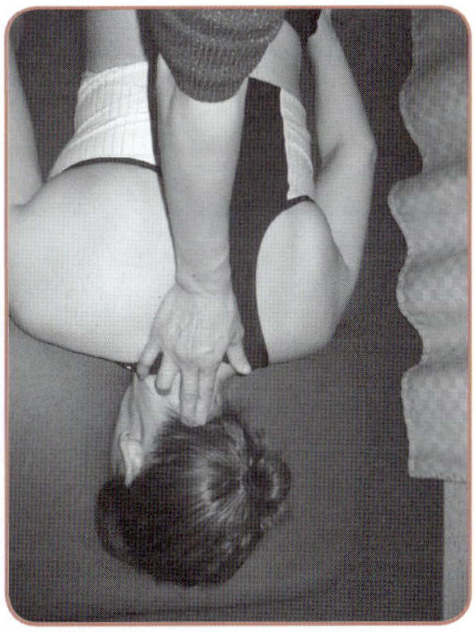

뒤통수밑근의 촉진.

목빗근(Sternocleidomastoid)

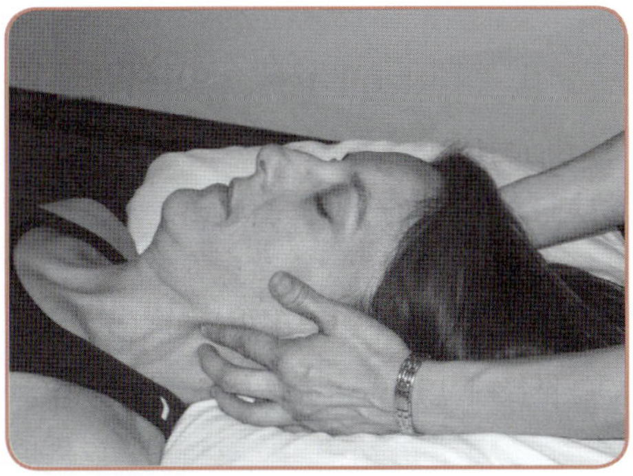

환자가 머리를 동측으로 구부리고 반대쪽으로 돌리게 하여 목빗근(흉쇄유돌근; SCM)을 찾아 압통이 있는지 촉진한다.

목빗근의 촉진.

위쪽등세모근(상승모근, upper trapezius)

위쪽등세모근은 목뼈(경추, cervical spine)의 가시돌기와 빗장뼈(쇄골, clavicle)의 아래쪽면 바깥 1/3 부위에 걸쳐 있다. 환자는 머리를 동측으로 굽히고 반대쪽으로 돌리고 어깨를 올려서 근육의 위치를 확인한다. 근육의 위치를 확인하고 난 후, 환자에게 머리를 완전히 이완하게 하여 어깨와 목선 중간지점을 촉진한다. 위쪽등세모근의 촉진은 선 자세 또는 누운 자세에서 수행할 수 있다.

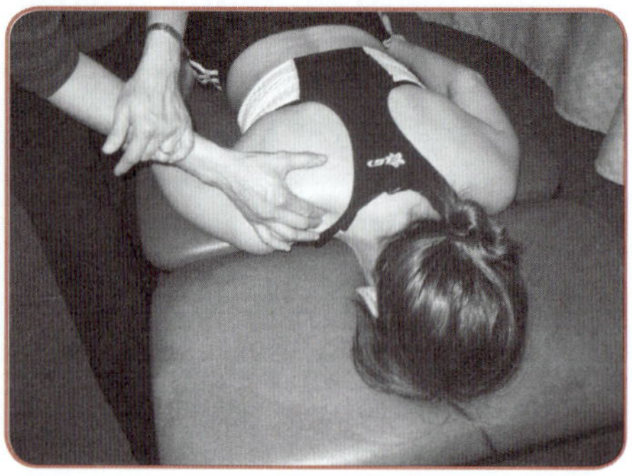

위쪽등세모근의 촉진.

어깨올림근(견갑거근, levator scapulae)

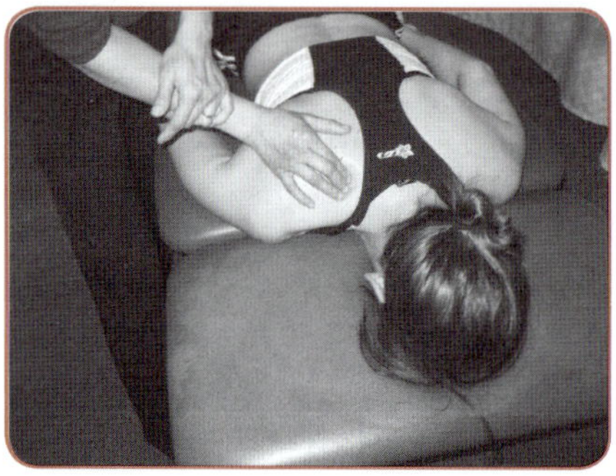

어깨올림근은 목뼈의 가로돌기(횡돌기, transverse processe)과 어깨뼈의 위각에 걸쳐 있다. 환자는 머리를 살짝 젖히고 동측으로 굽히고 돌린 뒤, 어깨를 어깨뼈 위각이 가장 높이 올라올 때까지 들어 올려서 근육 위치를 확인한다. 확인하고 난 후, 환자를 완전히 이완하게 하고 어깨뼈 위각 쪽에서 촉진한다. 어깨올림근의 촉진은 선 자세 또는 누운 자세에서 시행할 수 있다.

어깨올림근의 촉진.

큰가슴근(대흉근, pectoralis major)

큰가슴근의 길이 검사는 7장에서 설명하였다. 근육의 세 부분을 근육길이 검사 시 동시에 또는 따로 촉진할 수 있다. 큰가슴근의 아래쪽 섬유는 앞쪽 겨드랑이벽 쪽에서 촉진한다. 복장 부분의 중간 섬유는 두 번째 복장갈비(흉늑, sternocostal) 사이공간에서 촉진한다. 큰가슴근의 빗장 부분은 빗장뼈 아래에서 촉진한다.

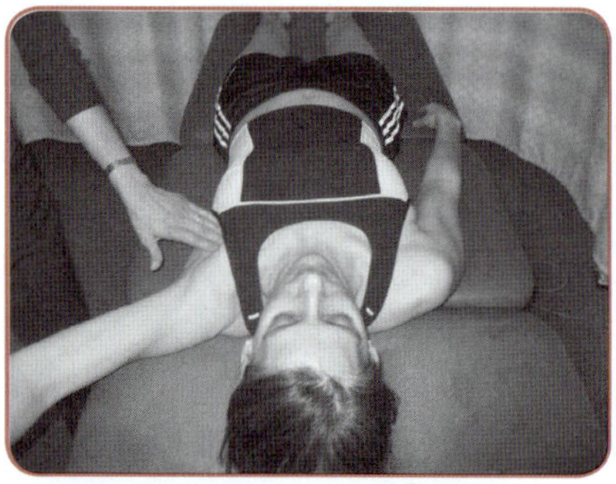

큰가슴근의 촉진: 복장 부분 (sterna portion), 아래섬유.

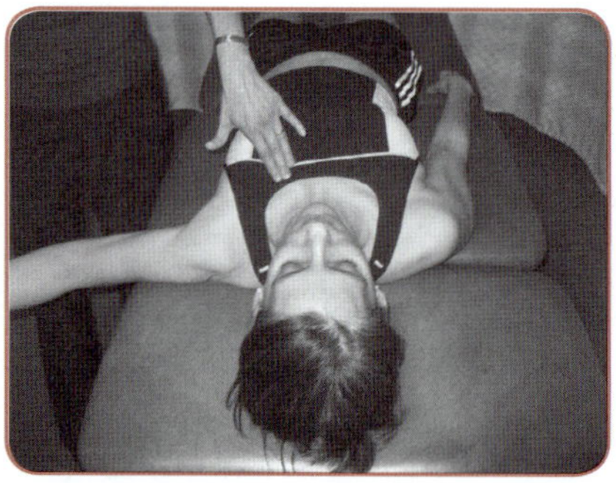

큰가슴근의 촉진: 복장 부분 (sterna portion), 중간섬유.

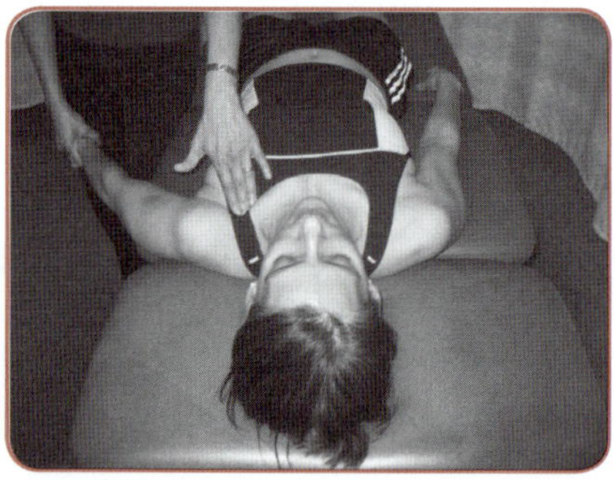

큰가슴근의 촉진: 빗장섬유 (clavicular fibers).

가쪽 손목 폄근(외측수근신근, lateral wrist extensors)

우선 가쪽 위팔뼈의 위관절융기상과(상완골 상과, epicondyle of the humerus)를 찾은 뒤 바로 아래쪽에서 손목 폄근을 촉진한다.

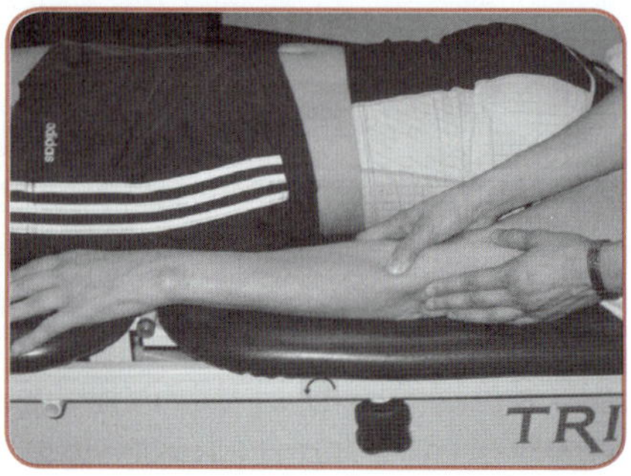

가쪽 손목 폄근의 촉진.

반흔
Scars

물렁조직(연부조직, soft-tissue) 평가 과정에는 항상 반흔 평가 과정을 포함하여야 한다. 반흔은 피부부터 뼈 위에 펼쳐져 있는 근막까지 모든 물렁조직 층을 관통한다. 손상 후 정상적인 치료 과정에서, 반흔조직(scar tissue)은 완전히 주변 물렁조직에 순응해야 하고, 정상적인 기능을 해야 한다. 그러나, 만약 치유과정이 정상적으로 일어나지 않은 경우에는, 반흔 주위의 물렁조직이 제한되고 기능에도 영향을 미치게 되는데, 이러한 사실을 '**활성 반흔**(active scar)'이라고 한다. 활성 반흔과 주변에서 기능장애가 있는 근막은 종종 반흔 부위와 떨어진 곳에서 유발점(TrP)과 관절 기능이상을 동반한다. 환자는 반흔을 찾는데 도움을 주는 대신 허리 또는 목통증, 두통, 호흡곤란 등과 같은 증상을 호소한다. 따라서, 임상가들은 반흔이 있다면 반드시 환지의 증상과 관련성이 있는지 알아보아야 한다. 활성 반흔을 만졌을 때, 환자의 증상이 감소된다면, 환자의 반흔과 질환 또는 기능이상은 밀접한 관계가 있다.

반흔을 평가할 때, 임상가는 반흔의 생김새와 온도뿐만 아니라, 혈관이 많이 생성되어 있는지 또는 홍반(erythema)이 가볍게 만지고 난 후 남아있거나 보이는지 확인해야 한다. 상처가 난 부위에서 열기가 느껴지는 것은 약간의 염증반응이 있다는 것을 말한다. 활성 반흔은 보통 표면장력이 증가되어 있는데, 반흔 부위의 피부가 쉽게 신장되거나 움직이지 않는다는 것을 말한다. 피부의 층이 두꺼운 예가 많다. 반흔의 움직임에 대한 저항은 모든 방향에서 한계점에 도달할 때까지 평가한다. 한계점은 Lewit에 의하여 탄성의 질이 변화된 곳으로 조직의 저항이 처음으로 느껴지는 징조를 말한다. 유연하거나 탄성이 감소된 조직은 임상가들이 치료와 재평가를 해야 한다. 반흔은 또한 반흔 부위 촉진, 신장 또는 압박 시 민감도(sensitivity)도 평가해야 한다. 통증점은 상처의 끝부위에서 빈번히 나타난다(Lewit 2007).

근막
Myofascia

얀다(Janda)는 하나의 단위로 전체 근골격계 시스템을 연결하는 근막의 중요성을 지적했다. 근막은 매우 강하고 작은 탄성을 가진 콜라겐 단백질로 만들어진 것인데, 콜라겐은 섬유모세포에서 생성되고, 긴장의 선에 따라 배열된다. 이 연결조직은 근육과 다른 신체기관을 연결할 뿐만 아니라, 근육군의 구획 또는 층도 형성한다.

근막은 특히 만성 근막통증증후군(chronic MPS)에서 임상적으로 기능이상의 잠재적인 원인으로 여겨져 왔다.(Travell and Simons 1992; Simons, Travell, and Simons 1999). 근막통증증후군(MPS)과 섬유근육통(FM)은 각각 통증유발점과 압통점(tender point)이 특징이다. 물렁조직 가동술(soft-tissue mobiliation), 근막이완(myofascial relase), 분무와 신장(spray and stretch)과 그라스톤(Graston) 기법과 같이 기구를 사용한 물렁조직 가동술처럼 특정 치료 기법은 근막통증증후군과 섬유근육통(fibromyalgia)에 도움을 줄 수 있다. 9장에서 물렁조직 치료에 대하여 자세히 설명하였다. 근막 조직이 통증의 주요 원인일 수 있지만, 임상가들은 기능이상의 원인을 감각운동계(sensorimotor system)의 다른 부분에서 찾아야 한다.

요약
Summary

근육의 기능이상은 근육의 긴장도가 높아지거나(과긴장성) 낮아지는(저긴장성)으로 명백하게 나타난다. 근육의 통증유발점과 압통점은 긴장도가 변한 근육에서 발견되는데, 이는 긴장성 근육(tonic muscle)과 위상성 근육(phasic muscle) 모두에서 발견되고 만성 근골격계 통증 증후군을 일으키는데 중요한 역할을 한다. 임상가들은 유발점은 종종 기능이상의 원인이 아니라, 증상이라는 점을 명심해야 한다. 임상가들은 관절 병리, 감각운동 기능이상 또는 반흔이나 저운동성 근막과 같은 다른 물렁조직의 기능이상(soft-tissue dysfunction)과 관련된 물렁조직의 기능이상의 기능적인 원인(functional cause)을 찾아야 한다.

제 III 부

근육 불균형 증후군의 치료

TREATMENT OF MUSCLE IMBALANCE SYNDROMES

근골격계 재활은 중추신경계(CNS)와 운동계(motor system) 사이의 밀접한 관계를 기초로 한다. 이 논리적 가정에서 정보의 질을 향상시키는 것은 움직임 실행 시 중추신경계 결정의 질을 향상시킨다는 것이다. 운동계는 중추신경계 기능의 창구로서 역할을 하고, 이 움직임의 질과 한계를 체계화한다. 재활과정에서 진단된 병리는 임상적으로 무관할지 모른다. 이것은 종종 장애가 되고 치료가 요구되는 기능적 병리이다. 일반적으로, 임상현상은 구조적 병리보다 기능적 변화와 높은 연관성이 있다(Lewit 1997).

중추신경계의 기능을 향상시키는 것은 재활의 궁극적인 목적이다. 이것은 감각으로부터 구심성 정보의 통합과 완전한 처리, 생체역학 능력 내에서 운동계의 완전한 표현을 통해 효율적인 뇌 기능을 성취함으로써 신체적, 감정적, 화학적 항상성과 유연성을 달성한다.

Panjabi(1994)에 의해 기술된 3개의 하위시스템은 조절, 수동과 능동적 하위시스템이다. 이 하위시스템은 상호설명적인 삼조(triad)를 형성하고, 고유수용성 관계에 의해 연결되고 변화된다. 어느 하위시스템의 변화는 다른 조직의 변화를 초래한다. 얀다(Janda)는 모든 환자 평가에서 하위시스템의 기능적 개별성을 인식해야 한다는 것을 강력히 느꼈다. 근육과 인대, 힘줄, 근막은 별개의 독립체라기보다는 하나의 기능적 단위를 형성하고, 관절과 근육 구심성 신경 사이의 구분은 인위적이다(Gillquist 1996). 내장과 골격을 따라, 이는 내적 · 외적 환경에 따른 반응으로 중추신경계(CNS)에 의해 처리된 데이터를 수집하고 표현하기 위한 틀 구조(framework)를 형성한다. 얀다는 중추신경계와 운동계 기능을 감각운동계(sensorimotor system)인 하나의 단위로 인식한다. 그는 3단계로 구성된 치료를 제안했다.

1. **말초구조(peripheral structures)의 정상화.** 중추신경계(CNS)가 받는 구심성 정보의 질을 향상시키려면 중추신경계 외부의 모든 말초구조들을 치료해야 한다.

2. **근육 균형의 회복.** 위상성 근육(phasic muscle)과 긴장성 근육(tonic muscle) 사이의 균형은 협응을 향상시키는 전제조건으로서 개선되어야 한다.

3. **구심계와 감각운동 훈련(sensory motor training) 촉진.** 이 훈련은 움직임의 협응성을 개선시킴으로써 이상적인 생체학적 구조의 기계적 부하와 효율적인 움직임 실행을 증진시킨다.

감각운동 훈련(sensory motor training)에 추가될 중요한 선택은 항상 원시적인 운동 반사(primitive locomotor reflexes)라고만 생각했다. 중뇌 수준에서 저장되고, 대동작 시스템(gross motor system) 성숙을 위한 기초로 한 복잡한 반사 시너지를 유발함으로써 협응성과 관절 안정성이 개선된다. 이러한 시너지는 운동실행의 질을 개선함에 있어서 중요한 요소로 간주될 수 있다. 그러나 이 접근을 필요로 하는 학습과 수행에서 통달과 숙련, 감독하 훈련에 대해 상대적으로 복잡한 접근이다. 그러므로 보이타 접근(Vojta approach)은 이 교재의 범위를 넘어선다.

제 3 부(Part III)는 근육 불균형 중재의 다른 요소들을 상세히 설명한다. 9장은 말초구조들의 정상화를 위한 절차를 기술한다. 10장은 촉진과 억제 기법을 통해 근육 불균형을 회복하기 위한 다른 기법들(techniques)을 기술한다. 마지막으로, 11장은 구심계의 얀다 촉진(Janda's facilitation)과 감각운동훈련(sensorimotor training) 프로그램을 검토한다.

CHAPTER

9장 말초구조의 정상화

NORMALIZATION OF PERIPHERAL STRUCTURES

이 장에서는 말초구조(peripheral structures)가 왜 치료되어야 하는지 논하고, 그런 다음 말초구조를 목표로 하는 직접적인 기법과 말초의 변화를 가져오는 중추신경계의 직접적인 기법을 살펴본다. 두 기법의 유형을 살펴보는 이유는 중추신경계(CNS)와 말초 사이의 긴밀한 연관성이 말초의 상태를 빠르게 개선시키는데 필수적인 전반적 기법(global techniques)을 보였기 때문이다. 이 전반적 기법은 국소 기법(localized techniques)에 소요되는 시간과 양을 감소시킬 수 있다.

말초에 대한 치료접근은 조직유형과 기능장애의 성질, 기능장애가 전신 효과를 갖는 정도에 따라 나뉠 수 있다. 얀다(Janda)는 중추신경계와 수막 바깥에 위치하는 모든 기관과 조직을 말초구조(peripheral structures)라고 정의하였다. 얀다(Janda)는 재활과정의 첫 단계로, 그리고 중추신경계로 가는 구심성 입력의 질을 개선하기 위한 전제조건으로서 말초구조를 치료하고 정상화하는 것으로 간주하였다. 고유수용성체로부터 오는 정확한 정보는 움직임을 조직화하고 관절을 보호하기 위해 필요하다(Freeman, Dean, and Hanham 1965; Freeman and Wyke 1967a). 그러므로, 구심성 입력의 질을 개선하는 것이 우선이다. 이 정보입력을 회복하는 것은 운동조절 능력을 개선하기 위한 잠재적 능력을 증가시킨다. 그러나, 신경계에 대한 고유수용체의 영향은 고위 중추의 강력한 영향과 비교 시 상대적으로 경시한다. 이런 식으로 중추신경계(CNS)의 통합처리는 불필요한 외부자극에 의해 끊임없이 압도하는 것을 피한다. 그러나, 이 상황은 들어오는 정보가 보호적인 기능을 제공한다면 변할 수도 있다(Lederman 1997).

도수 반사기법(manual reflexive techniques)이 운동조절에 대해 비효율적이라고 하는 반사활동과 기계수용기의 성질에 대해 최근에 용인된 지식에 근거하여 주장한다(Lederman 1997). 그러나 우리는 임상에서 정반대되는 근거를 본다. 이 의미는 도수 반사기법에 의한 운동변화는 여전히 설명되어지지 않고 있고, 현재 지식정보로는 이와 같이 재현 가능한 임상적 현상들을 과학적으로 측정하고 연구하기 위한 정확한 변수들을 이용하는 것이 역부족한 실정이다. 그러나 적절한 상황에 도수 반사기법은 보다 능동적 재활단계에서 유용한 부속치료로써 좋은 효과를 위해 이용될 수 있다.

말초조직(peripheral tissue)을 정상화하는 기법은 두 가지 유형으로 나누어진다. 중앙 기법(central techniques)은 간접적으로 말초구조(peripheral structures)에 영향을 주고, 국소 기법(local techniques)은 직접적으로 말초구조에 영향을 준다. 임상가는 중추신경계(CNS)를 치료하지 않고서는 말초를 정확하게 치료할 수 없고 반대도 마찬가지이다. 따라서 치료와 재평가 시 이 관계를 효과적으로 활용하여 시행하여야 한다.

중앙 간접적 기법
Central Indirect Techniques

병리조직을 직접적으로 조작하지 않지만, 이 조직에 대해 강력한 전신 또는 말초 효과를 가지는 기법을 중앙 간접적 기법으로 간주한다. 이런 접근의 몇 가지 예로 보이타 접근법(Vojta approach)과 원시반사 이완기법(primal reflex release technique), 펠덴크라이스(Feldenkrais)가 있다. 이 기법들의 자세한 설명은 이 교재의 범위를 벗어나지만, 얀다의 접근법(Janda's approach)에서 상호보완적인 역할을 보여주기 위해 이 장에서 언급된다.

보이타 접근법(Vojta Approach)

보이타 접근법은 중추신경계(CNS)의 발달과 성숙에 대해 연관되어 있는 유전적으로 부호화된(encoded) 운동 기능을 기초로 한다. 특정 자세와 반사지점은 중추신경계로 가는 구심성 정보입력을 가중시키기 위해 사용된다. 이 정보입력은 대근육 운동 기능과 관련된 움직임의 부분적인 패턴을 유도할 수 있고, 효율적인 근육 활동을 위해 필요한 고정 포인트를 만드는 신체 능력을 향상시킴으로써 운동활성의 질과 관절 안정성을 증진시킬 수 있다. 체코 아동신경학자인 Václav Vojta에 의해 뇌성마비 아동과 다른 운동발달 지연 아동을 치료하기 위해 사용된 보이타 접근법은 성인에서 사용할 수 있게 변경하였다. 가장 유명한 선구자는 체코 물리치료사인 Pavel Kolář이며, 그는 ***동적 신경근 안정화***(dynamic neuromuscular stabilization)라 불리는 자신만의 기법을 개발하였다(Kolář 2001; 2007).

환자들은 반사적인 움직임 패턴을 자극하기 위해 특정 신경발달학적 자세로 취한다. 기기와 회전하기의 대운동 패턴과 관련된 움직임 패턴을 유발하기 위해 특정 가압점이 사용된다(그림 9.1 a-b 참고).

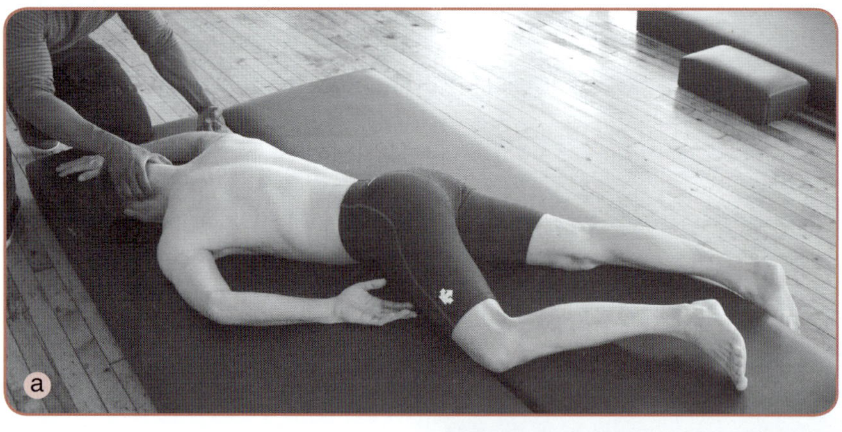

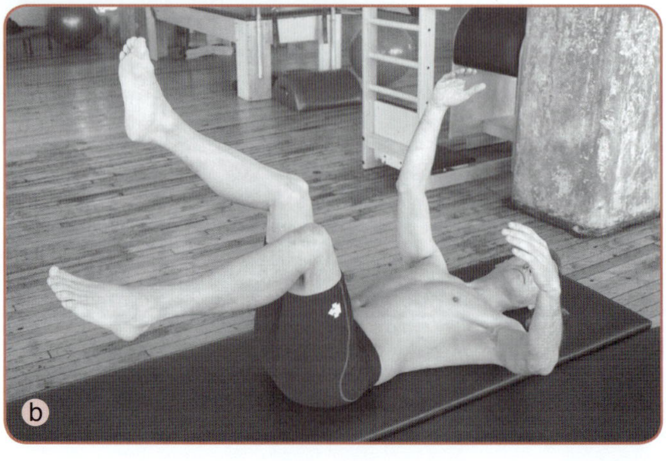

그림 9.1 (a) 기기의 신경발달학적 자세(crawling neurodevelopmental posture), (b) 몸 돌리기의 신경발달학적 자세(turning neurodevelopmental posture).

이러한 자세와 패턴은 오래 지속된 기능장애 경우에 운동계를 재설정하는데 도움을 준다.

임상적으로 손상 이후나 오랜 지속된 보상적 운동전략을 사용하는 경우에 수의적으로 이상적인 대운동 협력(gross motor synergies)을 재현하기 어렵다. 그러므로 중추신경계(CNS)에 저장된 기본적인 피질하 운동프로그램에 접근하여 환자의 보상적이고 자발적 입력이 없이 더 효과적이고 순수한 움직임 패턴을 유발하기 위한 시도가 필요하다. 반사 자극이 가중된 후에, 수의적 운동이 증가된 움직임의 질과 인식(awareness)과 함께 수행될 수 있다. 얀다(Janda)는 보이타 접근법을 재활의 유일하고 필수적인 부분으로 보았다. 부적절한 운동조절 전략을 가진 환자는 더 국소적인 기법과 감각운동 훈련(sensory motor training)으로 쉽게 영향을 받지 않을 수 있다.

원시반사 이완기법 (Primal Reflex Release Technique)

원시반사 이완기법은 유해감각과 통증을 자주 동반하는 놀람(startle), 회피(withdrawal), 관절 보호성 반사(joint protective reflexes)의 원치 않는 효과를 줄이기 위한 시도에서 여러 간단한 도수 치료과정을 혼합하였다(Iams 2005). 이런 반사는 생존과 사람의 극복전략에서 중요한 역할을 하는 동안에 변화된 근 긴장도나 제한된 운동범위(ROM)와 같이 원하지 않은 생리학적 변화에서 지나치게 활동할 수 있고 과활동성으로 남겨질 수 있다. 유발점과 압통점 사슬은 약한 자극이나 감정적 과잉반응 등에 대한 자동적 반응을 과장한다. 잔류효과가 치료되지 않은 상태로 두어 환자를 괴롭힌다면, 기대되는 회복을 방해하고 계속적인 증상이 나타난다.

미국 물리치료사인 John lams에 의해 개발된 원시반사 이완기법은 인기를 얻고 있고, 재활과정 안에서 패러다임 이동의 한 부분이다. 빠른 생리학적 변화는 원시반사 이완기법에 의해 성취될 수 있으며, 이것은 매우 유용한 임상적 도구이다. 이 기법은 독립형 또는 보조적 치료로서 사용되고, 전문가를 자주 혼돈 시키는 원치 않는 압통점과 부수적인 증상들을 근절시켜 증상적 발생을 단순화할 수 있다. 예로, 최근 외상을 경험한 환자는 어깨에 상당한 통증과 움직임이 제한될 수 있다. 이러한 발견이 보호적인 반응으로 인한 경우, 원시반사 이완기법만으로 80~90%의 지속되는 개선을 경험할 수 있다. 전통적인 접근은 환자의의 생리학적 및 증상적 표현을 빠르게 변화시키는데 있어서 중추신경계(CNS)의 필수적인 역할을 인식하지 못하거나 무시하기 때문에 이러한 결과는 전통적인 치료접근법에서 흔하지 않다. 전통적인 접근에서, 국소 기법(local techniques)은 국소 효과를 위해 평가되고, 중추적으로 조정된 중재는 전혀 또는 거의 시행 되지 않는다. 신경학과 정형외과학의 불가분(indivisibility)은 지나치게 되거나 중요하게 이용되지 않는다.

펠덴크라이스(Feldenkrais)

펠덴크라이스 방법은 Moshe Feldenkrais에 의해 1940년도에 개발되었다. 운동수행을 위한 언어 교육(운동을 통한 인식)과 실무자에 의한 환자의 수동 움직임 조작(manual movement manipulation)을 포함하는 감각통합을 통해 운동전략을 변경한다. 이 도수(manipulation)방법은 움직임의 무의식과 의식적인 지각을 개선시키고, 환자로 하여금 비효율적인 움직임을 이해하고 수용 가능한 대체움직임들(alternatives)을 가능하게 하다. 이러한 대체움직임들은 운동프로그램으로 빠르게 통합되어 원하지 않는 운동전략을 제거한다. 펠덴크라이스는 그의 1967년 책에 이론적인 기본과 기본 운동들을 "*Improving the Ability to Perform*" 제목으로 출판하였다. 1972년에 영어버전인 "*Awareness Through Movement*"도 출판되었다. 그는 생각과 행동 사이의 지연에서 일어나는 인식(awareness)을 기술하고, 그리고 나서 어떻게 인식이 움직임 변화와 관련이 있는지를 기술하였다(Feldenkrais 1972).

국소 직접 기법
Local Direct Techniques

병리학적 또는 병원성 조직에 관한 기법은 더 일반적인 효과를 줄 수 있는 강력한 국소효과를 가지고 있다. 기법의 선택은 환자평가와 전문가의 지식, 환자에 대한 기법의 적합성, 그리고 원하는 목적에 의존할 것이다. 국소 직접 기법은 물렁조직(연조직, soft tissue)과 신경긴장, 관절가동술(joint mobilization), 보웬(Bowen), 림프, 그리고 보조기구를 이용한 교정기법(orthotic technique) 등을 포함한다. 조직의 제한을 유발하는 국소 병리학적인 장애물(barrier)에 직접적으로 관여하지 않지만, 치료를 위해 그곳으로부터 멀리 움직이는 스트레인과 역스트레인(strain and counterstrain) 기법과 같은 간접적인 국소기법이 몇 개가 있다(Jones 1964).

물렁조직 기법(Soft-Tissue Techniques)

물렁조직 기법은 반흔(scar)과 유착, 구축을 관리하는데 유용하다. 피부와 근막, 근육을 포함하는 물렁조직(연부조직, soft tissue)의 제한은 국소 및 전반적으로 움직임과 기능에 영향을 미친다. 반흔은 관절움직임을 제한하고, 통증을 발생시키고 자세적 변화를 발생시키는 상태의 범위를 가질 것이다. 근섬유아세포성 활동에 기인한 화학적 가교(cross-linking)와 세포성 기질 손상, 유착, 수축은 수술 후 흉터에 의해 입증되는 바와 같이 흉터 운동성을 모두 변화시킬 수 있다. 유착은 서로 미끄러질 수 있는 표면 사이에서 발생하는 비정상적인 결합조직의 침착물이다. 유착은 근육층 사이나 힘줄(건, tendon)과 그것을 싸고 있는 조직 사이에 이전 손상, 감염이나 염증으로부터 자주 발생한다. 가교와 유착 때문에 결합조직이 짧아진 구축은 근육과 인대에서 일어나고, 직접적으로 운동범위에 영향을 미친다. 다른 근막층이 자유롭게 움직일 수 없다면, 기본적인 관절의 움직임에 편견을 갖게 하여 근육기능에 영향을 미친다.

통증유발점(TrPs)은 근육조직 내의 유착에 대한 전구체(precursors)로 간주할 수 있다. 이것은 단단해지고, 통증이 심해지고, 촉진할 수 있는 병변이며, 만성 과사용이나 손상을 경험한 근육에서 관찰될 수 있다. 이러한 단단해진 구조는 사체에서 관찰되었으며, 이는 근 긴장도 변화뿐만 아니라, 조직의 일관성에 영향을 미치는 구조적 변화 또는 수축이라는 것을 발견하였다(Schade 1919). 몇 년 동안 이러한 결절현상과 관련된 통증의 관찰과 통증유발점과의 동일한 특성이 명백해졌다(Reynolds 1983). 특히 Simons와 Travel(1999)과 Mense와 Simons(2001)의 연구는 운동계(motor system) 내에서 통증유발점과 급성 및 만성 통증 발생을 광범위하게 다루었다. 이들의 효과는 감각운동기능(sensory motor function)에 영향을 미치는 많은 요인이 될 수 있다.

반흔은 유착과 수축을 동반할 수 있고, 근육 내 통증유발점 형성의 원인이 될 수 있기 때문에 물렁조직 평가와 치료설명을 위한 일차적인 사례로서 사용될 수 있다. 잠재성 반흔은 일반적으로 오래되었고, 더 큰 운동성이 있고, 통증이 없다. 활동성 반흔은 중추신경계에 대한 감각 구심성에 광범위한 영향을 미치며, 국소적 및 일반적으로 운동기능을 저하시킬 수 있기 때문에 치료해야 한다. Lewit(1997)와 Janda는 말초 구심성 정보의 정상화를 위해 반흔치료를 가장 우선으로 한다. 물렁조직(연조직, soft tissue) 제한의 평가는 여러 측면을 포함한다.

- **출현(appearance).** 반흔이 매우 혈관화되어 있거나, 홍반(erythema)이 존재하거나 가벼운 촉진에 의해 쉽게 유발되면, 이 반흔은 활동성이고 도수로 치료되어야 할 필요성이 있다.

- **온도(temperature).** 반흔 부위의 온기는 정상(여전히 치유중인 반흔) 또는 비정상적(만성 염증이 있는 반흔) 생리학적 활동의 진행을 나타낼 수 있다.

- **민감성(sensitivity).** 반흔의 모든 층은 검사되어야 한다. 만약 일부 반흔이나 전체 반흔이 신장이나 압박과 같은 촉진에 의해 통증이 심하다면, 활동성 반흔일 것이다. 잘 치유된 반흔은 통증이 없어야 한다.

- **다한증(hyperhydrosis).** 반흔(scar)을 따라 증가된 땀은 표면항력(skin drag)의 정도를 추정하고 흉터가 있는 피부와 없는 피부영역 양측을 비교하여 검사될 수 있다. 표면항력(skin drag)은 수분이 증가할 때 나타나는 저항 증가의 느낌이다. 전문가가 관심 영역을 따라 손가락으로 적당한 속도로 일정하게 움직여 흉터의 피부를 가볍게 친다. 동시에 또는 순차적으로 전문가는 흉터가 없는 피부 부위를 치고 흉터에 느껴지는 저항력과 비교한다. 피부 통각과민 영역(hyperalgesic zone)은 자율신경계의 활동으로 인해 증가된 표면항력(skin drag)을 나타낸다(Lewit 1999). 이 영역들은 다른 표면 또는 깊은 병변과 조직적으로 관련된 피부의 민감한 영역으로 튕김(springing)과 탄력성이 감소를 보인다.

- **탄력성의 질(elastic quality).** 촉진된 조직의 신축성과 탄력성, 유연성을 평가하는 튕김 기법(springing technique)을 적용하고, 양측을 비교한다. 이것은 치료나 재평가를 위해 영역을 확인하는데 도움을 준다.

- **물렁조직 질감(soft-tissue texture).** 조직의 질감은 일관성의 변화에 대해 촉진된다. 임상가는 조직의 균일성과 불균일성, 또는 부종을 평가하고, 조직을 정상적인 피부와 비교한다.

- **운동성 제한(mobility restriction).** 임상가는 먼저 반흔이 가로지르는 조직과 근막의 다른 층인 장애물 또는 장벽(barrier)에서 가동성(mobility)을 평가한다. Lewit(1991)에 의해 설명된 생리학적 장벽(physiological barrier)은 수동적 움직임 중 발생하는 첫 저항지점을 말한다. 튕김(springing)의 유무를 판단할 수 있다. 튕김의 결여와 조직의 탄력성 성질의 자연적 상실은 조직검사 시 정상인지 병리적인지를 결정하는데 중요한 임상적 가치를 부여한다.

- **억제(inhibition).** 반흔의 아래나 근처에 있는 근육은 자주 억제될 것이다. 근육은 손으로 근력소실을 평가할 수 있고, 반흔을 치료한 후에 재평가되어야 한다.

물렁조직 가동술(soft-tissue mobilization)과 기구보조 물렁조직 가동술(instrument-assisted soft-tissue mobilization), 교차-마찰 마사지(cross-friction massage), 근막이완술(myofascial release : MFR)과 같은 특별한 기법들은 정상적인 물렁조직(연조직, soft tissue) 움직임을 회복하는데 유용하다. 일차적인 목적은 비정상적인 유해감각 반응과 움직임 제한을 제거하는 것이다. 다른 근막기법들도 이용할 수 있다. 이러한 기법들은 짧고 약한 등척성 수축 후에 긴장도가 높은 근육의 수의적 이완이 달성되는 등척성 수축 후 이완(postisometric relaxation, PIR)과 같이 저강도로 지속된 부드러운 장벽 이완(release) 유지로부터 증가하는 힘으로 적용될 수 있다. 등척성 수축 후 이완(postisometric relaxation)은 근막추력(fascial thrusts) 5 등급(Iams 2005)으로 조직의 탄력성 반동 특성과 가동성이 정상화될 때까지 적용한다(그림 9.2 a-e). 추가적으로, 호흡이나 눈의 공동운동(ocular synkinesis)은 등척성 수축 후 이완(PIR)의 효과를 향상시킬 수 있다. 예를 들어, 깨물근의 이완은 이완기 중 구강흡입에 의해 향상될 수 있다(그림 9.3). 또한, 바로 누운 자세에서 수축 중 다리방향으로 응시하는 것과 엉덩관절 굽힘근 신장의 이완기 중에 머리방향으로 쳐다보는 것은 근 긴장의 정상화와 통증유발점 해결을 단축시킨다.

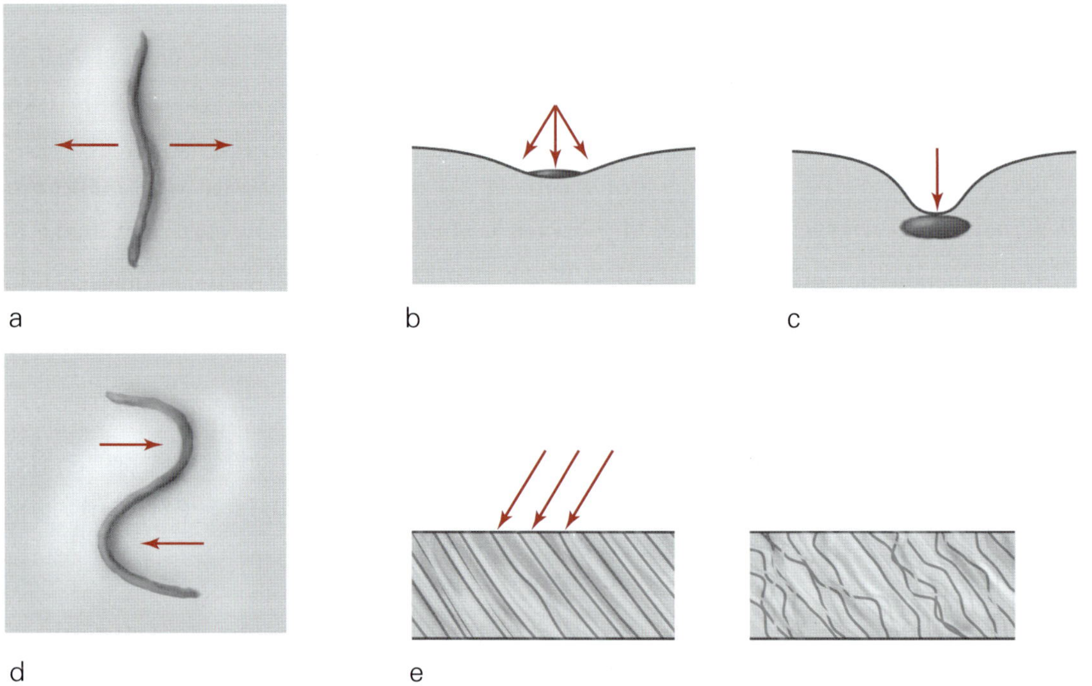

그림 9.2 (a) 반흔 신연(distraction), (b) 깊은 반흔의 다방향 동적 이완(multivector dynamic release), (c) 깊은 반흔조직의 유지된 정적 이완(sustained static release), (d) 반흔의 S-형태 가동술(S-form mobilization), (e) 결합조직 추력가동술(connective tissue thrust mobilization)이 일어나는 근막장벽(fascial barrier).

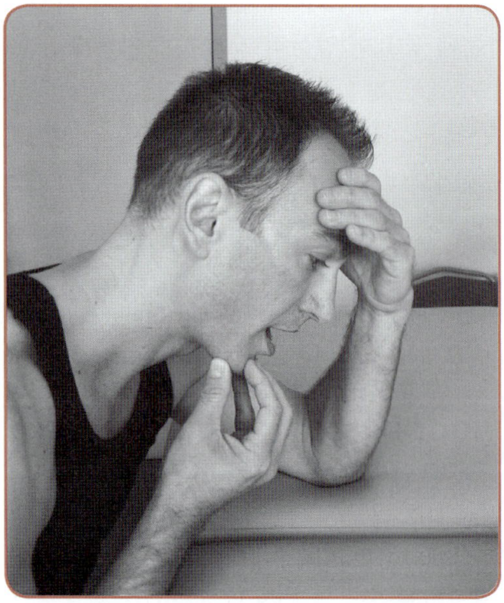

그림 9.3 호흡의 협동운동(respiratory synkinesis)과 깨물근 이완(교근 이완, masseter relaxation)

추가적인 수동 기법에서, 레이저나 초음파와 같은 물리요법들은 활동적인 반흔조직을 없애기 위해 효과적일 것이다. 어떤 기법이든, 이 조직은 양측 비교를 통해서 정상상태까지 회복한다. 자율신경계 반응은 치료과정 중에 자주 소멸된다. 이것은 기능장애 정도에 따라 여러 세션이 걸릴 수도 있다. 반흔의 영향은 생각보다 다른 조직과 기능에 더 큰 영향을 미칠 수 있다.

신경긴장 기법과 신경가동술 (Neural Tension Techniques and Neurodynamics)

운동범위를 제한하고 감각 및 운동기능을 손상시키는 생리학적 및 신체적 요인으로써 역 신경긴장(adverse neural tension; ANT)의 역할은 Butler(1991), Elvey(1986), 그리고 Shacklock(2005)에 의해 입증되었다. 역 신경긴장(ANT)이나 변화된 신경가동술(neurodynamics)은 기존 증상을 유발하거나 악화시킬 수 있으며, 환자의 객관적이고 주관적인 개선을 방해할 수 있다.

중추신경계(CNS)는 근골격계 내에 동적인 연속체이고, 모든 움직임을 지켜봐야 한다. 그러므로 연속적이고 가변적인 관절 움직임을 갖는 기본적인 검사 시스템을 통해 부하가 걸리는 물렁조직(연조직, soft tissue)에 의해 역 신경긴장(ANT)에 대한 중추신경계가 평가된다. 이것은 수동적 목 굽힘(수동적 경부 굴곡, passive neck flexion)과 하지직거상(straight-leg raise), 슬럼프(slump) 검사, 4가지 상지 신경동역학 검사(upper-limb neurodynamic tests, ULNT)를 포함한다(그림 9.4–9.7 참고). 이 검사들에 의해 증상이 재현되거나 증가 또는 감소한다면, 역 신경긴장(ANT)의 평가와 치료를 추구해야 할 충분한 이유가 있다.

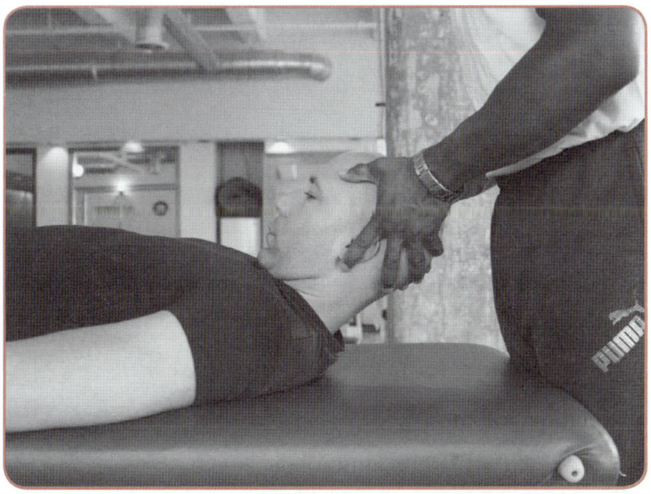

그림 9.4 수동적 목 굽힘(passive neck flexion) 검사

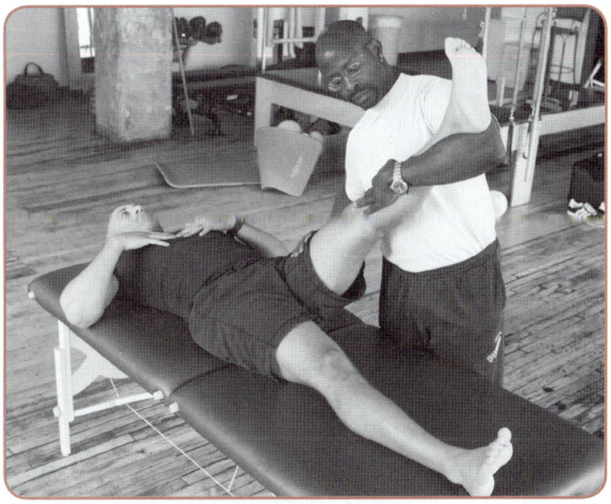

그림 9.5 하지직거상(straight–leg raise).

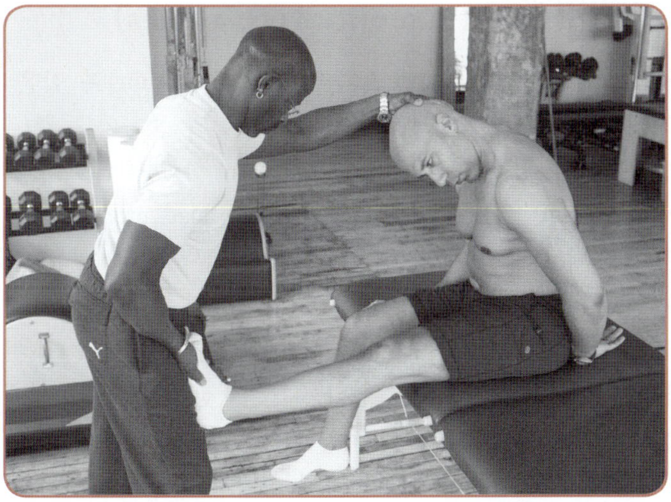

그림 9.6 슬럼프 검사(slump test).

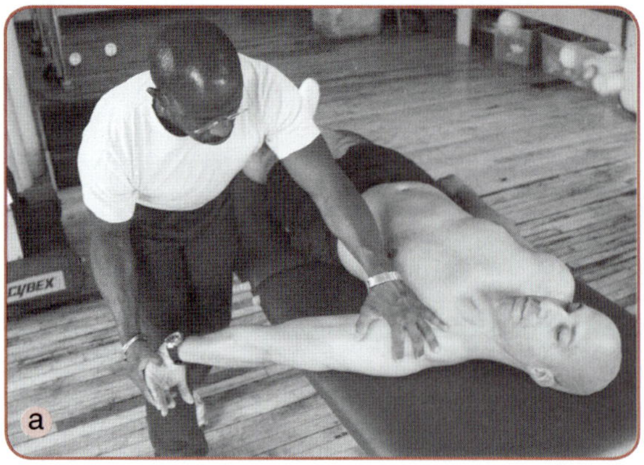

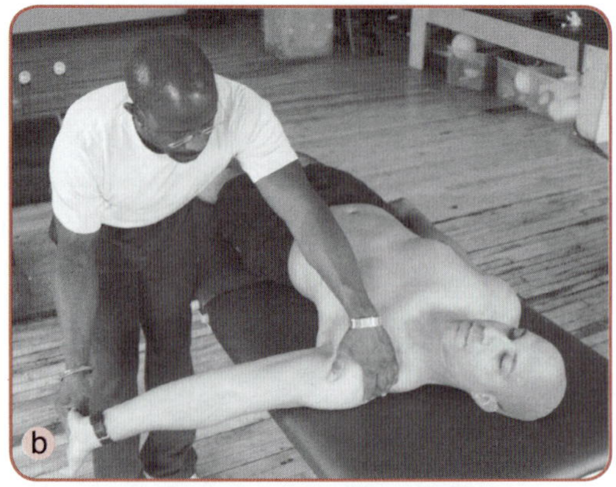

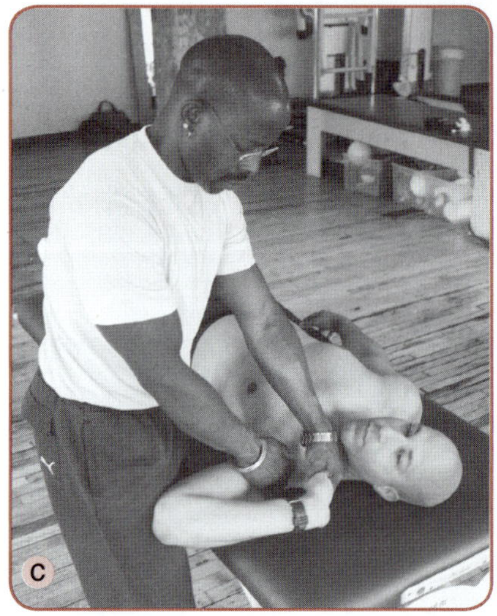

그림 9.7 상지 신경동역학 검사 (upper-limb neurodynamic tests). (a) 노신경(요골신경, radial nerve), (b) 정중신경(median nerve), (c) 자신경(척골신경, ulner nerve).

유해감각 또는 통증의 원인은 신경계(내용물)나 신경계를 보호하고 적응해야 하는 주변조직(용기)에서 찾을 수 있다. 신경가동술(neurodynamics) 긴장의 치료는 임상적으로 중요한 중재이고, 임상가는 용기 대 내용물의 문제를 해결하기 위해 권장하는 기술을 활용하여 능숙하게 해결해야 한다. 활주(sliding) 및 문지름(flossing) 또는 긴장(tensioning)과 같은 치료기법의 세부사항은 이 장의 범위를 벗어나며, Butler(1991)와 Shacklock(2005)의 책에서 잘 기술되어 있다.

관절운동성 기법(Joint Mobility Techniques)

관절가동술(joint mobilization)과 도수치료(manipulation)와 같은 관절운동성 기법은 유용한 치료기법이다. 도수치료를 통한 생리학적 운동범위의 증가와 뒷뿔(후각)로 가는 유해성 입력감소, 진통유발은 문헌에서 설명되었다(Herzog et al. 1999; Herzog 2000; Conway et al. 1993; Zusman 1986; Wright 1995). 단계적인 가동술(graded mobilizations)은 관절 도수치료와 유사하지만, 관절 도수치료에 비해 덜 효과적이라고 추론하였다. 가동술(mobilizations)은 한 세션에서 도수적 밀치기(manipulative thrust)의 반복보다 더 많이 반복되므로 가동술이 누적효과를 만들 수 있을 것이라고 가정하였다. 강도 등급 1에서 5까지 등급이 매겨질 수 있는 이러한 기술의 필요성을 신중하게 고려하고 평가해야 한다. 이것은 정상적인 운동성에 대한 장벽(barrier) 제한의 식별과 그 장벽을 극복하기 위한 힘의 적용을 포함하는 장벽기법(barrier techniques)이다.

임상가는 장벽 제한에 대해 적용하는 힘의 선택이 주어진 평가정보의 관점에서 가장 좋은 선택인지 확인해야 한다. 도수치료 사용에 대한 금기사항이 잘 설명되어 있다(Barker et al. 2000;

Grieve 1991; Gifford and Tehan 2003). 강제로 장벽을 극복하는 것이 항상 정확하거나 이상적인 치료기법은 아니며, 이러한 제한은 보호를 위한 것일 수도 있다. 보호적인 전략의 원인은 제한된 영역에 국한되지 않을 수 있으며 환자는 이러한 장벽기법을 국소 적용하여 제대로 치료를 받지 못할 수 있다.

Lewit(1986, 1987)는 근막 통증유발점과 관절장애 사이의 강력한 관계를 기술하였다. 근막 통증유발점과 관절장애는 둘 다 평가되어야 하고, 전체 검사에 비추어 우선 순위를 정하고 치료되어야 한다고 강조했다. 그리고 나서 재검사는 치료사에게 관절근막 기능장애를 다루는 가장 효과적인 경로를 따라 유도할 것이다. 예를 들어, 요통과 변화된 골반운동성을 가진 환자는 제한된 종아리뼈머리(비골두, fibula head) 운동성과 뒤넙다리근(슬괵근, hamstring)의 넙다리두갈래근(대퇴이두근, biceps femoris) 근복에 있는 통증유발점의 존재와 관련이 있을 수 있다. 철저한 검사와 과거력 후에-아마도 다리에 걸려 넘어지거나 비틀거리거나 하지의 고기능 부전-종아리뼈머리(비골두, fibula head)의 이완은 우선 순위가 될 것이며, 그 결과 뒤넙다리근(슬괵근, hamstring)의 통증유발점 제거와 요통 감소, 골반운동성의 개선을 보게 된다.

새로운 범위를 통해 동반되는 안정성과 근력을 보장하지 않고 이러한 기법을 통해 운동범위를 회복시키는 것은 좋은 치료기법이 아니다. 능동과 조절 하위시스템은 사용 가능한 움직임을 안정화하는 능력에 대해 평가되어야 한다.

림프 기법(Lymphatic Techniques)

림프의 흐름은 정상적인 생리학적 기능회복에 있어 중요한 요소로 여겨져 왔다. 인체는 60% 이상이 물이며, 1/3이 세포 외에, 2/3는 세포 내에 존재한다(Lederman 1997). 국소적인 함입부종(pitting edema)은 발목염좌와 수술 후 손상을 자주 동반할 수 있다. (함입은 조직의 일시적인 변형-구덩이-부종에 가해지는 압력 이후에 볼 수 있다.) 비함입부종(nonpitting dedma)은 종종 전신 병리와 관련이 있고, 경구 약물치료를 포함한 더 복잡한 치료를 요구한다.

근육은 림프이동에서 중요한 역할을 수행한다(그림 9.8). 능동적 근육 펌프나 외부기기를 이용한 림프압박과 감압과 같은 도수기법은 림프계와 혈장 사이에 세포외액의 유체동력학 움직임을 보조한다(Ganong 1981). 간헐적인 압박과 감압은 심부 혈관구조에 영향을 주기 위해 충분한 압력으로 수행해야 한다.

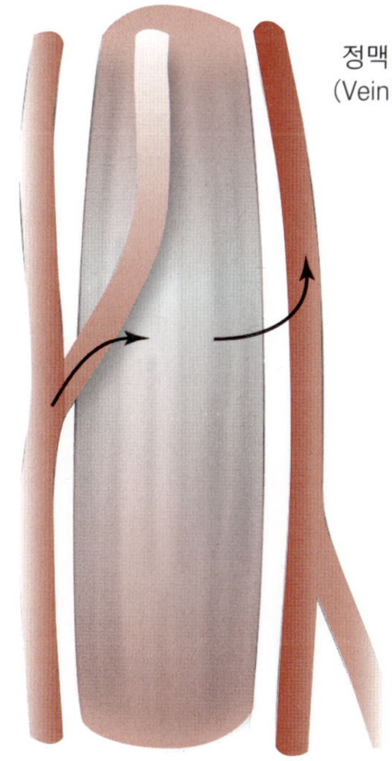

그림 9.8 동맥에서 정맥까지 림프 이동에 대한 근육의 역할.

관절 안과 밖의 액체이동은 관절 움직임에 의존한다. 관련 관절의 통증을 악화시키지 않는 중간 크기의 능동 움직임은 관절부종을 감소시키기 위해 유용하고 악화시키는 염증 원인은 치료되어야 한다. 국소화된 간질성 부종은 관련 근육의 근복 위나 힘줄 사이 및 힘줄뼈 연결지점에서 근육 기능장애와 함께 관찰될 수 있다. 근육사슬이 우선 치료되면 이 부종은 빠르게 해결되고 정상적인 구심지각과 기능이 차차 회복된다.

전기자극(감각하, 감각과 운동수준에 대한 자극)과 이온도입법, 초음파와 같은 모달리티는 부종형성을 억제(감각수준 전기자극)하거나 분산을 도움으로써 급성 및 만성 상황에서 국소 림프이동 및 배수에 영향을 미치는데 사용될 수 있다(Starkey 1999). 그러나, 어떤 형태의 근육 활동으로도 상당한 결과를 얻는 것으로 보인다(Walloe and Wesche 1988; Mann, Morrissey, and Cywinski 2007).

보조기 기법(Orthotic Techniques)

보조기 기법은 신경적 입력을 변화시킬 수 있고, 자세와 운동기능에 영향을 미칠 수 있다는 근거가 있다. Guskiewicz와 Perrin(1996)는 급성 발목 염좌가 있는 환자에서 맞춤형 보조기를 신은 후 자세동요에서 현저한 감소를 입증하였다. 보조기는 자세교란을 감지하고 자세동요를 조절하는 능력을 증가시키는 관절 고유수용성 감각을 향상시킬 것이다. 유사하게도, Rothbart(2005)는 환자의 발에 대한 동적 조절 깔창(dynamic control insoles)을 적용한 결과로서 정적 자세의 변화와 만성 근골격계 통증의 개선을 설명하였다(그림 9.9). 자세에 대한 미세웨지(microwedges)의 효과는 캐나다와 프랑스, 이탈리아에서 자세학의 치료적 접근에서 올바르게 인식될 수 있다. 보조기는 치료를 위해 유용한 보조기구가 될 수 있다. 그러나 보조기의 소개와 사용은 숙련된 전문가에 의해 모니터를 해야 한다. 이러한 장치의 효과는 발 관절 위에 있어 제한에 대항하는 역할을 해야 한다. 보조기 적용에 대한 생체역학적 이유가 적절하더라도, 발 움직임의 제한은 심각한 신경학적 결과를 초래할 수 있다. 아무리 신중하게 측정된 보조기 캐스팅과 관련된 긍정적인 지표에도 불구하고, 많은 전문가들은 보조기로 인한 환자증상의 악화나 새로운 증상들이 발생하는 것을 경험하게 된다.

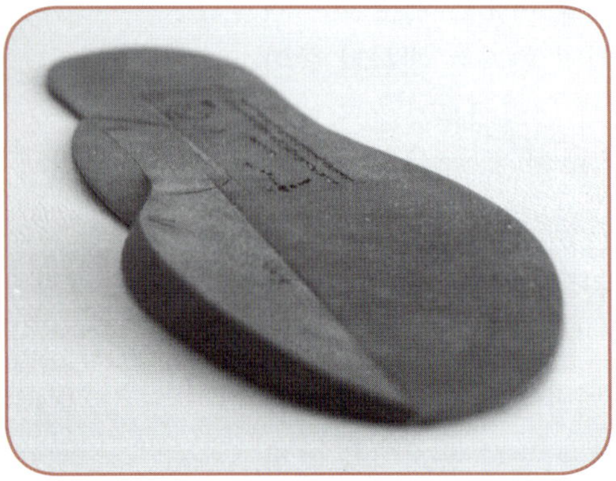

그림 9.9 동적 조절 깔창(dynamic control insoles).

병원성 발 유형(Pathogenic foot types)은 편평족(낮은 족궁)과 요족(높은 족궁)에서 관찰될 수 있다. 발의 구조는 병리에 대한 잠재성을 가리키지만 어떤 병리를 초래하거나 결정하지 못한다. 목적은 발의 안정성을 개선시키고, 일상생활과 관련된 일반적인 이동과 운동을 보조하기 위한 이상적인 협응, 균형, 근력과 파워 등의 기능에 대한 온전함을 회복하는 것이다. 이러한 조건이 발의 유형과 상관없다면, 발은 생체역학적으로 효율적이고 안정적이다. 안정화시키는 내재근(intrinsic muscle)의 활동과 기능은 신발을 신은 발과 신지 않은 발에서 다르며, 신발을 신은 발은 내재근(intrinsic muscle)의 활동이 감소하고 안정화를 위한 수동적 구조에 더 의존한다는 것을 제안하는 근거가 있다(Robbins and Hanna 1987).

요약
Summary

환자의 포괄적인 검사 후에, 다양한 유형의 병리적인 조직상태를 적절하게 목표로 삼는 기법을 적용함으로써 말초구조를 정상화한다. 목적은 가능한 많이 정상화하는 것과 중추신경계(CNS)로 가는 유익한 구심성 정보의 질을 향상시키는 것, 그리고 치유와 재활성화를 장려하는 환경을 제공하는 것이다. 더 강력한 기법은 중추신경계(CNS)를 직접적으로 목표로 삼는 것이고, 감각운동계(sensorimotor system)로부터 강력한 전반적 반응을 성취하는 것이다. 이러한 기법들은 생리학적 과정에 빠르게 영향을 미치며, 환자의 증상과 기능적 상태를 증진시킨다. 더 국소화된 기법은 국소결함과 서로를 보완하는 것에 초점을 두고 치료한다. 중추신경계(CNS)와 말초구조(peripheral structures)의 단일성(unity)은 이용되어야 하고, 계속적으로 치료전략에 대한 반응에 의해 평가되어야 한다. 이것은 임상가들을 중요한 결함에 초점을 맞추게 하고, 환자를 위해 더 효과적인 재활을 하도록 도와준다.

CHAPTER

10장 근 밸런스 회복

RESTORATION OF MUSCLE BALANCE

이 장은 근육의 약화와 억제, 구축, 단축을 유발하는 요인들과 얀다(Janda)에 의해 추천된 즉각적인 치료방법에 대한 내용이 다뤄진다. 추가적으로, 새로운 개념과 처치의 관점에서 효과적이고 중요한 과정이 될 수 있는 여러 가지 치료들 또한 다뤄졌다. 이런 치료들의 목적은 이 장의 마지막 부분에 요약되어 있다.

근육의 불균형은 구심성 자극(afferent input)에 대한 부분적 반응과 전체적인 반응 모두 평가되어야 한다. 치료가 단지 부분적인 주동근(agonist)과 길항근(antagonist)의 기능부전 같은 불균형을 목표로 한다면, 아마도 지속적인 효과는 얻기 힘들 것이다. 부분적인 불균형과 전체적인 불균형은 긴장성(tonic)과 위상성(phasic) 체계로 된 두 보상 체계 사이의 중추신경 기능부전 증상이다. 근육 불균형은 4장에서 자세하게 논의되었다.

비정상적인 구심성에서 비롯된 근 긴장의 변화는 일련의 증상을 유도한다. 악순환이 지속되고 퍼져 나갈 수 있으며, 결국 가장 취약한 연결고리(weakest link) 즉, 변화된 환경에 더 이상 적응할 수 없는 신체 분절이나 운동사슬(kinetic chain)의 한 부분에서 급성 기능손실을 유도한다. 그 결과, 가장 취약한 연결고리(weakest link)는 급성 손상이나 염증반응을 경험하게 되고 궁극적으로 보상작용이나 적응을 겪게 된다. 적응은 중추신경에 영향을 미칠 수 있는 경우에는 수직적으로 진행될 것이다. 인접하거나 반대편 관절과 조직에 영향을 미치는 변화는 수평적으로 발생할 것이다.

얀다(Janda) 등(2007)은 여러 다른 요인들이 근육긴장도(muscle tone)를 변화시킬 수 있다는 것을 확인하였다. 처음에는 근신경의 반응이 발생되고, 그 다음 수축성과 비수축성 조직에 구조적인 변화가 발생될 것이다: 신경계(상지와 운동 하위 신경 포함)의 활동성 병소와 관련이 없는 근육긴장도의 변화들은 수축성과 비수축성 또는 각각 신경반응과 점탄성 요소 모두를 포함하고 있다.

- **신경반응 요인(neuroreflexive factors)**. 신경반응적으로 근육긴장도(muscle tone)를 변화시키는 많은 요인들이 존재한다. 많은 조직은 긍정적이거나 부정적인 자극에 대해 중추신경의 반사적인 반응과 연관될 수 있다. 이런 반응들은 심리적, 신체적인 스트레스에 대한 회피반응(withdrawal response)이나 도피반응(flight response), 도전반응(fight response), 경직반응(freeze response)반응과 관련될 것이다. 자율적인 변화(예; 연동운동(peristalsis)이나 혈압, 땀, 심박수, 괄약근의 긴장(sphincter tone)과 신체적 변화(예; 근 긴장이나 통각(nocicepetion), 안정자세, 피부 민감성)는 이런 반응들이 진행되는 동안 확인될 수 있다. 그러므로 이렇게 관찰되는 증상들의 전체적인 표준화는 손상 후와 치료 후에 얻어진 항상성 정도를 알 수 있는 중요한 척도가 된다.

- **점탄성적(viscoelastic)**. 연결조직 변화. 오랜 기간에 걸친 근육과 연결조직의 단축은 지속적이거나 간헐적인(intermittent) 자극에 대한 장기간의 반응으로서 보여질 수 있다. 예를 들어, 단축된 가슴근육들(흉근, pectoral muscles)이나 엉덩관절 굽힘근(고관절 굴곡근, hip flexor)들은 제한된 관절가동범위(ROM)나 움직임의 보상으로 인해 동반된 흔한 임상결과이다.

Lewit(1999)은 병인학적인 면에서 탄력감소와 변형된 연부조직 탄성에 대해 설명하였다. 활동성 요추 추간판 병변의 피부분절(dermatome) 내 발가락들의 지절 간 연결조직들의 탄력 감소가 한 가지 예가 된다.

근골격계 기능부전 분석에 있어서, 움직임 제한은 통증증상에 반드시 동반되지는 않는다. 또한 관절 움직임에 있어 관절 방해나 제한은 근육긴장도(muscle tone)의 변화가 동반되더라도 고통이 심하지는 않다. 얀다(Janda)는 근 피로는 종종 기능부전을 일으키는 우세한 요인이라고 믿었다. 근육, 근막, 신경계는 여러 신체분절에 걸쳐 있으며, 이것은 종종 관련통과 기능부전 확산을 초래한다. 초기 치료는 근육긴장도를 정상화시켜서 과긴장된 근육의 촉진성(palpatory) 긴장을 감소시킨다. Janda 등(2007)은 억제와 약화 또는 과긴장성과 구축을 일으킬 수 있는 장력의 변화를 유발하는 몇 가지 원인이 되는 요인들을 서술하였다.

근육약화 유발 요인
Factors Contributing to Muscle Weakness

만성적 근골격계 통증에 의한 근육 약화는 실질적인 근육약화인지, 근육검사에서 약화가 나타났으나 단지 일시적인 억제로 발생된 거짓마비(가성마비, pseudoparesis)인지 구분되어야 한다(Janda 1986a). 근육약화를 야기하는 여러 요소들은 병인학에 의해 부수적으로나 부분적으로 기여될 수 있을 것이며, 신중한 분석은 적절한 치료를 실시하기 위해 필요하다. 근육약화의 다양한 원인을 제거하는 특별한 치료기법들이 간략하게 설명되어 있다.

긴장성 약화(Tightness Weakness)

과사용되거나 손상이 동반된 근육은 뻣뻣해진다. 근 길이-근력 곡선이 이동되면서 근력은 더욱 강해질 것이다. 그러나 지속적인 과사용은 비수축성 조직의 양을 증가시키고, 탄성을 감소시킨다. 그리고 이때 근섬유의 퇴화와 이로 인해 발생되는 근육약화를 유발시키는 허혈(ischemia)을 발생시킨다. 긴장성 약화는 근육단축의 가장 심각한 형태로 간주된다.

• **치료 :** 손상된 근육은 수축성이나 비수축성 구성요소에 맞는 치료기법과 함께 늘려져야 한다. 보통, 스트레칭은 2~3주 동안 매일 실시되어야 한다. 치료된 근육은 스트레칭 치료에 의한 긴장 제거의 유 · 무 확인을 위해 검사되어야 하고, 동시에 점진적 처치를 통해 강화되어야 한다.

관절성 약화(Arthrogenous Weakness)

관절성 약화는 앞뿔세포(전각세포, anterior horn cells)를 통한 근육 활동을 억제하고 이차적으로 관절 기능부전이나 부종이 발생된다. 예를 들어, 무릎관절 반달연골(반월상연골, meniscus)의 장애(derangement)는 넙다리근들(대퇴근, vasti muscles)의 억제를 동반한 관절 기능부전과 부종을 유발할 수 있다.

• **치료 :** 관절기능의 표준화는 직접적인 관절가동술이나 이완요법이 도움이 될 수 있다. 외부수용기 촉진과 활성화는 사지나 손상관절 인접 부위 분절을 가볍게 문지르는 방법과 같은 요법을 통해 이뤄질 수 있다. 손상 근육은 점진적인 처치를 통해 단련될 수 있다.

통증유발점 약화(Trigger Point Weakness)

통증유발점은 다양한 스트레스와 자극의 반응에 의해 발달될 수 있다(Mense and Simons 2001). 비효율적인 활성과 과사용, 조기피로와 약화를 유발하는 과민반응 섬유 밴드는 불규칙적으로 근육의 자극역치(stimulation threshold)를 감소시킨다.

- **치료 :** 통증유발점은 등척성 후 이완기법(PIR), 스프레이와 신장, 스트레인-역스트레인 자세 이완법과 같은 다양한 기법들을 사용하여 선택적으로 비활성화시킬 수 있다. 이때 손상된 근육은 점진적인 처치를 통해 강화될 수 있다.

신장 약화(Stretch Weakness)

지속적이며 반복적인 근육의 신장은 근방추(muscle spindle) 활성화를 억제하고 근절의 증가에 기여한다. 게다가, 습관적인 자세는 특정 기간 동안 근육이 신장 상태에 놓이게 한다. 또한 자세적인 약화로서 언급되는 약화는 길항근의 구축에 의한 억제 때문에 발생한다.

- **치료 :** 짧은 이완과 신장이나 과활성화된 길항근, 협력근은 초기에 실시된다. 이때 근방추의 촉진과 신장된 근육의 강화는 짧은 각도 내에서 근력훈련을 통해 점차적으로 시작된다.

상호 억제(Reciprocal Inhibition)

상호억제는 특정 움직임 동안 길항근 긴장이 증가하고 그 결과 이런 특정 움직임 동안 주동근을 통해 발생되는 힘 생산이 억제되었을 때 일어난다. 이러한 힘의 불균형은 관절의 움직임을 변화시키고, 통증을 유발하며, 전체적으로 이상적인 기능을 감소시킨다. 전형적인 예로는 전완의 엎침근(회내근, pronators)과 굽힘근의 긴장 증가와 근력을 유지하고 균형적인 움직임을 제공하는 폄근들의 불능에 의해 발생되는 외측상과염(epicondylitis)을 들 수 있다.

- **치료 :** 근 긴장과 근력은 직접적인 이완이나 다른 억제성(inhibitory) 기법을 통해 정상으로 만들 수 있다. 근력이 억제된 주동근에 비해 완벽하게 회복되지 않았다면, 촉진기법이 적용된다. 이런 촉진기법은 브러싱(brushing), 떨어뜨림과 잡기(Drop and catch), 기시-정지 촉진, 건침술(dry needling)이 포함한다.

근육약화를 위한 추가적 치료기법
Additional Treatment Techniques for Muscle Weakness

근방추는 근 긴장과 자극에 대한 근육의 재활동성을 조절하는 중요한 역할을 하기 때문에, 근육약화의 치료는 가성 불완전 마비근의 근방추 반응을 자극하고 증가시키데 목적을 두고 있다. 강화에 대한 운동의 초기 효과는 다른 요인들에 의해 유발될 수 있다. 근력의 변화는 강도, 속도, 각도뿐만 아니라, 기법과 습득(Jones et al. 1989), 자극에 대한 중추신경계의 반응(Manion et al. 1999)에 따라 특징이 나타난다. 촉진기법은 단련운동이 아니라, 근육의 수축능력과 부하에 대한 협응반응을 자극하고 준비하는 것이어야 한다. 이런 준비들은 강화시키는 처치보다 우선되어야 한다. 가성 불완전 마비근의 저항훈련은 부하에 대한 근육의 효율성이 감소하기 때문에 금기되어야 한다. 이 운동단위 억제는 직접적인 과부하나 협력근에 의한 움직임 변화가 원인일 것이다(Janda 1986a in Grieve; Janda 1987).

촉진기법(facilitation technique)은 근방추, 힘줄방추(건방추, Golgi Tendon Organs), 기계 수용기(mechanoreceptors), 외수용기(exteroceptors)와 같은 4개의 기본적인 고유수용성 감각기(proprioceptors)에 초점이 맞춰져 있다. 표 10.1에는 촉진기법들이 요약되어 있다.

표 10.1 일반적인 근육약화 치료 기법

절차	긴장성 약화	관절성 약화	유발점 약화	신장 약화	상호 억제
신장 + 운동	■				
피부 브러싱(brysgubg), 문지름(stroking) + 운동		■			
통증유발점 비활성화(TrP deactivation) + 운동			■		
근방추 촉진	■	■	■	■	■
진동(vibration)	■	■	■	■	■
진동(oscillation)		■	■	■	■
손질(brushing), 가볍게 두드리기(tapping)	■	■	■	■	■
떨어뜨림(drop)과 잡기(catch)		■		■	■
기시-정지 자극	■	■	■	■	■
키네시오 테이핑, 테이핑	■	■	■	■	■
등척성 운동	■	■	■	■	■

Brügger 운동, 침술, 고유수용성 신경근 촉진법은 촉진과 억제에 영향을 미친다. 그러므로 이 표에 포함되지 않는다.

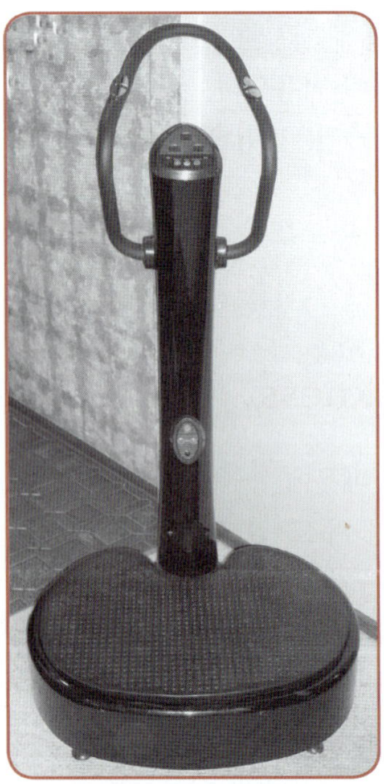

그림 10.1 진동판.

진동(Vibration)

많은 연구들은 부분적이거나 전체적인 진동(vibration) 처치는 근수축력에 긍정적인 효과를 가지고 있다는 것을 입증하였다(Bosco et al. 1999; Luo, McNamara, and Moran 2005). 근방추는 50에서 200 Hz의 낮은 진동계수에도 민감하고, 자발적인 근 수축이 발생하는 동안 근력 생산을 증가시킬 것이다. 신장된 위치에 처치할 근육군을 위치시키는 것은 이런 효과를 향상시킬 수 있다.

등척성(isometric) 운동과 제한된 동적 운동은 진동판(vibration plate) 위에서 실시될 수 있다(그림 10.1). 이렇게 함으로써 나중에 근력과 파워와 같은 근육의 수행 변수들을 향상 시킬 수 있다(Bosco et al. 1999). 임상적으로 사용되고 있는 진동수의 범위는 30에서 200 Hz 사이이다. Hagbarth와 Eklund(1966)에 의해 설명된 긴장성(tonic) 진동반사(TVR)는 모든 골격근에서 발견될 수 있는 진동(vibration)에 의해 유발되는 반사적 수축이다. 억제된 길항근에 대한 부분적인 진동 적용은 주동근육군의 긴장을 정상으로 만들 수 있다. 이 효과는 정상적인 생리학적 기능을 더욱 촉진시킬 수 있는 변경된 근육의 입력신호를 가진 기능적인 움직임이 훈련될 수 있는 시간 동안, 30분간 지속될 수 있다.

진동(Oscillation)

진동은 매우 짧은 진폭에 걸쳐 급속한 움직임 방향이 변화하는 것을 포함한다. 진폭, 강도, 주파수, 적용방법은 움직임의 근육활동과 협응력(coordination)을 촉진하기 위한 효과적인 운동순서를 정하기 위해 조절될 수 있다. 여러 진동장비는 근육의 활동을 촉진시키는데 사용된다.

예를 들어, 플렉스바(flexbar)를 이용한 진동은 전체 상체의 1/4 근육을 활성화시킬 수 있다(그림 10.2 참고; Page et al. 2004).

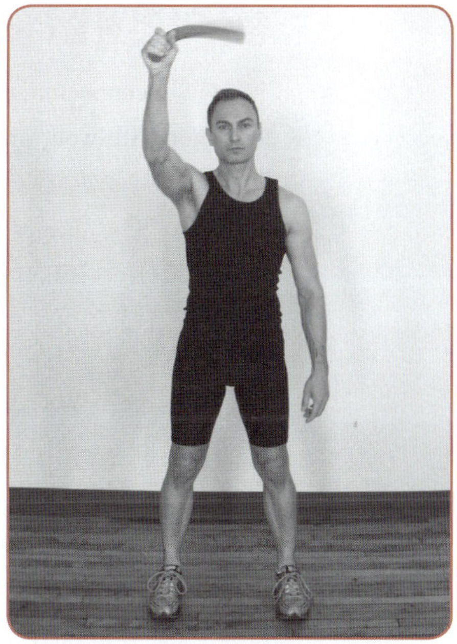

그림 10.2 상지 전체의 플렉스바 진동(flexbar oscillation).

브러싱과 가볍게 두드리기 (Brushing and Tapping)

브러싱(brushing)은 앞뿔세포(전각세포, anterior horn cells)와 감마(γ)계를 통해 근방추를 촉진시킨다고 알려져 있다(Carr and Shepherd, 1980). 부분적이거나 전체적인 쓰다듬기는 손이나 전기적인 방법으로 실시될 수 있고, 근육군이나 분절에 대한 인지력뿐만 아니라, 근육의 활동을 향상시킬 것이다. 발바닥을 쓰다듬는 것은 구심성계 정보량을 증가시킬 수 있게 발바닥의 고유수용성 감각기를 자극할 것이다(그림 10.3). 근신전반사를 향상시키는 근섬유의 빠른 국부적 신장을 증진시키고 결과적으로 근육의 수축력을 향상시킬 수 있기 때문에, 근복(muscle belly)의 테이핑을 이용할 수 있다.

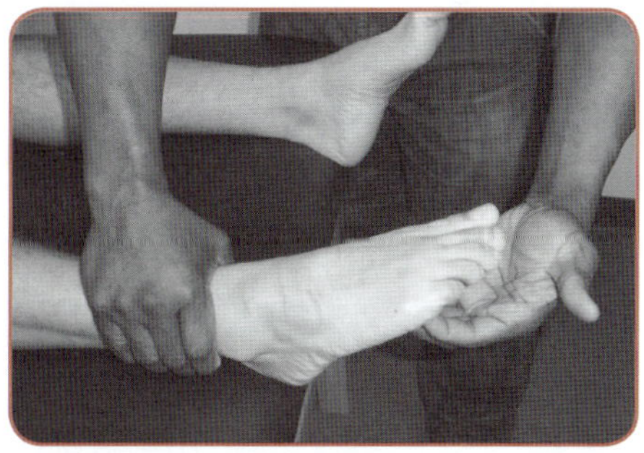

그림 10.3 고유수용성 감각 자극을 위한 발바닥 브러싱(brushing).

떨어뜨림과 잡기(Drop and Catch)

떨어뜨림과 잡기(drop and catch)는 근신장반사를 통해 근방추와 근수축을 촉진시키는 기본적인 빠른 신장기법이다. 이 기법에서 손상된 모든 분절은 치료사에 의해 제대로 된 관리가 이루어져야 하며, 부상위험을 최소화하기 위해 짧은 적용범위에서 실시되어야 한다. 이 방법은 분절이나 억제된 근육, 근육군의 비정상적인 움직임 패턴에 유용하게 사용될 수 있다. 억제된 근육군은 수동적으로 단축되어 있으며 정적으로 지지된 위치에 놓여져 있게 된다. 임상의는 환자들에게 무작위로 선택된 움직임에서 지지하는 손을 뺄 것이라고 설명한다. 환자는 의도하지 않게 신체분절이 예상되는 위치에서 떨어지는 것을 막기 위해 재빠른 수축을 해야 한다. 이런 과정은 5회~6회 반복된다.

Drop and catch 기법은 몇 초 동안 손상근육과 피부에 마사지나 테이핑, 진동을 하기 전에 먼저 실시된다. 이런 방법은 대근육군과 엉덩관절(고관절, hip)이나 무릎관절(슬관절, knee), 팔꿈치관절(주관절, elbow) 같은 강한 관절에 가장 적절한 방법이다(그림 10.4 참고).

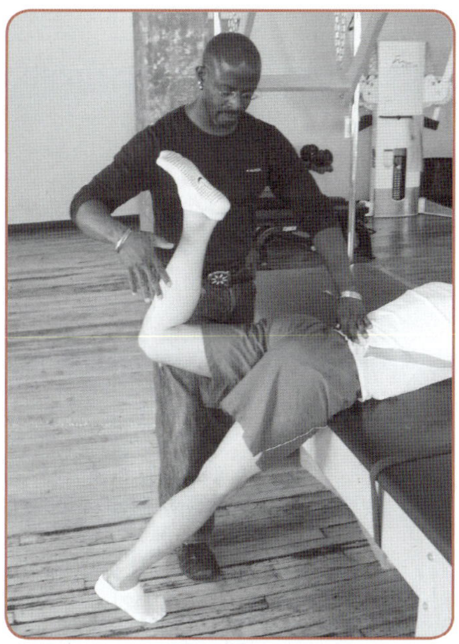

그림 10.4 떨어뜨림과 잡기 기법.

침술과 건침술(Acupuncture and Dry Needling)

경혈점(acupuncture point)과 유발점(trigger point) 사이에 매우 높은 상관관계가 있기 때문에(Melzack, Stillwell, and Fox 1977), 근육의 운동점(motor point)과 유발점에 침을 사용하는 것은 근육의 수축과 기능에 영향을 미치는 유발점이나 압통점(tender point) 제거에 매우 효과적이다(Hong 1994; Jaeger and Skootsky 1987). 게다가 중앙 진통억제효과(analgesic effects)(Hsieh et al. 2001)를 나타내는 경혈자극은 둘레계통(변연계, limbic system)와 피질하회색질(subcortical gray) 구조에 영향을 미친다(Hui and Lui, 2000). 그것에 의해 운동계(motor system) 전체의 근 긴장에 영향을 준다. 이런 영향은 관절가동범위와 근 기능을 정상화시키는데 도움이 된다.

통증조절을 위한 생의학적 침술: 통합적 접근이란 책에서, Ma와 Ma 그리고 Cho(2005)는 촉진 가능한 압통점(유발점 포함)의 건침술에 대한 논리적이고 체계적인 접근을 제시하였다. 건침술은 운동기능을 향상시키고 국부적(locally)이거나 중심적인 통증을 조절한다. 이 평가적인 과정과 치료는 특정한 해부학적 위치의 촉진 가능한 압통점에 의해 결정되는 처치지점은 전통적인 중국의 침술과는 다르다. 그리고 이런 위치에 선택된 전통적인 경선(meridians)이나 특성과는 관련이 없다. 또한 치료의 한 부분으로 제시되거나 사용된 약초는 없다. 건침술은 주당 3회 처치될 수 있거나 다른 치료와 함께 더 많은 회수를 실시할 수 있다. 각각의 처리 후 재평가는 추가적인 치료의 필요성을 결정한다. 불행하게도 건침술은 반드시 필요함에도 불구하고, 물리치료사가 시행할 수 있는 치료기법이 아니다.

고유수용성 신경근 촉진법(Proprioceptive Neuromuscular Facilitation)

1950년대에 Kabat(1950)과 Knott과 Vosssin에 의해 개발된 고유수용성 신경근 촉진법(PNF)은 의도하지 않은 과긴장성과 저긴장성을 동시에 제거하면서 전체적인 운동 기능과 발달의 기본적인 구성요소를 반영하는 움직임을 협력하는 요소들을 촉진시키고 안내를 위한 유용한 근거를 제시한다. 수행할 수 있는 최대의 저항과 빠른 신장, 나선형 대각선 패턴(spiral and diagonal pattern), 율동적이면서 복합적인 움직임을 사용하는 고유수용성 신경근 촉진법은 환자의 운동조절과 운동지각을 복원하고 향상시킨다. 중추신경계를 협력적인 운동요소에 익숙해지게 노출하는 것은 치료사를 적절한 움직임과 중점사항을 선택할 수 있게 한다. 변형된 움직임과 움직임의 질 감소가 억제요소가 될 수 있는 만성적인 통증상황에서, 고유수용성 신경근 촉진법은 변화의 출입구로써 제공될 수 있다.

기시-정지 촉진(Origin-Insertion Facilitation)

G. Goodheart에 의해 1964년에 소개된 기시-정지 촉진기법(Goodheart Jr. 1964; Walter 1988)은 응용 운동학과 임상 운동학을 발전시켰다. 이 기법은 앞뿔세포(전각, anterior horn cells)을 통해 신경학적으로 억제된 근육의 간접적 촉진에 초점이 맞춰져 있다. 촉진은 근육의 이는곳(기시점, origin)과 닿는곳(정지점, insertion)에 위치한 피부 수용기뿐만 아니라, 도수기법으로 수용체와 신경종말 자극을 통해 실시된다.

손상이 의심되는 근육은 가능한 고립되어야 하고, 환자 추진 도수근력검사(manual muscle testing, MMT)를 통해 검사된다. 치료사는 지시에 따라 근육의 등척성(isometric) 능력을 검사한다; 검사 초기 2~3초 동안 생기는 느슨함이나 순응 증상은 신경학적 협응운동 장애와 억제증상이다. 즉, 운동신경의 과분극 상태(hyperpolarization)로 해석된다. 이때 근육의 이는 곳과 닿는 곳을 몇 초 동안 마사지하고, 근육은 빠르게 효과적으로 수축하고 느슨함이나 순응증상 없이 등척성으로 자세를 안정화시킬 수 있는 능력이 향상되었는지 재평가된다.

이 기법은 큰 근육이나 작은 근육 등의 많은 근육에 효율적이고, 근육의 수축력과 근력 향상에 매우 효과적이다(Walther 2000).

근육검사와 이는곳-닿는곳 도수치료, 등척성 운동은 Greg Roskopf에 의해 개발된 근활성화기법(MAT)의 중요한 부분들이다. 그러나 근활성화기법의 평가조건과 절차는 응용 근신경학과 상당히 다르다. 근활성화기법은 근육 불균형을 치료하고 주동근-길항근 균형을 보정하기 위해 만들어진 생체역학적인 평가와 치료체계이다. 근활성화기법은 관절별 관절가동범위 검사와 관련된 자세유지근의 약화 및 억제의 평가가 포함되어 있다. 근활성에 대한 이런 접근은 초기 재활단계에서 중요하고 기본적인 부분이다.

수의적(voluntary) 조절을 받는 모든 근육은 완전하게 수축할 수 있어야 하며, 충분한 시간 동안 요구된 임무(task)를 충족하기 위해 주어진 부하와 부하속도에 대한 직접적인 관계를 유지할 수 있어야 한다. 이런 기본적인 연결관계가 충족되지 못하면, 근력강화운동은 효과가 없을 것이다. 웹사이트 www.muscleactivation.com에서 더 많은 정보를 제공하고 있다.

Brügger 개념(Brügger Concept)

스위스 신경학자인 Alois Brügger는 환자의 증상과 효율적인 치료전략을 위해 신경생리학적 기초를 만들기 위한 자세와 움직임 평가를 통해 기능적 병리학을 다루었다(Pavlu et al. 2007). 간헐적이거나 지속적인 장애를 일으키는 요소들은 생리적 과부하와 통증을 유발한다. 이런 반응은 방어적인 과긴장성이나 저긴장성 관절-건-근증(arthro-tendo-myosis)의 증상이다. 적응은 변형된 자세나, 관절가동범위, 움직임 패턴과 통증이나 장애의 증상으로 입증한다. 운동 종류의 선택은 환자의 병리적 장애보다 관절가동범위 손실과 불균형 상태에 따라 결정된다.

치료방법은 다음 장에 설명되어있는 몇 가지 요소들이 있다.

간질성 부종 조절(Interstitial Edema Control)

부종(edema) 조절은 평가에 의해 확인된 부종부위에 온열 압박 마사지를 통해 이뤄질 수 있다. 심부 횡 마찰 마사지(deep transverse friction massage) 또한 가열된 조직에 실시된다. 부종 조절과 감소는 손상조직에 의도하지 않은 교차결합(cross-linkage)뿐만 아니라, 이로 인해 발생된 염증과 통증을 제한하는데도 도움이 된다. 이런 처치들은 전체적인 기능을 향상시키고 만족스러운 치료결과를 얻기 위한 중요한 요소들이다.

자세교정(Postural Correction)

자세교정은 머리 중앙과 척주의 가상의 연장선을 맞추는 것이다. 동작의 척추연결은 흉골연골결합의 간격이 부분적으로 증가하거나 감소하는 상하 움직임이 발생하는 동안 목뼈(경추, cervical), 등뼈(흉추, thoracic), 허리뼈(요추, lumbar)분절과 다른 부분과 협력관계를 보여주는 연동하는 톱니바퀴처럼 연결되어 있다(28쪽 그림 3.1 참고). 표면 근조직의 감지되는 유연성 증가는 구부정한 자세와 연관된 흉골연골결합의 간격이 감소되었음을 나타내는 것이다.

국소 움직임 운동과 전반적 움직임 운동(Local and Global Movement Exercises)

이런 운동들은 기능적인 협력체계 전체의 근육 균형을 복원시킨다(예, 주동근, 길항근, 협력근들 사이의 협응력). 운동의 목적은 저운동성 근육계의 활성을 증가시키고 과운동성 근육계의 활성 억제를 통해 부분적인 부위와 운동계 전체의 불수의적인 과긴장이나 저긴장을 제거하는 것이다. 이것은 등척성 운동이나 부드럽고 율동적인 구심성 · 원심성 수축운동을 통해 이루어진다(그림 10.5 참고). 구심성 수축단계보다 원심성 수축 운동을 두 배 정도 느리게 하는 것이 중요하다. 약한 강도에서 중간강도의 탄성저항운동은 운동효과를 향상시키기 위해 사용된다; 하지만 운동의 질은 운동의 양이나 부하량보다 확실히 더욱 중요하다. 능동적인 관절운동범위 검사와 환자의 운동프로그램의 운동강도와 운동량을 결정하는 방법을 포함하는 몇 가지 기본적인 운동검사는 임상평가를 위해 실시된다. 앞에서 설명된 절차들은 도수치료, 자세, 간질 부종(interstitial edema) 조절, 자세교정, ADL과 병행된다. 균형능력은 환자의 안정자세를 조절하고, 치료적 운동을 실시할 때 운동은 반드시 포함되어야 하기 때문에, Brügger 처치에 부합되는 원리는 중요하다. Brügger 운동은 재활 초기 단계에서 사용될 수 있고 또한, ADL과 같은 상황에서 예방적인 운동으로 사용될 수 있다.

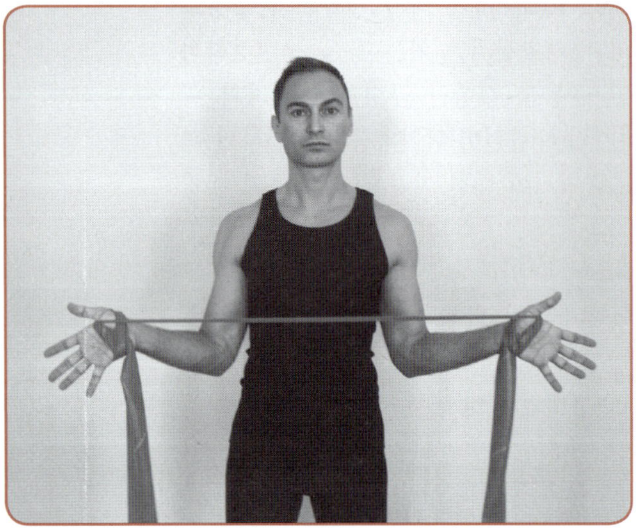

그림 10.5 Brügger 상체 운동.

키네시오 테이핑과 근막 테이핑(Kinesio Taping and Fascial Taping)

1990년대 중반에 Kenzo Kase에 의해 개발된 키네시오 테이핑(Kase et al. 2003)은 통증조절과 근기능 향상 때문에 유명해졌다. 문제가 있는 근육이나 관절, 연부조직에 약한 수축성 테이프를 붙이는 것은 표피에 부드러우면서 일정한 수동적 수축장력을 유발한다(그림 10.6 참고). 아직 관절의 위치감각을 향상시켰다는 증거는 없지만(Halseth et al. 2004; Murray 2000), 근력에 영향을 미칠 수 있고(Murray 2000), 건강한 대상자의 근육에서는 발견되지 않았지만, 손상된 관절의 근육에 테이핑을 처치한 결과 혈류흐름을 변화시킬 수 있다는 연구결과들이 있다(Kase

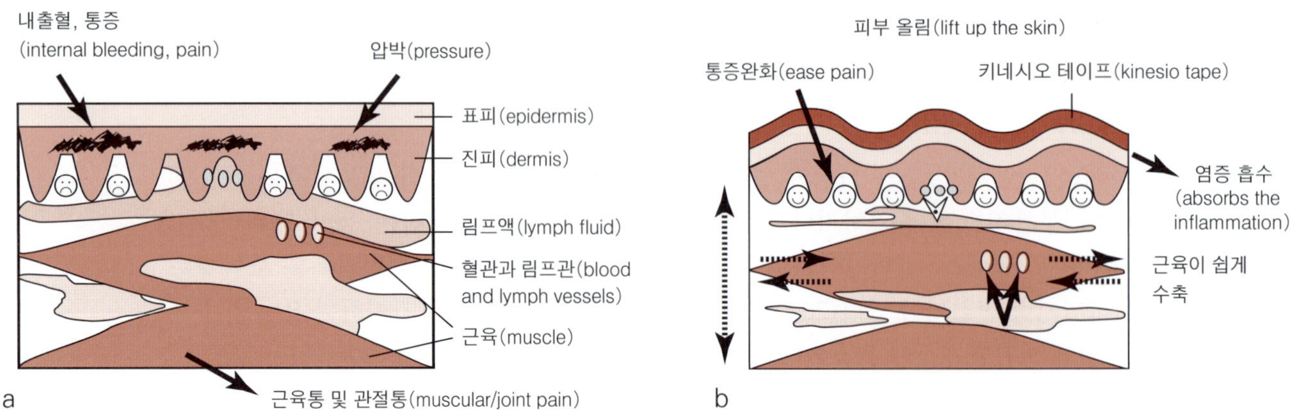

그림 10.6 키네시오 테이핑의 생리학적 효과.

Reprinted from Kinesiotatping USA.

and Hashimto 1998). 그러나 통증조절에 대한 유용한 방법에는 많은 예들이 있다. 통증조절에 대한 기전(mechanism)은 잘 알려져 있지 않지만, 고유수용성 감각과 감각운동계가 관여되는 것으로 여겨진다.

키네시오 테이핑은 테이핑을 붙이는 동안 테이프의 방향이나 장력에 따라 촉진작용이나 억제작용을 할 수 있다. 그러나 이에 대한 것이 입증되지는 않았다. 억제와 촉진기법은 동시에 근육의 균형을 회복하는데 사용될 수 있다. 그림 10.7은 상부교차 증후군(upper-crossed syndrome; UCS)에서 하승모근을 촉진시키는 테이핑과 상승모근을 억제시키는 테이핑이 결합된 예를 보여주고 있다.

효과적인 통증조절과 향상된 기능은 1994년에 Ron Alexander에 의해 개발된 기술인 기능성 근막 테이핑(FFT)을 실시한 환자를 통해 보고되었다(Alexander 2008). 통증 사이클을 깨뜨리고, 환자의 편안함과 기능을 향상시키기 위해서, 통증 조절을 통해 처치되는 테이핑 기법은 근 긴장(긴장을 촉진시키거나 불수의적 긴장을 억제하기)을 회복시키거나 향상시킬 수 있다는 결론을 내릴 수 있다.

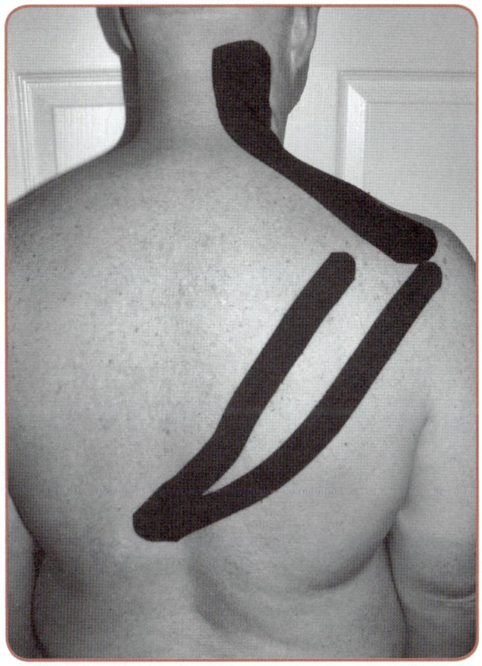

그림 10.7 키네시오 테이핑을 이용한 아래쪽 등세모근(lower trapezius) 촉진과 위쪽 등세모근(upper trapezius) 억제.

등척성 운동(Isometrics)

1950년대, Charles Atlas는 체력운동으로써 등척성 운동을 널리 보급하였다. 동적인 장력운동은 매우 허약한 사람을 위한 기본적인 운동프로그램이었다. 독일의 과학자인 Dr. T. Hettinger와 E. Muller는 등척성 운동이 근력을 증가시킨다는 결과를 보여준 논문을 발표한 후 등척성 운동에 과학적인 대중성을 제시하였다(Hettinger and Muller 1953).

근섬유의 긴장을 촉진시키기 위해 등척성 운동을 사용하는 것은 최대하(submaximal)근력을 이끌어내고 관절의 안정성을 회복시키는데 중요한 초기 단계가 될 수 있다. 다른 조건하에서 근섬유의 활성 순서는 다양하지만, 일반적으로 작고, 저긴장성 섬유가 먼저 활성화되고, 그 다음 증가된 부하와 움직임을 위해 필요한 관절의 안정성과 피드백을 제시할 것이다. 특정한 동적 운동의 사용을 제한하는 동안에 실시되는 등척성 운동은 많은 재활적 접근의 통합적인 부분이 되는 기본적인 최대하 안정화 조절이 된다.

중간 정도의 부하로 5초간 수축을 5~10회 반복을 1-2세트를 실시하는 전형적인 처방은 주당 3회 실시되며, 더욱 증가된 동적 운동을 할 수 있게 환자를 준비시키고 근육의 긴장 기능과 근력을 자극할 수 있다. 그러나, 특별하게 권장된 운동량은 유용한 연구에 기초하여 만들어 질 수는 없다. 고유수용성 신경근 촉진법과 Brügger 기법에서 등척성 운동은 비록 독립적으로 사용될 수는 없지만, 주동근 수축을 촉진하고 길항근의 불수의적 활동을 억제하여 결과적으로 능동적 관절가동범위를 증가시키기 위하여 광범위하게 사용될 수 있다. Umphred(2001)는 저항운동은 근방추의 구심성 신경과 건 기관을 촉진한다고 하였다. 또한 등척성 저항과 원심성 저항은 신전근 집단을 더욱 촉진한다고 언급하였다. 주동근의 원심성 훈련은 16%~31% 정도의 길항근의 구심성 근력을 증가시켰다(Singh and Karpovich 1967). Gandevia와 Herbert 와 Leeper(1998)는 등척성 수축에서 운동신경자극의 30%까지 기여할 수 있는 근방추의 구심성 신경에 대한 근육의 반사촉진을 발견하였다. 여러 각도의 등척성 운동이 권장되며, 근방추의 기여는 한 관절에서부터 다른 관절에 걸쳐 다양하다.

근 긴장에 영향을 미치는 요인들
Factors contributing to Muscle Tightness

몇 가지 요인들은 다음 장들에서 설명되는 근 긴장에 영향을 미친다. 특별한 치료기법들은 이번 장 후반부에 설명된다.

반사적 연축(Reflex Spasm)

반사적 연축(spasm)으로 인한 긴장(tightness)은 아픔이나 통증을 유발한다. 이 예들은 충수염과 관련된 급성 요추 통각상실과 복부강직이다. 이런 경우 환자는 수의적 근이완을 할 수가 없다.

- **치료:** 냉치료, 도수치료, 견인 등과 같은 다양한 기법들을 이용한 통증유발인자들을 완화시키거나 제거하는 것으로 연축(spasm)을 감소시키기 위해 실시될 수 있다. 연축은 통증유발인자가 아니라, 통증을 유발시킬 수 있는 구조적 상태를 말하는 것임을 명심해야 한다.

사이신경세포 연축(개재뉴런 경련, interneuron spasm)

관절 기능부전은 특정 근육의 억제를 유발하면서 다른 근육들의 근연축이 발견될 수 있다. 목빗근(흉쇄유돌근, SCM)과 같은 근육의 불수의적 움직임이 발생하는 사경(torticollis)이 한 예이다.

- **치료:** 관절 도수치료(joint manipulation)와 가동술(mobilization)은 관절가동범위(ROM)를 향상시킬 뿐만 아니라, 직접적으로나 간접적으로 도수치료가 처치된 관절과 관련된 근육의 비정상적인 긴장 또한 회복시킬 수 있다(Herzog et al. 1999). 또한 뒤뿔(후각, posterior horn)에 통증을 감소시키는 것으로 나타났다(Zusman 1986). 내림성의 억제성 통증 경로(descending inhibitory pain pathways)를 촉진하여 진통(analgesia)을 유도하는 근거가 있다(Wrigth 1995).

통증유발점 연축(Trigger Point Spasm)

통증유발점으로 야기된 연축은 오랜 시간 동안 근육을 이완시킬 수 없다. 지속적이고 반복적인 긴장으로 인해 등세모근의 통증유발점에서 흔하게 이런 증상을 발견할 수 있다.

- **치료:** 통증유발점은 스프레이와 신장이나 동적 이완, 스트레인과 역스트레인과 같은 효과적인 치료기법처치를 사용하였을 때 처치 초기에는 비활성화될 수 있다(Jones 1964). 그 후, 능동적인 중추신경계 참여를 유도하기 위한 좀 더 전체적인 접근이 증상의 상습화(recidivism)를 피하기 위해 필요하다. 근육 기능과 긴장을 조절하기 위한 근신경학적 재교육을 통해 중추신경계에 영향을 주지 못하는 것이 통증유발점 연축을 재발시키는 것이며, 만성 질환이 될 수도 있다.

둘레 연축(Limbic Spasm)

많은 외부자극에 의해 발생되는 둘레(변역, limbic) 계통의 과활성 때문에 근방추의 과민성은 일정하게 국부적인 근긴장을 유도하고 조직의 전체적인 긴장에 변화를 일으킨다. 일반적으로 상체의 통증이나 비특이성(nonspecific) 허리통증을 일으키는 이러한 변화들은 보통 목 척추부(경추, cervical spine)와 어깨 부위(견갑대, scapular girdle)나 허리에서 발생된다. 얀다(Janda)는 두피의 민감성은 변연계에 조절되는 상황에서 관찰될 수 있다고 하였다(Janda, personal communication).

• **치료:** 마사지, 자기최면(self-hypnosis), 스트레스 감소, 휴식과 같은 일반적인 이완기법이 권장된다. 이러한 기법들은 직접적으로 근 긴장에 영향을 미치는 변연계의 과각성(hyperaroused) 상태를 낮추어 통증 반응을 제거하는 것으로 생각된다.

연축 긴장(Muscle Spasm Tightness)

연축(spasm)은 일반적으로 테니스 엘보우(tennis elbow)나 승모근증후군 같이 과사용에 의해 발생된다. 그 다음으로 손상에 의해 발생된다. 근육은 움직임 중에 이완과 회복을 하지 못했을 경우 점차적으로 또는 갑작스럽게 뻣뻣해진다. 이와 같은 구축은 통증을 유발할 수 있는 연축을 유발한다(Mense et al. 2001).

• **치료:** 필요할 경우 이완에 의한 촉진기법은 선택될 수 있는 치료방법이다. 촉진 없이 근 신장이 실시되면 더 많은 근육 억제가 발생할 수 있다. 이런 상황은 관절 보호능력 감소와 구심로 차단(deafferentation)을 유도한다.

근 긴장을 위한 추가적인 치료기법
Additional Treatment Techniques for Muscle Tightness

근 긴장과 이로 인해 발생된 비수축성 조직의 단축은 길항근군을 억제할 수 있고, 분절의 협력기능과 안정화 기능을 변화시킬 수 있다. 근 신경은 독립적으로 활동하고, 안정성을 위한 이상적인 협응력 회복이 핵심이라는 사실을 기억해야 한다. 억제(inhibitory) 기법은 근 긴장을 감소시키고, 긴장을 회복하기 위해 손상된 주동근에 적용해야 한다. 주동근 긴장을 회복하는 것은 길항근의 활동을 향상시키고, 발생된 억제와 약화를 제거할 수 있다.

표 10.2는 근 긴장을 치료하기 위해 사용될 수 있는 다양한 기법과 지시사항을 요약하였다.

표 10.2 근 긴장을 위한 일반적인 치료기법

절차	통증유발점	긴장된 근육	짧아진 근육	통증 경감
등척성 후 이완기법(PIR)	■	■		■
PNF: 유지이완(hold relax)	■	■		■
PNF: 수축이완(contract relax)		■	■	■
촉진 후 신장(PFS)			■	
정적 신장(static stretch)		■	■	■
냉요법(cryotherapy)	■	■		■
스프레이(spray)와 신장	■	■		■
요가(Yoga)	■	■	■	■
마사지	■	■		■
스트레인과 역스트레인	■	■		■
명상		■		■

등척성 후 이완기법(Postisometric Relaxation)

등척성 후 이완기법(PIR)은 **등척성 운동**이라 불리는 정골요법(osteopathic technique)으로서 Mitche 등(1979)에 의해 처음으로 소개되었다. 이것은 나중에 Karel Lewit에 의해 수정되었다(Lewit 1991, 1986). 등척성 후 이완기법은 신경조절에 초점이 맞춰진 이완 기법이다. 이것은 치료사에 의해 실시되지만, 전체적으로는 환자에 의해 치료의 성공여부가 결정된다. 근조직의 수축성 요소에 영향을 주기 위해 주로 사용되며 비정상적인 근긴장을 해소하고 통증유발점과 압통점을 제거하며, 변화된 근긴장으로 인해 손실된 관절가동범위를 향상시키는데 도움이 된다.

등척성 후 이완기법(PIR)에서, 처치되는 근육은 가능한 분리되어야 한다. 환자에게 수축을 느끼게끔 요구되거나 드물게 처치되는 근육을 수축하고 이 상태를 20~30초 동안 지속하도록 요구된다. 이 기법은 주변 근섬유들의 불필요한 활성 없이, 과긴장된 유발점이 활성화되고, 피로해지도록 한다. 이때 환자는 최대한 편하게 과긴장된 근육을 이완시키도록 한다. 환자가 이완되었을 때, 사지를 신장과는 달리 이완을 관절가동범위가 나타날 수 있는 새로운 자세로 움직일 수 있도록 한다. 이 과정은 3-4회 반복될 수 있다. 이 시점에서 유연성이나 비정상적인 긴장과 관절가동범위는 긍정적인 변화를 확인하기 위해 다시 검사되어야 한다. 검사결과는 검사된 근육의 이완과 근육 내 과긴장된 위치의 비활성화가 나타난다.

정상적인 기능의 변화 때문에, 근육의 물리적 신장과 등척성 후 이완기법(PIR)의 효과는 나타나지 않는다. 이런 효과들은 호흡공동운동(respiratory synkinesis)이나 시각공동운동(ocular synkinesis)에 의해 향상될 수 있다(Lewit 1986; Lewit et al. 1997). 그림 10.8부터 10.17까지는 얀다 증후군에서 긴장되는 경향이 있는 근육을 치료하기 위한 등척성 후 이완기법을 설명하고 있다. 다른 근육들에 대한 등척성 후 이완기법은 Lewit의 책에 설명되었다(Lewit 1991).

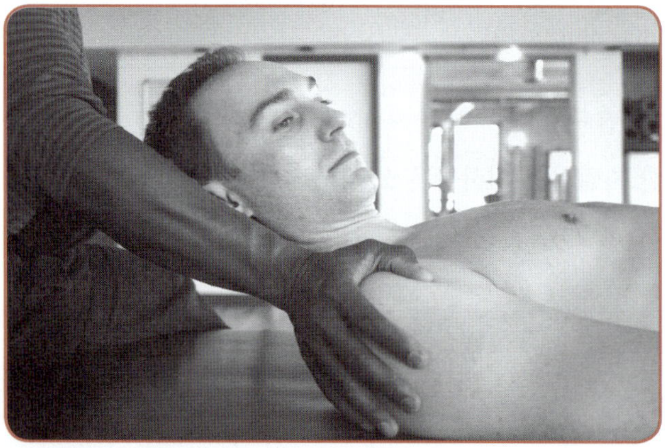

그림 10.8 위쪽 등세모근(upper trapezius)의 등척성 후 이완기법.

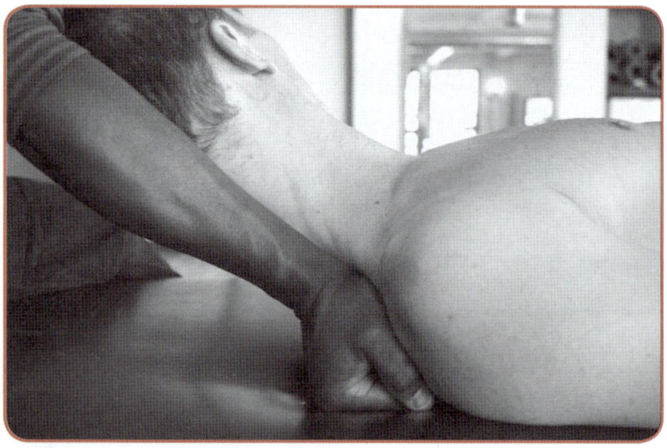

그림 10.9 어깨올림근(levator scapulae)의 등척성 후 이완기법.

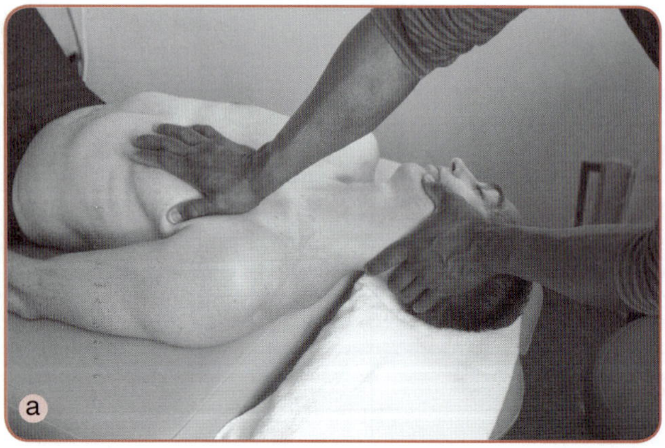

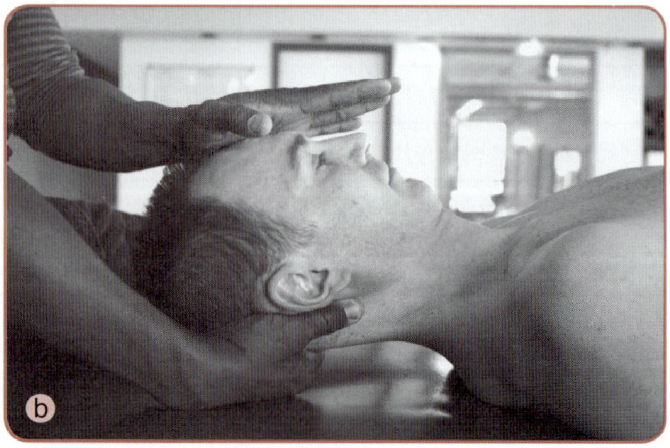

그림 10.10 뒤쪽 목갈비근의 등척성 후 이완기법(PIR) (a)과 목빗근(SCM)과 앞쪽 · 중간 목갈비근의 등척성 후 이완기법 (b)

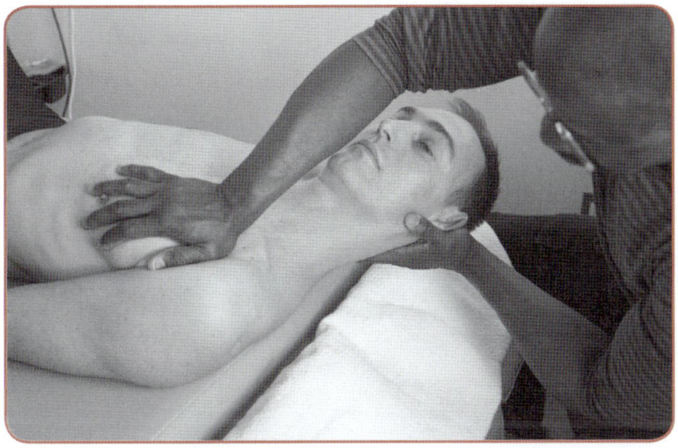

그림 10.11 뒤통수밑근(suboccipitals)의 등척성 후 이완기법.

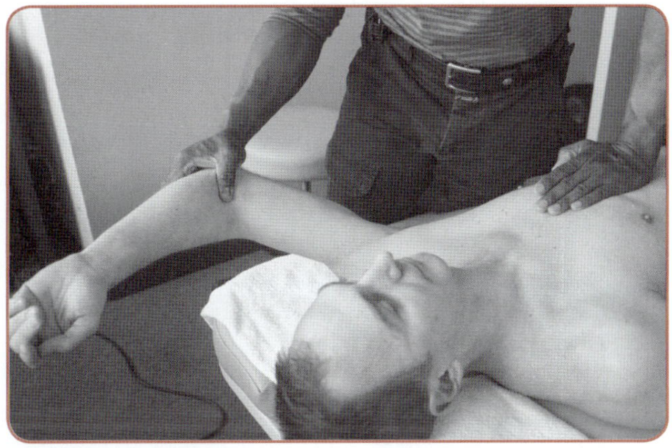

그림 10.12 큰가슴근(pectoralis major)의 등척성 후 이완기법.

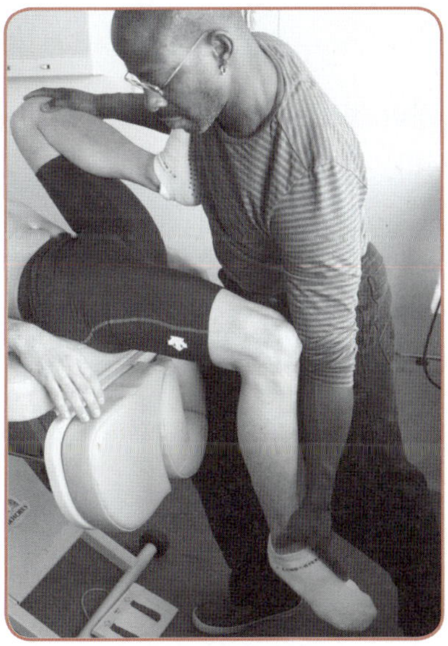

그림 10.13 엉덩허리근(iliopsoas)과 넙다리곧은근(rectus femoris)을 포함한 엉덩관절 굽힘근(hip flexors)의 등척성 후 이완기법(PIR).

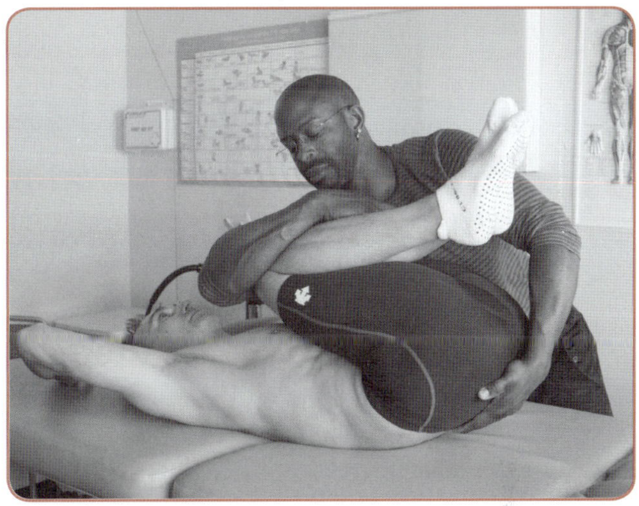

그림 10.14 등허리(thoracolumbar extensor) 폄근의 등척성 후 이완기법(PIR).

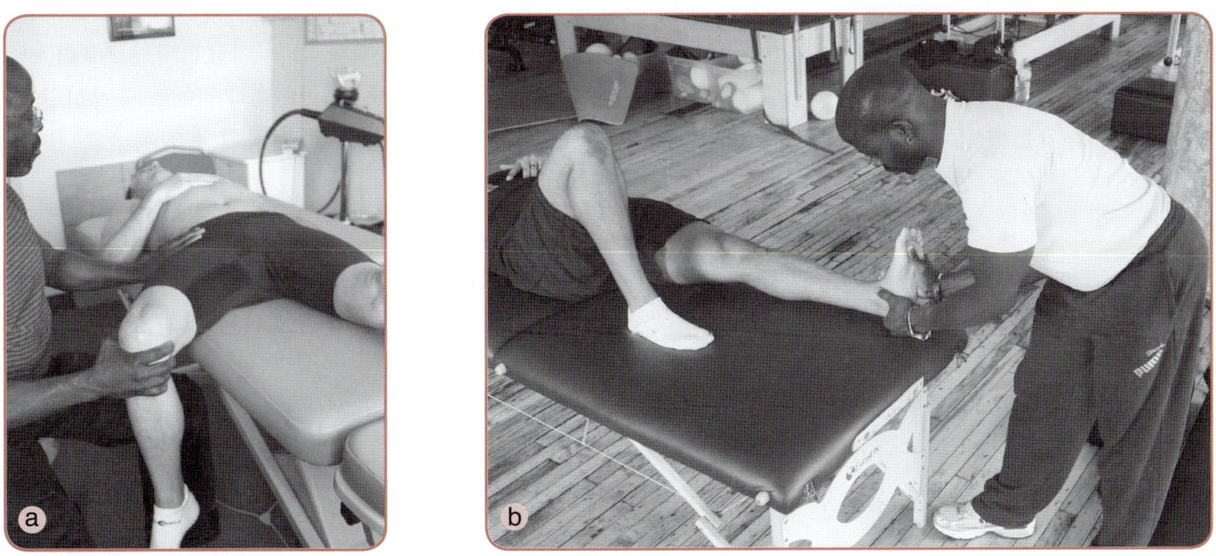

그림 10.15 단관절(one–joint) (a)과 (b) 이중관절(two–joint) 엉덩관절 벌림근(hip adductors)의 등척성 후 이완기법.

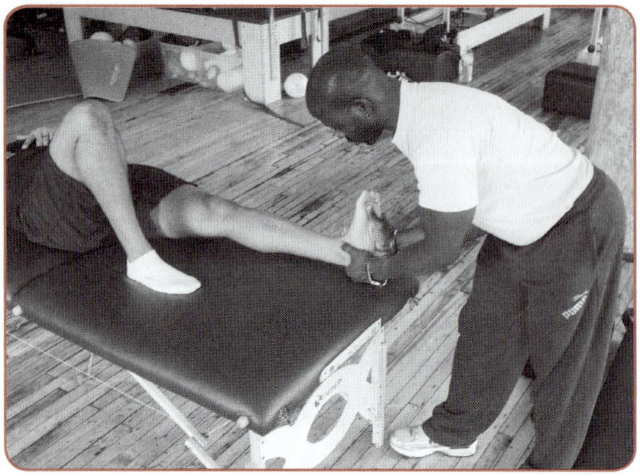

그림 10.16 종아리세갈래근(triceps surae)의 등척성 후 이완기법.

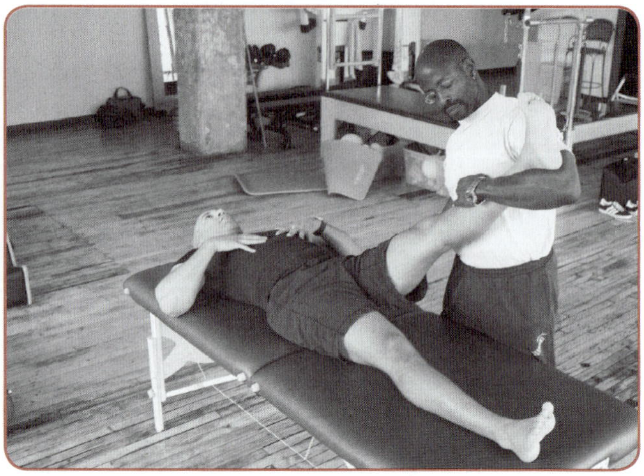

그림 10.17 뒤넙다리근(hamstrings)의 등척성 후 이완기법.

다음 장들에서 논의되는 모든 신장기법에서, 물리적인 신장의 정도는 조직에 맞게 적용된다. 여기서 말하는 신장은 근육의 뻣뻣함을 변화시키는 것이 아니라, 신장성을 향상시키는 탄성 효과와 요변(thixotropic)(단단하거나 무른 재질이 활성화되면 더욱 용액화 되었다가 안정 시에 다시 원래 상태로 되돌아가는 성질)효과를 야기한다. 이런 상황은 언어적 측면에서 **신장성**(extensibility)과 **뻣뻣함**(stiffness)에 대한 혼란으로 보인다. 실제적인 구조적 구축의 경우, 신장은 조직의 이동성을 향상시키기 위해서 적절하게 사용될 수 있다.

고유수용성 신경근 촉진법(PNF Techniques)

근조직의 수축성 요소에 영향을 주기 위해 주로 사용된 유지이완(hold relax)과 수축이완(contract relax)이라 불린 신장기법은 1950년대와 1960년대에 Kabat, Knott, Voss가 설명한 최초의 고유수용성 신경근 촉진법의 적용기법이다(Knott and Voss 1968). 손상 근육은 더 많은 신장을 하기 위해 손으로 만든 저항장벽까지 신장된다.

- **유지이완(hold realx).** 환자는 20초 동안 등척성 수축을 실시하고 난 다음 이완을 하게 되며, 치료사가 해당 부위를 더 많은 방향으로 처치할 수 있게 한다. 치료사는 부드럽게 신장을 시키고 신장된 상태를 10-20초 동안 유지를 한다. 새로운 부위에서 같은 치료절차가 3-4회 반복된다. 이 치료방법은 근육이나 근육군이 수행할 수 있는 관절가동범위를 효과적으로 증가시킬 수 있다. 토끼를 이용한 연구에서 조직 신장의 80%가 처음 4번의 반복된 신장에서 일어났고 그 이후에는 아주 조금의 신장이 관찰되었다(Taylor et al. 1990).

- **수축이완(contract relax).** 수축성 조직을 이완시키기 위해 주로 사용되는 수축이완 기법은 저항장벽에 신장된 근육에 대한 더욱 적극적인 유지이완 기법이다. 그러나 등척성 수축을 실시하는 대신에, 환자는 저항장벽에서부터 10-20초 동안 등척성 수축이 유지되고 있는 중간지점까지 처치부위가 움직이게 하는 등장성 단축을 실시한다. 환자가 이완을 하게 된 후, 처치부위는 다시 10-20초 동안 유지되는 중간강도의 신장을 유발할 수 있는 새로운 지점이다. 이런 처치과정은 3~4회 반복되고, 각 회수마다 목표한 관절가동범위에서 더 멀어지면서 저항장벽을 만들다.

- **길항근 수축을 동반한 유지이완과 수축이완.** 이 처치방법은 본질적으로는 앞에서 설명된 처치과정과 같다. 그러나 추가적으로 길항근이 각각의 수동적 신장과정의 끝부분에서나 신장된 주동근의 억제효과(inhibitory effect)를 향상시키기 위해 신장되는 동안 수축된다.

촉진 후 신장(Postfacilitation Stretching)

얀다(Janda) 등(2007)에 의해 주장된 촉진 후 신장기법(PFS)은 수축성 조직신장과 비수축성 조직신장 모두에 효과가 있다. 가능한 빠르고 편안하게 수행할 수 있는 이완능력은 환자에게 필수적이다: 그렇지 않으면, 근육의 손상을 유발할 수 있기 때문에 이 처치방법은 금기되어야 한다. 그러므로 환자는 지시에 따라 즉각적으로 이완할 수 있어야 한다. 이 과정은 환자가 사지나 분절을 들어 올리고 치료사가 그 아래를 손으로 받힌 다음, 환자를 이완시킨 후 치료사의 손을 떼는 검사를 실시하여 확인할 수 있다. 환자는 망설이거나 두려움 없이 가능한 빠르게 반응해야 한다. 환자가 이 과정을 정확하게 실시할 수 있다면, 촉진 후 신장기법이 이용될 수 있다. 가장 안정적인 관절에서 실시되는 이런 신장기법 단계는 다음과 같다:

1. 수행 가능한 관절가동범위가 예상된다. 신장범위는 더 큰 목표 가동범위 도달과 환자의 불편함 제거를 통해 예측된다. 이런 범위가 신장이 유지되는 저항장벽이 될 것이다.
2. 신장된 분절은 중간지점까지 되돌려지게 되고, 최대 등척성 저항은 8-10초 동안 실시된다. 환자는 등척성 수축과정 동안 치료사가 정확하게 저항을 줄 수 있는 자세가 되어야 한다.
3. 수축의 끝부분에서 환자는 이완이 되도록 한다. 예측된 신장지점까지 빠르고 정확하게 움직이고 약 15초 동안 유지하는 신장기법은 임상의에 의해 적용된다.
4. 20초 동안 완벽하게 근육이 이완되는 편안한 자세로 분절을 되돌린다.
5. 수축과 이완 과정은 목표 관절가동범위에 접근된 최종적으로 예측된 장벽에서 3회 반복하여 실시된다.
6. 환자는 처치 근육에 밀성 부하가 가해지기 전에 근력이 약해진 느낌이 없어질 때까지 몇 분 동안 휴식을 할 수 있다.
7. 이 신장기법이 실시된 직후 운동은 피해야 한다.

이런 처치과정은 경직, 주요 근육의 질환, 심질환, 임신, 급성통증, 골병변을 가진 환자에게는 금기된다. 엉덩허리근(장요근, iliopsoas)이나 넙다리곧은근(대퇴직근, rectus femoris), 뒤넙다리근(슬괵근, hamstrings), 넓은등근(광배근, latissimus dorsi)과 같은 대근육들에는 유용한 처치이다(그림 10.18~21 참고).

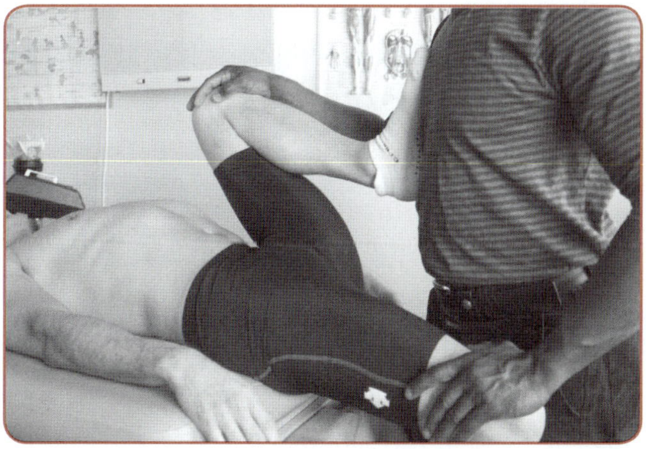

그림 10.18 엉덩허리근(장요근, iliopsoas)의 촉진 후 신장.

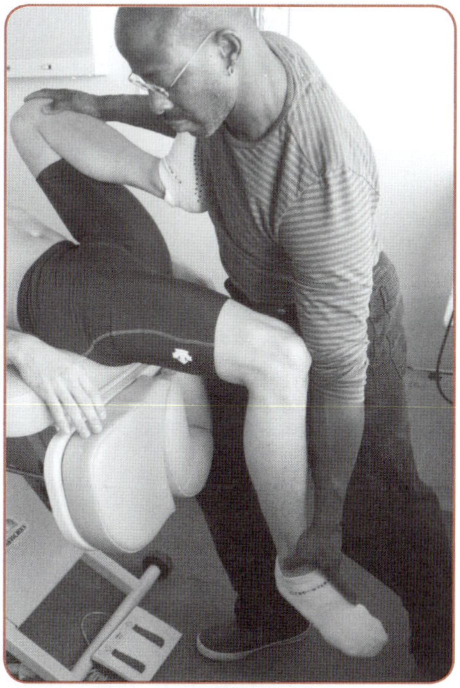

그림 10.19 넙다리곧은근(대퇴직근, rectus femoris)의 촉진 후 신장.

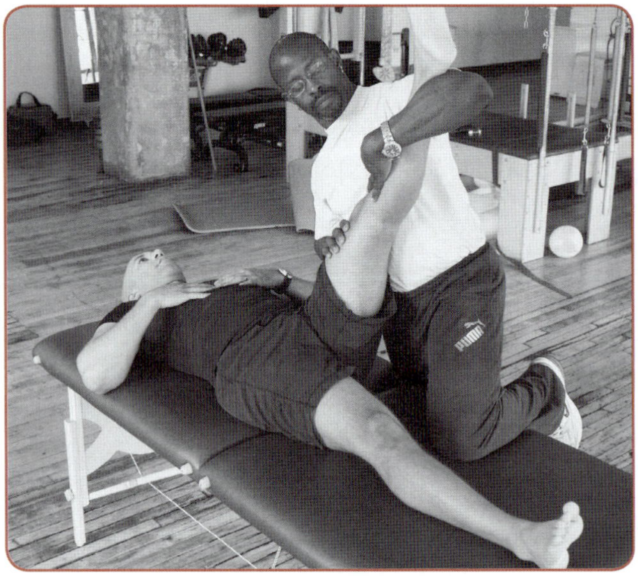

그림 10.20 뒤넙다리근(hamstrings)의 촉진 후 신장.

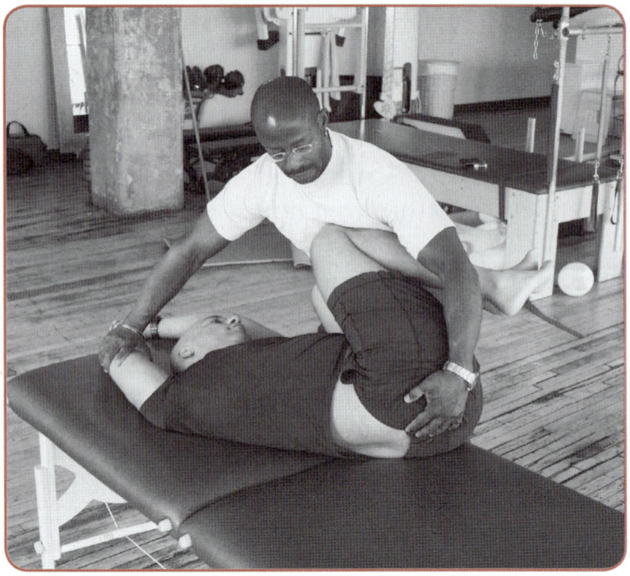

그림 10.21 넓은등근(latissimus dorsi)의 촉진 후 신장.

중간 정도의 불편함이 때론 나타난다. 이 신장과정 후, 불편함이 생긴 근육군은 열감(warm)이나 약화를 느낄 수도 있다. 일시적인 억제 때문에, 특정한 기능 후 바로 근육에 부하가 가해지지 않도록 해야 한다. 분리된 척추운동은 피해야 한다.

정적 신장(Static Stretching)

정적 신장기법은 손상된 근육의 수축성 조직과 비수축성 조직 모두에 효과가 있다. 이 방법은 저항장벽에 분절을 위치시키고, 중력이나 외력이 근조직을 특정길이까지 신장시키는 방법이다. 조직에 아주 느리게 발생되는 손상을 유발하는 사전 신장성 수축이 일어나지 않도록 하고, 신장시간은 3-15분 정도로 상당히 길다. 느리게 발생하는 손상(크리프 변형)은 물체의 한계를 넘지 않는 일정한 변형력 아래서 시간의 흐름에 따라 천천히 변형하여 가는 물체의 특성을 말한다; 일시적인 변형(탄성적, elastic)이나 영구적인 변형(조형적, plastic)이 발생한다. 신장은 30-60초의 간헐적인 휴식을 병행하여, 1시간까지 실시될 수 있다.

조직의 가소성(plasticity)과 손상, 근억제를 증가시킬 수 있기 때문에 신장하는 동안에 발생되는 위험들이 있다. 처치의 빈도, 힘, 속도가 클 수록, 만성적인 염증이나 약한 조직의 손상을 유도할 수 있는 부작용의 위험도 증가한다(Lederman 1997).

냉요법(Cryotherapy)

냉요법은 생리학적, 신체적인 염증증상을 감소시키거나 손상에 대한 조직의 반응을 완화, 통증을 느끼지 못하게 하고, 생체조직의 온도를 감소시키기 위해 냉매(cold medium)를 사용하는 방법이다. 이 방법은 손상된 근육을 신장시키거나 근육을 늘린 상태에서 사용할 수 있다. 무통증 효과는 통증을 조절하고 불필요한 염증의 위험을 감소시키기 위해 운동 전 · 후에 사용된다. 냉매가 구심성 신경의 활성을 감소시키고, 이로 인해 통증인지가 줄어들기 때문에 진통효과가 있다. 연축(spasm)과 과긴장은 신경의 활성 정도 감소와 근방추 활성감소, 신장반사 억제를 통해 감소된다.

통증은 작은 직경의 통증전달신경을 제어하는 큰 직경을 가진 신경의 활성과 방출에 의해 제어된다. 일반적으로 15-20분의 처치시간은 통증완화효과를 얻기에 충분하다. 비닐봉지에 일정부분 분쇄된 얼음을 채워서 사용하는 방법이 가장 보편적이다. 분쇄된 얼음은 각 얼음보다 더욱 냉기가 오래 남게 한다. 불필요한 공기는 빼내고, 비닐봉지를 묶는다. 얼음봉지를 젖은 수건으로 감싸면 냉기를 더욱 잘 전달시킬 수 있다. 얼음봉지는 15-20분 동안 원하는 위치에 고정시켜야 한다. 피부에 직접적인 냉요법 적용은 얼음 마사지를 제외하고는 피해야 한다. 냉요법은 최대 매 1-2시간마다 반복될 수 있다. 바이오프리즈(biofreeze)와 같은 냉 국소마취제는 냉요법의 효과적인 대안이다. 이런 국소마취제는 젤이나 크림, 스프레이 형태로 사용된다.

스프레이와 신장(Spray and Stretch)

Fluoro-methane과 같은 냉매는 통증유발점 또는 압통점이 있는 근육의 피부 위에 지속적으로 여러 번 분사된다. 동시에, 근육은 편안하게 실시할 수 있는 관절가동범위에서 수동적으로나 능동적으로 신장된다. 긍정적인 효과를 얻기 위해 냉각제는 근육의 길이 전체에 뿌려져야 한다. 스프레이와 신장기법은 통증유발점을 완화하고, 비정상적인 긴장을 해소하고, 관절가동범위를 향상시키기 위해 사용된다. 발생된 통증의 근본적인 원인 제거와 피부 냉요법을 통해 근육을 이완시키는 강한 중재효과와 국부적 효과가 있다. 자율신경계에 의해 중재 가능한 현상은 증기냉각 스프레이를 적용한 강력한 항염증반응이다(Travell and Simons 1983).

요가(Yoga)

수축성 조직과 비수축성 조직의 신장은 명상이 결합된 이완과 수동적이거나 능동적으로 근육을 신장하는 동적이거나 느린 자세의 끝부분의 취하는 것으로 이뤄질 수 있다. 이 방법은 관절가동범위를 회복하고 관절부하를 증가시키는데 도움이 되는 근육의 신장성에 효과가 있다. 예를 들어, 허리 뒤굽음(요추전만, lumbar lordosis)에 부정적인 영향을 미치는 엉덩관절 굽힘근(고관절 굴곡근, hip flexor)의 구축은 역학적으로 요통을 유발할 수 있다. 요가자세와 스트레칭을 통해, 뒤굽음(후만, lordosis)은 감소되고 요통은 감소시킬 수 있게 엉덩관절 굽힘근(고관절 굴곡근, hip flexor)은 이완되고 신장성을 증가될 수 있다. 또한 이런 사실은 등척성 수축은 근육의 수동적 장력을 감소시킨다는 증거이다(Taylor et al. 1990).

요가의 정적인 자세를 유지하는 것으로 명확해진 이런 반응은 원하지 않은 과긴장을 감소시키고, 이로 인해 통증을 완화시킬 수 있다. 요가는 근력강화적인 측면도 가지고 있다. 그러므로 전체적으로 봤을 때 억제과정만으로 생각될 수는 없다.

마사지와 근막 이완기법(Massage and Myofascial Release)

대체로 근육의 긴장을 감소시키는 변연계와 세망신경계(reticular) 형태의 활동을 줄이는 율동적인 타격과 연부소식 가동술(mobilization)은 심리적으로 이완을 시킨다(Sullivan et al. 1993). 특히, 스트레스 요인들이 불안을 일으키고, 이로 인해 증가된 근긴장이 근육계의 불협응이나 비효율적인 사용, 근 병변과 근 불균형이 키우는 원인들을 유발할 때 이런 효과는 유익할 수 있다. 더욱 적극적인 연부조직 기법들은 원치 않은 근 긴장을 억제하고, 안면운동성을 회복하며, 순환과 림프 흐름을 증가시킬 수 있다. 국부적인 긴장변화를 나타내는 요인들은 증가된 관절가동범위, 압통점과 통증의 감소, 향상된 근력과 협응력이 포함된다.

신경가동술 치료(Neurodynamic Treatment)

Shacklock(2005)은 생리학적, 역학적 항상성을 조절할 수 있는 압력적이고, 긴장성의, 수직·수평적으로 불안정한 스트레스에 의해 영향을 받는 신경학적 조직의 연속체를 설명하였다. 스트레스를 받은 신경조직이 주변조직들[계면(interface) 조직과 신경연접(innervated) 조직]에 미칠 수 있는 영향으로 인해, 긴장과 탄성, 근력의 변화가 때로는 직접적으로 이런 요인과 연관이 있을 수 있기 때문에 변경된 신경동역학적 상태는 평가되어야 하고 치료되어야 한다. 예를 들어, 건측(unaffected)과 비교했을 때 하지직거상(SLR) 검사에서 관절가동범위 감소를 유발하는 좌골의 불편함은 뒤넙다리근(슬괵근, hamstrings)의 자각적인 유연함과 과긴장을 일으킨다. 문지름(flossing) 또는 활주기법은 신경조직의 이동성과 생리학적 항상성을 회복할 수 있다. 대체로 이 기법은 근긴장과, 근활동, 근기능에 충분한 효과가 있다.

스트레인과 역스트레인 기법(Strain and Counterstrain)

Lawrence Jones(1964)에 의해 개발된 촉진된 분절의 이론에 기초한 효과적인 가정(Korr 1979)과 근방추의 흥분성과 손상된 분절에 의해 발생된 인접 근육이나 방추외 섬유의 간접적인 흥분성의 명확한 효과를 이용한 이 기법은 경험주의적인 처치과정이다. 촉진된 분절에 대한 Korr의 연구의 결론은 Lederman(1997)에 의해 의문이 제기되었다. 그러나 이런 의문은 도수치료의 유용한 결과 때문에 스트레인과 역스트레인 기법을 부정할 수 없다. 지속적인 중추신경계의 중추감각은 C 섬유의 간결하고 낮은 주파수의 자극을 일으킬 수 있다. 대체로 이런 현상은 뒤뿔세포(후각세포, posterior horn cells)의 수용장(field)의 크기를 증가시키고 해로운 자극에 대한 반응을 증가시킨다. 그런 감각순환을 깨뜨릴 수 있는 치료는 다른 중재들을 결합하는 유용한 도구가 될 수 있다(Light 1992; Woolf 1987). Van Bushirk(1990)에 의해 제시된 통증모델은 스트레인과 역스트레인 과정을 이해하는데 도움이 될 수 있다. 그 과정은 근육 내 과긴장이나 통증이 심한 부위들이 더 이상 촉진으로 통증이 없는 지점까지 근육이 단축될 수 있게 수동적으로 신체분절을 움직여서 비정상적인 근방추 활동의 일시적인 억제(90초까지)를 유발한다. 이 치료기법은 근방추와 중추신경계가 근 길이와 반복적인 근장력 사이의 이상적인 관계와 관절의 위치, 중추에서 조절된 근방추 민감성을 다시 조절할 수 있게 한다. 이런 요인들이 동시에 발생된다면, 환자가 이 자세를 1-2분 동안 유지한 후 근육 이완과 긴장은 정상으로 회복될 수 있다. 스트레인과 역스트레인 기법은 근기능 부전을 완화하고, 통증을 감소하고 움직임을 회복하는데 매우 도움이 될 수 있다.

명상(Meditation)

이완 반응은 중추신경계의 상태를 변화시킬 수 있는 이완기법과 의식에 의해 유발되는 다양한 자율적인 반응을 암시하는 문헌에서 설명된다. 이런 변화들은 근전도와 뇌파(EEG) 기록의 변화와 개인의 행복에 대한 긍정적인 경험에 의해 증명된다. Benson(1984)은 명상의 몇 가지 방법과 결과를 연구하고 설명하는데 중요하다고 하였다. 명상은 증가된 근긴장과 불편함이 생리적인 반응을 유발하는 스트레스 유발인자들에 대해서 증가된 변연계와 세망신경계(reticular) 활동에 의해 발생될 때 유용하다. 스트레스에 대한 이런 반응들은 특정한 통증유발점의 재현 없이 어깨나 목, 하부 등 근육군의 국소적인 과긴장으로 인해 종종 설명된다. 스트레스로 인해 유발된 증상은 스트레스가 없어짐으로써, 환자가 이완을 할 때나 휴가 중일 때 확인될 수 있다.

요약
Summary

근 불균형 치료는 환자에게서 발견되는 일반적인 증상을 교정하는 것으로 행해진다. 얀다(Janda)가 상부교차 증후군(upper-crossed syndrome; UCS), 하부교차 증후군(lower-crossed syndrome; LCS)과 층 증후군(layer syndrome)으로 분류한 방법이 가장 일반적이다. 이런 증상들은 이전 장들에서 설명되었으며, 중추신경계의 불균형에 따른 결과이다. 이런 문제는 생후 운동기능 장애들이나 운동계획에 일회성 또는 반복적으로 부하를 주는 활동으로 인해 발생한다. 대체로 이런 문제는 오랜 시간이나 손상, 피로, 질병 후 예측 가능한 체계적인 불균형을 일으킨다.

근 불균형은 점차적으로 증가하고, 같은 범위의 모든 근육을 포함하지 않는 체계적인 현상이다. 증상이 나타나는 중요한 두 곳이 있다. 그 부위들은 인간처럼 직립을 하는데 가장 많은 손상을 일으키는 기능과 연관이 있다: 다리이음뼈(골반대, pelvic girdle)와 팔이음뼈(견갑대, shoulder girdle).

상부교차 증후군(UCS)을 치료하기 위해, 목가슴부(경흉부, cervicopectoral) 위쪽과 뒤쪽 목부위(후흉부, posterior cervical region)의 구축과 단축으로 인해 긴장된 근육은 반드시 억제되어야 한다. 깊은 앞 목 근육들(심부 전방경추근육, deep anterior cervical muscles)에 붙어있는 어깨뼈 고정근(견갑골 고정근, scapular fixators)과 내림근(하강근, depressors) 같은 길항근들은 촉진되어야 하며, 협응훈련 전에 길항근의 지구력이 향상되어야 한다.

LCS 치료로 알맞은 기법들을 사용하여 긴장된 엉덩관절 굽힘근(고관절 굴곡근, hip flexors)과 가슴허리 척추세움근(흉요추기립근, thoracolumbar erector spinae)이 이완되어야 하고, 신장되어야 한다. 배 근육(복근, abdominal muscle)과 큰엉덩이근(대둔근, gluteal muscle)은 촉진되고 강화되어야 하고, 협응운동은 약화된 큰엉덩이근과 배 근육벽(복근벽, abdominal wall)의 활동을 협응 및 협력시키기 위해 초기에 사용된다. 그러나 결국 안정화와 근육 균형 향상을 위해 협력하는 모든 근육이 협응운동에 사용되어야 한다. 협력적 단계와 긴장성 근육의 전체적인 균형은 반드시 향상되어야 한다. 그러므로 환자는 장기간의 긍정적 변화를 얻고자 한다면 습관적인 행동과 운동 방법을 바꿔야 한다. 다양한 환경에서의 근활동과 향상된 운동 기억심상의 복원이 치료의 목적이다.

CHAPTER

감각운동훈련

SENSORIMOTOR TRAINING

11장

얀다(Janda)에 의하면, 감각운동훈련(sensorimotor training, SMT)은 재활과정에서 세 번째이며, 중요한 단계이다. 단지 도수치료법만으로는 운동계(motor systsm)를 재활하는데 있어 불충분하며 재활의 결과를 향상시키기 위해서 향상된 움직임의 조절과 자극, 운동전략이 꼭 필요하다. 인지, 기억, 중추운동, 감각 프로그램의 적응은 재활의 결과를 향상시키기 위해 필요하다. 유해한 자극과 통증과 염증이 감소되고, 관절가동범위와 생체역학적 부하에 내성이 생기게 되면, 협력적인(synergistic) 움직임들과 통합된 전신 움직임(whole-body movement)이 촉진될 수 있다.

협응된 움직임의 패턴과 균형반응(equilibrium reactions)에 대한 피질하부센터의 점진적인 자극에 대한 개념은 1950년대 Kabat, 1940년대 Fay, 1960년대의 Freemam 연구에 기초를 두고 있다. 얀다는 들심성(구심성, afferent)과 동반되는 날심성(원심성, efferent) 메커니즘을 통하여 전반적인 감각운동계를 자극하는 것이 중요하다고 강조하였다. 얀다는 말초의 정보가 중요하며 가장 먼저 수정되어야 한다고 기술하였다(9장 참고). 마루엽(두정엽, parietal lobes)과 이마엽(전두엽, frontal lobes)의 피질부위가 근육계를 통해 내보내는 운동프로그램을 제공하는 동안, 소뇌와 다른 피질하부의 뇌 영역은 원시적(primitive)인 움직임 패턴을 기초로 한 움직임의 주형을 제공한다.

감각운동훈련은 수동적인 들심성 촉진과 능동적인 들심성 촉진을 포함하여 자세유지와 균형에 중요한 영향을 끼친다. 고유수용성감각(proprioception)이 하지의 균형과 적절한 기능을 유지시키고 손상 위험을 제한하는데 중요한 역할을 한다는 증거가 있다(Hrysomallis 2007; McGuine et al. 2000; Payne et al. 1997; Tropp, Ekstrand, and Gillquist 1984a, 1984b). 또한 발바닥 자극은 근육 감각과 자세동요를 개선시킨다(Maki et al. 1999; Watanabe and Okubo 1981; Waddington et al. 2003).

근육반응을 향상시켰을 때, 신경근(neuromuscular) 운동프로그램이 근력훈련만 했을 때 보다 더 효과적이었다(Sherry and Best 2004; Risberg et al. 2007; Wojtys et al. 1996). 이러한 발견은 얀다의 근력훈련에 기능적인 훈련을 사용하는 것에 대한 논리적인 근거를 뒷받침한다. 게다가 감각운동훈련은 앞십자인대(ACL) 재활 시 기능과 근력을 향상시키는 면에서 근력운동보다 더 효과적임을 보여왔다(Beard et a1. l994; Pavlu et al. 2001). 또한 감각운동훈련이 근력만 단순 향상시키는 것보다 근육의 균형과 근력을 현저하게 향상시킬 수 있음을 보였다(Heitkamp et al. 2001).

감각운동훈련은 협응된 자세와 균형을 유지하기 위해 중요한 조절정보를 제공하는 척수소뇌로(spinocerebellar pathway), 척수시상로(spinothalamic pathway), 안뜰척수로(전정척수로, vestibulospinal pathway)와 안뜰소뇌로(전정소뇌로, vestibulocerebellar pathways)를 통해 피질하구조의 상위 중추에 영향을 준다(Janda et al. 2007). 얀다(Janda)는 서로 다른 기능을 가진 근육층들이 서로 다르게 자극되어야 한다고 하였다. 예를 들어, 허리뼈(요추, lumbar spine)의 표재근은 자발적 조절에 보다 직접적인 영향 아래에 있지만, 심부 안정근들은 그렇지 않다. 그러므로 심부근육들은 수의적인 움직임보다 감각운동훈련을 통한 반사적 자극이 이루어져야 한다.

목표는 운동실행을 첫 번째 움직임 학습 단계(새로운 움직임이 학습되고 대뇌피질의 강한 참여로 개선됨)에서 예기치 못한 동요들과 힘에 대한 자동화된 반응들(두 번째 운동학습의 단계에서는 움직임의 결정과 실행에 있어 대뇌피질의 참여가 감소됨)이 가속화되는 상황으로 전환하는 것이다. 이것은 불규칙적이고 조정되지 않고 지연된 움직임 전략들로 인해 관절, 인대, 건, 또는 근육의 생체역학적 과부하와 미세손상을 피할 수 없게 되어 나타나는 근골격계의 수동/능동적인 구조들에 대한 손상을 예방하는데 중요한 요소들로 고려되어야 한다.

온전한 운동계는 고유수용성 되먹임이 없는 상태에서 거의 정상적인 기능을 할 수 있다는 증거가 제시되는데(Rothwell et al. 1982), 이것은 사전 프로그램된 운동패턴실행이 감각피드백보다 먼저 실행되는 달리기, 높이뛰기, 반복적이면서도 빠른 움직임 수행(예, 악기연주 또는 테니스)과 같은 일상생활동작에서 많이 관찰된다(Cockerill 1972). 그러나, 고유수용성 감각의 부재 속에서 운동계는 작고 섬세한 움직임이나 최근에 학습된 움직임을 조절할 수 없으며, 이를 개선시킬 수도 없다.

감각운동훈련(SMT)은 고유수용성 감각, 자세 안정성, 그리고 근력을 향상시키기 위해 반복해서 소개되었다(Wester et al. 1996; lhara and Nakayama 1986; Pavlu et al. 2001; Cordova, Jutte, and Hopkins 1999). 근력은 훈련 후 첫 6주 안에 획득되며 근육비대에는 유의한 차이가 없으므로 초기 근력 획득과 훈련에 대한 신경근 효과는 신경가소성에 관련된 요소와 관련 있는 것으로 생각된다(Moritani and deVries 1979; Sale 1988; Shima et al. 2002). 중추신경계(CNS) 자극은 초기 근력증가를 위한 핵심이다. 특히 협응과 안전성을 획득할 때 중추신경계 자극이 필요하다.

이 장에서는 얀다가 개발한 감각운동훈련에 대한 유래를 간단히 살펴본다. 또한, 감각운동훈련의 구성요소를 고찰하고, 정적/동적/기능적인 훈련의 3단계에 대한 진행을 고찰한다. 운동 재획득의 필수적인 단계로 4번째인 '반사적 기기(reflex creeping)'와 '반사적 돌기(reflex turning)'의 사용은 이 장에서는 논의되지 않는다.

얀다 치료에서 감각운동훈련의 역할
Role of Sensorimotor Training in Janda's Treatment

얀다는 들심성 운동경로(afferent motor pathways)를 촉진하는 3가지 방법을 기술하였다:

1. 발바닥, 목뼈(경추, cervical spine), 엉치엉덩관절〔천장관절, sacroiliac (SI) joint〕에서의 고유수용성 감각의 흐름 증가
2. 균형훈련을 통한 안뜰소뇌계(Vestibulocerebellar system, 전정소뇌계) 자극
3. 원시적 이동 활동(locomotor activities) 을 통한 중간뇌(중뇌, midbrain)구조의 영향

몇몇 연구자들(Ihara and Nakayama 1986; Bullock-Saxton et al. 1993; Balogun et al. 1992)은 동적인 안정성 훈련을 통해 더 빠른 근수축이 획득될 수 있고, 협응근의 수축 순서와 정도도 향상될 수 있으며 이러한 결과로 인해 근력향상을 기대할 수 있다고 주장하고 있다. 얀다 등(2007)은 수의적인 운동(voluntary exercises) 시 심부 축상 근육들(deep axial musculature)의 활성화는 기껏해야 우발적으로 나타나고, 이러한 근육은 훈련목적을 위해 일관되게 효율적으로 활성화될 수 없다고 생각했다(Arokoski et al. 1999).

얀다는 종종 근골격계 손상이 일반적으로 다음 두 가지 원인 중 하나로부터 생긴다고 말한다:

(1) 근육 불균형으로 인해 변형된 움직임 패턴들, 이 패턴들은 생체역학적인 비효율성과 시간이 지남에 따른 구조물들의 과부하를 야기한다. (2) 열악한 반응시간과 평형전략으로 인해 조정

된 방식으로 흡수 및 편향될 수 없는 조직과 관절의 갑작스럽고 통제되지 않은 조직과 관절의 끝부위의 부하(예; 시간이 자남에 따라 획득되고 보다 효율적인 피질하 프로그램 전략을 대체한 불량한 COG 조절). 그러므로, 얀다는 감각운동훈련이 반응시간과 운동계 조절을 재훈련하기 위한 이상적인 훈련법이며, 이로 인해 재손상 위험을 줄일 수 있다고 생각하고 있다(표 11.1).

표 11.1 감각운동 훈련을 위한 적응증과 금기증

적응증(indications)	금기증(contraindications)
근육 불균형 증후군 불안정성 또는 과도한 움직임, 전반적인 또는 국소적특발성 척추측만증 (약-중, mild-moderate) 수술후 또는 외상성후 재활 만성 목 또는 요통 증후군들 낙상 방지 중간(mild) 균형 또는 안뜰(전정, vestibular) 장애	급성기 류마토이드성 상태 심한 뼈 약화 또는 퇴행성 질환 급성기 골절 또는 염좌 심한 무릎 또는 발목 불안정성 심한 균형 또는 안뜰(전정, vestibular) 장애

감각운동훈련(SMT)에서, 환자는 간단한 반사적 안정화 전략에서부터 자동화된 움직임 전략까지 4단계를 통해 조절될 수 있다:

1. 고유수용성 입력(자극)의 양과 강도가 증가한다. 이것은 발바닥을 자극하거나 심부 목 근육, 엉치엉덩관절(천장관절, SI joint) 부위의 표면을 부드럽게 문지르거나 두드리거나 테이핑을 함으로써 할 수 있다.
2. 앞에서 언급한 피질하(subcortical) 경로는 관절의 반사적 안정화를 자극함으로써 자세안정성의 변화 정도를 유도하여 자극할 수 있다.
3. 빠르고 능동적인 잠재의식적(subconscious) 회복단계는 복합적인 사용과 더욱더 효과적으로 몸에 배인 운동기억흔적(motor engrams)을 촉진하고 흥분시킨다. 운동기억흔적은 중추신경계(CNS) 안에 저장된 친숙하고 자동적인 움직임의 운동패턴이다. 이런 경우, 무의식적인 근수축의 반응과 속도는 힘보다는 보호와 더 관련이 있다. 독립된 분절과 관절의 움직임은 더욱 복잡한 상호관계와 조절된 움직임을 형성하면서 서로를 지지해 주고 있다.
4. 기능적인 활동을 통해, 이러한 협력근(synergists)과 전략들(strategies)은 자동적으로 숙련기술과 일상생활동작으로 통합된다.

성공적인 감각운동훈련의 기준은 다음과 같다:

- 운동계의 반사적 움직임
- 능동적인 조절과 의도하지 않은 움직임의 제한을 통한 동적 안정화
- 경제적이고 효율적인 자세를 유지하는 것에 기초한 모든 움직임에 대한 자세조절
- 효율적인 과제수행을 위한 매끄러운 근육 고리의 상호작용과 관련된 조절된 움직임

환자는 가능한 질적으로 가장 좋은 움직임이 유발되고 학습될 수 있도록 훈련과정 동안 면밀히 감독되어야 한다. 단순히 움직이는 것만으로는 충분하지 않다!

감각운동훈련 요소
Sensorimotor Training Components

감각운동훈련은 몇 가지 요소로 구성되어 있으며 이 요소는 프로그램을 통해 진행된다(표 11.2 참고). 이러한 것들은 치료사에 의해 관리되는 다른 도전들 가운데 자세, 기저면(BOS), 중력중심(COG)의 요소들을 정의한다. 훈련 내내, 환자들은 시각계, 균형계, 외수용성계(exteroceptive systems)와 같은 자세 안정성을 조절하는 시스템을 통해 도전을 받는다. 강도, 지속기간, 진행률, 난이도는 운동반응에 대한 우수성과 전반적인 근지구력을 유지하는 환자의 능력에 따라 다르게 적용한다. 한 세션은 최대 30분까지 지속하고, 각 개별운동은 5~20초, 2분 이하로 시행한다(pavlu et al. 2007). 반복횟수는 쉬운 운동은 20회에서부터 최고 난이도 운동은 5회로 다양하게 적용한다. 과제변화(도전들)는 초기 환자 평가 시 관찰된 부족함과 그 후 실제 감각운동훈련 동안 관찰되는 이 후 반응에 따라 선택된다. 이러한 방식으로 진행되는 훈련은 그 자체가 평가가 되며 진행을 위한 훈련자의 선택을 인도한다.

표 11.2 감각운동 훈련 요소

자세	BOS	중력중심(COG)	시스템 변화
앉기(sitting) 서기(standing) 반쪼그려앉기(minisquatting) 반스텝핑(half-stepping) 걷기(walking) 쪼그려앉기(squatting) 펜싱 찌르기 자세(lunging) 제자리 뛰기(step jumping) 뛰기(running)	두 다리, 한 다리 지지(stances) 안정성 트레이 워블보드(wobble board) 락커보드(rocker board) 포스처로메드(posturomed) 트램폴린(trampoline) 운동 볼(exercise ball) 균형샌들(balance sandals)	무게중심 이동(weight shift) 동요(perturbation) 상지 움직임(upper-extremity motion) 하지 움직임(lower-extremity motion) 진동(oscillation) 척추 안정성(spinal stability)	외부지지(external support) 시각계(visual system) 안뜰계(전정계)(vestibular system) 인지계(cognitive system) 외수용성계(exteroceptive system) 속도(speed) 양, 강도, 기간(volume, intensity, duration)

예비 촉진(Preparatory Facilitation)

운동세션 시작 전에, 약 30초 동안 중간 정도의 강한 자극로 발바닥을 치거나(stroking) 두드리거나(tapping) 거친 표면 또는 둥근 표면을 걸어야 한다. 또한 수기 또는 기계적인 진동이 기계적감각수용기(mechanoreceptor)의 집중을 높여서 부위에 대한 환자의 인식을 높이기 위해 엉치엉덩관절(천장관절, SI joint)과 뒤통수밑 폄근(후두하 신전근, suboccipital extensor)에 적용되어야 한다.

자세(Posture)

훈련과정에 따라 다양한 자세가 채택될 수 있다. 자세에 대한 초기 및 차후 선택은 다양한 자세를 조절할 수 있는 환자의 능력과 재활의 최종 목표에 달려 있다. 환자들은 신경발달적 진행과 비슷한 방법으로 발달자세의 연속체를 따라 진행될 수 있다. 눕기, 엎드리기 활동은 네발기기, 무릎서기, 앉기 활동으로 진행된다. 서기는 스텝핑이나 점프와 같은 기능적인 자세로 진행된다.

기저면(Base of Support)

기저면(BOS)의 변화는 두 다리에서부터 한 다리 동작으로 진행된다. 기저면(BOS)은 질감, 딱딱함, 또는 안정성에 따라 변화될 수 있는데 이러한 변화는 환자가 움직임을 조절할 수 있는 능력에 따라 다르다. 운동 중 불안정한 표면을 사용은 근수축의 속도를 증가시키고 움직임 발생 속도를 증가시킨다(Beard et al. 1994; Blackburn, Hirth, and Guskiewicz 2002, 2003; Bullock-Saxton et al. 1993; Ihara and Nakayama 1986). 불안정성을 점진적으로 증가시키는 것은 근육활성도를 점진적으로 증가를 촉진시킨다(그림 11.1 참고; Rogers, Rogers, and Page 2006). 폼패드(foam pads)부터 공기 유입디스크(air-filled disks)까지 점진적으로 환자에게 적용할 수 있다. Janda와 VáVrová(1996)는 자동적 자세반응(APRs)를 촉진하기 위하여 불안정한 바닥을 점진적으로 환자에게 적용하기 위해 락커보드(rocker board)와 워블보드(wobble board)를 사용하였다(그림 11.2). 포스트유로메드

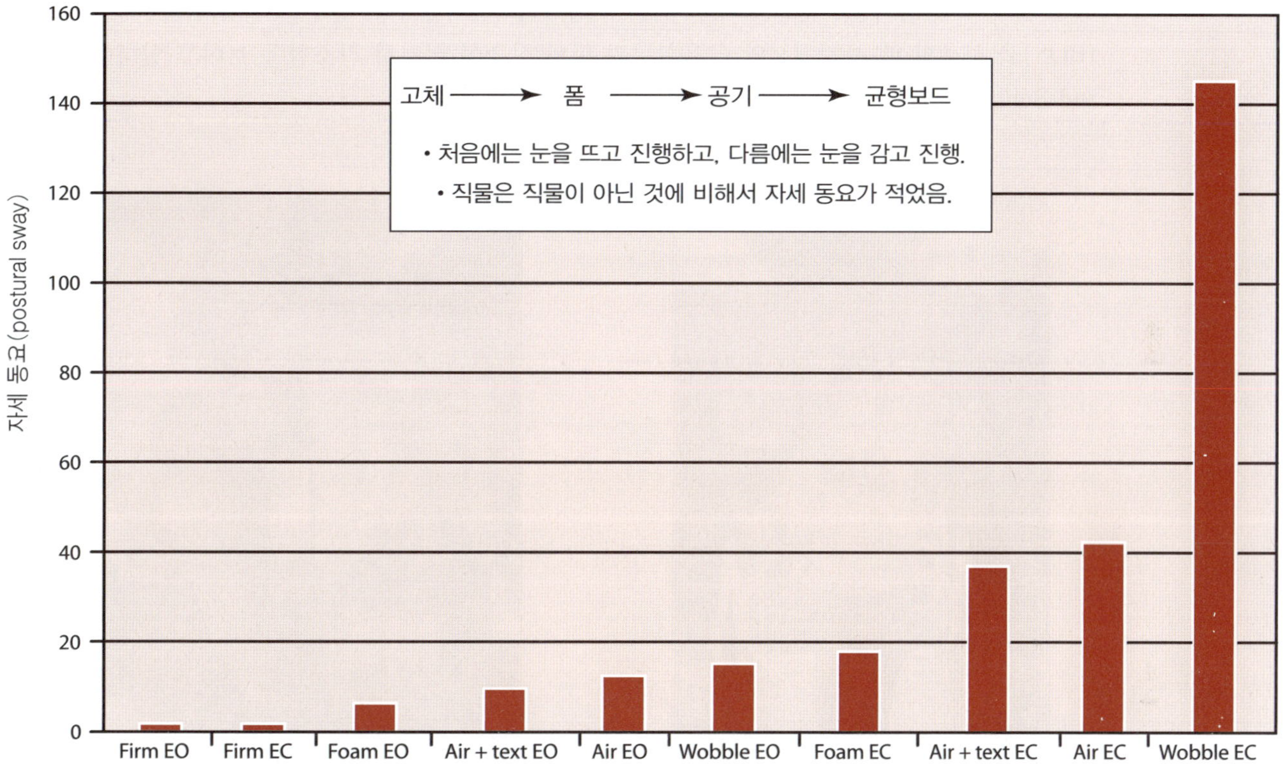

그림 11.1 신경운동 훈련 진행과정으로 자세 동요 정도를 측정한 것.
EO = 눈을 뜬 상태; EC = 눈을 감은 상태; Ai r= 공기유입디스크; text = 재질(texture)
자료출처 N. Rogers 등, 2006, *Journal of Orthopedic Sports Physical Therapy* 36(1): A53-54.

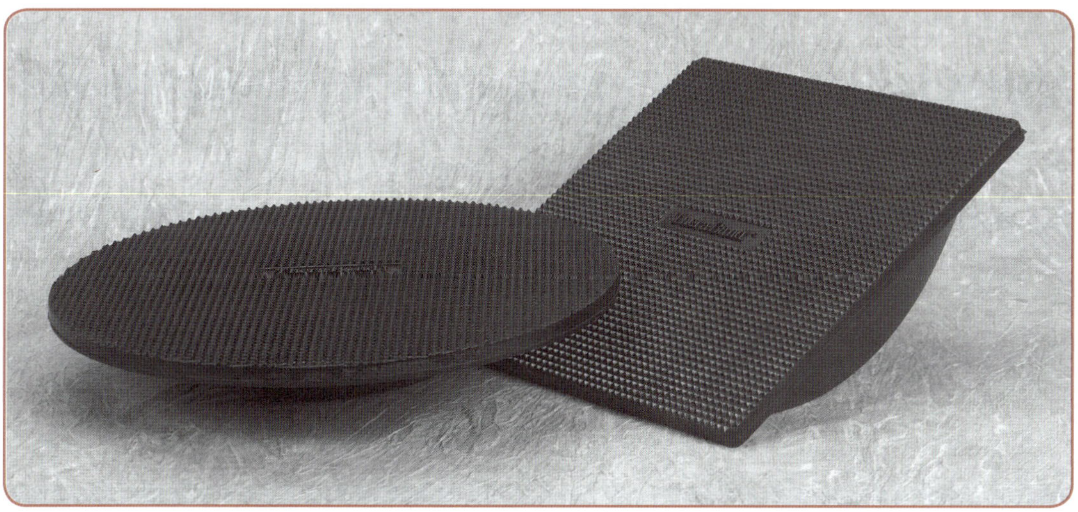

그림 11.2 락커보드와 워블보드(rocker and wobble boards).

(posturomed)는 가로면에 불안정성의 딱딱한 바닥면을 제공하는 유럽형 균형 장치이다(그림 11.3 참고). 유럽의 여러 감각운동훈련 연구에서 성공적으로 사용되었다(Eils and Rosenbaum 2001; Heitkamp et al. 2001).

운동 볼(exercise ball)(그림 11.4)은 감각운동훈련 시 불안정한 바닥으로 사용될 수 있다. 최근 연구에 따르면, 단단한 바닥보다는 운동 볼 사용 시 근육 활동이 증가했다는 사실이 확인되었다(Behm et al. 2005). 그러나, 임상가들은 불안정한 바닥을 사용할 때 환자의 사지에 상당한 양의 저항이나 무게를 추가하는 것을 피해야 한다. 불안정한 바닥이 근력 훈련을 위해 최상의 바닥이며, 사지와 몸통에 많은 부하를 주는 것이 최적이라는 생각은 잘못 안내되고 위험하며 현명하지 않은 생각이며, 감각운동훈련에 대한 기본적 생각이 결코 아니다. 연구는 환자가 불안정한 기저면(BOS)을 사용할 때 사지에서의 근육활동과 힘의 산출이 현저히 감소함을 보이고 있다(Anderson and Behm 2005; McBride et al. 2006).

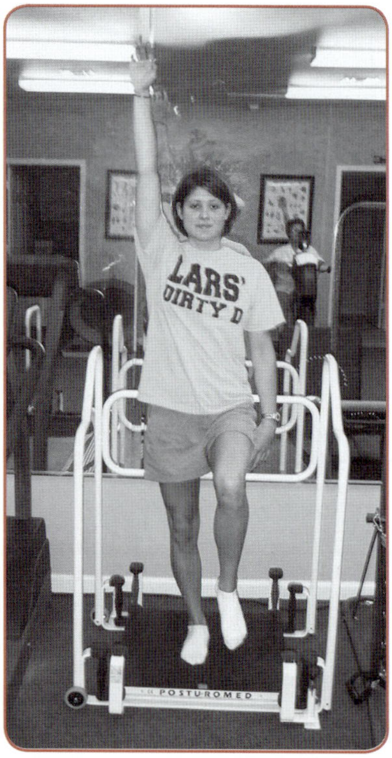

그림 11.3 포스쳐로메드(posturomed).

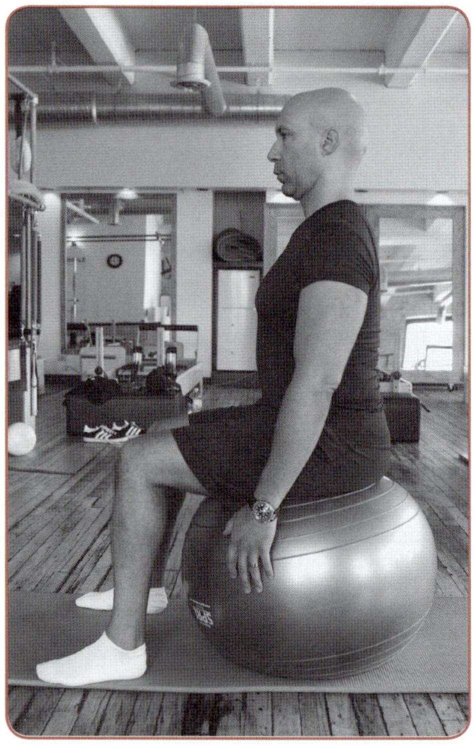

그림 11.4 운동 볼(exercise ball).

중력중심(Center of Gravity)

중력중심(COG) 조절의 목표가 결정되면, 변화의 모드는 회복전략의 배열을 촉진시키기 위해 훈련 진행과정을 통해 다양하게 적용될 수 있다. 중력중심(COG)의 변화는 무게이동, 동요(perturbation), 상지와 하지의 움직임, 진동(oscillation) 및 척추의 안정화를 포함한다.

감각운동훈련 진행
Sensorimotor Training Progression

감각운동훈련의 세 단계는 정적, 동적, 기능적 단계로 구성된다. 각각은 자세와 중력중심(COG), 기저면(BOS)의 난이도를 증가시킴으로써 확인할 수 있다.

정적 단계(Static Phase)

정적 단계의 목표는 바로서기와 균형과 관련된 간단한 자세를 유지하는 동안 기저면(BOS) 위에 중력중심(COG)을 조절하는 것이다. 이 단계는 축 주변 근 긴장 또는 동시수축 유지기능과 골격의 안정화를 향상시킨다. 정적 단계는 짧은 발(short foot) 형성, 자세교정, 고유수용성 자극, 기저면(BOS)과 중력중심(COG)의 점진적인 변화를 포함한다.

짧은 발 형성(*Formation of the Short Foot*)

짧은 발은 발의 생체역학적 자세를 향상시키기 위해 내측, 장측 아치가 높아진 발모양으로 Janda와 VáVrová(1996)에 의해 소개되었다. 이러한 자세는 상대적으로 발길이를 단축시킨다(그림 11.5 참고). 짧은 발은 치료사에 의해 수동적으로 지도된 후, 환자에 의해 능동적으로 수행되도록 한다. 짧은 발의 목적은 근 긴장성 면에서 발의 내재근을 활성화시키는 것인데 특히, 지속적이고 낮은 단계(low-level)에서의 활동은 들심성 민감도(sensitivity)를 향상시키고 발을 보다 중립적으로 위치시키고 장축과 가로축의 아치를 능동적으로 유지하기 위해 발바닥이 바닥쪽으로 덜 향하도록 한다. 짧은 발은 견고(firm)하여야 하지만, 고정(fixed)되거나 단단(rigid)하지는 않아야 한다.

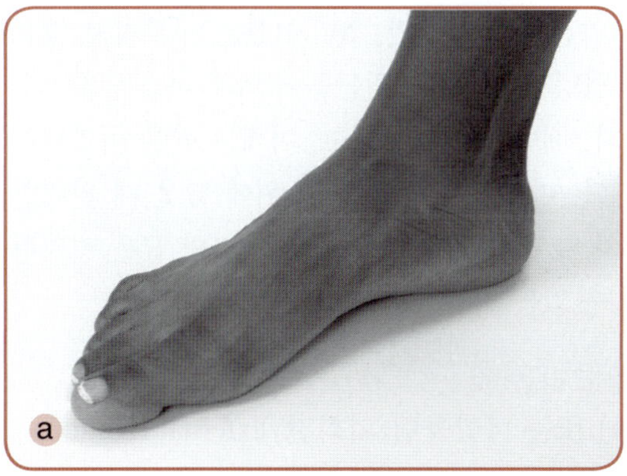

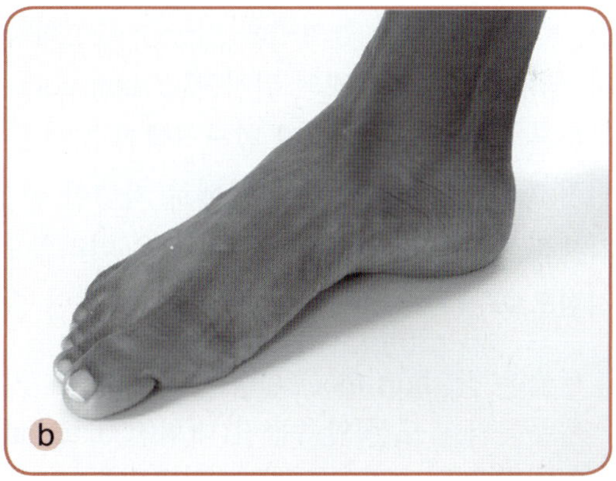

그림 11.5 짧은 발(short foot). (a) 시작자세 (b) 끝자세.

짧은 발 교육은 환자가 앉은 상태에서 시작된다. 환자는 발을 바닥에 편평하게 놓는다; 무릎은 약 80° 정도 구부린다. 임상가는 아치와 발을 조절하기 위해 한손은 환자의 발 뒤꿈치를 받치고 다른 한손은 발등을 가로질러 잡는다(그림 11.6 참고). 임상가는 천천히 찻잔모양으로 손 모양을 만들어 발 뒤꿈치를 향하여 발허리뼈머리(중족골두, metatarsal head) 근처 부분까지 잡는다. 임상가는 이 자세에서 환자가 발모양의 변화를 감지하고 발허리뼈 머리가 바닥에 닿아있음을 인식할 수 있도록 몇 초간 유지한 후 천천히 원래 자리로 제 위치시

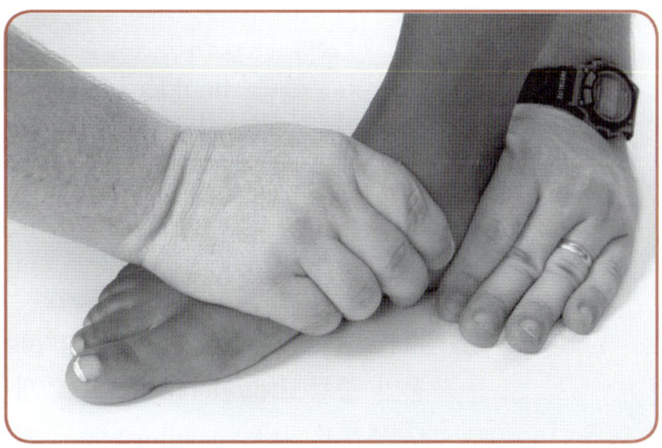

그림 11.6 도수적 짧은 발(manual short foot).

키고 다시 3~5회 반복한다. 이때 앞정강근(전경골근, tibialis anterior)이 훈련 중 과도하게 활성화되지 않도록 하고 짧은 발을 형성하는 동안 힘줄(건, tendon)이 돌출되지 않도록 해야 한다.

그 후에, 환자가 몇 차례 반복을 통해 짧은 발을 만드는데 능동보조적으로 참여한 후 최종적으로 독립적으로 수행할 수 있도록 한다. 그 후에, 환자는 다양한 바닥과 선 자세에서 이 운동을 수행할 수 있을 때까지 체중부하를 증가시키면서 짧은 발을 만드는 것을 연습한다. 목표는 환자가 발기능을 인식하고 안정하게 유지하면서 안정성을 유지하면서 역할을 수행하는 동시에 이 기능을 초기 자세교정과 진행(marching), 반 스테핑(half-stepping) 또는 런징(lunging)과 같은 체중이동의 초기 단계에 통합하는 것이다.

짧은 발은 초기에는 균형을 증가시키기 위해 단단하면서도 불안전한 바닥에서 시작한다(예: 락커보드나 워블보드). 부드럽고 불안정한 바닥〔폼(foam) 또는 작은 트램폴린(trampoline)〕은 보상(rewarding)이 아니며 한 환자에서 다른 환자까지 상황에 따라 다를 수 있다.

시각적 이미지와 안내(보조와 저항적인 지도 모두)는 새로운 운동 패턴 안에서 형성하는데 매우 중요한 역할을 한다(Kelsey 1961; Rawlings et al. 1972; Yue et al. 1992). 치료사와 환자는 움직임의 질적인 목표에 집중하여 환자의 인지적(cognitive) 기술을 매우 유용하게 만들어야 한다.

초기 정적 자세 교정(Correction of Initial Static Posture)

똑바로 선 자세에 대한 자세교정은 환자의 신체분절을 교정함으로써 소개된다. 교정은 발부터 머리로 진행된다(발 → 무릎 → 골반 → 어깨 → 목 → 머리). 이것은 환자가 똑바른 자세에서 분절 정렬을 인식하고 중력중심을 움직이거나 조절하는데 사용되는 근육 움직임에 대해 인식하는데 도움이 된다.

발은 어깨너비로 평행하게 놓아져야 한다. 짧은 발을 능동적으로 유지하는 것이 필요하다. 중력중심(COG)은 발허리뼈를 향하여 약간 앞으로 위치해야 한다. 무릎은 무릎과 엉덩관절을 안정시키고, 하지 근육들의 동시수축 기능을 활성화하기 위해 약간 구부리지만, 20° 이상은 구부리지 않는다. 엉덩관절은 발후방의 뒤침근들(supinators)이 아닌, 엉덩관절 바깥돌림근들에 의해 바깥돌림된다. 무릎은 첫 번째와 두 번째 발허리뼈와 정렬을 같이 한다. 배벽은 활성화되고, 어깨는 팔을 바깥돌림시키고 어깨뼈를 고정시킨 상태로 가능한 넓게 위치한다. 머리 중심점이 목뼈 위에 있을 때 완벽한 자세교정이 된다. 지각(perception)은 머리쪽으로 척추가 늘어나고, 발의 아치와 손가락 끝은 지지된 지점으로부터 멀어져야 한다. 감각운동훈련 중 흔히 볼 수 있는 자세결함은 다음과 같다:

- 짧은 발(short foot) 활동 중 발가락을 구부리고 웅크리는 것
- 무릎의 과도한 안쪽돌림(내회전, internal rotation) 또는 바깥돌림(외회전, external rotation)
- 내반슬(knee varus) 또는 외반슬(knee valgus)
- 비뚤어진 골반자세
- 허리 과다앞굽음증(요부 과전만증, lumbar hyperlordosis)
- 가슴쪽 과도 척추뒤굽음증(흉부 과도 척추후만증, thoracic hyperkyphosis)
- 어깨 설단(shoulder blades)의 고정 약화
- 앞쪽으로 머리 이동(anterior head carriage)

고유수용성 입력 자극(Stimulation of Proprioceptive Input)

발바닥, 엉치 부위와 심부 목근육과 같이 기계적수용기(mechanoreceptor)가 집중되어 있는 국소영역은 타진법(percussive techniques)을 통해 도수적으로 자극될 수 있다. 이러한 방법들로는 10초 동안 중등도(moderate)로 빠르게 두드리거나(rapid tapping) 훈련 전 동일한 부위를 힘차게 앞뒤로 주무르거나(kneading) 문지르는(rubbing) 방법이 있다.

기저면과 중력중심의 변화(Challenge of Bose of Support and Center of Gravity)

기본자세는 일반적인 정적 자세를 적용함으로써 유지되고 강화한 후 보다 빠른 동적 도전(challenge)을 다른 신체 분절에 적용한다. 이러한 방법은 몸의 위치인식과 조절을 향상시키고, 자동적으로 나타나는 반사적 반응을 촉진한다. 도전은 환자가 성공적으로 조절하고 극복할 수 있는 능력을 넘어서는 안 된다. 환자의 움직임에 질적 악화가 생기면 바로 멈추고 충분히 쉬고 회복하어야 한다. 운동의 지속여부는 근 피로와 지정된 시간에 의거하기 보다는 질적 움직임을 유지할 수 있는지에 따라 판단한다. 안정화를 통해 환자가 기저면(BOS) 내에 중력중심(COG)을 유지하는지를 검사하기 위해 초기에 짧고 지속적인 균형의 도전들이 수행된다. 점차, 동요나 변위 조절을 획득하기 위해 도전은 더욱 빠르고 변화무쌍하게 일어난다. 기저면(BOS)의 진전은 확고한 수준에서 점차 불안정하게 진행된다. Rogers, Rogers와 Page(2006)는 처음에는 눈을 뜨고 시행한 후 다시 눈을 감고 반복해서 시행하면서 다음과 같은 기저면 진전(BOS progression)을 확립하였다:

눈을 뜬 상태	눈을 감은 상태
단단한 바닥에서, 두 다리로 서기	단단한 바닥에서, 두 다리로 서기
단단한 바닥에서, 한 다리로 서기	단단한 바닥에서, 한 다리로 서기
폼(foam)바닥에서, 한 다리로 서기	폼바닥에서, 한 다리로 서기
락커(rocker)보드에서, 한 다리로 서기	락커보드에서, 한 다리로 서기
워블(wobble)보드에서, 한 다리로 서기	워블보드에서, 한 다리로 서기

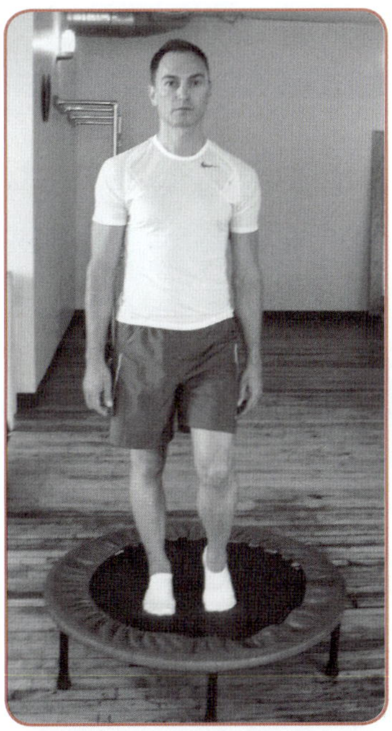

그림 11.7 비니트램폴린.

운동 볼과 미니 트램폴린(trampolines) 또한 불안정한 표면으로 소개될 수 있다(그림 11.7). 환자가 불안정한 바닥에서 작업을 할 때 늘 자세배열과 안정성은 정적 단계에서 중요하다.

훈련하는 동안 항상 환자는 증가하는 환자 자신의 중력중심(COG) 조절력을 향상시켜야 한다. 그러므로, 임상가는 환자를 관찰하여 움직임의 실행에 대한 질적인 부분을 보장해야 한다. 목표는 잠재의식적(subconscious) 조절과 촉진을 통해 효율적인 중력중심(COG) 조절 전략을 되풀이하여 재구성하는 것이다. 정적 단계에서 중력중심(COG) 조절에 대한 점진적 변화는 체중이동과 동요를 포함한다. 체중이동은 임상가의 힘이나 탄력밴드와 같은 외부적인 힘에 의해 촉진될 수 있다(그림 11.8). 동요(pertubations)는 중력중심(COG) 근처에서 서로 다른

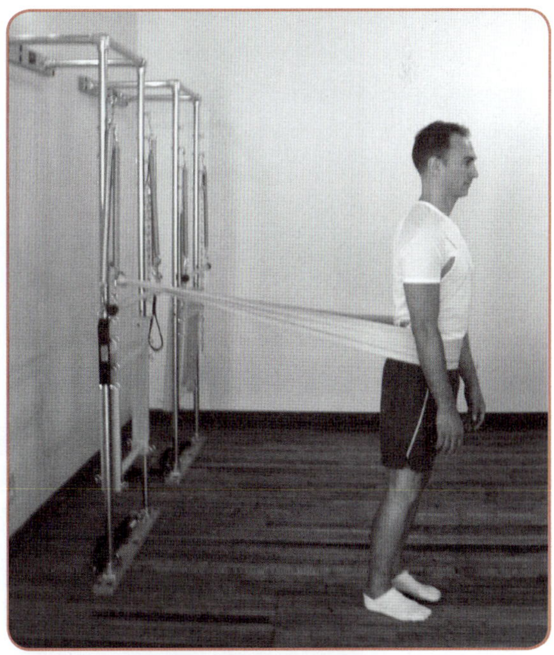

그림 11.8 체중이동을 촉진시키기 위해 탄력밴드를 사용하였다. 임상가는 다양한 박자와 속도로 기저면 안에서 중력중심을 이동시키기 위해 다양한 장력의 탄성저항을 제공한다.

방향으로 낮은 강도로 적용될 수 있으며(그림 11.9) 그 후에 점차 강도와 중심부에서의 거리를 늘려 간다.

초기 훈련 기간 중 근력 증가에 대한 신경학적 기여는 훈련 후반기 몇 주까지는 나타나지 않는 근비대와 같은 구조적 변화와 확연히 비교된다. 그러므로 운동단위의 사용에 대한 효율성과 증가된 협응력의 상호작용은 초기 근력변화에 대해 설명할 수 있다.

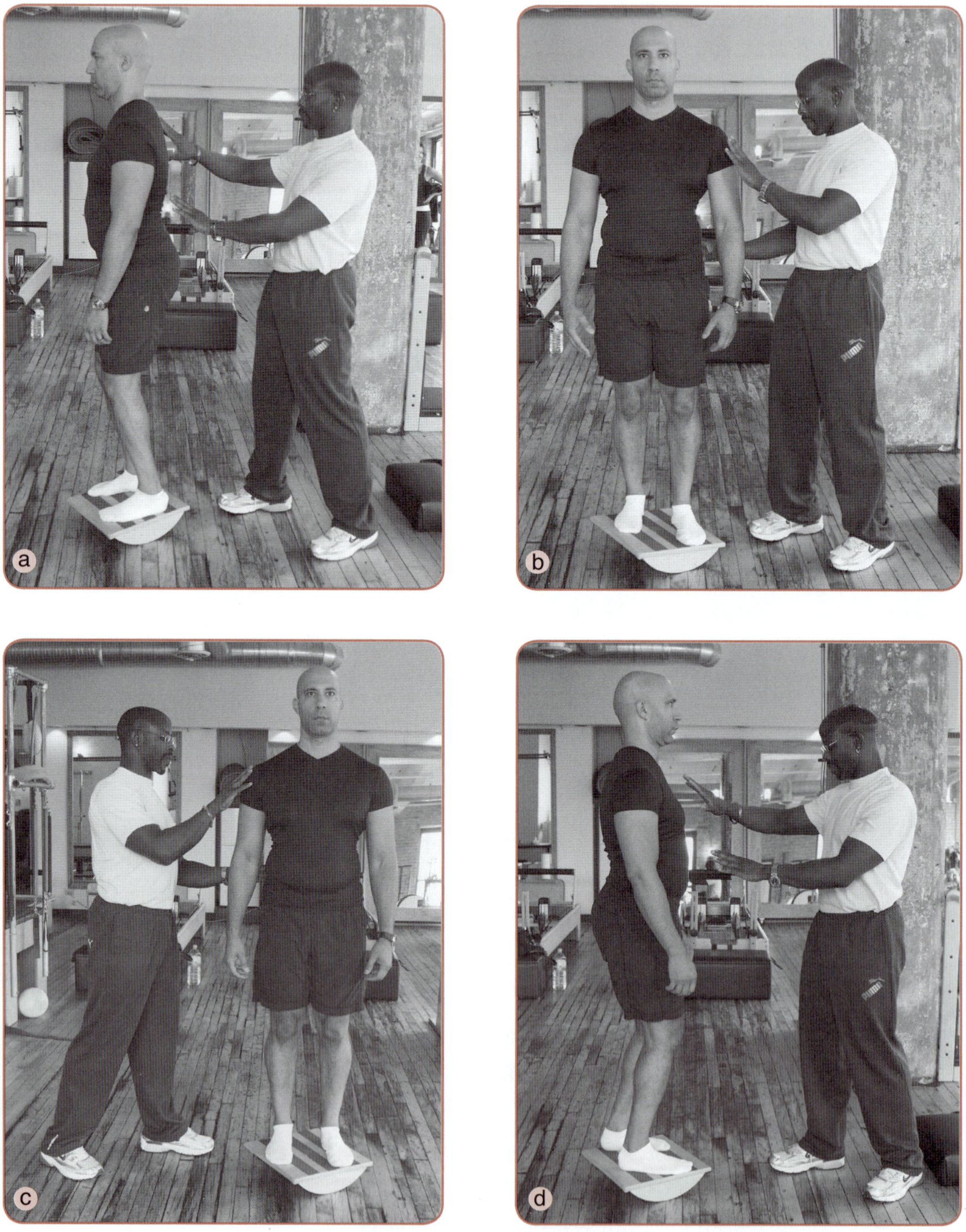

그림 11.9 동요 적용: (a) 앞쪽으로 체중이동, (b) 오른쪽으로 체중이동, (c) 왼쪽으로 체중이동, (d) 뒤쪽으로 체중이동

동적 단계(Dynamic Phase)

환자가 다양한 지지면과 다양한 중력중심(COG)의 변화에 대해 적절한 자세 안정화를 보이면, 환자는 감각운동훈련의 동적 단계를 시작할 수 있다. 동적 단계는 사지 움직임을 추가하거나, 반 스텝(half-steps), 동요(osciliation), 척추 안정화 기법을 사용함으로써 안정화된 중심부(stable core area)를 구축한다.

상지와 하지 움직임(Upper-and Lower-Extremity Movements)

능동적인 상지와 하지의 움직임은 자세 조절계의 변화를 생체역학적, 반사적으로 유도한다. 이것은 중력중심(COG) 조절의 난이도를 증가시키고 안정화 전략에 대한 수요를 증가시킨다. 또한 기저면(BOS)이 급변하고 시공간에서 움직일 수 있도록 허용한다. 모든 진전은 표 11.2에 제시된 요소들을 합리적으로 조정함으로써 난이도가 증가된다. 즉, 난이도 수준은 환자의 운동의 실적인 수준을 유지시킬 수 있는 수준이어야 한다. 기본면(cardinal plane)에서의 움직임들은 초기에 검사 되어져야 하며 그 후에 경사면(paracardinal and oblique plane) 방향에서의 움직임들이 검사되어야 한다. 목표는 환자가 축 평형을 재확립하고 동시에 사지조절을 잘 유지하는 것이다.

지지 다리(stance leg)의 반사적 안정성은 탄력적, 저항적인 발차기 시 근전도를 통해 입증되었다(그림 11.10; Cordova et al. 1999; Schulthies 1998). 지지 다리(stance leg)의 대항근(길항근, antagonist)은 발차기하는 반대방향으로 활성화되는데 지지 다리의 뒤넙다리근(hamstrings)은 앞쪽으로 발차기 시 활동하고 반면에 넙다리네갈래근(quadriceps)은 뒤로 발차기 때 작용하였다. 이 사실에서 중요한 것은 근육의 활성화가 아니라 이러한 근육들이 기능에 포함된 안정화 사슬(stabilization chain)의 질이다. 이것 역시 반대측 사지의 폄 근육군(신전 근육군, extensor muscle group)에 대한 교차 훈련효과(cross-training effects)에 대한 증거이다. 이러한 효과는 환자의 지구력이 손상되거나 손상/고정된 다리가 견딜 수 있는 훈련 운동량을 제한하는 상황에서 제한적으로 사용될 수 있다(Shima et al. 2002).

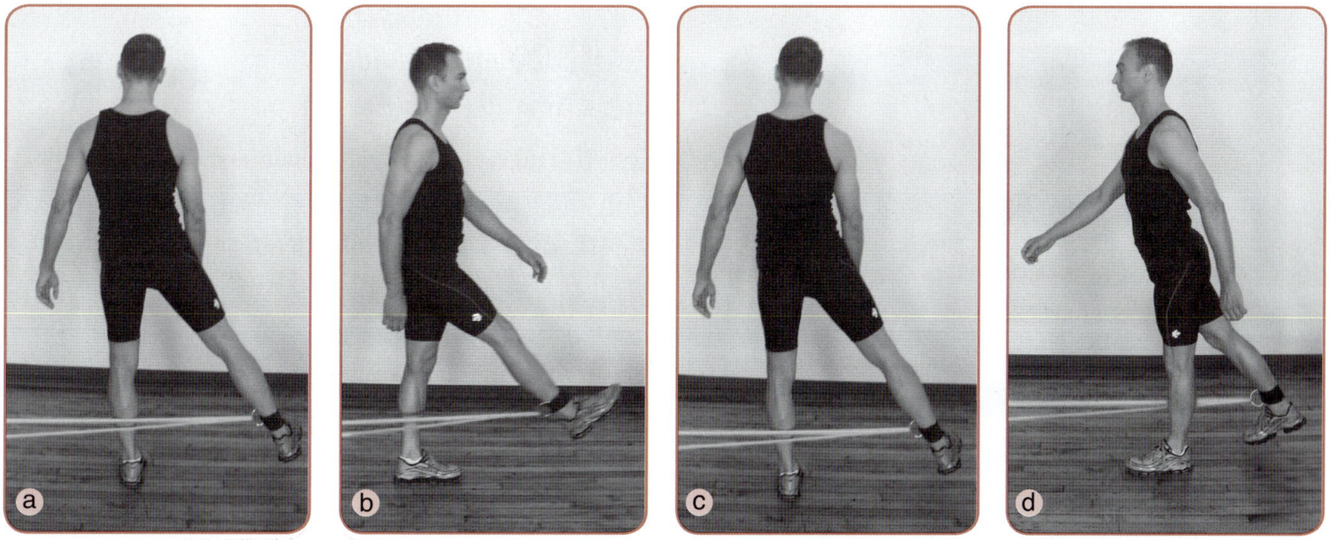

그림 11.10 탄력밴드(Ther-Band) 차기: (a) 안쪽, (b) 앞쪽, (c) 바깥쪽, (d) 뒤쪽.

반 스텝(Half-Step)

반 스텝(half-step)은 중요한 초기 동적 진전으로 골반과 허리 조절에 도전한다. 목표는 디딤기(입각기, stance phase) 중 부하를 수용(loading acceptance)하면서 체중이동을 조절하는 것인데 발 뒤꿈치 닿기부터, 발의 바깥면을 따라 발허리뼈(중족골, metatarsal) 부위에서 첫째, 두 번째 발가락을 가로질러 체중을 이동시킨다. 올바른 경추두상(cervicocranial) 정렬, 등뼈-허리뼈-골반 정렬, 그리고 엉덩관절-무릎-발 정렬은 환자가 세 개의 기본면(cardinal planes)에서 불필요한 몸통 굽힘 또는 하지 일탈을 피하기 위해 움직이는 동안에 유지되어야 한다(그림 11.11). 일단 숙달되면, 반 스텝을 폼(foam) 안정성 훈련과 같은 증가된 난이도의 지지면에서 훈련할 수 있다(그림 11.12). 뒤로 스테핑하기(backward stepping)도 훈련하여 환자가 발가락부터 발 뒤꿈치까지 반대로 체중이 이동하는 것을 배울 수 있게 한다.

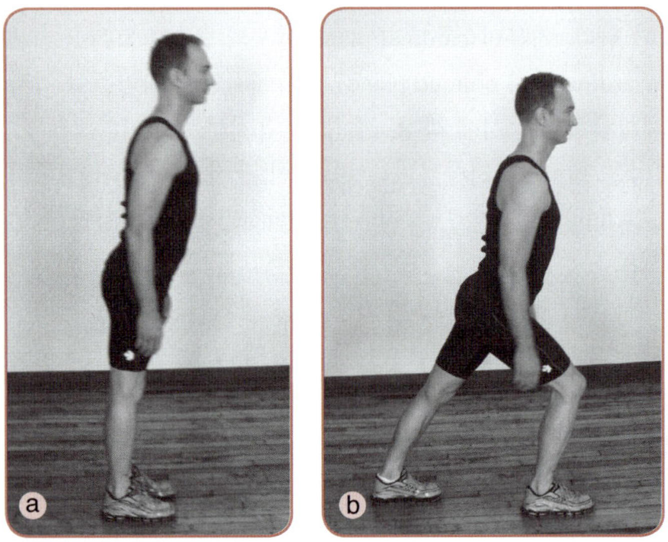

그림 11.11 반 스텝(half-step).

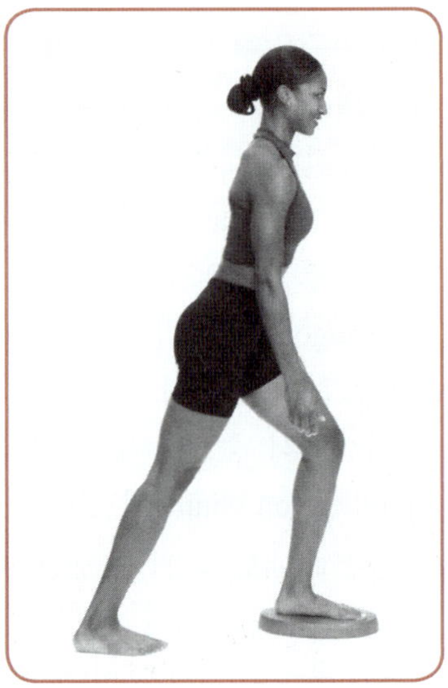

그림 11.12 안정성 훈련기 위에서 반 스텝(half-step).

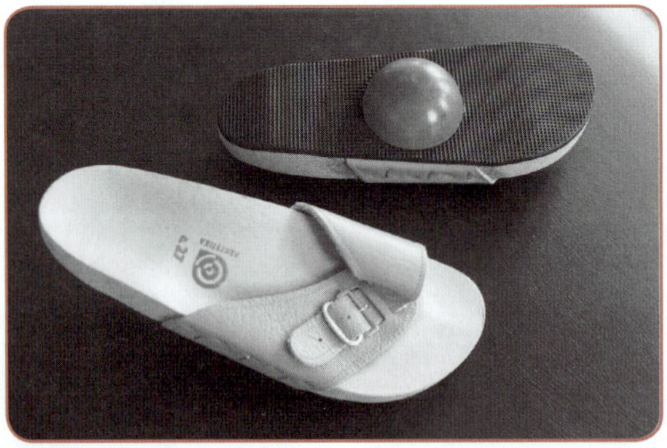

그림 11.13 얀다(Janda)의 균형 샌들.

균형 샌들(Balance Sandals)

얀다는 또한 감각운동훈련에서 균형 샌들에 대한 사용을 언급하였다(그림 11.13 참고; Janda and VáVrová 1996). 이러한 균형 도구는 얀다의 감각운동훈련 프로그램에서 독특한데, 비교적 단단한 반구(hard hemisphere)가 샌들 바닥에 부착되어있다. 샌들을 신으면, 짧은 발을 형성하여 적극적으로 잡아줘야 한다. 환자는 서로 다른 방향으로 서로 다른 템포로 작은 걸음(step)을 수행하여 하지의 원위부-근위부 안정성을 변화시킨다. 훈련은 주어진 세션(session) 동안 2분을 초과해서는 안 되고 같은 날 5~6회를 반복할 수 있다. 샌들을 발목 염좌(ankle sprain)를 재활하기 위해 사용했을 때 근 활성화 속도와 운동 활성화 순서(motor activation sequence)가 향상된 것으로 보고되었다(Bullock-Saxton et al. 1994).

진동(Oscillation)

진동은 근방추(muscle spindle)를 촉진시킨다(Umphred 2001). 근육의 활성을 촉진시키기 위해 진동 운동에 여러 장비들이 사용된다. Page와 동료들(2004)은 쎄라밴드 플렉스바(Thera-Band Flexbar)를 이용한 진동운동 시 상지 근육의 근전도(EMG) 결과를 정량화하였다(그림 11.14).

주요 근육의 활성도뿐만 아니라(표 11.3), 연구자들은 진동운동을 할 때 대항근인 긴장성 근육(tonic muscle)보다 위상성 근육(phasic muscle)이 더 많이 활성화된다는 사실을 입증했다. 이러한 기법은 상지 장애를 가진 환자의 근육 균형을 회복할 가능성을 가지고 있다.

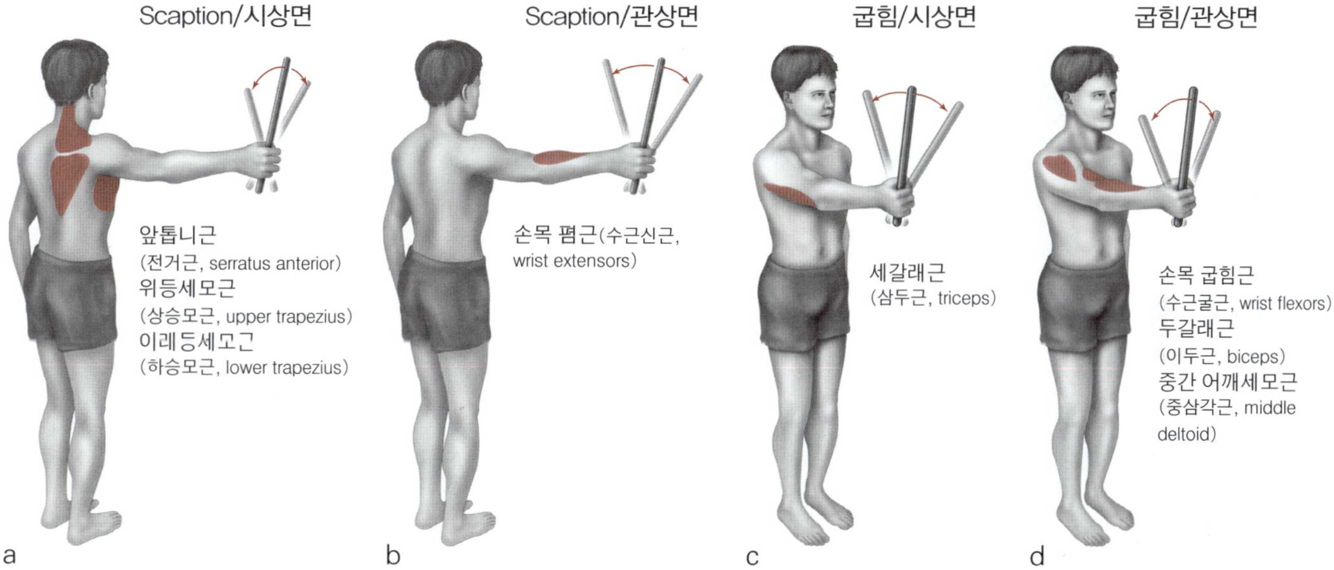

그림 11.14 쎄라밴드 플렉스바(Thera-Band flexbar) 진동. 이 그림은 두 가지 어깨관절 자세를 이용하여 근육을 활성화시키는 것에 대해 설명하고 있다. (a) 시상면에서 scaption 자세에서 진동 (b) 관상면에서 scaption 자세에서 진동 (c) 시상면에서 어깨관절 굽힘 자세에서의 진동 (d) 관상면에서 어깨관절 굽힘 자세에서의 진동.

표 11.3 플렉스바 진동(flexbar oscillation) 시 근 활성화

근육(muscle)	자세/면 (position/plane)	% 최대 근수축
손목 폄근(신전근, wrist extensors)	Scaption/관상면(frontal)	42.4
앞톱니근(전거근, serratus anterior)	Scaption/시상면(sagittal)	24.2
손목 굽힘근(수근굴근, wrist flexors)	굽힘/관상면(frontal)	22.3
위팔세갈래근(상완이두근, triceps)	굽힘/시상면(sagittal)	21.1
두갈래근(이두근, biceps)	굽힘/관상면(frontal)	19.1
중간 어깨세모근(중삼각근, middle deltoid)	굽힘/관상면(frontal)	18.9
아래등세모근(하승모근, lower trapezius)	Scaption/시상면(sagittal)	17.9
위등삼각근(상승모근,upper trapezius)	Scaption/관상면(frontal)	9.5

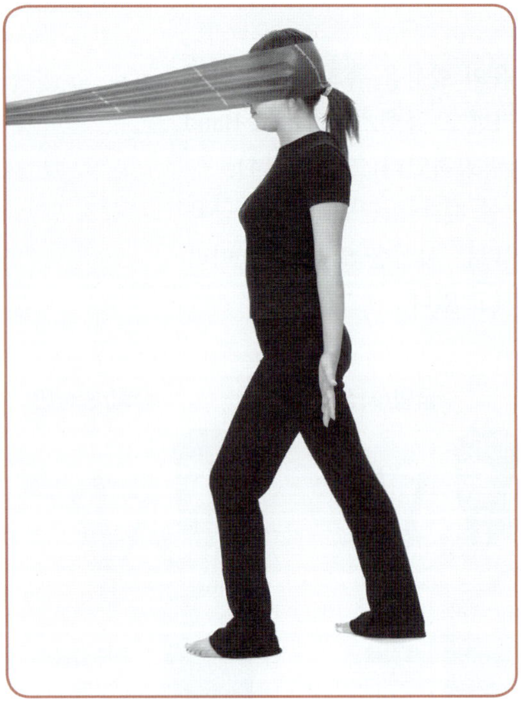

그림 11.15 목뼈(경추, cervical spine)에 대한 동적 등척성 저항.

척추 안정화(Spinal Stabilization)

척추안정화에 대한 도전은 동적 단계(dynamic phase)에서 소개될 수 있다. 일반적으로 수직적 안정화에 도전하는 모든 운동은 환자가 자세 안정성을 유지할 수 있는 수준에서 실행된다. 목뼈(경추, cervical spine)의 동적 등척성(isometric) 운동은 움직임 동안 동적 안정성을 촉진하는데 유용하다. 예를 들어, 환자는 탄력밴드의 저항 반대방향으로 뒤로 스테핑(stepping backward) 할 동안 목 자세를 수정된 상태로 유지하도록 한다(그림 11.15). 이 운동은 몸의 움직임을 유지하는 동안 심부 근육을 촉진할 수 있다. 이것은 목뼈 굽힘근(경추 굴곡근, cervical flexors)과 폄근(신전근, extensors)이 등뼈(흉추, thoracic spine) 중간 부위로부터 척추와 머리를 안정화시킬 수 있다.

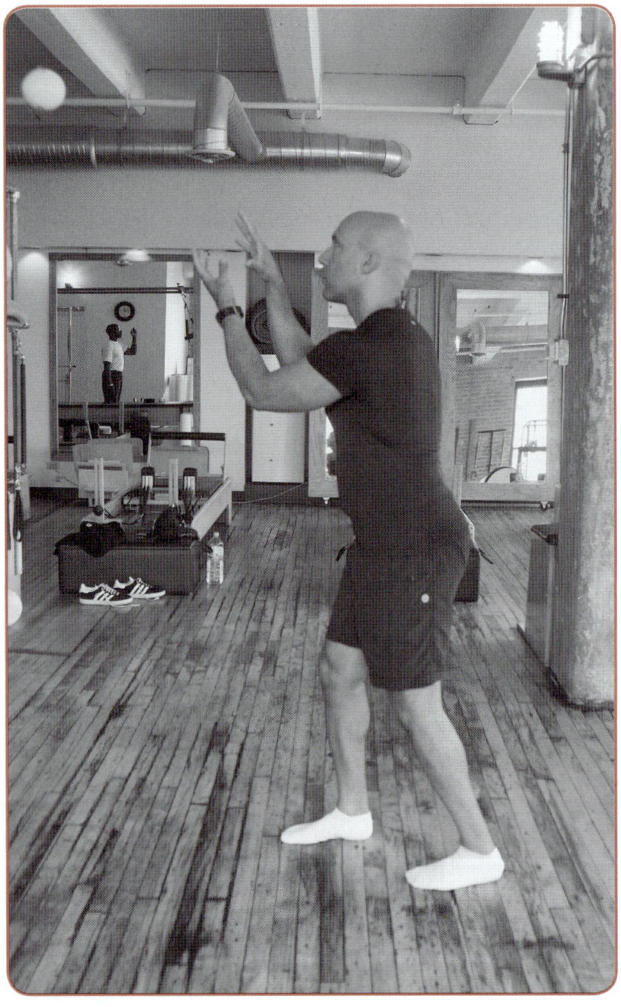

그림 11.16 소프트 웨이트 볼 던지기.

이 단계에서 부드러운 무게 또는 플라이오메트릭 공(plyometric ball)(그림 11.16)을 사용하는 물리적인 충격 훈련(impulse training)도 소개될 수 있다. 환자는 1~11 파운드(0.5~5 kg) 무게의 작은 치료용 공을 리바운더(rebounder) 또는 미니트램폴린(minitrampolines)에서 던지는데 던지고 받으면서 자세 안정화를 유지할 수 있어야 한다. 공의 무게와 환자가 서있는 표면을 변화시켜 추가적으로 진행할 수 있다.

기능적 단계(Functional Phase)

감각운동훈련의 마지막 단계는 기능적인 단계인데, 이 단계는 복합적 협력근들을 재도입(reintroduction)하고 훈련하여 일상생활동작(ADL)에서 사용될 수 있도록 하는 단계이다. 기능적 단계의 목표는 공간을 통한 움직임을 필요로 하는 보다 복잡하고 목적적인 협력근들을 자동화(automatization)하는 것이다. 이 단계는 환자의 일상생활동작 수행의 질과 지구력을 향상시킨다.

기능적 단계에서 복잡한 움직임은 협력체들 즉, 다관절, 다근육 및 다양한 움직임 면을 포함하는데 예를 들어, 쭈그려 앉기(squat), 누르기(press), 꼬기(twist)가 있다. 표 11.4는 신체 부위별 움직임을 요약한 것이다. 이러한 움직임은 먼저 일반적인 움직임으로 소개되고, 이후 순차적으로 더 숙련되고 목적이 있는 움직임과 결합된다.

표 11.4 감각운동 훈련에서의 기능적 단계 협응

상지	몸통	하지
밀기(push) 당기기(pull) 누르기(press up) 팔뻗기(reach)	비틀기(twist) 교각자세(bridge) 구부리기(bend) 안정화하기(stabilize)	쭈그려 앉기(squat) 레그 프레스(leg press) 런지(lunge) 스텝(step)

기능적 움직임은 협응된 협력근들의 움직임으로 구성된다. 예를 들어, 교각자세(bridging)와 팔 뻗기는 눕기에서부터 서기까지의 움직임의 구성요소이다. 펜싱의 찌르기 동작(lunging)과 당기거나 미는 동작을 할 때 무거운 무게를 끄는 것이 필요할 수 있다. 돌리면서 찌르는 동작은 복싱, 무술 또는 펜싱과 같은 활동 내에서 방어적인 기술로 활용될 수 있다. 몸통을 돌리리거나 비트는 동작과 팔 뻗기는 일상생활동작(ADL)에서 많이 필요하다. 이러한 움직임들은 직업, 레저와 스포츠 활동이 포함된 일상생활활동에 통합된다. 환자가 진전됨에 따라 활동을 더욱 어렵게 하기 위해 외부저항을 추가할 수 있다(그림 11.17).

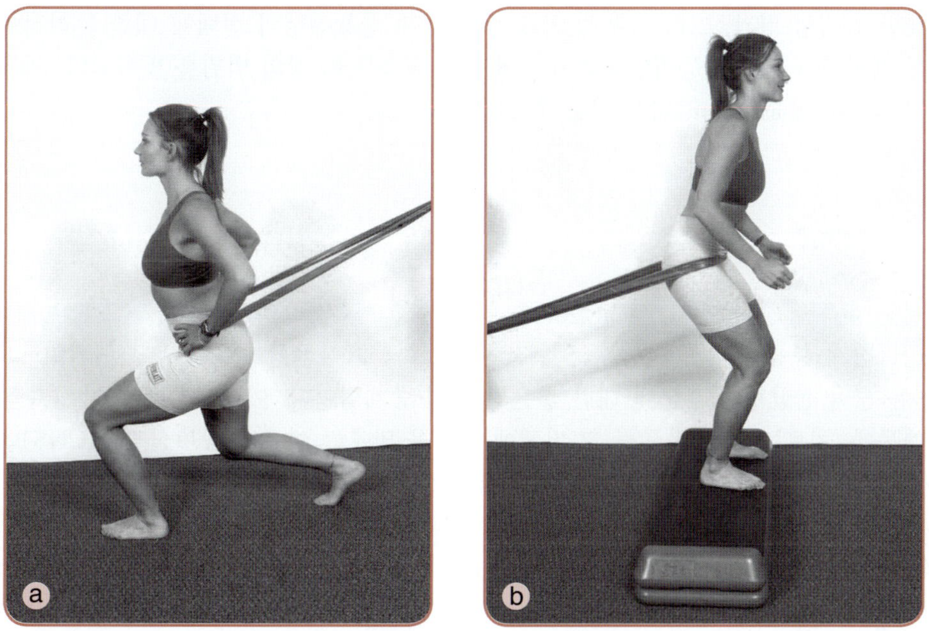

그림 11.17 외부저항에 대항한 기능적인 활동.

기능적 단계는 이러한 요구에 맞춘 보다 구체적인 운동을 통해 환자가 일상생활동작으로 재통합한다. 앉은 시간과 같은 좌식 기능 개선부터 특정 스포츠 활동에 대해 훈련시키는 인체공학적 전략까지 다양하다. 훈련 접근들은 모두 언급할 수 없을 만큼 다양하지만 모든 접근들의 공통이 되는 특정 요소들이 있다. 그런 다음 연습이 필요한 모든 구성요소가 필요할 수 있는 부하 견디기, 정확성, 민첩성, 플라이오메트릭스, 심호흡 능력, 힘 생성 등을 향상시켜 적절한 경우 일상생활동작 안에서 기술구축이 미세하게 조정된다.

기능적 움직임의 질과 자세는 몇몇 핵심들을 통해 관찰될 수 있다:

- 호흡의 정형(breathing stereotype)
- 안정화 전략
- 허리골반의 조절과 다른 신체분절과의 상대적 위치

- 팔이음뼈(상지대, shoulder girdle) 조절과 다른 신체 분절과의 상대적 어깨뼈(견갑골)의 위치
- 머리 위치와 다른 신체분절과의 상대적 위치
- 움직임의 가변성
- 움직임의 속도

움직임의 속도와 종류 또는 필요한 자세에 따라 감각운동 기술을 향상시키기 위하여 적절한 되먹임을 제공하기 위해 비디오 관찰과 분석은 필요할 수 있다.

신경반사적 치료(보이타 접근법) (Neuroreflexive Treatment) (Vojta Approach)

9장에서 논의한 바와 같이, 얀다는 운동계의 반사적 치료를 재활과정(특히, 환자가 자발적으로 그리고 나아가 감각운동훈련을 통해 향상된 운동패턴을 정립하는데 어려움이 있을 때)에서 중요한 부분으로 고려했다. 현재, 콜라(Kolar)에 의해 개발되어 어른뿐만 아니라, 아동들에게도 사용되는 동적신경안정화(neurodynamic stabilization, dynamic neuromuscular stabilzation, DNS)는 치료 패러다임에서 필수적인 부분으로 간주된다. 동적신경안정화(DNS)는 생체역학적 기반 병리학과 잘못된 움직임 평가, 그리고 후속 치료 및 운동과 운동진행의 선택에 대한 논리적이고 경험적 기초를 제공한다. 신경능동적안정화의 구체적인 내용은 이 장의 범위를 벗어났다. 자세한 정보는 웹 주소(www.rehabp.com)에서 얻을 수 있다.

요약
Summory

만성 근골격계 통증과 과사용 증후군은 전형적으로 근육불균형 증후군과 관련되어 있다. 감각운동훈련은 근육 불균형 증후군에 대한 좋은 치료적 중재법이다. 이러한 증후군이 중추적으로 중재되기 때문에, 치료는 근육 불균형 그 자체에 초점을 맞추는 것보다 중추신경계(CNS)에 집중해야 한다. 감각운동훈련은 정적인 활동에서 동적인 활동으로 나아가 기능적 활동으로 진전하여 자동화된 안정성과 함께 전신 움직임을 통합해야 한다. 표 11.5에서 볼 수 있듯이, 감각운동훈련은 감각인식(sensory awareness), 협응(coordination), 운동조절의 질(quality), 움직임 재프로그래밍(reprogramming)을 통해 주로 중추신경계 기능 향상시킴으로써 근골격계 훈련에서 보다 전반적이고 포괄적인 시도이다. 이는 여전히 개발 중에 있어 우리의 뇌에 대한 이해가 더 깊어질수록 더 개발될 것이다.

표 11.5 훈련 관점(training aspect) 비교

훈련 관점	얀다(Janda) 접근법	전통적인 방법
예비촉진(preparatory facilitation)	예	아니오
단계추진(stage progressions)	예	무작위
목표(goal)	질적	종종 양적
강도(intensity)	피로하지 않게	종종 피로할 때까지
짧은 발(short foot) 사용	예	아니오
인지적 변화(cognitive challenge)	예	주로 사용하지 않음
초기 근력운동 사용	예	주로 사용하지 않음
전반적인 접근(global approach)	예	주로 사용하지 않음

제 IV 부

임상 증후군

CLINICAL SYNDROME

만성 근골격계 통증환자(특히, Janda의 근육 불균형 증후군 환자)를 치료하는 임상가는 감각운동 시스템(sensorimotor system)의 전반적인 영향 때문에 전체 시스템으로서 신체를 평가해야 한다. 또한 이 장에서 제시한 원리는 국소적인 근육 불균형과 같은 다른 임상 증후군에 대해 적용할 수 있다. 이러한 임상 증후군을 세밀하게 기술하기 위해서는 이 단원의 범위를 넘어서게 된다; 임상 증후군의 요인들에 각각의 다양성과 임상가를 위한 고려할 사항이 있다. 다음 단원은 임상 증후군에서 흔히 발생되는 근육 불균형의 역할과 감각운동 시스템의 기능적 병리의 개요를 제공할 것이다.

12장에서는 근육 불균형과 관련된 만성 목 통증과 채찍질손상(chronic neck pain and whiplash injury), 두통, 그리고 섬유근육통(fibromyalgia)을 포함한 목 통증 증후군(cervical pain syndromes)에 대해 기술할 것이다. 13장은 근육 불균형과 관련된 어깨충돌증후군(shoulder impingement)과 불안정성, 테니스엘보(tennis elbow)를 포함한 상지 통증 증후군(upper-extremity pain syndromes)에 대해 상세하게 기술할 것이다. 14장에는 근육 불균형과 관련된 만성 허리통증(요통)과 엉치엉덩관절(천장관절, sacroiliac joint) 장애를 포함한 허리뼈 증후군에 대해 설명할 것이다.

마지막으로, 15장에는 근육 불균형과 관련된 전방 무릎 통증과 만성 발목 염좌를 포함한 하지 통증 증후군(lower-extremity pain syndromes)에 대해 기술한다. 각각의 단원에는 다양한 증후군의 사례연구도 제시할 것이다.

CHAPTER 12장

목 통증 증후군

CERVIAL PAIN SYNDROME

목뼈(경추, cervical spine)는 시각적 정렬을 위한 머리의 위치와 음식물 섭취를 위한 입의 위치 그리고 감각 기관(눈, 귀 그리고 코)의 위치와 보호를 위해 적합한 구조를 하고 있다. 얀다에 의하면, 목은 고유수용감각을 담당하는 중요한 부위 중 하나이며, 여러 가지 목부 병리에 의해 자세나 균형에 전신적인 문제를 일으킬 수 있다는 것이 밝혀졌다.

이 단원은 기능해부학과 사슬반응(chain reaction)과 같은 목부의 부위별 숙지사항을 고찰하는 것으로 시작한다. 그 다음, 만성 목통증(chronic neck pain)과 채찍질손상 그리고 목 부위의 평가와 재활 과정에 대해 설명하였고, 이어서 얀다의 접근법에 대해 다루어질 것이다. 그 다음, 경추성 두통(cervicogenic headache), 안면부 통증, TMJ 장애 그리고 섬유성근통, 근막 통증과 같은 기타 목부 병리에 대해 다루어질 것이다. 마지막으로 목부의 재활 과정에서는 얀다의 접근법을 이용한 사례연구를 제시할 것이다.

고려할 부위
Regional Considerations

목뼈는 인체 부위 중 다양한 동작 기능을 하고, 여러 개의 독특한 관절을 가진 상대적으로 가동성이 매우 큰 부위이다. 인간은 전형적으로 일상생활동작 시에 목부에 관절가동범위의 약 30~50%를 이용한다(Bennett, Schenk와 Simmons, 2002). 일반적으로, 남자의 경우 여자 보다 목부의 근력이 약 40%가 더 강하다(Garces 등, 2002). 목부의 절대적 근력이 기능이나 빠른 협응성 활동을 하는 데 반드시 필요한 것은 아니지만, 효율적인 움직임과 안정화에 필수적인 요소이다.

기능해부학(Functional Anatomy)

머리를 굽히고(목빗근) 펼 때(머리반가시근과 목반가시근, 머리널판근) 목뼈와 머리의 정렬과 부드러운 움직임을 위해서는 목굽힘근과 폄근이 협력하여 작용한다. 정상적인 굽힘-폄 근력 비(strength ratio)는 60%이다(Garces 등, 2002). 깊은 목굽힘근(긴머리근, 긴목근 그리고 앞머리곧은근)의 기능은 목을 굽히는 것보다는 목뼈를 후인하는데 더 많이 작용한다(그림 12.1). 깊은 목굽힘근(deep neck flexors)은 자세(목 앞굽힘, cervical lordosis)와 균형 유지를 담당하며 이것들이 동적 움직임을 일으키지는 않는다(Abrahams, 1977). 특히, 긴머리근은 머리의 무게와 목의 폄 작용에 의해 만들어지는 목 앞굽힘에 대한 반작용을 하는 자세성 근육이다(Mayoux-Benhamou 등, 1994).

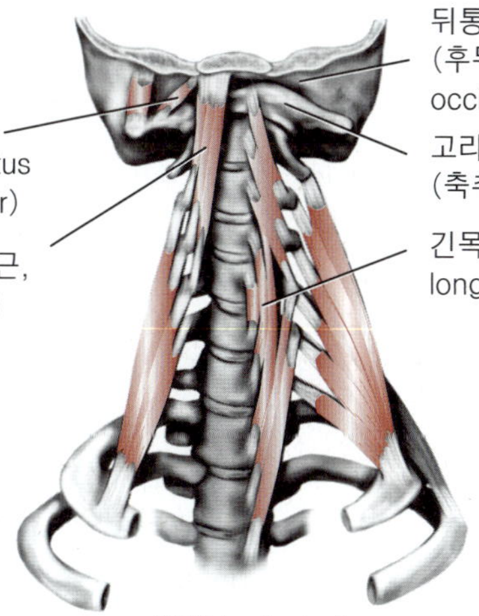

그림 12.1 심부 목굽힘근(deep neck flexors)

출처: R.S. Behnke, *Kinetic anatomy*, 2nd ed. (Champaign, IL: Human Kinetics), 130.

목의 척추소관절 관절낭에 있는 기계적 감수기의 발견을 통해 이 관절낭이 목뼈의 기능과 보호에 중요한 역할을 한다는 것을 알게 되었다(Chen 등, 2006; McLain, 1994). 목에 있는 기계적 감수기와 근육의 구심성 신경, 이 두 가지는 자세의 조절을 위한 중요한 고유수용감각 정보를 제공한다(Gregoric 등, 1978; Lund, 1980). 긴목근(경장근, longus colli)은 목의 다른 폄근들과 달리 매우 많은 근방추(muscle spindles)를 가지고 있다(Boyd-Clark, Briggs, and Galea 2002). 고유수용감각의 정보는 신생아가 조기의 운동성을 위해 눈을 수평으로 배열하는 것을 학습하는데도 매우 중요한 요소이다. 시각적 배열은 아마도 목뼈에 가장 중요한 기능이라 할 수 있을 것이다(Zepa 등, 2003).

목의 앞먹임 기전(feed-forward mechanisms)은 팔의 움직임이 일어나기 전에 안정성을 확보하는데 매우 중요하다. Fall와 동료들(Falla, Jull과 Hodges, 2004; Falla, Rainoldi, 등, 2004)은 정상인들에서 팔의 움직임이 일어나기 전에 목빗근과 깊은 목굽힘근 그리고 목부 폄근들이 먼저 작동된다고 하였다. 목 근육들의 피로는 균형 능력을 감소시킨다(Gosselin, Rassoulian와 Brown 2004; Schieppati, Nardone와 Schmmid, 2003). 만성 목통증 환자들에게서 고유수용감각의 손상이 나타났고(Heikkila와 Astrom, 1996; Loudon, Ruhl과 Field, 1997; Revel 등, 1994), 자세동요(postural sway)도 나타났다(Karl Berg 등, 1995; McPartland, Brodeur와 Hallgren, 1997; Sjostrom 등, 2003; Treleaven, Jull과 Lowchoy, 2005). 이러한 소견들은 목에 고유수용감각과 앞먹임 기전과 같은 감각운동계가 목 기능장애로 인해 손상받았다는 것을 의미한다.

사슬 반응(Chain Reactions)

목과 팔이음뼈(상지대, shoulder girdle)는 서로 간에 상호작용을 한다는 것을 기억해야 한다. 특히, 위쪽 등세모근과 어깨올림근(견갑거근, levator scapulae)이 목에서 기시한다는 점이다. 이러한 관련성은 목부 장애를 가진 환자나 어깨 손상을 입은 환자의 평가와 운동 처방 시에 의미를 가진다. 예를 들어, 어깨뼈 안정성이 나쁜 경우, 안정성을 위해 위쪽 등세모근의 활동은 증가되고, 이로 인해 어깨뼈의 거상이 증가하여 목부의 등세모근에 스트레스가 더 커진다.

비대칭 긴장성 경반사(ATNR)와 같은 정상 발달 반사는 목에서 일어나는 원시 반사 사슬(primitive reflexive chains)의 한 예이다. 유아는 전형적으로 머리를 한쪽으로 돌릴 때 그 방향의 상지는 펴지고, 반대측 상지는 굽혀지게 된다. ATNR은 생후 1년 후에 대개 사라지는데, 이러한 반응은 몸이 안정하고 있을 때 목의 고유수용감각 입력의 영향에 의해 나타난다.

흔한 병리들
Common Pathologies

목뼈부에 장애가 있는 환자들에서는 흔히 상부 교차 증후군(UCS)이 나타난다(4장 참고). 이 증후군 환자들에게는 깊은 목굽힘근, 앞톱니근, 마름근 그리고 중간 등세모근, 아래쪽 등세모근의 억제와 약화가 나타난다. 반면에 위쪽 등세모근과 어깨올림근, 뒤통수밑근(후두하근, suboccipitals), 목빗근 그리고 큰가슴근과 작은가슴근은 촉진되고 단축되는 경향을 보인다.

상부 교차 증후군 환자에게는 특정한 자세 변화도 또한 나타나는데, 여기에는 앞쪽 머리자세와 어깨뼈 돌림, 벌림 그리고 익상(winging)이 포함된다(그림 4.26). 이러한 자세 변화는 앞톱니근의 약화로 인해 관절와의 방향이 좀 더 수직 방향이 되어 위팔어깨관절의 안정성 감소가 발생되기도 하며, 이로 인해 어깨뼈의 벌림과 회전 그리고 익상을 일으킨다. 이러한 현상으로 위팔어깨관절의 중심화를 유지시키기 위해서 어깨올림근과 위쪽 등세모근의 작용이 더 증가하게 된다(Janda, 1988).

상부교차 증후군의 만성 근육 불균형은 흔히 C5-C6의 병리를 일으킨다(Janda, 2002). 방사선 촬영 소견 상에서 가골과 C5-C6 부위에 구멍이 좁아지는 현상이 자주 발견된다. 젊은 환자의 20%에서, 그리고 나이든 환자 중 60%에서 어떠한 징후 없이 방사선 촬영상 비정상적인 소견이 발견된다는 것을 기억해야 한다. 임상가들이 진단을 위해 방사선 촬영이나 MRI 검사만을 실시할 경우, 이러한 기형은 대부분 허위 양성(false positives) 소견으로 판정될 수 있다.

Lund와 동료들(1991)은 통증 적응 모델(pain adaptation model)을 설명하면서, 턱관절 장애나 긴장성 두통, 섬유근육통(FM)과 같은 많은 만성 근골격계 통증 질환에서 발생되는 근육의 변화에 대해 다루었다. 그들은 결론적으로 이러한 형태의 통증은 단지 통증과 경축의 구조적 순환에 의한 것이라기보다 이 문제는 길항근의 과긴장도(hypertonicity)와 주동근의 억제와 같은 중추신경계(CNS)에 의해 야기된 것이라 하였다. 이러한 근육 불균형은 정상적인 보호성 적응(protective adaptation)의 한 부분이며, 절대적인 통증의 원인은 아니다. 즉, 만성 근골격계 질환들은 기능적 병리에 반응하는 필연적인 근육 불균형 증후군을 일으킨다는 것이다.

만성 목통증과 채찍질손상(Chronic Neck Pain and Whiplash)

만성 목통증(통증이 1~6개월 이상 지속된 경우)은 대개 특별한 구조적 손상에 대한 진단을 받게 된다. 채찍질손상은 목에 가해지는 이동력(transfers energy)에 대한 빠른 가속-감속(acceleration deceleration) 기전의 결과로 발생된다(Spitzer 등, 1995). 일명 채찍질손상-관련장애(whiplash-associated disorders; WAD)는 자동차 사고(motor vehicle accident; MVA)와 관련된 모든 만성 목통증을 일컫는다. 전형적으로 외상과 관련이 없는 목통증은 역학적 목통증(mechanical neck pain)이나 흔히 좋지 않은 자세와 관련된 것으로 진단되어진다.

병리학(Pathology)

만성 목통증과 WAD의 병리학적 소견들은 일반적으로 기능적 병리를 의미한다. 통증의 중심화와 고유수용감각의 변화 그리고 신경근 기능장애(neuromuscular dysfunction)의 변화는 일차적으로 감각운동계의 손상을 의미한다.

통증 중심화 반응(Pain Centralization Responses)

여러 연구자들은 만성 목통증 환자에게서 전신적인 감각의 과민감성(hypersensitivity)에 의한 통증반응으로 몸의 변화가 나타난다고 제시하였다(Sterling 등, 2002; Sterling 등, 2003; Curatolo 등, 2001; Herren-Gerber 등, 2004; Jull 등, 2007). 통증 압통측정계(pain algometer)를 이용한 연구에서 연구자들은 몸의 다른 부위와 국소 부위에서 모두 압통 역치가 감소되었다고 하였다. 이러한 소견은 초기 손상 후에 유해감수기의 지속적인 활성화와 중심화 통증 과정의 변화가 일어나고 있다는 것을 의미한다(Sterling 등, 2002). 만성 채찍질손상 환자들은 목과 하지의 말초 자극에 의한 중심부 과민성뿐만 아니라, 통증 역치도 확실히 감소된다(Curatolo 등, 2001).

고유수용감각의 결함(Proprioceptive Deficits)

Cavanaugh와 동료들(2006)은 통증과 고유수용감각의 변화가 목의 척추소관절 관절낭에 기계적 감수기와 유해감수기의 긴장에 의한 결과로 발생된다고 보고하였다. 만성 목 통증과 WAD 환자에게서 운동감각(kinesthesia)과 관절위치 감각을 포함한 국소적 고유수용감각의 결함이 나타난다(Heikkila와 Astrom, 1996; Loudon, Ruhl과 Field, 1997; Revel, Andre-Deshays와 Minguet, 1991; Sterling, 2003; Treleaven, Jull과 Sterling, 2003; Treleaven, Jull과 Lowchoy, 2005). Heikkila와 Wenngren(1998)는 관절위치 감각과 통증 강도와는 관련성이 없다는 것을 알아냈고, 채찍질손상 환자들에게 고유수용감각계의 장애가 필연적으로 발생된다고 하였다.

만성 채찍질손상 환자들은 또한 정상인과 비교했을 때 고유수용감각의 변화를 보이고, 보행이나 과제-특정 시선 조절 시에 가장 심하게 나타난다. Heikkila와 Wenngren(1998)는 채찍질손상 환자가 목의 고유수용감각에 변화로 인해 수의적인 눈의 움직임에 영향을 받는다는 것을 알아내었다. 만성 목통증(채찍질손상 포함) 환자는 자세적 안정성 또한 좋지 않게 된다(Karlberg 등, 1995; McPartland, Brodeur와 Hallgren, 1997; Madeleine 등, 2004; Sterling 등, 2003; Sjostrom 등, 2003; Treleaven, Jull과 Lowchoy, 2005). 또한 Sterling과 동료들(2003)은 채찍질손상을 경험한 환자들이 지속적인 운동계에 기능장애가 나타나고, 회복 후에서도 약 3개월 이상 지속된다고 하였다. 이러한 환자들은 목부에 근전도(EMG) 수준의 증가가 가장 눈에 띄는 특성이다. 통증 반응에 따라 전신적 변화로 이어지는 이러한 소견은 만성 목통증 환자에게 중추신경계의 역할에 중요성을 지지하게 된다.

신경근 기능장애(Neuromuscular Dysfunction)

만성 목통증 환자의 약 90% 이상에서 목부 근력의 결함이 나타난다(Prushansky 등, 2005; Silverman, Rodriquez와 Agre, 1991; Ylinen 등, 2004). Uhlig과 동료들(1995)은 채찍질손상 환자들의 근섬유 형태가 느린-연축 섬유(slow-twitch fibers)에서 빠른-연축 섬유(fast-twitch fibers)로 변화된다는 것을 보고하였다. 다른 연구자들도 만성 목통증 환자들의 뒷통수밑근의 위축과 지방 침착(fatty infiltration)이 발견된다고 하였다(McPartland, Brodeur와 Hallgren, 1997; Hallgren, Greenman과 Rechtien, 1994). 그들은 이러한 근위축으로 인해 척수 후각에 있는 유해수용기의 고유수용성 억제 기능에 감소가 일어날 수 있고 이로 인해 통증이 발생된다고 주장하였다.

손상 받지 않은 사람들과 비교할 때, 만성 채찍질손상 환자들에게 상지의 반복적인 과제 수행 시 등세모근과 가시아래근에 긴장이 증가되었다(Elert 등, 2001). 만성 목통증 환자들의 천층부 근육(목빗근과 목갈비근)은 흔히 더 쉽게 피곤해지고, 특히 목통증이 발생되는 같은 쪽에서 발생된다(Falla 등, 2004). 목부 골관절염(OA) 환자들에서도 비슷하게 목빗근과 위쪽 등세모근의 피로도가 증가되는 것으로 나타났다.

최근, 만성 허리통증 환자에게 배가로근(복횡근, TrA)이 밀접한 관련이 있는 것과 마찬가지로 만성 목통증과 채찍질손상 환자들에게도 깊은 목굽힘근(긴목근, 긴머리근, 앞머리곧은근)이 관련되어 있다고 여겨지고 있다. Falla와 Jull, Hodges(2004b)는 얀다가 제시했던 것과 같이 목통증이 있는 환자들에서 특히 깊은 목굽힘근의 근전도 작용이 감소된다고 하였다. 흥미로운 것은 만성 목통증 환자의 85%에서도 가로배근(TrA)의 기능이 손상되었다는 것이다(Moseley, 2004).

여러 연구자들이 만성 목통증 환자들에게서 깊은 목굽힘근이 약화되고(Barton과 Hayes 1996; Jull 등, 1999) 개시 시점이 지연되며(Falla, Jull과 Hodegs, 2004a) 잘못된 앞먹임 기전을 나타내는 소견들이 발견되었다고 하였다. Jull과 Kristjansson, Dall'Alba(2004)는 목통증 환자들이 머리를 굴곡하는 동안 목빗근이 과활성화된다는 얀다의 제안을 확인하였다. 또한 Nederhand와 동료들(2000)도 채찍질손상 환자들의 위쪽 등세모근에 근활성도가 증가되는 것을 발견하였다. 이러한 부수적 근육은 상지의 반복적 작업을 수행하는 만성 목통증 환자들에게도 과활성화되었다(Falla, Bilenkji와 Jull, 2004).

또한 만성 목통증 환자의 말초신경근성 손상의 증거도 있었다. Suter와 McMorl(2002)는 이러한 환자들에서 위팔두갈래근이 확실히 억제되어졌다고 보고하였다. C5, C6 그리고 C7의 도수 교정 적용 후에, 환자들의 위팔두갈래근에 근력과 목의 관절가동범위가 개선되어졌다.

자세 변화(Postural Changes)

만성 목통증 환자는 흔히 앞쪽 머리자세, 둥근 어깨 그리고 등뼈 후만(thoracic kyphosis)의 증가와 같은 전형적인 자세성 기능장애를 보인다. 이러한 자세는 얀다의 상부 교차 증후군과 일치한다(4장 참고). 만성 목통증 환자는 목 앞굽힘각을 유지하는데 어려움을 보이며(Falla, 2004), 이것은 깊은 목 굽힘근의 약화로 인한 것으로 보인다. 건강한 대상자들에서, 깊은 목굽힘근 지구력에 약화는 목 앞굽힘각 증가와 관련되어 있고, 앞쪽 머리자세와는 관련성이 없었다(Grimmer와 Trott, 1998).

평가(Assessment)

만성 목통증은 대개 전신에 걸쳐 감각운동계에 영향을 미친다. 만성 목통증 환자의 평가 시에 목과 위가슴뼈부 그리고 팔이음뼈와 같은 상체 사분원(upper quarter) 부위의 평가를 반드시 포함시켜야 한다. 또한 골반부와 체간부의 안정근도 기능장애의 원인 요소에서 배제하기 위해 반드시 검사해야 한다. 만성 목통증 환자의 표준 검사는 이 단원의 후반부에서 다루는 기타 목부 기능장애 평가방법과 유사하다. 자세와 균형, 운동 패턴, 근육길이 그리고 도수적 검사법에 대한 상세한 분석방법은 5장에서 8장에 걸쳐 자세히 다룰 것이다.

자세(Posture)

환자는 임상가가 머리부터 발가락까지 몸을 잘 관찰할 수 있도록 가능한 한 많이 옷을 벗어야 한다. 임상가는 반드시 자세에 대한 체계적 평가를 실시해야 한다(5장 참고). 표 12.1에는 목부 기능장애를 가진 환자에게 관찰되는 주요 특징들을 제시하였다. 각 소견은 기능장애의 원인과 가능성 있는 적응증을 제시하였다.

표 12.1 목뼈 기능장애에 대한 자세 분석 시 주요 관찰

자세 면	주요 관찰 특성	가능성 있는 적응증
후방(posterior)	어깨(shoulder) 거상	위쪽 등세모근(upper trapezius)과 어깨올림근(levator scapulae)의 긴장
	골반능선(pelvic crest) 불일치	하지-길이 차이; 엉치엉덩관절(SI joint) 회전
측방(lateral)	앞쪽 머리 자세(forward head position)	뒤통수밑근, 목빗근(SCM), 목갈비근의 긴장; 심부 목 굽힘근(deep neck flexors)의 약화
	변화된 위팔뼈 관절 자세	큰 가슴근의 긴장(tightness), 어깨뼈의 중부와 하부 안정근의 약화(weakness)
	턱과 목 각도의 편위	천층 목 굽힘근(superficial neck flexors)의 비대
전방(anterior)	목빗근의 비대(hypertrophy)	목빗근의 긴장, 부수적 호흡(accessory respiration)
	안면 옆굽음증(facial scoliosis)	전반적인 구조 기능장애

균형(Balance)

언급했던 바와 같이, 만성 목통증 환자들에게서 좋지 않은 자세적 안정성이 발견되었다. 임상가는 환자의 한 다리 서기 균형(그림 5.19 참고)을 실시하여 안정성의 질적 그리고 양적 모두의 상태에 대한 관찰뿐만 아니라, 자세적 안정성을 유지하기 위해 상지를 이용한 어떤 보상 전략을 이용하는가를 반드시 평가해 봐야 한다. 머리의 과도한 위치변화가 이러한 전략의 한 예이다.

보행(Gait)

목부 기능장애의 극단적인 경우로 보행 패턴이 그 원인이 될 수 있다. 임상가는 전체적인 보행주기 동안 목부나 팔이음뼈 근육들의 작용이 증가되는가를 반드시 관찰해야 한다. 특히 디딤기(입각기, stance phase)와 흔들기(유각기, swing phase) 사이에 어떤 차이가 있는가를 관찰해야 한다. 가끔 디딤기는 목부 전체에 걸쳐 영향을 미치며, 매 걸음마다 기능장애에 기여원인이 된다.

움직임 패턴(Movement Pattern)

목부 기능장애에 대한 세 가지 중요한 운동 패턴 검사법은 목부 굽힘 검사(그림 6.4), CCF 검사(그림 6.7) 그리고 어깨뼈 벌림 검사(그림 6.6)이다. 임상가는 필요한 경우, 6장에서 언급한 기타 운동 패턴 검사들도 이용할 수 있다.

목 굽힘 검사(머리를 들 때 턱이 튀어나오는가)의 양성 반응은 깊은 목굽힘근의 약화나 피로 그리고 목빗근의 단축 상태를 의미한다. CCF 지구력 검사(CCFET)는 만성 목통증 환자를 대상으로 신뢰도와 타당도가 입증된 바 있으며(Chiu, Law와 Chiu, 2005; Falla, Campbell 등, 2003; Falla, Jull과 Hodges, 2004b; Harris, 등, 2003), 기본적인 목 굽힘과 비교할 때 목 굽힘근에 좀 더 많이 이용한다(Olson 등, 2006). 여러 개의 CCFET 연구를 통해 채찍질손상 환자에 대한 신뢰도(Kumbhare 등, 2005; Olson 등, 2006)와 타당도(Kumbhare 등, 2005)가 입증된 바 있다. 마지막으로, 어깨 벌림 운동패턴 검사는 목에서 기시하는 위쪽 등세모근과 어깨올림근의 손상에 대한 정보를 제공하게 된다.

이러한 운동 패턴 검사에 추가하여, 임상가는 앉은 자세와 바로 누운 자세에서 환자의 호흡 패턴을 반드시 관찰해야 한다(그림 6.9). 호흡 패턴은 환자 자세와 중력과 흉곽과의 관계에 따라 변화될 수 있다. 목빗근과 목갈비근의 과활성화로 인한 부수적 호흡은 흉곽의 불충분한 안정성과 가로막의 약화나 억제를 의미한다. 이러한 호흡 상태는 목부의 기능장애를 촉진한다. 이러한 환자들에게는 흔히 복벽을 따라 통증유발점(TrP)과 압통점(tender points)이 나타난다.

전신적인 특성을 알기 위해 임상가는 반드시 체간 안정근의 활동 상태를 반드시 평가해야 한다. 이것은 환자에게 배 당김(그림 6.8)을 시킴으로 알아낼 수 있다. Moseley(2004)는 배 당김을 수행하지 못하는 만성 목통증 환자들에게서 허리통증도 발생될 수 있는 위험성이 더 커진다는 것을 알아냈다.

근육 길이와 근력(Muscle Length and Strength)

자세와 운동 패턴 평가 후에, 임상가는 단축되거나 약화되어 있는 근육을 찾아보기 시작해야 한다. 평가 과정 중 이 시점이 올 때까지, 임상가는 단지 주위 깊은 관찰의 결과만을 믿어 왔다. 근육의 단축과 약화는 7장에서 언급한 바와 같이 손 기술로 확인하고 정량화할 수 있다. 특히 만성 목통증과 채찍질손상 환자들은 위쪽 등세모근의 단축(Nederhand 2000)과 목빗근의 과활성을 보인다(Barton과 Hayes, 1996; Jull, Kristjansson, Dall'Alba, 2004). 임상가는 얀다의 상부

교차 증후군을 확인하거나 배제하기 위한 근육의 단축과 약화의 전형적인 패턴을 알아봐야 한다.

도수 평가(Manual Assessment)

도수 평가는 목부의 평가 과정 중 마지막 단계에 해당된다. 여기에서는 관절의 가동성 평가와 물렁 조직 촉진이 포함된다. 얀다는 목부의 제한에 해당하는 여러 가지 소견을 다음과 같이 제시하였다:

- C2의 가시돌기 부위에 통증은 C1-C2 또는 C2-C3의 제한을 의미한다.
- C2의 제한은 어깨올림근과 목빗근의 경련과 통증의 원인이 되며, 이로 인해 뒷통수 부위와 얼굴에 통증을 일으킬 수 있다.
- C0-C1의 제한은 뒷통수밑근과 목빗근이 닿는 곳에 연축(spasm)과 통증의 발생 원인이 되며, C1의 가로돌기와 턱관절(TMJ)에 통증도 함께 나타난다.

만성 목통증 환자에게는 T4-T8 부위에도 통증이 발생될 수 있다. 중간가슴뼈부(midthoracic) 기능장애는 가슴 척추뒤굽음 각도의 증가와 지속적인 앞쪽 머리자세의 특성을 보이고(Liebenson 2001), 이 두 가지는 중간가슴뼈에 스트레스를 가해 주는 반동 검사(spring testing) 시 통증이 유발될 수 있다. 이러한 기능장애는 목빗근과 목갈비근, 깨물근, 그리고 위쪽 등세모근에 유발점(TrPs) 발생과도 관련될 수 있다. Cleland와 동료들(2005)은 만성 목통증 환자에게 가슴뼈 도수교정 적용 시 즉각적인 통증 감소가 있었다고 보고하였다.

목부에 대한 도수 평가 시에 어떤 상처가 있는가와 또 다른 근막의 제한이 있는가도 평가해야 한다. 또한 유발점과 압통점도 평가해야 하며, 특히 위쪽 등세모근과 어깨올림근을 평가해야 한다. 임상가는 통증유발점 간에 연쇄 반응에 대한 증가가 있는지도 반드시 알아봐야 한다(8장). Letchuman과 동료들(2005)은 목부 신경근병증이 있는 환자들의 압통점들이 손상 받은 신경근에 의해 지배되는 근육에서 발생하고 좀 더 편측에 나타난다는 것을 발견하였다.

치료(Treatment)

목부 기능장애 대한 전통적인 치료는 연성 칼라(soft collars)나 관절 도수치료, 물리치료장비(modalities) 등과 같은 것을 이용하는 구조적 접근에 초점을 맞추고 있다. 최근 연구에서 목통증 관리에 있어서 운동은 효과적이며 적절한 중재방법이라는 것이 밝혀졌다. 운동과 가동술(mobilization) 또는 도수교정술(manipulation)이 포함된 다원적 모델(multimodal) 치료가 도수교정술이나 치료장비의 단독 적용 시 보다 더 효과적이다(Bronfort 등, 2001; Evans 등, 2002; Gross 등, 2002; Gross 등, 2004; Kay 등, 2005; Provinciali 등, 1996). 임상가는 가슴뼈에 대한 도수치료도 반드시 고려해야 한다(Cleland 등, 2005).

메타-분석(meta-analysis)을 통해 목부 기능장애를 위한 치료적 운동에 목부와 어깨에 대한 스트레칭과 근력강화 그리고 고유수용감각 운동을 추가 시 더 효과적이었다고 제시되었다(Sarig-Bahat, 2003; Kay 등, 2005). 만성 목통증에 대해 마사지 하나만을 적용할 때의 효과는 의문시되고 있다(Ezzo 등, 2007; Vernon, Humphreys, Hagino, 2007).

능동 운동과 신장(Active motion and Stretching)

초기 관리 방법으로 연성 칼라(soft collars)를 이용한 고정이 오래 전부터 이용되어 왔으나, 최근의 연구에 의하면, 연성 칼라는 이점보다 더 해가 되는 것으로 나타났다. 모든 근골격계 손상의 치료

방법으로, 관절과 근육의 능동적 관절가동술이 조직의 재생과 리모델링에 필수적이다. 목도 이러한 접근법에 예외가 아니다. 채찍질손상 후에 통증 경감을 위한 능동 운동은 안정이나 연성 칼라를 이용하는 기존의 치료법들 보다 더 효과적이다(Rosenfeld, Gunnarsson과 Borenstein, 2000, 2003; Schnabel 등, 2004). 아일랜드에서 이루어진 2년의 추후 연구에서(McKinney 1989), 연성 칼라의 지속적인 착용은 교통사고 후에 목 염좌를 경험한 환자의 지속적인 징후와 연관되어 있었다. 목부 손상 후 조기에 목을 움직이라는 조언이 2년 후에 징후가 있는 환자의 수를 감소시켰고, 이는 도수교정의 효과보다 더 좋은 것으로 나타났다(McKinney, 1989).

Vassiliou와 동료들(2006)은 채찍질손상 환자에게 무작위 통제 실험을 이용한 물리치료와 표준 연성 칼라 치료를 비교하는 연구를 하였다. 물리치료는 손상 후 14일 동안 능동 운동과 탄력밴드의 저항을 이용한 Brügger 운동을 포함한 가정 운동프로그램을 실시하였다(그림 12.2). 연구자들은 손상 후 6주 후와 6개월 후에 표준 치료군과 비교하여 물리치료군이 유의하게 더 향상되었다고 보고하였다.

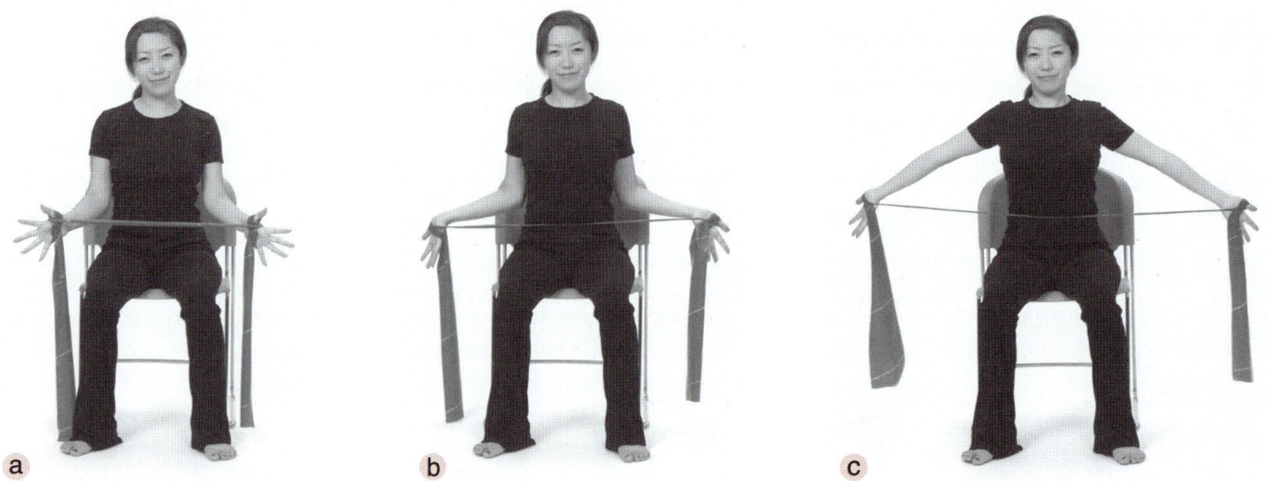

그림 12.2 Brügger의 운동.

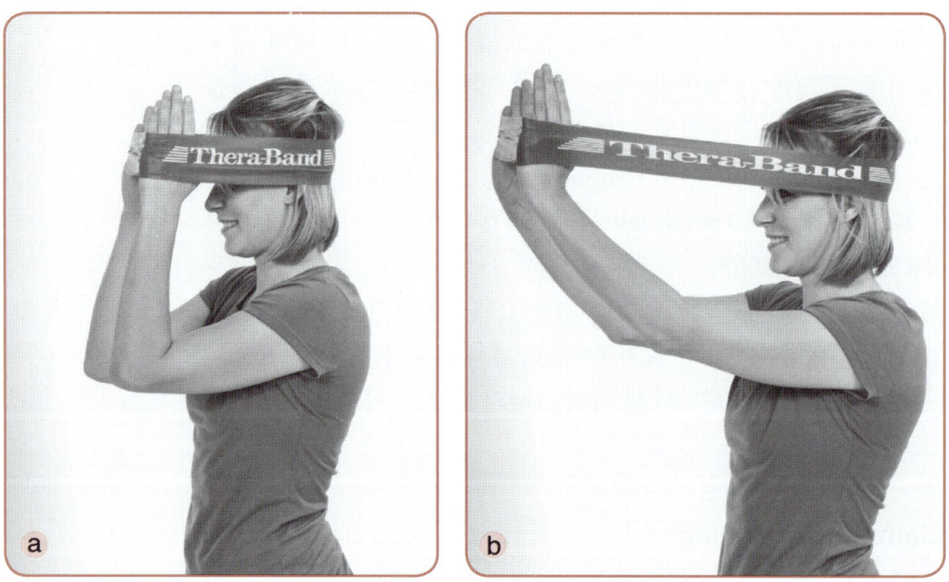

그림 12.3 등척성 목 뒤당김(isometric cervical retraction) 운동. (a) 시작자세, (b) 끝 자세. 탄력밴드를 당기는 동안 목은 중립 자세로 유지한다.

목 염좌(sprain)나 채찍질 손상 환자에게는 손상 후에 가능한 한 빨리 통증이 없는 범위 내에서 능동 관절가동범위 운동을 하도록 반드시 권고해야 한다. 능동 운동의 한 예가 목부 후인(그림 12.3)이다. 능동 관절가동범위 운동은 팔에 발생된 방사통 증상을 감소시키고, 안정 자세를 개선하는 것으로 나타났다(Pearson과 Walmsley, 1995).

근육의 단축은 반드시 근육 길이를 늘리는 기법으로 치료해야 한다. 정적 신장법(static stretching)과 수축-이완(contract relax) 또는 PIR를 이용할 수 있다(10장 참고). 특히 수축-이완 기법은 목부 관절가동범위를 향상시키는데 효과적이다(McCarthy, Olsen과 Smeby, 1997). 목부 기능장애에서 흔히 긴장된 근육들은 얀다의 상부 교차 증후군 패턴에서와 같이 위쪽 등세모근과 목갈비근, 목빗근 그리고 큰가슴근과 작은가슴근이 포함된다. 키네지오 테이핑은 긴장된 근육의 억제에 효과적일 것이다(10장 참고). Ylinen과 동료들(2007)은 신장(stretching)과 도수 치료 모두가 만성 목통증 환자에게 효과적이었다고 하였다.

목부 치료에 기타 주요 요소로서 호흡 패턴을 고려해야 한다. 이전에 언급한 바와 같이, 만성 목통증은 흔히 부호흡 근육(목빗근과 목갈비근)의 긴장과 연관되어 있다. 이러한 긴장 근육들의 단순한 신장은 효과적이지 못하다. 호흡 패턴이 잘못된 환자들에게는 반드시 그들의 호흡 방법을 교정하기 위한 특별한 운동을 시켜야 한다.

근력강화 운동(Strengthening Exercises)

만성 목통증 환자에게 신장 운동만을 실시하는 것보다는 근육의 유연성, 근력 그리고 지구력 훈련이 포함된 적절히 구성된 프로그램을 시행하는 것이 더 효과적이다(Ylinen 등, 2003). 단순한 근력 강화 운동도 목부 재활을 위해 안전하고 효과적인 방법이다. 실제적으로 관절가동술이나 도수교정술과 함께 적용한 기술적으로 낮은 수준(low-tech)의 운동은 좀 더 비싼 고급-기술(high-tech) 운동을 통해 얻은 결과와 유사하다(Evans 등, 2002; Gross 등, 2002; Randlov 등, 1998). 단순한 운동법인 CCF 운동(그림 6.7 참고)은 만성 목통증 환자의 치료에 효과적인 것으로 알려져 있다(Falla 등, 2006). 호주의 연구자들은 CCF 운동법을 적용한 6주 후에, 만성 목통증 환자의 자세가 유의하게 개선되었다고 보고하였다(Falla 등, 2007). 또 다른 6주간의 CCF 운동을 수행한 무작위 통제 실험에서도 운동을 하지 않은 군과 비교하여 근력과 통증이 유의하게 개선되었다고 하였다(Chiu, Law와 Chiu, 2005).

목부 기능장애 환자들의 자세를 개선하기 위해 많은 회수의 저항 운동이 처방되나, 자세의 개선에는 저항 운동이 효과가 있다는 것을 지지하는 근거들은 아직 부족한 형편이다(Hrysomallis와 Goodman, 2001). 저항 운동의 목적은 정상적인 목의 기능을 보조하는 자세 근육들의 근력과 지구력을 개선하는 것이 되어야 한다. 만성 목통증의 개선을 위해서는 목부 근육의 특정한 근력강화 훈련이 일반적인 피트니스(fitness) 운동보다 더 효과적이다(Andersen 등, 2008). 깊은 목굽힘근을 목표로 한 단순한 등척성 운동으로는 탄력 밴드(elastic band loop)를 이용한 등척성 후인(isometric retraction) 운동이 있다(그림 12.3 참고).

목부 재활 과정에서 목부 근육과 위쪽 등뼈(upper thoracic spine)와 어깨의 근육들 모두를 강화시킨다. 등척성 운동과 아령 운동(dumbbells), 탄력밴드(elastic resistance) 그리고 특수 기구 운동 등이 근력강화에 이용된다. 스웨덴의 연구자들은 12분에 기구를 이용한 목부 근육 훈련을 8주간, 일주일에 2회 실시한 결과, 목부 근력이 19~35%의 증가를 보였다고 하였다(Berg, Berggren과 Tesch, 1994). 핀란드의 연구자들은 만성 목통증 여성들을 대상으로 1년간 탄력 밴드를 이용한(그림 12.4) 고강도(80% 1RM)의 목부 근력강화 운동과 아령을 이용한 상지의 근력 운동을 혼합하여 실시하였다(Ylinen 등, 2003). 그들은 목부 근력이 69%~110% 증가하였고 통증과 기능장애 수준도 감소하였다고 보고하였다.

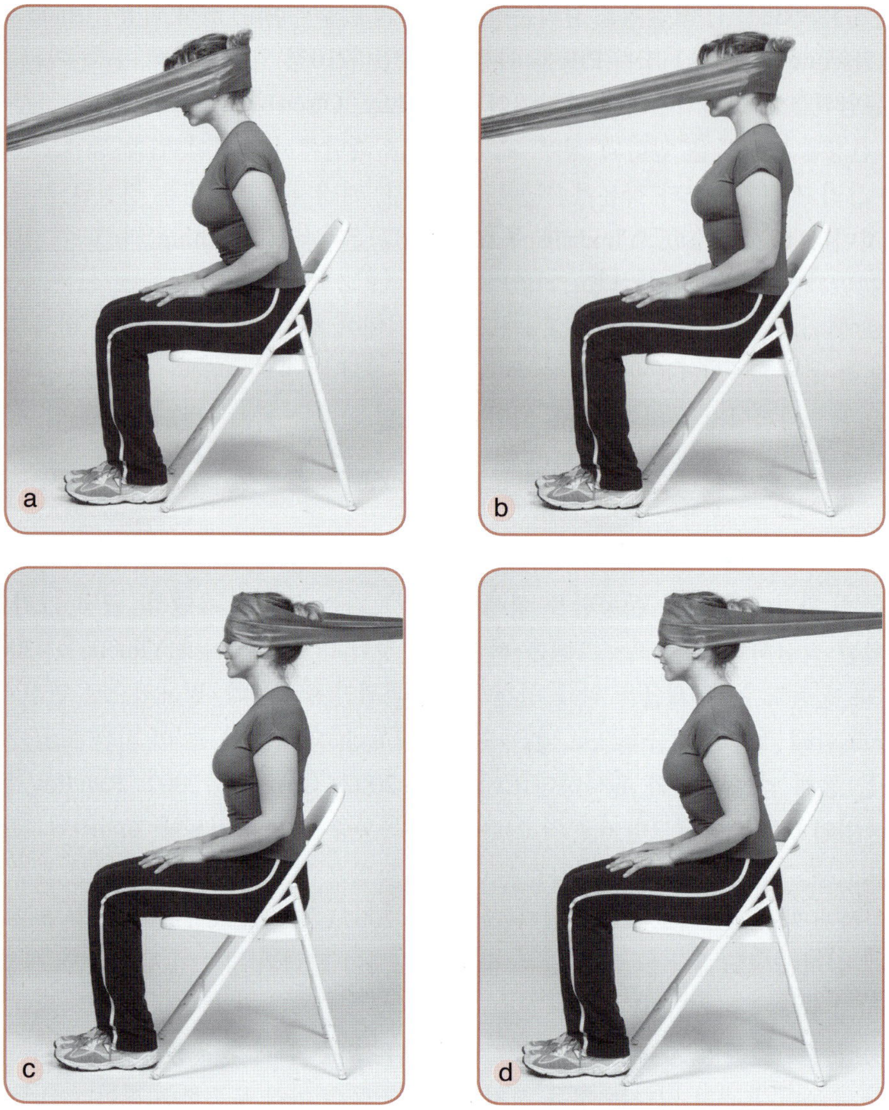

그림 12.4 목의 (a–b) 폄과 (c–d) 굽힘에 대한 동적 등척성 운동.

고유수용감각 운동(Proprioceptive Exercises)

이전에 언급한 바와 같이, 목에 있는 매우 많은 수의 기계적 감수기로 인해 목은 고유수용성 감각을 위한 중요한 부위라 할 수 있다(Abrahams, 1977; McLain, 1994). 목부 기능장애가 있는 환자에게서 고유수용감각기에 결함이 발견되기 때문에, 고유수용감각 운동이 반드시 재활 과정에 포함되어야 한다. Heikkila와 Wenngren(1998)는 편타손상 환자의 5주간에 재활 과정 후에 손상된 관절 위치감각이 호전된 것을 발견하였다. Sarig-Bahat(2003)는 고유수용감각 운동과 동적 저항 운동 모두 목부와 어깨에 효과적이라는 강한 근거가 있다고 보고하였다.

시각, 전정계 그리고 고유수용감각 체계는 자세 조절을 위해 밀접하게 연계되어 있다. 머리와 눈의 운동을 혼합한 운동은 동안(occulomotor) 반사와 전정안(vestibuloocular) 반사와 같은 경로를 이용함에 따라 목의 고유수용감각 능력에 향상을 일으킬 수 있다. 목통증에 대한 운동의 체계적 고찰에서, 프랑스의 연구자들(Revel 등, 1994)은 눈-머리의 짝 운동(eye-head coupling movements)을 실시하여 환자들의 목부 통증과 관절가동범위 그리고 기능수준에 유의한 향상을 얻었다고 하였다. 또한 저자들은 환자의 징후가 개선됨에 따라 운동감각(kinesthesia)도 향상되었다고 하였다. Fitz-Ritson(1995)은 채찍질손상 환자에게 느린 추적(pursuit), 눈-머리 짝운동 그리고 상지의 PNF 운동과 같은 전정-눈 반사를 이용한 빠른(phasic) 눈-머리, 목-팔 운동을 적용하였다. Jull과 동료들(2007)은 고유수용감각 운동이 머리목 굽힘(craniocervical flexion; CCF) 운동보다 목부의 고유수용감각을 향상시키는데 조금 더 좋았다고 하였다.

감각운동 훈련(Sensorimotor Training)

많은 채찍질손상과 만성 목통 환자들의 균형이 나쁘기 때문에 목부의 재활과정부터 자세적 안정성과 전신적인 운동 패턴을 회복하는 과정에 반드시 SMT(11장 참고)를 적용해야 한다. 폼 패드(foam pads)나 균형판(balance boards)와 같은 불안정한 지지면의 제공은 수의적으로 훈련할 수 있는 자동 안정화 반응(automatic stabilization reactions)을 훈련하는데 도움이 된다. 목에 대한 특수 안정화 운동도 네발기기 자세나 선 자세를 하는 동안 운동용 공을 이용하게 함으로써 실시할 수 있다(그림 12.5와 12.6).

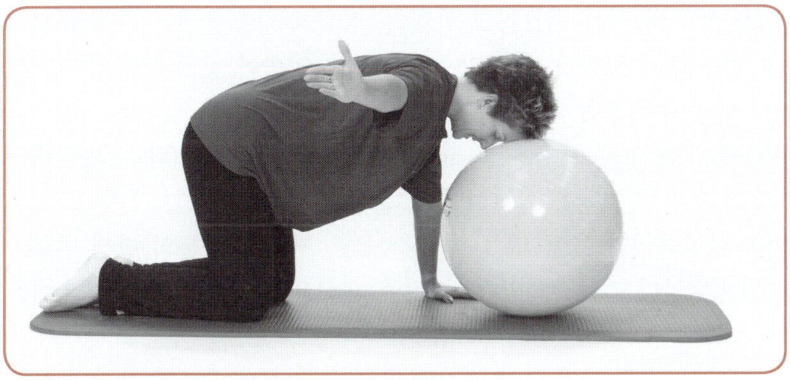

그림 12.5 운동용 공을 이용한 목 운동(환자가 네발기기 자세에서).

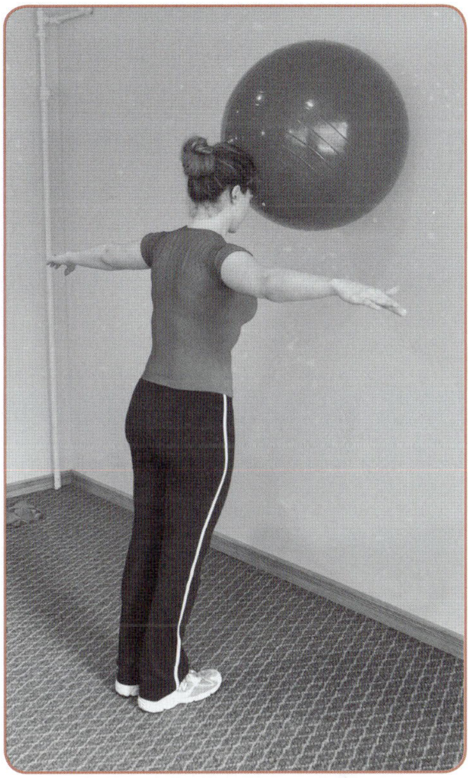

그림 12.6 운동용 공을 이용한 목 운동(환자가 선 자세에서).

목뼈 기원성 두통과 안면부 통증 (Cervicogenic Headache and Facial Pain)

경미한 두통은 아주 흔히 일어나며 대개는 짧은 시간 동안 발생하고 스스로 관리할 수 있다. 편두통이나 클러스터 두통(cluster headaches)과 같은 좀 더 심한 두통은 쇠약하게 하고 특정한 사람들에게 아주 빈번하게 발생된다. 목뼈 기원성 두통은 목부 기능장애와 관련이 있다고 여겨지고 있고 안면부 통증과 함께 발생한다. 안면부 통증 환자들은 깨물근(교근, masseter)과 관자근(측두근, temporal muscle)의 과활동성과 목뿔위근(상설골근, suprahyoid muscle), 두힘살근(이복근, digastrics) 그리고 턱목뿔근(하악설골근, mylohyoid)의 저활동성을 나타난다(Janda, 1986b).

평가(Assessment)

두통과 안면부 통증에 대한 평가는 목부의 평가 방법과 유사하다. 얀다는 두통이나 안면부 통증을 가진 모든 환자에서 목부 문제를 감별할 것을 권하였다(Janda, 1986b). 특히, 앞쪽 머리자세는 목뼈 기원성 두통 환자에서 심부 목 굽힘근의 지구력 저하 문제와 관련이 있다(Watson과 Trott 1993). 머리목 굽힘 검사(CCF) 검사는 심부 목 굽힘근 근력에 대한 유용한 정보를 제공해 줄 수 있고, 목뼈 기원성 두통 환자에게서 흔히 이러한 굽힘근의 좋지 않은 지구력과 근력을 볼 수 있다(Jull, 1999; Watson과 Trott 1993; Zito, Jull과 Story 2006).

재발성 두통 환자들에서 좌측과 우측 목빗근의 길이와 근력에 불균형적인 상태를 볼 수 있다(Cibulka 2006). Zito와 Jull, Story(2006)는 얀다의 상부 교차 증후군에서와 같이 다음의 근육들에서 확실히 심각한 단축이 나타난다고 하였다; 윗쪽 등세모근과 어깨올림근, 앞쪽 목갈비근, 뒤통수밑근, 큰가슴근, 작은가슴근. 정상인과 비교할 때 목뼈 기원성 두통 환자들에게서 위쪽 등세모근에 근활성도 수준도 증가되는 것으로 나타났다(Bansevicius와 Sjaastad, 1996).

목뼈 기원성 두통 환자들도 윗목부 관절에 기능장애가 더 심한 것을 경험한다. 도수 검사로 두통이 없는 환자나 편두통 환자와 목뼈 기원성 두통 환자를 구별하는 검사의 민감도는 80% 이상이다(Zito, Jull과 Story 2006).

치료(Treament)

관절가동술은 목뼈 기원성 두통의 발생 빈도와 기간 그리고 강도를 경감시키는 것으로 알려져 있다(Schoensee 등, 1995). 목뼈 기원성 두통의 물리치료에 대한 체계적 고찰에서 관절 도수교정과 운동법은 장기와 단기 모두 효과적이라는 결론을 내고 있고(Bronfort 등, 2004); 경피신경전기자극치료(TENS)와 스트레칭도 효과가 있는 치료라고 하였다. 삼환계 항우울제는 두통을 단기적으로 완화시키며 척추 도수교정술 보다 효과가 더 좋았으나, 도수교정술이 장기적으로는 좀 더 지속되는 효과가 있었고, 약물로 인한 부작용을 피할 수 있었다(Boline 등, 1995).

목뼈 기원성 두통 운동의 효과에 대한 최근 연구에서(van Ettekoven과 Lucas, 2006), 환자에게 6주 동안 마사지, 관절가동술 그리고 자세 교육을 실시하였다. 운동방법은 탄력 밴드로목 후인 저항 운동을 하루에 두 번, 10분씩 실시하였다(그림 12.3). 대상자들은 자신의 두통의 발생 빈도와 강도 그리고 기간이 유의하게 감소되었다고 보고하였다. 이러한 개선은 이 프로그램 후에 6개월까지 지속되었다.

Jull과 동료들(2002)은 목뼈 기원성 두통 환자에 대상으로 한 운동과 도수치료의 무작위 통제 실험을 실시하였다. 그들은 도수교정이 운동만큼 효과적이라는 것을 알았고, 두 치료를 연합하였을 때, 더 결과가 좀 더 좋았다고 하였다. 치료 효과는 중재 후에 12개월 후까지 지속되었다.

목뼈 기원성 두통에 대한 치료는 자세 교정, 관절가동술, 도수교정, 국소 근육의 신장과 근력 강화 그리고 SMT로의 단계적 진행이 포함된 목 재활 프로그램의 기본적인 원리를 반드시 적용해야 한다. Moore(2004)는 목뼈 기원성 두통과 얀다의 UCS 환자의 치료와 평가에 대해 보고하였다. 환자는 전형적인 자세 치우침과 UCS의 근 불균형적 특성을 보였고, 치료적 운동과 척수 도수교정 치료를 통해 성공적인 치료 결과를 보였다.

턱관절 장애(Temporomandibular Joint Disorders)

턱관절 장애는 흔히 머리와 목 주위의 근 불균형과 관련이 있다. 턱관절 장애만을 보이는 환자도 일부 있지만, 턱관절 장애가 있는 환자들 중 목 기능장애의 유병율이 높다(Clark 등, 1987).

병리(Pathology)

턱관절 장애의 징후에는 관절과 얼굴 부위에 통증과 입을 벌리고 닫는 것에 제한, 두통, 근육 통증 그리고 관절 소리와 딸각 소리 등이 포함된다. 이러한 관절 소음은 흔히 관자뼈(측두골, temporal bone)와 아래턱 뼈 사이에 연골성 디스크 전방부의 내부 장애(internal derangement)와 관련이 있다.

시간이 오래 지난 턱관절 장애는 골관절염으로 진행되면, 종종 수술을 필요로 하기도 한다.

얀다는 턱관절 장애 환자에서 깨물근과 관자근의 과활동성과 목뿔위근, 두힘살근 그리고 턱목뿔근(하악설골근, mylohyoid)의 저활동성의 특성이 있다고 하였다(Janda, 1986b). Gervais 등(1989)은 얀다가 제시한 턱관절 장애 환자의 깨물근과 관자근에 증가된 근전도 활동을 확인하였다. Nishioka와 Montgomery(1988)는 깨물근의 과활동성은 바닥핵(basal ganglia) 내의 신경전달물질의 불균형과 같은 신경중추로부터 기인되었다고 제시하였다.

이러한 근 과활동성의 원시적 패턴은 입을 벌리는 것 보다 닫는 것이 좀 더 중요하기 때문으로 여겨진다. 날개근의 연축 또한 흔히 나타나는데, 아직 이 날개근이 단축되는지 약화되는지는 명확하지 않다. 날개근의 연축은 관절융기의 위치에 따라 달라지며, 앞쪽 머리자세와 동반되어 나타나고, 입을 여는데 좀 더 어려움을 보일 수 있다. 다시 말해, 이것은 목빗근과 목갈비근, 뒷통수밑근의 단축을 일으켜 결국 아랫턱에 가해지는 힘을 증가시키고 깨물근의 활동을 증가시킨다(Janda 1986b).

평가(Assessment)

턱관절(TMJ) 장애의 평가는 목부 평가와 유사하며, 이전 단원에서 언급한 바 있고 자세 분석부터 시작한다. 좋지 않은 자세는 턱관절 장애에 영향을 예상할 수 있다(Rocabado, Johnston Jr와 Blakney, 1982). 얀다(1986b)는 턱관절 장애 환자에게 흔히 앞쪽 머리자세가 관찰되고 이것은 위쪽 등세모근과 어깨올림근의 단축과 연관이 있다고 하였다. 이러한 앞쪽 머리자세는 아래턱뼈의 후인을 일으켜 입을 열게 한다. 위턱뼈와 관련하여 상대적인 아래턱의 안정 자세 또한 삐뚤어지거나 전인 또는 후인된다.

턱관절 장애에 대한 특수 운동 검사에는 턱에 능동 관절가동범위 검사가 포함되며, 임상가는 움직임이 일어나는 동안 어떠한 편위나 소리가 발생하는가를 반드시 확인해야 한다. 환자는 입을 열었을 때, 검지와 중지의 폭에 상응하는 길이 정도로 입을 벌릴 수 있어야 한다. 얀다의 목 굽힘 검사는 턱관절 장애 환자에게서 보이는 심부 목 굽힘근 약화 특성을 알아보는 검사이다. 마지막으로 목빗근과 특히 외측 날개근, 관자근의 촉진을 통해 단축과 유발점이 있는가를 찾아 봐야 한다. 오랜 기간 장애를 가지거나 좋지 않은 자세를 한 환자에게서 목빗근과 목갈비근, 뒤통수밑근 그리고 위쪽 등세모근에 단축이나 압통이 있는지 알아보고 만약 있다면 이는 얀다의 UCS를 의미하는 것이다.

치료(Treatment)

턱관절 장애에 대한 보존적 중재방법에는 항염증제제, 스프린트 그리고 도수치료와 치료장비, 운동과 같은 물리치료방법이 포함된다. 관절경 수술법은 가끔 심각한 내부 장애나 골관절염과 같은 경우에 적용되기도 한다. 통증유발점이 있는 근육과 같은 긴장된 근육들의 근 불균형에 대해서는 스프레이와 신장법이 일차적으로 적용되어져 왔다(Simons, Travel과 Simons, 1999). PIR(10장)도 턱관절 장애 환자의 입 벌림을 개선하기 위한 깨물근에 발생된 잠복형 통증유발점의 치료에 효과적이다. 최근에 Kashima와 동료연구자들(2006)이 목의 굽힘을 동반한 측방굽힘이 깨물근의 딱딱함(hardness)을 경감시킨다고 하였고, 그러나 같은 쪽의 위쪽 등세모근에 딱딱함은 더 증가시킨다고 하였다. 관절가동술과 같은 도수 치료와 외측 날개근의 이완법도 도움이 될 수 있다(Furto 등, 2006). 턱관절 장애나 얀다의 UCS에 대한 치료법에는 심부 목 굽힘근 근력 강화법(183쪽)과 SMT(11장)가 반드시 포함되어야 한다.

턱관절 장애에 대한 물리치료 중재에 관한 2개의 체계적 고찰(McNeely, Armijo Olivo와 Magee 2006; Medlicott와 Harris, 2006)에서, 능동 운동과 도수 관절가동술, 자세 훈련, 고유수용감각 재교육 그리고 이완과 바이오피드백(biofeedback) 훈련과 같은 치료법들을 혼합한 접근이 성공적이었다고 제시하였다. Furto와 동료들(2006)은 턱관절 장애 환자에 대한 도수치료와 운동치료를 혼합한 치료가 2주 내에 유의한 개선을 보였다고 보고하였다.

일련의 연구에서, 호주의 연구자들은 머리턱뼈(craniomandibular) 장애를 가진 세부 그룹(subgroup)의 환자들을 위한 운동 프로토콜을 적용하였고, 그 다음 대기자 명단에 있는 대조군 환자들과 비교하였다. 운동법에는 능동적 그리고 수동적 턱 운동, 자세 교정 그리고 이완 기법이 포함되었다. 4가지의 세부 그룹은 (1) 정복을 시행한 전방 반월판 전이 환자(Nicolakis 등, 2000), (2) 정복하지 않은 전방 반월판 전이 환자(Nicolakis, Erdogmus 등, 2001), (3) 턱관절에 골관절염이 있는 환자(Nicolakis 등, 2000), (4) 골관절염은 없으나 여전히 턱관절에 장애가 있는 환자(Nicolakis 등, 2002)로 구분하였다. 모든 연구에서 운동이 효과적이었고, 운동을 통해 통증과 기능장애의 경감 효과가 75% 이상이었다(Nicolakis 등, 2000).

섬유근육통과 근막 통증(Fibromyalgia and Myofascial Pain)

섬유근통(FM)은 미국에서 약 5백만명 이상 발병하며, 이는 인구 중 대략 2% 정도가 된다. 이 질환은 남자 보다 여자들에서 더 빈번히 발생된다(Lawrence 등, 2008). FM의 진단 기준은 1990년 미국류마티스학회(The American College of Rheumatology)에 의해 제시되었다(Wolfe 등, 1990). FM은 몸의 양쪽의 18개 특정 부위 중 11개 이상에서 발생된 압통점(tender point)이 3개월 이상 지속되는 만성 근골격계 통증이라 정의한다.

병리(Pathology)

일부 연구자들(Häkkinen 등, 2001; Staud, 2002; Staud, Robinson와 Price, 2005)은 FM은 말초 근육에 문제라기보다 중추신경계(CNS) 문제라고 하였으며, 일반적으로 이것을 믿고 있다. FM이 광범위하게 퍼진 근육 통증의 특성을 보이지만, 이 질환이 병리생리학적으로 근육이 중요한 요소라는 근거는 많이 부족하다(Simms, 1996). 연구를 통해 FM의 통증이 근전도로 측정되는 근육의 긴장에 의해 발생된 것이 아니라고 제시되었고(Bansevicius, Westgaard와 Stiles, 2001; Nilsen 등, 2006; Zidar 등, 1990), 통증은 근육으로부터가 아니라, 유해수용계(nociceptive system)의 장애로 인한 것이라고 하였다. FM 환자가 경험하는 통증은 FM이 없는 환자들이 경험하는 통증과는 다른 통증을 경험한다. FM은 일반적으로 통증의 민감성(sensitivity)이 증가하고, 통증 역치가 감소하는 것이 가장 두드러진 특성이며(Gibson 등, 1994; Mountz 등, 1995), 특히 온도(차갑고 뜨거운) 역치가 그러하다(Berglund 등, 2002; Desmeule 등, 2003; Kosek, Ekholm과 Hansson, 1996; Lautenbacher와 Rollman, 1997).

Gracely와 동료들(2002)에 의해 이루어진 획기적인 연구에서 FM 환자의 뇌에서 처리되는 통증 특성을 알아보기 위해 기능적 MRI를 이용하였다. 이 연구자들은 FM 환자들이 경험하는 통증의 뇌부위는 FM이 아닌 환자들이 경험하는 통증과 관련된 뇌의 부위와 완전히 다르다는 것을 알게 되었고, 게다가 FM 환자들의 뇌는 비통증성(less-painful) 자극에 의해서도 활성화된다고 하였다. 이러한 발견으로 FM은 피질 또는 피질하 통증 과정의 의해 더 증가되고, 이는 만성 허리 통증 환자에서 보이는 소견과 유사하였다고 제시하였다(Giesecke 등, 2004). FM 환자는 정상인과 비교할 때 상지의 반복적인 과제 수행 시 등세모근과 가시아래근에 긴장이 더 증가된다(Elert

등, 2001).

FM 환자에게 발생되는 통증은 아마도 중추신경계에서 중재되며, 이것은 말초성 유해자극의 입력이 중추성 통증 민감성을 유지시키는데 필요한 것으로 여겨진다(Bennett, 1996). Kosek, Ekholm 그리고 Hansson(1996)은 구심성 경로의 장애로 인해 발생된 통증 전달 과정에 변화는 중추신경계 장애에 의한 것이라고 제시하였다. Desmeules와 동료들(2003)은 FM 환자에 뇌와 척수 모두에서 중추신경계로 들어오는 유해감각의 입력 과정에 변화를 입증하였고, 이러한 현상은 중추신경계가 중추성 민감화와 과흥분성 상태임을 의미한다. 근육의 유해수용성 구심성 신경의 과도한 활성화는 FM에 통각과민을 야기한다(Staud, Robinson와 Price, 2005). FM는 감각계와 중추성 처리과정에 의해 영향을 받아 증상이 근육계에 나타나기 때문에, 감각신경계의 기능장애라고 여겨질 수 있다.

평가(Assessment)

FM 환자에 대한 포괄적인 평가 후 5장에서부터 8장까지 다루어진 과정을 실시해야 만 얀다의 증후군 특히 층증후군(layer syndrome)이 아닌가를 알 수 있다. FM 환자들은 건강한 대상자와 비교할 때 근력과 유산소 능력에 감소를 보인다(Borman, Celiker와 Hasçelik, 1999; Maquet 등, 2002; Mengshoel, Førre와 Komnaes, 1990; Nørregaard 등, 1995). FM 환자의 근력 약화는 신경근 기전에 의한 것이라기보다 수의적 노력의 결여와 더 관련된 것으로 여겨지고 있다(Simms, 1996).

유발점(TrP)과 압통점은 압통측정기(pain algometer)를 이용하여 수량화시킬 수 있다. 흔히 이러한 측정법은 환자의 통증 수준을 경감시키기 위한 과정에서 수량화하는데 유용하게 이용된다. 균형 검사도 FM 환자에 대한 평가 과정에 반드시 포함시켜야 한다. FM 환자의 병리생리학적 기전에서 감각운동 요소가 있기 때문에 이러한 환자들에서 균형의 결함이 나타날 수 있다.

치료(Treatment)

FM의 이중성(heterogeneity) 때문에, 치료 프로그램은 반드시 환자 개개인에 따라 맞추어 제공되어야 한다. 약물 치료는 비약물 치료법과 연합하여 실시할 수 있다. 허혈성 압박치료(ischemic compression therapy)는 근막 통증유발점의 통증을 경감시킬 수 있으며, 이러한 통증도 열, 스프레이와 신장, TENS, 간섭파 전류치료 그리고 능동적 관절가동범위 운동과 같은 기타 치료법들과 연합하여 제공될 수 있다(Hou 등, 2002). 치료는 통증유발점을 직접적으로 경감시키는데 초점을 맞춘 방법보다는 전신적 감각운동계에 영향을 줄 수 있는 운동을 하는 것이 더 효과적이다.

코크란 도서관에 체계적 고찰(Busch 등, 2002)을 통해 감독 하에 실시하는 유산소 운동이 신체적 능력과 FM의 징후들을 경감시킨다는 것을 알 수 있다. FM 환자의 운동에 대한 또 다른 연구(Mannerkorpi와 Iversen, 2003)에서 환자에게 일주일에 두 번 중등도 강도의 낮은 수준의 유산소 운동과 수중 운동 또는 낮은 수준 그러나 적절한 부하의 근력강화 훈련을 적용할 것을 권하고 있다.

운동치료는 유용하나, 반드시 매우 낮은 수준의 강도로부터 시작하고 전통적인 방식의 운동프로그램에서 처방된 수준보다 아주 느리게 진행해야 한다. 여러 연구에서 유산소 운동이나 유연성 운동, 근력강화 운동 그리고 균형 운동과 같이 잘 구성된 운동프로그램을 통해 신체 피트니스(physical fitness)와 FM 상태와 통증 수준이 경감되었다고 하였다(Buckelew 등, 1998; Jones 등, 2002; Jones 등, 2008; Martin 등, 1996; Rooks 등, 2007).

적절하게 수행한다면, 저항 훈련은 특히 FM 환자에게 안전하고 효과적일 수 있다. Jones과 동료들(2002)은 FM 환자를 대상으로 12주 간의 근력강화 운동 프로그램과 신장운동 프로그램을 비교하였다. 두 군 모두 향상되었으나, 근력강화군이 신장운동군 보다 더 좀 향상되는 양상을 보였다. 근력강화 프로그램은 탄력밴드를 이용하여 구심성 수축을 최소화하였으며, 반복적으로 중앙선 근처에서 유지하도록 하는 운동을 하였다. 운동들은 또한 원심성 부분에서 보다 구심성 부분에서 좀 더 천천히 수행하도록 하였다.

Hakkinen과 동료들(2001)은 FM 환자들에게 21주의 근력강화 프로그램을 실시한 후에 근력과 근활성도가 향상되었다고 보고하였다. 핀란드의 연구자들은 FM이 있는 여성 환자들을 대상으로 한 많은 연구를 통해, FM이 없는 여성들과 비교하여 신경근 특성과 근력을 얻는 능력이 유사하다는 것을 확인하였다(Hakkinen 등, 2000; Valkeinen 등, 2005; Valkeinen 등, 2006). 이러한 소견으로 FM 환자에게서 피로도(fatigability)가 제한적 요소가 아니라는 것을 알 수 있다. 중등도에서 강한 수준의 저항 운동 즉, 1RM의 40%에서 80%로 진행해 가는 운동이 FM 환자에게 안전하게 적용할 수 있고, 근력과 근육의 직경 면적 그리고 신경근 활성도를 향상시키는 것으로 알려져 있다(Valkeinen 등, 2004; Valkeinen 등, 2005).

사례 연구
Case Study

중거리와 장거리 자유형 종목의 대학 수영 선수인 21세 여성이다. 그녀의 주 호소는 수영 후 1시간 이내에 발생되는 목과 우측 어깨와 팔의 만성 통증이다. 그는 약 3년 전에 수영장 안에 있을 때 누군가 그녀의 머리 위로 다이빙을 하는 손상을 입었다. 그녀는 작년에 그녀의 목부(cervical spine)에 2차에 걸쳐 물리치료(치료장비, 견인치료, 어깨와 목의 근력강화)을 받았으나 다시 수영을 하게 되면 계속해서 이러한 징후를 경험하게 되었다.

검사와 평가(Examination and Assessment)

신체적 검사에서, 환자는 전반적인 과운동성과 양측성 평발, 그리고 우측 관골(무명골, innominate)의 전방 회전이 있었다. 또한 가로막(횡격막, diaphragmatic) 호흡 보다는 위가슴뼈를 이용하는 호흡 패턴을 보였다. 그녀의 목과 허리부에 능동 관절가동범위는 모두 통증 없이 정상범위 내로 움직였다. 목의 도수 검사 시 특별한 문제는 없었다. 그녀의 상-하 사분원 신경혈관계 검사 시 정상이었다. 우측 위쪽 등세모근에 몇 개의 압통점이 있었다. 양쪽 상지에서는 우측 위쪽 등세모근에 약화(4/5 등급)를 제외하고는 모두 정상 근력을 보였다. 또한 우측 큰볼기근(4/5)의 근력 약화와 깊은 목굽힘근의 지구력 악화도 나타났다. 네발기기 자세 시에 우측 어깨뼈에서 익상(winging)과 불안정성이 보였다.

목부 염좌와 좌상, 목 추간판 탈출증, 흉곽 출구 증후군(thoracic outlet syndrome), 어깨 불안정성 그리고 엉치엉덩관절 회전과 감별진단을 실시하였다. MRI의 진단적 영상 검사를 통해 C1-C2 익상(alar) 인대의 염좌가 있었다. 동적 표면 근전도 검사 시에 우측 큰볼기근의 활성도가 감소되고 지연되었고, 우측 아래 등세모근이 억제(좌측과 비교할 때 활성도가 61% 감소)의 되어 있었다.

이 선수의 진단은 목부 염좌(cervical sprain)였다. 물리치료 평가를 통해, 만성 통증 증후군(chronic pain syndrome)의 원인이 되는 기타 여러 소견들이 발견되었다. 여기에는 엉치엉덩관절의 전방 회전, 비정상적 호흡 패턴, 목 굽힘근의 피로가 포함된다. 그녀에게 엉덩관절과 어깨관절의 편측성 근 불균형과 어깨가슴(scapulothoracic) 복합체의 불안정성이 나타났다. 근에너지 기법을 적용 시 우측 엉치엉덩관절의 회전이 즉각적으로 교정되었고, 5명 중 5명 모두 우측 큰볼기근의 근력이 회복되어 약화 보다는 근육이 억제되어 있었음을 알 수 있었다.

이 선수는 매일 가정 프로그램과 함께 물리치료를 일주일에 2회 실시하였다. 근에너지 기법을 이용한 자가-교정과 가로막 호흡법 그리고 목부 신장을 시작하였다. 얀다의 SMT는 발과 골반부, 어깨가슴부위 그리고 목뼈에 대한 단계적 역동적 안정화 훈련을 위해 시작하였다. 운동법에는 운동용 공을 이용한 안정화 운동과 탄력 밴드의 저항을 이용한 근육 운동, 역동적 목부 안정화를 위한 균형 훈련이 포함되었다. 1달 안에, 선수의 증상을 사라졌고, 수영장으로 돌아가 단계적 회복 프로그램에 복귀하였다. 그때까지 그녀는 가정운동 프로그램을 계속하였다. 또한 지상에서의 심호흡계 조절 프로그램을 시작하였다. 치료 2개월 후, 그녀는 물리치료를 중단하였고, 엉덩관절과 어깨 관절의 완전한 근력을 회복하였고 정상적인 물리치료 검사 결과를 보였다. 퇴원 2개월 후에, 그녀는 1,500m 자유형 경기에서 국가대표 A급 자격에 도전하여 자격을 취득하였고, 대학 기록을 깼다.

치료와 결과(Treatment and Outcome)

이 선수는 매일 가정 프로그램과 함께 일주일에 2회 물리치료를 시작하였다. 근에너지 기법을 이용한 자가-교정과 가로막 호흡법 그리고 목 신장을 시작하였다. 얀다의 SMT는 발과 골반부, 어깨가슴부위 그리고 목뼈에 대한 단계적 역동적 안정화 훈련을 위해 시작하였다. 운동법에는 운동용 공을 이용한 안정화 운동과 탄력 밴드의 저항을 이용한 근육 운동, 역동적 목 안정화를 위한 균형 훈련이 포함되었다. 1달 안에, 선수의 증상을 사라졌고, 수영장으로 돌아가 단계적 회복 프로그램에 복귀하였다. 그때까지 그녀는 가정 운동 프로그램을 계속하였다. 또한 지상에서 심호흡계 조질 프로그램을 시작하였다. 치료 2개월 후, 그녀는 물리치료를 중단하였고, 엉덩관절과 어깨관절의 완전한 근력을 회복하였고 정상적인 물리치료 검사 결과를 보였다. 퇴원 2개월 후에, 그녀는 1,500m 자유형 경기에서 국가대표 A급 자격에 도전하여 자격을 취득하였고, 대학 기록을 깼다.

얀다의 접근법 대 전통적 접근법 (Janda' s Approach Versus the Traditional Approach)

이 선수의 경우, 물리치료장비와 근력강화 운동을 이용한 국소적인 전통적 접근법은 그녀의 통증에 원천을 다루는데 효과가 없었다. 이 사례연구에서는 목부 불안정성을 가진 수영선수에게 발생된 만성 목통증에 대해 치료장비를 사용하지 않은 새로운 운동 치료에 대해 설명하였다. 수영선수의 목부 검사 시 정상이었고, 통증이 단지 수영을 하는 동안과 후에만 나타났기 때문에, 목부 불안정성과 피로감이 통증의 원인이고, 특히 엉덩관절의 보상 작용이라고 가정하였다. 신체 검사와 표면 근전도 검사를 통해 편측성 근 불균형과 엉치엉덩관절의 회전을 찾아냈고, 이는 목부와 어깨의 피로로 인한 보상 작용을 일으켰고 결국 만성 통증을 발생시킨 것이다. 인체의 심부 안정성을 향상시키기 위해 중추신경계로 들어가는 고유수용감각 입력을 증가시키는 SMT의 얀다 접근법을 이용하였다. 이 선수의 위상성(phasic) 근육계(목굽힘근, 아래쪽 등세모근, 큰볼기근)에 편측성 억제가 나타났기 때문에, 특히 위상성 근육계의 다발적 근활성화에 강조를 하였다. 근력강화보다는 역동적 안정화와 지구력 운동에 초점을 맞추었다. 비싸지 않은 가정 운동 프로그램도 재활을 촉진하기 위해 실시하였다. 복귀 프로그램과 지상 조절 운동 프로그램도 수영 경기에 복귀시키기 위해 실시하였다. 통증 발생 3년 후에, 2개월간의 특수 재활 프로그램으로 선수는 경기에 복귀할 수 있었다.

요약
Summary

목은 임상가가 평가와 치료에 대한 도전을 해볼 만한 부위이다. 고유수용감각의 중요한 부위이며, 목부 기능장애와 감각운동계를 연계하는 새로운 연구들을 만성 목통증에 대한 얀다의 접근법이 지지되고 있다. 얀다의 UCS는 만성 목부 통증과 채찍질손상, 두통, 턱관절 장애 그리고 FM와 같은 많은 환자들에게서 발견될 것이다. 임상가는 이러한 환자들에게 적절한 기능적 중재법을 적용할 수 있도록 반드시 UCS에 대해 인식을 가져야 한다.

CHAPTER 13장

상지 통증 증후군

UPPER EXTREMITY PAIN SYNDROMES

미국 인구의 21%가 장애와 관련된 상지의 만성 상지 근골격계 통증이 있다고 보고되고 있다(Gummesson et al. 2003). 어깨의 복합적인 해부학 구조는 손의 기능을 위해 상지 전체의 위치를 잡아주는 중요한 역할을 수행하여, 일상생활을 위해 삶에 필요한 시각적 운동 사슬을 만든다. 어깨가 다양한 움직임의 기능으로 인한 자세와 위치변경 때문에, 충돌증후군(impingement syndrome), 가슴문 증후군(흉곽 출구 증후군, thoracic outlet syndrome), 그리고 어깨와 목 통증을 포함하는 근육 불균형 증후군들에 민감할 수가 있다. 가쪽 팔꿈치통증(즉, 테니스엘보우) 역시 근육 불균형과 관계가 있을 수 있다. 국소적 만성 통증 증후군과 함께, 임상가는 반드시 상지 통증 증후군 관리에서 신경근계의 인자들을 반드시 고려해야 한다.

이 장에서는 어깨복합체(shoulder complex)의 기능적인 해부학, 고유수용성 감각, 그리고 사슬반응을 포함한 상지의 국소적인 사례에 대한 복습으로 시작한다. 그 다음으로 어깨의 안다의 기능적인 평가를 논의하겠다. 어깨 충돌증후군(impingement syndrome)과 돌림근띠 힘줄병증(회전근개건병증, rotator cuff tendinosis)과 어깨불안정, 가슴문 증후군, 테니스엘보우(정구주관절, tennis elbow)를 포함하는 기능적 병리를 복습하겠다. 마지막 장에서는 야구선수에 기능적인 어깨통증의 평가와 치료의 사례연구를 소개하겠다.

고려할 부위
Regional Considerations

상지(upper extremity)는 어깨복합체(shoulder complex), 팔꿈치(elbow), 손목(wrist) 그리고 손(hand)을 포함한다. 상지의 일차적인 기능은 환경을 다루는 것이다. 이것은 개인적인 위생, 직업상의 일, 여가활동으로부터 나오는 모든 활동을 다루기 위해 위치와 움직임의 광범위한 다양성이 필요하다. Magermans와 동료들(2005)은 상지의 일상생활동작을 위한 관절가동범위 요구들을 서술해 왔다. 큰 위팔어깨관절의 회전(large glenohumeral rotation)은 몸단장과 옷을 입는 동안 위팔의 큰 축 돌림 동안 높은 올림 각을 동반하는 일을 위해 필요하다. 팔꿈치 굽힘(elbow flexion)의 큰 범위는 머리 빗질과 식사 그리고 목욕에 있어서 필수적이다. 일반적으로, 상지에 모든 관절의 정상적인 기능은 일상생활동작(ADL)에 있어서 필수적이다.

어깨복합체의 기능적 해부학(Functional Anatomy of the Shoulder Complex)

어깨복합체는 위팔어깨관절(상완관절, glenohumeral joint), 어깨가슴관절(견흉관절, scapulo-thoracic joint), 봉우리빗장관절(견봉쇄골관절, acromioclavicular joint), 복장빗장관절(흉쇄관절, sternoclavicular joint)로 이루어져 있다. 윤활 위팔어깨관절은 관절낭-인대 구조에 의해 보강되어진다. 위팔어깨 관절낭 그 자체는 중간 범위에서 약간의 안정성을 제공하고, 그 대신 관절 안정화는 움직임 동안 돌림근띠(회전근개, rotator cuff)의 역동적인 수축에 의해 제공된다(Apreleva et al. 1998

Culham and Peat 1993; Lee et al. 2000 Saha 1971 Werner, Favre, and Gerber 2007 Wuelker et al. 1994; Xue and Huang 1998). 어깨세모근(삼각근, deltoid)(Kido et al. 2003; Lee and An 2002)과 두갈래근(Itoi et al. 1994; Kim et al. 2001) 또한 위팔어깨관절을 안정화시킨다.

돌림근띠(회전근개, rotator cuff)가 단지 위팔 돌림을 행사한다는 지각 이면에는, 띠의 일차적인 역할은 어깨뼈의 면에 안정화와 올림이다(Liu et al. 1997; Otis et al. 1994; Sharkey, Marder, and Hanson 1994). 돌림근띠의 가벼운 수축만이 안정성에 필요하므로(McQua de and Murthi 2004), 돌림근띠 근력강화 프로그램들은 그들의 기능을 개선시키기 위한 근육에 피로를 줄 필요가 없다. 실제로, 돌림근띠의 피로는 위팔의 벌림 동안 위팔뼈 머리의 원치 않는 이동을 위쪽으로 0.1인치(2.5 mm) 만큼 일으킨다(Chen et al. 1999). 돌림근띠의 안정성에 비례하는 힘의 감소는 위팔뼈 머리의 앞쪽으로 이동을 증가시킨다(Wuelker, Korell, and Thren 1998).

돌림근띠가 위팔뼈의 중심을 유지하는 필수적인 역할을 할 뿐만 아니라, 위팔어깨의 위치를 조정하기 위한 동적 어깨뼈 안정근이다(Belling-Søensen and Jøgensen 2000; Kibler 1998b). 어깨뼈 안정근의 피로는 돌림근띠의 힘을 현저히 감소시킬 수 있다(Cuoco, Tyler, and McHugh 2004). 돌림근띠는 어깨뼈에서 시작하기 때문에, 어깨뼈 안정화는 위팔어깨의 기능에 있어서 중요하다.

어깨위팔 기능은 2개의 주요 근육에 짝힘에 의해 조절된다. 이 근육은 (1) 돌림근띠와 어깨세모근 (2) 어깨뼈 돌림근이다. 이 둘 모두 다음 부분에서 서술된다.

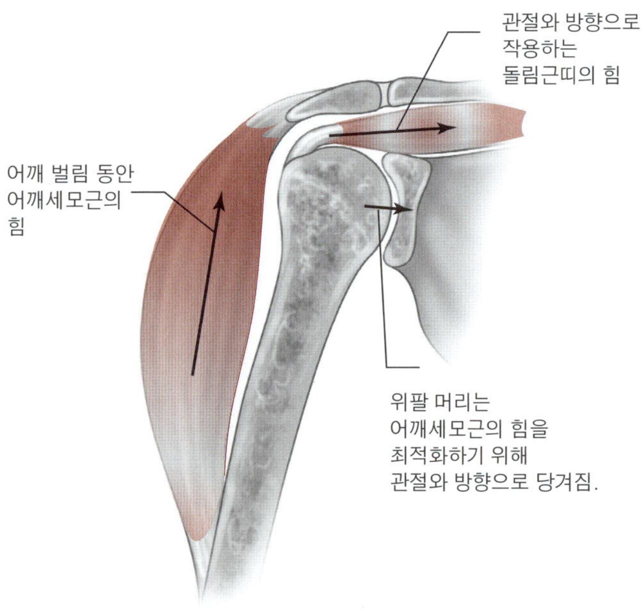

그림 13.1 돌림근띠(회전근개, rotator cuff) 짝힘.

돌림근띠-어깨세모근 짝힘 (Rotator Cuff-Deltoid Force Couple)

전에도 언급했듯이, 돌림근띠의 일차적인 기능은 돌림이 아니며, 해부학 문장에서는 공통적으로 정의 내리지만, 일차적인 기능은 위팔어깨관절의 동적 안정성 제공이다. 돌림근띠의 범위 내에서 어깨밑근과 가시아래근 그리고 작은원근(소원근, teres minor)은 위팔뼈 머리를 관절내로 이동시키는 압축적인 힘을 제공한다. 이 압축적인 힘은 어깨의 겨드랑 모서리에 평행한 힘이거나(Inman, Saunders, and Abbott 1944) 위팔관절로 수직인 힘으로서 서술되어져 왔다(Poppen and Walker, 1978). 이 그물효과들(net effect)은 어깨세모근의 올림 힘에 반작용하는 내림 힘 백터이다(그림 13.1). 이 돌림근띠-세모근 짝힘(rotator cuff-deltoid force couple)은 어깨 벌림에 중요하다(Lucas 1973 Perry 1978 Sarrafian 1983). 실제로 돌림근띠가 어깨세모근의 수축과 함께 활성화되면 벌림에 필요한 어깨 세모근의 힘은 41% 감소한다(Sharkey, Marder, and Hanson 1994). 가시위근은 중간 어깨세모근이 끝 부위에서 더 활동적인 동안에 관절가동범위의 시작에서 더 활동적이다(McMahon et al. 1995).

어깨뼈 돌림근 짝힘(Scapular Rotator Force Couple)

위쪽등세모근과 아래쪽등세모근은 앞톱니근과 결합하여 어깨의 위쪽돌림을 만들어낸다. 어깨뼈 돌림은 벌림 동안 어깨세모근의 최적의 길이-긴장 관계를 유지한다(Doody, Freedman, and Waterland 1970; Lucas 1973; van der Helm 1994; Mottram 1997). 등세모근은 굽힘보다 벌림 동안 더 활동적이고(Moseley et al. 1992; Wiedenbauer and Mortenson 1952), 근전도(Electromyography; EMG)의 활성도가 120° 이상일 때 일반적으로 안정화 상태를 유지한다(Bagg and Forest, 1986).

등세모근(승모근, trapezius)의 다른 부분들은 다른 기능적인 요구들에 상응하는 조직학적 성질을 가지고 있다. 위쪽 등세모근이 움직임에 좀 더 적합한 것에 반해 아래쪽 등세모근은 안정성에 좀 더 적합하다(Lindman, Eriksson, and Thornell 1990). 중간등세모근과 아래쪽등세모근은 앞톱니근으로부터 나오는 어깨뼈 전인에 대항하기 위해서 변함없는 길이에 작용하는 회전력(Johnson et al.1994)을 발생시키는 것보다는 어깨뼈의 수평적, 수직적 자세를 유지한다.

아래쪽 등세모근은 굽힘 동안 이완되고(Inman, Saunders, and Abbott 1944) 벌림까지 활성화되지 않는다(Wadsworth and Bullock-Saxton 1997). 어깨를 위쪽으로 회전할 때 위쪽등세모근과 앞톱니근을 보조하도록 어깨가 올라가면서 더욱 활성화된다(Bagg and Forest 1988). 등세모근과 앞톱니근의 짝힘은 어깨의 위쪽 이동을 경감시키고, 뒤쪽 어깨뼈 경사를 개선하며 최적의 위팔관절의 적합성을 형성하며, 충돌증후군을 위한 부리봉우리아치 아래의 이용 가능한 봉우리 밑 공간을 최대화하는 것으로 믿어지고 있다(Ludewig et al. 2004; Mottram 1997). 아래쪽 등세모근이 억제되면, 어깨세모근은 길이-긴장 관계를 잃어버리고 가시아래근를 과사용하게 될 것이다(Cram and Kasman 1998). 근육 활성화와 타이밍은 짝힘의 적절한 활성화뿐만 아니라, 어깨복합체(shoulder complex)의 전반적인 기능의 핵심이다. 예를 들어, 위쪽 등세모근에 관계되어 중간 등세모근과 아래쪽 등세모근이 너무 느리게 반응한다면 위쪽 등세모근은 위쪽돌림보다 어깨뼈 올림에 따른 과활성이 될 것이다(Cools et al. 2003).

몇몇 저자들은 근전도 분석을 이용하여 어깨의 움직임 동안 근육 활성화의 연속성을 서술하였다. 종종, 근육은 앞먹임기전(feed-forward mechanism)에서 움직임 전에 활성화된다. 이 앞선 활성화는 움직임이 시작되기 전에 부분들을 안정화시킨다. 예를 들어, 돌림 중에 돌림근띠와 두갈래근(상완이두근, biceps)은 어깨세모근과 큰가슴근 전에 활성화가 된다(David et al. 2000). Cools와 동료들은 어깨세모근은 등세모근 전에 활성화가 된다고 한 반면, Wadsworth와 Bullock-Saxton(1997)은 위쪽 등세모근이 벌림 전에 활성화된다고 하였다.

어깨 고유수용성 감각(Shoulder Proprioception)

위팔어깨 관절주머니는 주로 위, 중간, 뒤, 아래 오목위팔인대(glenohumeral ligaments)로 구성된다. 모든 4개의 기계수용기의 종류(2장 참고)는 인간의 피검물의 40%~50%에서 확인되어져 왔다(Guanche et al. 1999). Vangsness와 동료들(1995)은 오목위팔인대뿐만 아니라, 갈비빗장 관절주머니(coracoclavicular joint capsule)와 부리봉우리 관절주머니(coracoacromial joint capsule)에서 type Ⅰ과 type Ⅱ 수용기의 높은 유병률을 언급했었다. Steinbeck과 동료들(2003)은 아래 오목위팔인대에서 type I 수용기를 확실히 알아냈었다. 하방 오목위팔인대는 던지는 동작 중에 앞쪽 탈구의 대부분의 안정성을 제공한다(O'Brien et al. 1994). 인대에서 type I 루피니소체의 존재는 움직임의 제한에서 늘리기 위한 반응에서 그들의 기능과 조화되고, 이것들의 특별한 기계적 수용기들이 어깨를 안징시키기 위해 사용되는 근육반사의 역힐을 가진다는 짓을 제시한다(Steinbeck et al. 2003). 위팔어깨관절의 기계적 수용기는 근육 안정근 조절을 돕는 고유수용성 감각 되먹임기전을 통해서 탈구를 방지하는 것으로 여겨진다(Jerosch et al. 1993). Guanche와 동료들(1995)은 고양이에서 위팔어깨 관절주머니와 어깨관절을 가로지르는 근육들 사이에서 반사가 있다는 것을 발견하였다. 그들은 위팔어깨 관절주머니에서 끝나는 겨드랑 신경의 가지에 자극을 주었고, 돌림근띠의 근전도 활동성을 기록했다. 이 발견은 관절주머니가 근육의 반사를 조절해 구심성 역할을 하는 것으로 시사한다. 돌림근띠의 기능들은 주로 움직임보다 동적인 안정근에서 관절주머니의 기계적 수용기는 반사를 통한 아탈구와 탈구를 방지하기 위한 되먹임을 제공하는 것으로 생각된다. Guanche와 동료들(1995)은 관절주머니에서 감각적인 되먹임의 구심로 차단(deafferentation)을 통해 반사적인 되먹임 시스템의 존재성을 더 입증하였다. 그들은 고양이에서 액와 신경의 구심성 분지(capsular afferent branches of the axillary nerve)의 절단이 어깨 근육의 근전도 활동을 정지시키는 것으로 나타났다. 앞서 언급한 바와 같이, 어깨 안정성을 위한 위팔어깨 관절주머니 인대의 역학적 기여는 최소이다.

대신에 구심성 관절주머니 되먹임에 의해 만들어지는 반사적인 동시 수축은 관절을 좀 더 안정시킨다(Veeger and van der Helm 2007). 대부분의 관절주머니의 기계적 수용기 되먹임은 움직임의 초기나 중간 동안 이완 상태보다 긴장 상태에서 제공된다(Jerosch et al. 1997).

위팔어깨 안정성 유지에서 관절주머니의 기계적 수용기들의 역할을 지지하기 위해 좀 더 나은 증거는 어깨의 고유수용성 감각에 대한 연구들에 의해 보여져왔다. 어깨의 고유수용성 감각은 운동감각의 하위부분과 관절위치감각 내에서 나눌 수 있다(Lephart and Fu 2000). 고유감각성의 정보는 관절낭이 긴장되어 있을 때 안쪽돌림보다 바깥쪽돌림 동안 향상된 것처럼 보이지만(Allegrucci et al. 1995; Blasier, Carpenter, and Huston 1994), 이것은 대개 하방 오목위팔인대에 있는 type I 기계적 수용기의 제공 때문이다(Steinbeck et al. 2003). 어깨의 운동감각은 충돌증후군의 탈구에 따른 앞쪽 관절낭의 손상 후에 떨어지게 된다(Smith and Brunolli 1989). Lephart와 동료들(1994) 역시 안정적인 어깨와 불안정적인 어깨 사이의 운동감각과 관절위치감각이 뚜렷하게 다르다는 것을 보고했다. 그들은 앞쪽 관절낭의 외과적인 복원이 정상적인 고유수용성 감각을 회복시킨다는 것을 발견하였다. 이러한 결과는 앞쪽 관절낭이 고유수용성 감각의 기계적 수용기를 통해서 충돌증후군의 완전성을 유지하는데 중요한 역할을 한다고 제시한다.

사슬 반응(Chain Reactions)

상지는 위쪽 척주부터 손가락들까지 하나의 운동 사슬을 형성한다. 상지는 유일한 하나의 참관절인 복장빗장관절에 의해서 축을 이루는 뼈대로 연결된다. 그러므로 어깨복합체는 몸통으로부터 힘을 이동시키기 위한 운동사슬을 시작하기 위해서 근육에 의지하게 된다. 운동사슬의 몸쪽 끝은 목뼈, 등뼈 그리고 갈비뼈(늑골, rib)에서 시작한다. 위쪽등세모근과 어깨올림근은 목뼈에서 시작하는 반면에 등세모근과 마름근은 등뼈에서 시작한다. 갈비뼈들은 큰가슴근과 앞톱니근의 기원을 제공한다. 위쪽 등뼈는 시상면과 어깨뼈 면에서 올림이 되는 동안 확장되고, 돌려지고, 가쪽으로 굽어진다(Theodoridis and Ruston 2002). 그래서 가슴의 운동성은 상지의 운동사슬에서 중요하다.

표 13.1에 상지에서 고려해야 할 몇 개의 중요한 근육 슬링(3장 참고)에 대해 요약되어 있다. 오버핸드스로의 전체적인 힘의 50%가 몸통과 다리로부터 오기 때문에(Kibler 1995), 운동선수들은 특히, 발에서 손으로 오는 운동사슬의 전체 힘은 상지의 기능상실의 평가 동안 고려되어야 한다.

Kiber(1998, 2006)의 상지의 운동사슬에 대한 논의는 임상가들이 평가와 재활에 접근하는 방법을 일깨워주는데 도움이 됐다. Kiber(1998)에 따르면, 어깨뼈는 다음을 제공한다.

- 안정적 위팔어깨관절(상완관절, glenohumeral articulation)
- 팔의 위치에 따른 가슴벽에 내밈(protraction)과 뒤당김(retraction)
- 충돌증후군(impingement syndrome)을 피하기 위한 어깨봉우리의 올림
- 근육 부착의 토대〔돌림근띠(rotator cuff)와 어깨뼈 돌림근(견갑골 회전근, scapular rotator)〕
- 던지기에서 근위에서 원위로 이동하는 힘의 연결

표 13.1 상지에서의 근육 슬링

근육 슬링(muscle sling)	근육들(muscles)
굽힘근(flexor)	앞쪽 어깨세모근(삼각근, anterior deltoid), 작은가슴근(소흉근, pectoralis minor), 등세모근(승모근, trapezius), 두갈래근(biceps)과 손 굽힘근(hand flexors)
폄근(extensor)	뒤쪽 어깨세모근(posterior deltoid), 마름근(능형근, rhomboids), 세갈래근(triceps)과 손 폄근(신전근, hand extensors)
앞쪽(anterior)	두갈래근(biceps), 큰가슴근(pectoralis major), 속빗근(내복사근, internal oblique), 반대편 엉덩이 벌림근(hip abductors), 넙다리빗근(봉공근, sartorius)
나선(spiral)	마름근(rhomboids), 앞톱니근(전거근, serratus anterior), 바깥빗근(외복사근, external oblique), 반대편 속빗근(internal oblique), 반대편 엉덩이 모음근(내전근, hip adductors)

운동 사슬의 중요성은 돌림근띠 힘줄염의 병리기전을 설명할 때에 증거가 된다. 약한 어깨의 안정성은 어깨뼈 올림을 증가시키는 안정화를 위한 위쪽등세모근(상승모근, upper trapezius)의 활동성을 증가시킨다. 어깨뼈 올림은 관절와의 축의 방향을 변화시킨다; 이 변화는 돌림근띠에 증가되고 변함 없는 활동성을 동반할 수 있고, 그 결과로 돌림근띠 힘줄염이 초래될 수 있다.

상지와 하지의 운동 패턴은 상지의 영향을 받는다. 사람이 서 있을 때, 어깨의 올림은 반대쪽에 일어나는 척추세움근을 활성화시키고(Davey et al. 2002) 자세 안정성을 유지하기 위한 하지의 근육을 활성화한다(Mochizuki, Ivanova, and Garland 2004). 이러한 활성화는 팔의 움직임의 방향에 상관없이 팔의 움직임 전에 몸통을 안정시키기 위해 사용되는 앞먹임(feed-forward) 운동 조절로부터의 결과이다(Hodges et al. 1997). 병적 측면은 운동사슬의 영향으로 정의내린다; 목과 어깨의 통증을 느끼는 환자는 약한 자세유지 안정성을 증명한다(Karlberg et al. 1995). 이러한 현상은 어깨 만성 통증을 중재하는 중추신경계의 관여를 나타내는 2장의 앞먹임기전에 혼란을 나타낸다.

평가
Assessment

다른 만성 근골격계 통증(musculoskeletal pain)과 함께, 상지의 통증은 몸의 도처에 전반적인 변화들을 나타낼 수 있다. 오래된 상부교차 증후군(UCS)은 하부교차 증후군(LCS)와 함께 보상될 수 있다. 그러므로 몸 전체는 상지의 만성 통증의 평가에 포함되어져야 한다.

자세(Posture)

자세와 근육 사이의 불균형의 원인과 효과의 관계는 아직 형성되지 않았지만, 이것은 보통 자세는 근육 불균형과 기능과 관계가 있다고 생각된다. 약한 자세는 상부 교차증후군(UCS)의 변화로 설명했다(4장 참고). Griegel-Morris와 동료들(1992)은 개인 건강에서 공통의 자세 편위들을 기록했다: 66%는 앞쪽 머리자세를 가지고 있었고, 38%는 가슴쪽 척주뒤굽음증(thoracic kyphosis)이 증가했고, 73%는 굽은 어깨(rounded shoulder)를 가지고 있었다. 저자들은 또한 앞쪽 머리자세와 증가된 척주뒤굽음증이 어깨뼈 사이 통증과 관련 있다고 기록했다.

앞쪽 머리자세(목뼈 내밈)는 어깨통증이 있는 환자들에서 자주 증가된다(Greenfield et al. 1995). 앞쪽 머리자세는 어깨의 굽힘 관절가동범위를 감소시킨다(Bullock, Foster, and Wright 2005). 앞쪽 머리자세와 굽은 어깨는 전두면에서 30°~45°까지 앞쪽으로 어깨뼈 면의 정상적 방향을 변화시킨다(Doody, Freedman, and Waterland 1970; Johnston 1937; Poppen and Walker 1976). 이 구부정한 자세는 올림 동안에 현저하게 어깨뼈의 운동학을 변화시킨다(Kebaeste, McClure, and Pratt 1999; Finley and Lee 2003). 어깨의 내밈은 또한 충돌증후군에서 굽은 어깨가 연루되었음을 보여주면서(Solem-Bertoft, Thuomas, and Westerberg 1993), 봉우리밑 공간의 높이를 감소시킨다. 어깨의 힘은 약한 자세의 영향을 받을 수 있다; 내밈 또는 뒤당김에서 어깨뼈 자세는 현저하게 어깨 올림과 돌림의 힘을 감소시킨다(Kebaetse, McClure, and Pratt 1999 Smith et al. 2002; Smith et al. 2006). 얀다의 상부교차 증후군과 함께 자세의 편위와 불균형은 수영선수(Layton et al. 2005), 치위생사(Johnson et al. 2003), 상지 작업과 관련해서 장애를 갖고 있는 사람들에게서 보고되고 있다(Novak 2004).

5장에서 서술되었듯이, 편위의 특성은 상부교차 증후군(UCS)에서 근육의 불균형 때문으로 보여진다; 이것은 앞쪽 머리자세(뒤통수밑 긴장과 깊은 목굽힘근육)와 굽은 어깨(가슴근 긴장과 어깨뼈 안정근의 약화) 그리고 어깨뼈 익상과 내밈을 포함한다. 어깨뼈 익상(안쪽 모서리의 돌출)은 앞톱니근의 약화로 종종 보이며 이것은 또한 등세모근 또는 마름근의 약화로 인한 것으로 원인이 될 수 있다(Martin and Fish 2008). Mottram(1997)은 아래 모서리의 돌출로서 거짓 익상(pseudowinging)으로 서술된다. 거짓 익상은 작은가슴근의 긴장과 관계가 있다. 어깨뼈 불안정성은 자세분석에서 눈에 띌 수 있다. 어깨뼈 불안정성의 3가지 제시들은 확인된다:

1. 가로축에 따른 어깨뼈 경사에 불균형 때문에 아래쪽 안쪽 모서리의 돌출
2. 세로축에 따른 불균형 때문에 전체적 안쪽 모서리의 돌출
3. 위쪽 안쪽 모서리의 위쪽 이동과 돌출

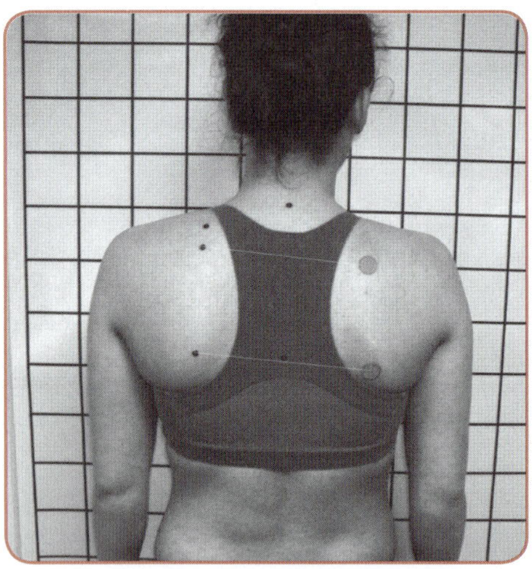

그림 13.2 오른쪽 SICK 어깨뼈는 전인되고, 아래쪽으로 돌려지고, 하강되어진다.

최근에 Burkhart, Morgan, 그리고 Kibler는 SICK 어깨뼈를 설명했다(어깨뼈 이상 위치, 아래쪽 안쪽 모서리 돌출, 부리돌기 통증, 어깨뼈 운동장애). 그림 13.2의 SICK 어깨뼈는 머리위 동작에 의존하고 충돌증후군 갖고 있는 운동선수들에서 보통 대부분으로 볼 수 있다. 일반적으로, 어깨뼈는 하강되고 전인되어지고 아래쪽으로 돌려진다.

얀다(Janda)는 마름근 또는 앞톱니근의 약화로 인한 어깨뼈의 불안정성을 위한 도수 검사를 설명했다. 앞쪽 어깨를 안정시키기 위해 한 손을 사용함으로써, 임상가는 척추의 아래각에서 손가락을 편 채로 다른 손을 둔다. 임상가는 그 다음에 어깨뼈 아래에서 손가락을 위쪽으로 민다. 정상적으로 손가락은 손가락사이관절이 어깨뼈 밑으로 놓여진다; 어깨뼈의 약화와 불안정성에 의해 손가락은 더 멀리 밀려나갈 것이다(그림 13.3).

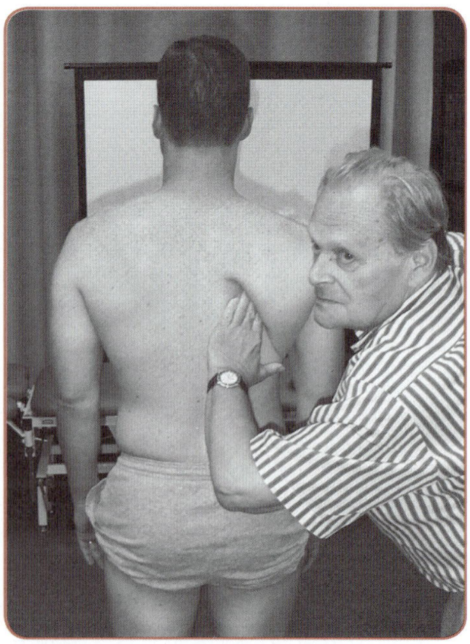

그림 13.3 어깨뼈의 불안정성에 대한 얀다(Janda)의 검사.

균형과 보행(Balance and Gait)

만성 어깨 통증을 가지고 있는 환자는 반드시 한 다리 서기 균형 검사를 받아야 한다. 한쪽 다리로 서기에서 미묘한 보상들은 때때로 반대쪽 어깨의 올림으로 분명히 보일 수 있다. 모든 단계에서 촉진되고 임상가들로 하여금 어깨통증의 요소가 운동사슬의 어딘가에 위치에 있을 수 있다는 것을 의심할 수 있게 하는 이러한 올림은 등세모근의 과운동으로 제시할 수 있다.

움직임 패턴(Movement Patterns)

그림 6.5와 6.6에서 상지 기능을 위한 얀다의 2가지 초기 검사는 푸쉬업(push-up) 검사와 어깨 벌림 검사이다. 푸쉬업 검사에서, 어깨뼈는 몸통이 위쪽으로 돌려짐에 따라서 정상적으로 벌려지고 위쪽으로 돌려진다. 이것에는 어깨뼈 올림과는 관련이 없다. 어깨뼈 익상과 과도한 어깨뼈 모음(adduction) 또는 벌림 방향에서 어깨뼈의 관절가동범위를 완성하기 위한 불안정성은 앞톱니근의 불안정성을 나타낸다. 푸쉬업 동안에 어깨를 으쓱하는 것은 위쪽등세모근과 어깨올림근의 과운동을 나타낸다. 어깨 벌림 검사 동안에, 어깨 벌림의 60° 전에 발생하는 팔이음뼈(상지대, shoulder girdle)의 어떠한 올림은 과다긴장성 위쪽 등세모근과 어깨올림근이 중간 등세모근과 아래쪽 등세모근의 약화와 합쳐지는 것과 같은 손상된 짝힘의 양성 반응이다.

어깨 통증이 있는 환자들은 종종 건강한 성인과 개인 비교 시 운동장애(변화된 어깨운동학)와 변화된 근육 활성이 나타난다(Lin et al. 2005). 운동장애는 앞톱니근과 아래 등세모근 약화와 위쪽등세모근 긴장으로 보통 어깨뼈 돌림근의 불균형과 관련된 감소된 뒤쪽 경사와 위쪽 돌림 그리고 증가된 올림과 관련이 있다. 이러한 바뀐 운동학은 통증이 나타난 후 지속될 수 있다(Babyar 1996).

근력과 근육길이(Muscle Strength and Length)

4장에서 설명했듯이, 얀다(Janda)의 상부교차 증후군(UCS)은 어깨 근육 불균형을 포함한다: 아래쪽 등세모근과 앞톱니근의 약화와 연관되어 있는 긴장된 위쪽 등세모근, 어깨올림근, 그리고 큰가슴근. 얀다(Janda)는 치명적인 돌림근띠-세모근 짝힘을 위태롭게 하는 뒤쪽 돌림근띠와 어깨세모근이 약해지기 쉽다는 것에 주목했다. 작은가슴근은 또한 긴장되기 쉬운 근육으로 분류된다; 긴장한 작은가슴근은 어깨운동학을 변화시킨다(Borstad and Ludewig 2006; Mottram 1997). Borstad(2006)는 가슴뼈 패임과 부리돌기 사이의 거리가 작은가슴근의 단축과의 연관성을 잘 보여주고 (그림 13.4) 이러한 측정은 바닥에 등을 대고 누운 자세에서의 표준 시각 평가보다 나은 지표라고 보고했다. 어깨뼈 돌림근의 불균형은 등세모근-앞톱니근 짝힘에 영향을 미친다. Kibler(1998b)는 얀다(Janda)와 함께 아래쪽 등세모근과 앞톱니근이 어깨의 불안정성을 야기하는 억제를 보이는 경향이 있다고 동의하였다.

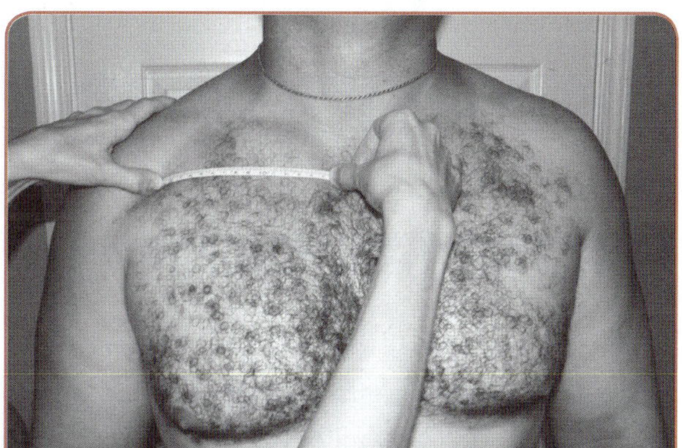

그림 13.4 부리돌기에서 흉골패임까지 측정은 작은가슴근의 긴장을 진단하는데 사용될 수 있다.

소형 근력계나 등속성 근력계를 이용한 근육 검사는 근력의 정확한 측정치를 제공한다. 어깨복합체(shoulder complex)는 근육의 불균형에 취약한데 왜냐하면 이것의 큰 움직임 범위와 동적 근육 안정성을 위한 짝힘에 의존하기 때문이다. 정상적 벌림-모음(AB:AD) 비는 0.79~1.0 사이이다. 정상적인 바깥돌림-안쪽돌림(ERIR) 구심성 등속성 근력비율은 0.74~0.87 사이이다(Tata et al. 1993; Warner et al. 1990). 머리위 동작(overhead movement)에 의존하는 운동선수는 낮은 바깥돌림-안쪽돌림 비율을 보여주는데 왜냐하면 그들은 그들의 기능적인 요구를 충족시키기 위해 더 큰 안쪽돌림 근력을 필요로 하기 때문이다.

더 최근에는, 운동선수의 기능적인 근육 균형은 원심성 바깥돌림과 구심성 안쪽돌림의 비율로써 보고되어오고 있다(Bak and Magnusson 1997). 이것은 머리위 움직임으로 던지기의 기능적인 움직임이 공을 놓은 후 바깥돌림의 구심성 활성(concentric firing)에 따라오는 안쪽 돌림근의 원심성 활성(eccentric firing)를 포함하기 때문이다. 만약 원심성 바깥돌림 근력이 구심성 안쪽돌림 근력보다 적다면, 이것에는 어깨 부상의 큰위험이 있다(Wang and Cochrane 2001). 이 비율은 배드민턴 선수(Ng and Lam 2002)와 배구 선수(Wang and Cochrane 2001) 그리고 야구선수(Noffal 2003)를 포함한 다른 운동선수들(Yildiz et al. 2006)에서 보고되어 오고 있다.

관절가동범위과 유연성(일반적으로 바깥돌림과 안쪽돌림으로 측정된)에서의 불균형은 어깨 운동학으로 바꾸어 말한다. 특별히 뒤쪽(posterior) 긴장은 위팔 머리의 위쪽과 앞쪽의 이동을 더 야기시키는 반면 앞쪽 긴장은 어깨위팔 리듬(scapulohumeral rhythm)을 변화시키고 뒤쪽 어깨 경사를 감소시킨다(Lin et al. 2006). 종종 안쪽 돌림의 상실을 증명하는 뒤쪽 관절낭 긴장은 위팔 머리의 앞쪽 이동을 증가시킬 수 있다(Lin et al. 2006; Tyler et al. 1999). 이 긴장은 던지는 동작에서 팔로 쓰로우 동안 감속을 위한 관절가동범위 감소와 같은 많은 기능적인 문제들을 또한 야기할 수 있다.

어깨 근육 불균형이 있는 운동선수들은 어깨 부상을 경험하기 쉽다(Wang and Cochrane 2001). 던지는 기전들은 운동선수들을 특히 바깥돌림의 약화와 안쪽돌림 관절가동범위의 감소 같은 관절가동범위와 힘에서의 어깨 불균형에 민감하게 만들 수 있다(Baltaci and Tunay 2004). 뒤쪽 돌림근띠(가시아래근와 작은원근)는 던지는 동작 동안에 앞쪽의 불안정성에 동적인 억제를 제공한다(Cain et al. 1987). 머리 위로 던지는 동작을 하는 운동선수 중에서 바깥과 안쪽 돌림근의 돌림근띠 근력 부족으로 인해 나타나는 뒤쪽 띠 약화는 통증을 초래할 수도 있다(Wilk et al. 1993). 힘과 관절가동범위 모두의 불균형은 머리위 동작을 하는 다양한 스포츠 운동선수들에게서 나타난다.

야구선수들은 현저하게 안쪽돌림의 관절가동범위가 바깥돌림의 관절가동범위보다 낮지만(Borsa et al. 2005, 2006; Donatelli et al. 2000; Tyler et al. 1999) 팔로 던지는 그들의 종합적인 관절가동범위는 지배되지 않는 팔의 것과는 현저히 다르다(Ellenbecker et al. 2002). 대부분의 야구선수들은 일반인에 비해서 좋은 안쪽돌림 근력과 낮은 바깥돌림-안쪽돌림 비율을 보여주는데 반해(Cook et al. 1987; Ellenbecker and Mattalino 1997; Wilk et al. 1993), 연구자들은 운동선수에서 정상적인 바깥돌림-안쪽돌림 비율을 보고하고 있다(Alderink and Kuck 1986 Mikesky et al. 1995; Sirota et al. 1997). 팔꿈치 폄에서 굽힘의 근력비율은 야구선수에서 71~100% 사이이다(Mikesky et al. 1995).

수영선수 역시 일반적으로 높은 안쪽돌림 근력비율과 낮은 바깥돌림-안쪽돌림 비율을 가지고 있다(McMaster, Long, and Caiozzo 1992 Rupp, Berninger, and Hopf 1995; Warner et al. 1990). 벌림-모음 비 역시 수상 폴로선수들과 수영선수 둘 다 감소된다(McMaster, Long, and Caiozzo 1991, 1992). 배구선수들은 일반인에 비해 더 큰 안쪽돌림과 팔꿈치 폄 그리고 손목 펴기 근력을 가지고 있다(Alfredson, Pietilä, and Lorentzon 1998; Wang et al. 1999; Wang and Cochrane 2001).

시간이 지남에 따라 테니스 선수들은 그들의 주로 쓰는 팔에서 안쪽돌림 관절가동범위와 전체적인 관절가동범위가 현저히 떨어진다는 것을 증명한다(Ellenbecker et al. 1996; Kibler et al. 1996). 테니스 선수들은 종종 손목 펴기에서 상당히 좀 더 강한 힘을 갖고 있다(EllenRoetert, and Riewald 2006; Strizak et al. 1983). Ellenbecker와 동료들은 여자 테니스 선수들에 기능적 근육 불균형을 증명하면서 그들이 주로 사용하는 팔에서 아래팔 회내동작이 강하고 회외동작 힘이 약한 것을 보여줬다.

흔한 병리들
Common Pathologies

상지에는 흔한 만성 통증 증후군들이 있다. 이것은 충돌증후군, 불안정성, 가슴문 증후군(흉곽 출구 증후군), 어깨와 목의 통증 그리고, 바깥쪽 팔꿈치 통증을 포함한다. 이러한 상태에서의 불균형과 만성 통증은 중추신경계와 근육 구조들에서 나타내어지는 것으로부터 영향을 받는다. 그러므로 임상가는 이러한 상태들을 다루는 데에 구조적인 접근보다는 기능적인 접근을 고려해야 한다.

어깨 충돌증후군과 돌림근띠 힘줄염 (Shoulder Impingement and Rotator Cuff Tendinosis)

어깨 충돌증후군은 의사인 Neer에 의해(Neer 1972) 처음으로 서술되어졌다. 충돌증후군은 다른 약화 또는 근육 불균형으로 야기되는 위팔 머리의 앞쪽 이동 또는 뼈의 성장으로 생기는 봉우리밑 공간(견봉하 공간, subacromial space)이 좁아지는 것이 원인이 된다(Brossman et al. 1996; Hallström and Kärrholm 2006; Jerosch et al. 1989 Ludewig and Cook 2002). 그 결과는 돌림근띠 힘줄병증(rotator cuff tendinosis)이나 손상을 발생시킨다; 그러므로 만성적인 충돌증후군(impingement syndrome)은 돌림근띠 힘줄염(rotator cuff tendinitis)을 조래할 수 있다. 위팔어깨관절의 불안정성(Jobe 1989)에 따른 이차적인 충돌증후군(impingement syndrome)으로서 이것은 **기능적 불안정성**으로 서술되었다. 이것은 머리 위로 던지는 움직임들을 사용하는 35세 이하의 운동선수에게서 대부분이 발생하였다(Belling Sørensen and Jørgensen 2000).

충돌증후군의 병리기전(*Pothomechonics of Impingement*)

이차적인 충돌증후군의 병리기전은 어깨 짝힘의 하나 또는 둘 다를 포함할 수 있다: 어깨세모근과 돌림근띠 또는 어깨 돌림근. 어깨세모근과 돌림근띠의 동시활성화와 돌림근띠의 불안정성은 충돌증후군을 가지고 있는 환자들에게서 드러난다(Burnham et al. 1993; Leroux et al. 1994; McClure, Michener, and Karduna 2006; Myers et al. 2003; Warner et al. 1990). 돌림근띠의 약화나 손상은 벌림 시 어깨세모근의 활성화 후에 봉우리밑 공간 내에 위팔 머리의 위쪽 전단력에 무능력을 초래한다(Jerosch et al. 1989; Weiner and Macnab 1970). 어깨 통증이 있는 운동선수들의 던지기는 통증 없는 사람과 비교하여 어깨밑근의 지연된 활성화를 드러낸다(Hess et al. 2005). 추가적으로, 충돌증후군은 어깨세모근 약화(Michaud et al. 1987)와 위축 그리고 Type II 근섬유에 감소와 연관이 있다(Leivseth and Reikerás 1994; Kronberg and Baström 1997).

어깨뼈 돌림근 짝힘의 불안정성은 충돌증후군에서 중간 등세모근와 아래쪽 등세모근, 앞톱니근 활성화의 변화시키고 약화를 초래한다(Cools et al. 2003, 2004, 2005; Ludewig and Cook 2000; Moraes, Faria, and Teixeria-Salmela 2008; Wadsworth and Bullock-Saxton 1997). 이러한 변화 대개 얀다(Janda)의 이론으로 지속되는 만성적 힘줄통증의 중심기전을 제시한 발견이 양측성으로 보여졌다(Cools et al. 2003; Cools, Declercq et al. 2007; Røe et al. 2000; Wadsworth and Bullock-Saxton 1997).

충돌증후군을 갖고 있는 환자들은 증가된 앞쪽 경사뿐만 아니라, 감소된 위쪽 돌림과 바깥돌림을 포함한 변화된 운동학을 증명한다(Borstad and Ludewig 2002; Cole, McClure, and Pratt 1996; Endo et al. 2001; Hébert et al. 2002; Ludewig and Cook 2000; Lukasiewicz et al. 1999; McClure, Michener, and Karduna 2006). 어깨 운동학에 이러한 변화는 관절오목의

orientation을 바꾸고, 봉우리밑 공간 감소로 생각되어지고 그래서 돌림근띠와 두갈래근 힘줄을 압박하며(Brossmann et al. 1996; Flatow et al. 1994; Ludewig and Cook 2000; Solem-Bertoft, Thuomas, and Westerberg 1993), 이것은 또한 나이가 많아짐에 따라 진행된다(Endo et al. 2001).

Kibler(2006)는 어깨뼈 위쪽돌림의 변환된 타이밍과 크기에 따른 어깨뼈 뒤당김(retraction)과 바깥돌림의 상실로 인한 어깨뼈 운동장애(scapular dyskinesis)를 설명했다. 이것은 관절와(glenoid)의 앞쪽 경사(anterior tilt)를 발생시켜 돌림근띠 힘의 감소가 나타난다.

충돌증후군을 가지고 있는 운동선수들과 손상이 없는 성인들을 비교하면 위쪽 등세모근의 현저하게 나은 근전도 활성화[74%와 94% 최대 수의적 등척성 수축(MVIC), respectively]와 현저하게 적은 아래쪽등세모근의 근전도 활성화를 가지고 있다(56%와 48% MVIC, respectively Cools, Declercq et al. 2007). 충돌증후군을 가지고 있는 운동선수들은 손상 없는 통제그룹에서 관찰된 비율(1.23에서 1.36의 위쪽-아래쪽 등세모근 비)보다 현저히 높은 1.56에서 2.19의 위쪽-아래쪽 등세모근 비를 보여주는 손상측과 비손상측 어깨의 등세모근 불균형으로 증명했다.

약화와 근육 불균형에 더해서, 근피로는 충돌증후군과 어깨가슴관절의 운동학 모두를 변화시킨다. 돌림근띠 피로(rotator cuff fatigue)는 위팔을 0.1인치(2.5 cm)까지 위쪽으로 이동시키는 데 반해(Chen et al. 1999) 어깨뼈 피로는 어깨뼈의 감소된 뒤쪽경사와 바깥돌림을 야기시킨다(Ebaugh, McClure, and Karduna 2006a, 2006b).

근육의 긴장은 또한 이차적인 충돌증후군을 암시해왔다. 긴장된 작은가슴근은 위쪽돌림과 바깥돌림 그리고 뒤쪽 경사를 제한하고, 봉우리밑 공간을 감소시킨다(Borstad and Ludewig 2005). 머리위 동작(overhead movement)을 하는 충돌증후군을 가지고 있는 운동선수들은 때때로 긴장된 후방 관절낭과 감소된 위팔 안쪽돌림을 나타낸다(Myers et al. 2006; Tyler et al. 2000).

여기에는 정적 자세가 충돌증후군에서 역할을 하는지에 관한 몇 가지 논란이 있다. 몇몇 조사자들은 충돌증후군을 가지고 있는 환자들의 변화된 어깨자세를 보고해 오고 있다(Burkhart, Morgan, and Kibler 2003; Kibler 1998b; Kugler et al. 1996); 다른 조사자들은 충돌증후군을 가지고 있는 환자들과 가지고 있지 않은 환자 사이에서 어깨 자세의 명확한 차이가 없다고 보고하였다(Greenfield et al. 1995; Hebert et al. 2002; McClure, Michener, and Karduna 2006). 그러나 이전에 토론되었지만, 자세와 충돌증후군의 인과관계는 아직 정립되지 않았다. 자세는 만성 근골격계 통증에 많은 요인들 중 하나로서 고려되어야 한다(Lewis, Green, and Wright 2005; Sahrmann 2002b).

수영선수의 어깨(*swimmer's shoulder*)라는 용어는 수영선수의 충돌증후군을 서술할 때 사용되어지곤 한다. 이러한 상태는 수영선수의 26%~50% 정도 발생된다(McMaster and Troup 1993; Richardson et al. 1980; Rupp, Berninger, and Hopf 1995). 돌림근띠와 어깨의 근육 불안정성은 충돌증후군(impingement syndrome)을 갖고 있는 수영선수에게서 나타난다(Bak and Magnus 1997; Pink et al. 1993; Rupp, Berninger, and Hopf 1995; Ruwe et al. 1994; Scovazzo et al. 1991; Warner et al. 1990). 수영선수의 어깨는 또한 위팔어깨 불안정과 연관이 있다(McMaster, Roberts, and Stoddard 1998). Carson(1999)은 수영선수들에서의 근육 불균형의 초기 식별의 중요성에 대해 언급하였다. 그는 반대쪽에서 일어나는 엉덩이와 어깨의 기능장애를 가지고 있는 비대칭적 스트로크를 나타내는 수영선수의 재활에서 균형을 다시 잡는 기술의 사용을 언급하였다.

충돌증후군의 재활(Rehabilitation of Impingement)

수술보다 재활은 이차적인 충돌증후군을 위해 권고된다(Brox and Brevik 1996; Kronberg, Németh, and Broström 1990; Michener, Walsworth, and Burnet 2004; Morrison, Frogameni, and Woodworth 1997). 그러나 일차적인 충돌증후군을 가진 환자(type Ⅱ and Ⅲ 어깨봉우리)는 전통적인 치료

로 단지 64~68% 정도의 성공률을 가지고 있다(Morrison, Frogameni, and Woodworth 1997). 재활과 무릎관절경 수술은 동일하게 충돌증후군 증상을 향상시키지만(Haarh et al. 2005 Haarh and Andersen 2006), 재활은 더 적은 비용을 부담한다(Brox et al. 1993).

체계적 고찰에서 Michener, Walsworth, Burnet(2004)과 동료들은 앞쪽과 뒤쪽 어깨의 신장 운동뿐만 아니라 돌림근띠와 어깨뼈 근육의 치료적 운동에 대한 문헌에 강력한 증거를 제시했다. 더욱이 운동은 관절 가동술을 시행할 때보다 더 효과적이다(Michener, Walsworth, and Burnet 2004 Senbursa, Baltaci, and Atay 2007). 증거에 입각한 근거에 따른 충돌증후군(impingement syndrome) 재활 권고사항은 다음과 같다:

- **운동 동안 전체적 상지 사슬의 통합.** 이것은 손부터 척주까지 운동 사슬을 촉진시킨다 (Burkhart, Morgan, and Kibler 2003; Kibler 1998b, 2006; McMullen and Uhl 2000).

그림 13.5는 전체적 운동 사슬을 통합시키는 운동들을 보여준다.

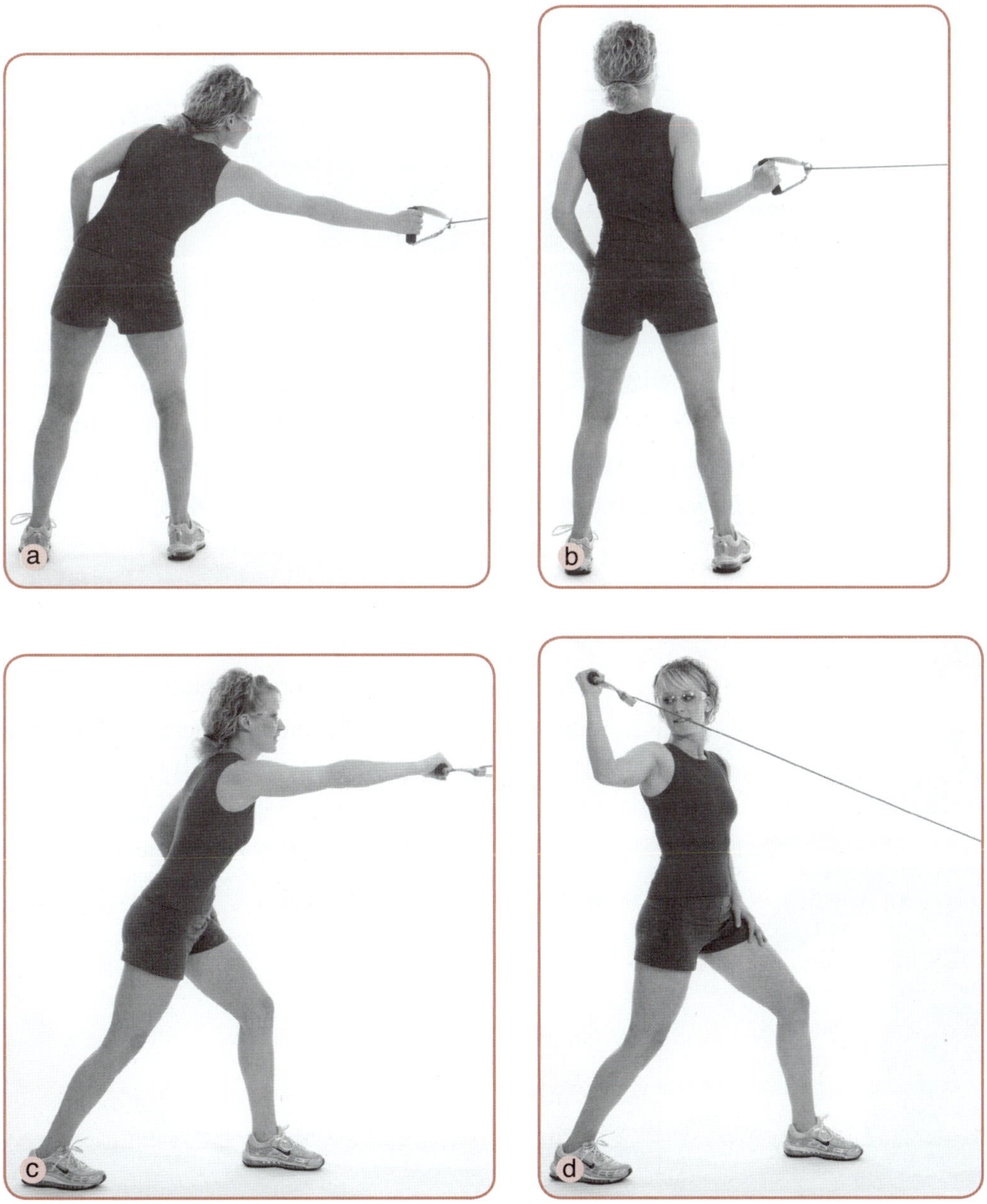

그림 13.5
상지 운동사슬의 운동 통합.
(a) 운동 1, 시작;
(b) 운동 1, 끝;
(c) 운동 2, 시작;
(d) 운동 2, 끝.

- **엉덩이와 몸통 안정화 운동.** 이것은 상지와 몸통 사이에 힘 전달과 근위부 안정화를 촉진시킨다(Burkhart, Morgan, and Kibler 2003; Kibler 1998b, 2006; McMullen and Uhl 2000).

- **복합관절 움직임을 수행하기 전, 돌림근띠와 어깨뼈 안정성의 분리.** 복합관절 어깨뼈 움직임들을 수행하는 것은 돌림근띠와 같은 작은 단관절 근육의 근력을 증가시키지 않는다(Giannakopoulos et al. 2004). 돌림근띠를 분리시키는 근력 운동은 처음으로 수행되어야 한다(lobe and Pink 1993; Malliou et al. 2004).

- **어깨뼈 면에서의 운동.** 어깨뼈 면은 관절낭의 가장 좋은 균형유지 자세와 올림 시 이상적인 관절 중심화를 제공한다(Borsa, Timmons, and Sauers 2003).

- **양측 어깨 운동.** 비정상적인 근활성화는 흔히 관련된 어깨와 관련 없는 어깨 모두에서 발생한다(Cools et al. 2003; Cools, Declercq et al. 2007; Wadsworth and Bullock-Saxton 1997).

- **닫힌 운동사슬과 고유수용성 신경근육 촉진 같은 신경근 운동.** 충돌증후군을 가진 환자는 줄어든 고유수용성 감각이 있고(Machner et al. 2003), 또한 고유수용성 감각 재활이 요구된다(Ginn and Cohen 2005; Kamkar, Irrgang, and Whitney 1993; Smith and Burnolli 1989). 그림 13.6은 고유수용성 감각 향상을 위한 닫힌 운동사슬 어깨운동을 묘사한다(Naughton, Adams, and Maher 2005).

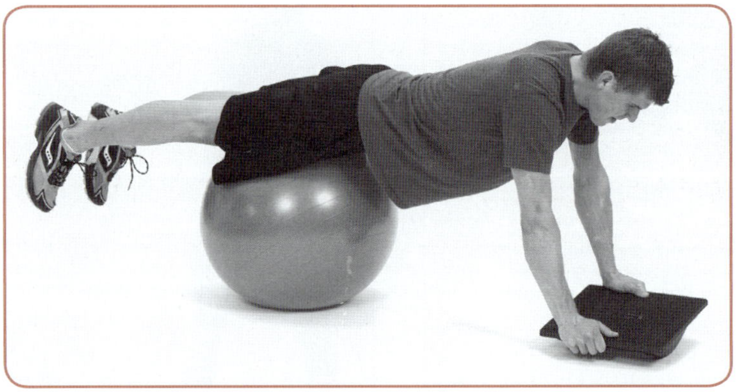

그림 13.6 흔들림 판(wobble board)과 운동 볼을 이용한 닫힌 사슬운동 수행.

- **안쪽돌림 제한 시 뒤쪽 어깨의 신장 운동.** 뒤쪽 관절낭은 흔히 안쪽돌림(internal rotation)과 팔로스로우를 제한하는 충돌증후군(impingement syndrome)을 가진 운동선수들을 긴장시키는 요인이다(Myers et al. 2006; Tyler et al. 2000). 교차-신체 신장운동(cross-body stretch)(그림 13.7 참고)은 어깨후방 긴장을 가진 환자에 안쪽돌림을 향상시킨다.

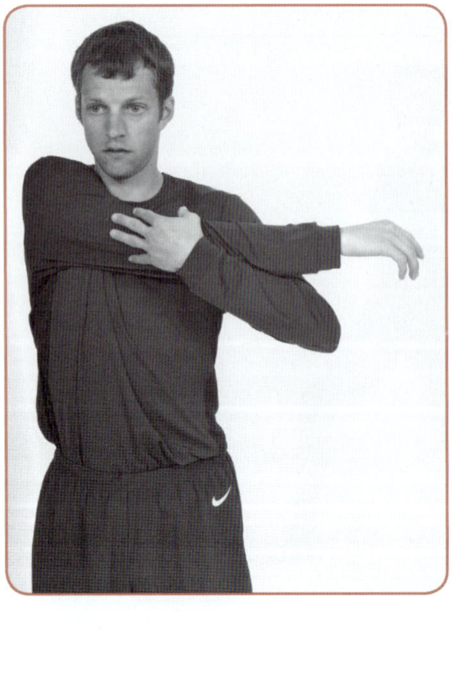

그림 13.7 뒤쪽 어깨 긴장에 따른 크로스-바디(cross-body) 신장운동.

• **작은가슴근을 동반한 아래쪽 등세모근의 균형.** 아래쪽 등세모근(하승모근, lower trapezius)의 약화는 작은가슴근의 긴장과 대립된다. Mottram(1997)은 작은가슴근과 반대되는 아래쪽등세모근 자극에 의해 어깨뼈를 고정시키는 운동을 묘사했다(그림 13.8). 문에 서서하는 신장운동(standing door stretch)은 작은가슴근의 길이를 증가시킨다(그림 13.9; Borstad and Ludewig, 2006).

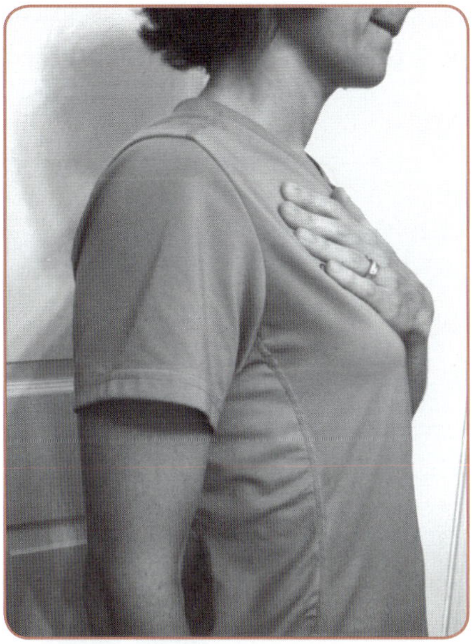

그림 13.8 작은가슴근(pectoralis minor)에 대항하는 아래 등세모근 자극.

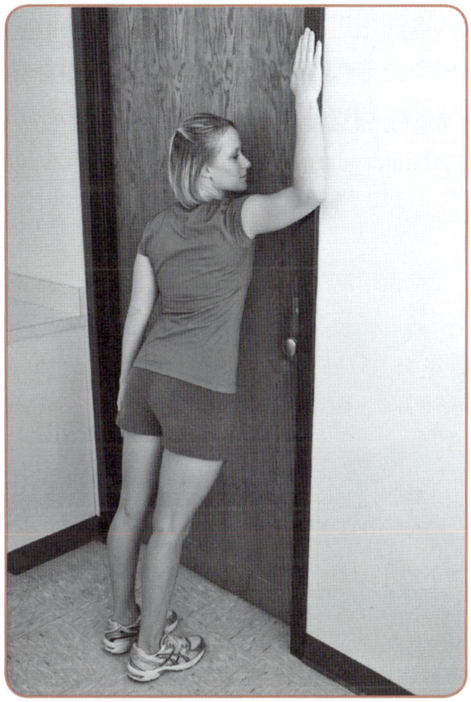

그림 13.9 작은가슴근(pectoralis minor)을 위한 문에 서서하는 신장운동.

• **충돌증후군을 피하기 위한 아래쪽 등세모근의 근력강화.** 아래쪽 등세모근의 전통적인 근력강화는 충돌증후군(impingement syndrome)을 발생시킬 수 있는 엎드린 자세에서 등장성의 머리 위 굽힘(isotonic prone overhead flexion)을 사용한다. 탄력저항운동(그림 13.10)은 충돌증후군을 발생시키지 않는 자세에서 아래쪽 등세모근을 활성화시킬 수 있다(McCabe et al. 2001).

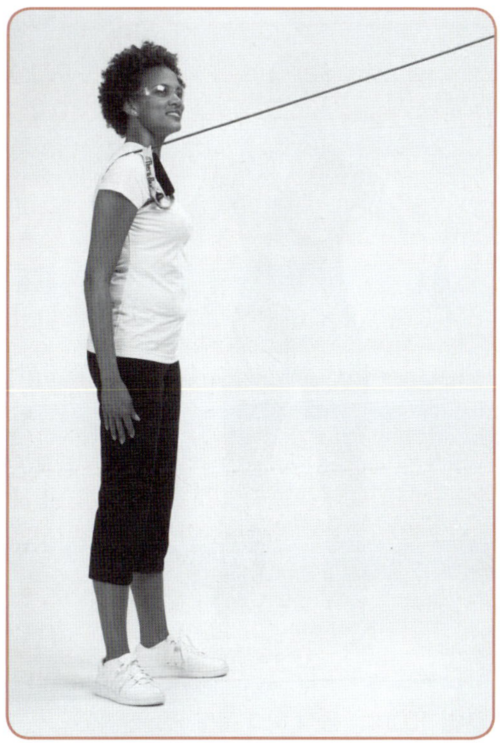

그림 13.10 아래 등세모근(lower trapezius)의 촉진과 근력강화.

• **어깨뼈와 고유수용성 감각 테이핑의 사용.** 몇몇 충돌증후군(impingement syndrome)에 관한 연구에서 효과적인 어깨 테이핑을 찾아냈다(Lewis, Green, and Wright 2005; Page and Stewart 1999; Schmitt and Snyder-Mackler 1999; Selkowitz et al. 2007; Wang et al. 2005). 그림 13.11은 위쪽 등세모근을 억제시키고 아래쪽 등세모근을 촉진시키는 키네시오 테이핑을 설명한 그림이다.

• **empty can 운동 대신에 full can 운동.** full can 운동은 가시위근(supraspinatus)의 활성을 위해 효과적인 반면(Takeda et al. 2002), empty can 운동은 full can 운동보다 봉우리밑 공간을 감소시키고 어깨 운동학을 변화시킨다(그림 13.12 참고; Thigpen et al. 2006).

• **어깨뼈 내림을 위한 운동.** 어깨 내림은 봉우리밑 공간(견봉하 공간, subacromial space)을 증가시킨다(Hinterwimmer et al. 2003). 어깨 슬링 운동은 어깨 내림과 벌림을 촉진시킨다(그림 13.13).

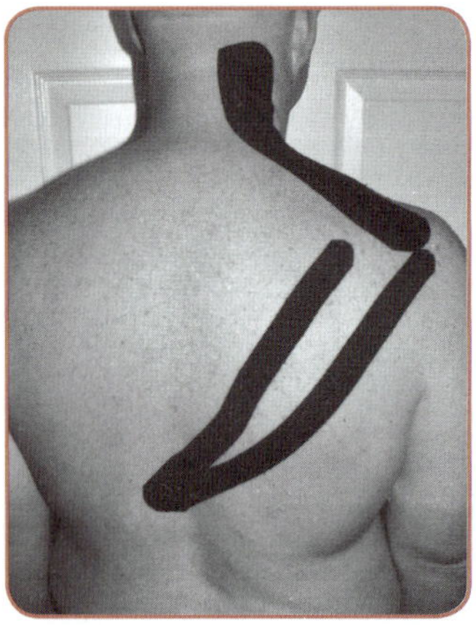

그림 13.11 어깨 충돌증후군 불균형에 적용하는 키네시오 테이핑.

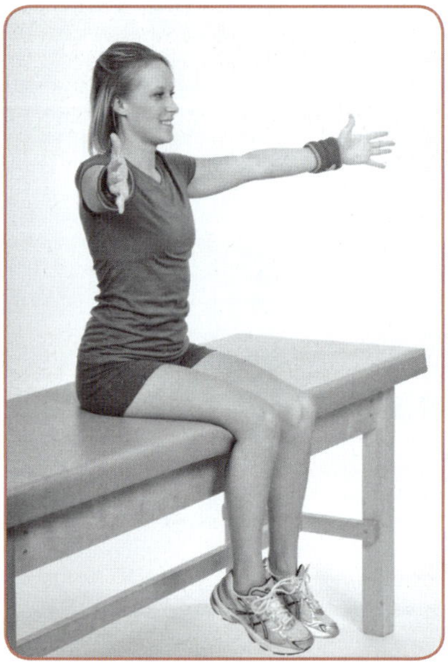

그림 13.12 Full can 운동.

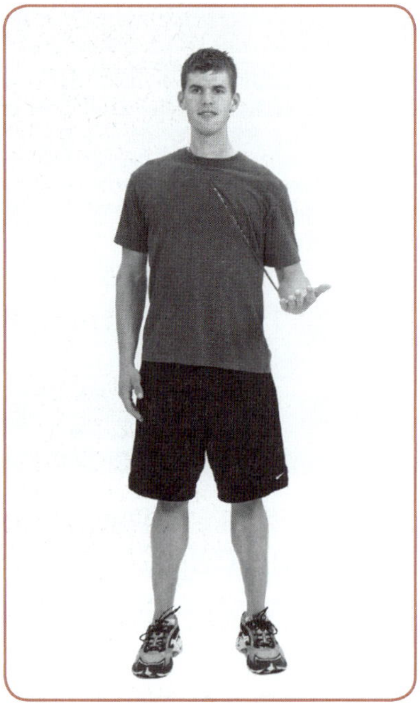

그림 13.13 어깨 슬링 운동.

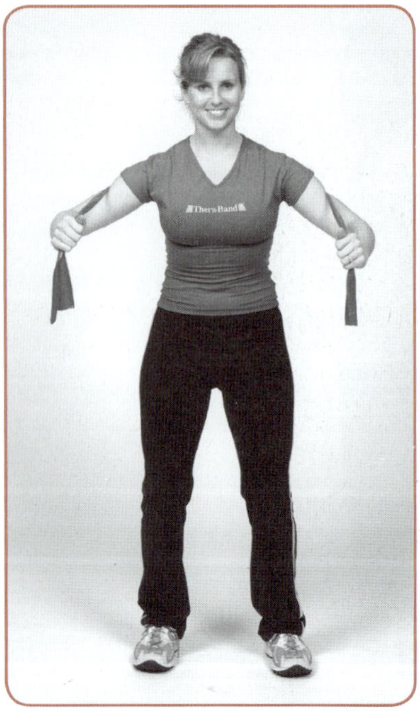

그림 13.14 동적 허그 운동.

• **근육 균형을 위한 일체화된 진동운동.** 플렉스바(flexbar)를 이용한 진동운동(그림 11.14 참고)은 상지의 긴장성 근육(tonic muscle)을 활성화시키기 보다 상지의 위상성 근육(phasic muscle)을 활성화시킨다(Page et al. 2004).

• **두갈래근과 어깨세모근 운동.** 두갈래근(상완이두근, biceps)과 어깨세모근(삼각근, deltoid)은 중요한 이차적인 안정근(Itoi et al. 1994; Kido et al. 2003; Lee and An 2002)이고, 어깨세모근은 흔히 위축되고 약화된다(Kronberg, Larsson, and Broström1997; Leivseth and Reikerás 1994).

• **앞톱니근의 근력 강화.** 동적 허그 운동(그림 13.14)는 앞톱니근(전거근, serratus anterior)을 활성화시키는 앞톱니근 펀치보다 더 효과적이다(Decker et al. 1999).

• **위쪽 등세모근과 아래쪽 등세모근의 균형을 이루게 하는 협응운동.** Cools와 동료들(2007)은 적절한 위쪽등세모근:아래쪽등세모근(UT:LT) 비율을 꾀하는 4가지 운동을 권장하였다: 옆으로 누워 바깥돌림(external rotation)(그림 13.15), 옆으로 누워 앞쪽 굽힘(그림 13.16), 엎드려 누워 바깥돌림(external rotation)과 함께 수평 벌림(그림 13.17), 엎드려 누워 펴기(그림 13.18) .

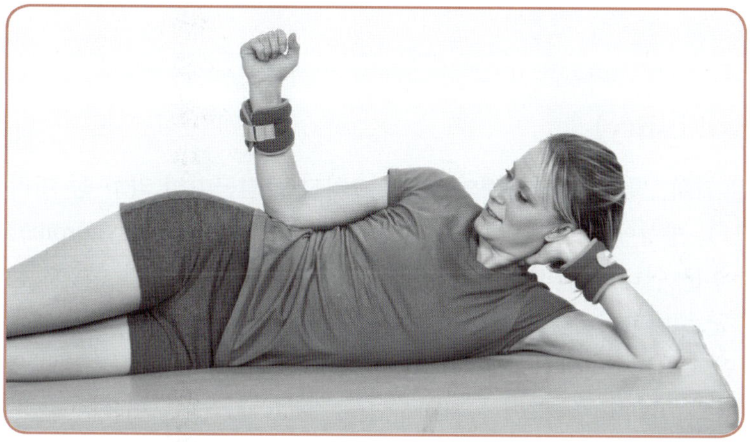

그림 13.15
옆으로 누워 바깥돌림(external rotation).

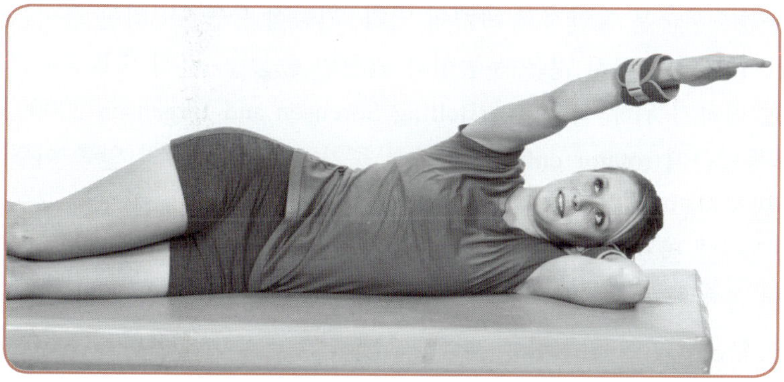

그림 13.16
옆으로 누워 앞 굽힘(forward flexion).

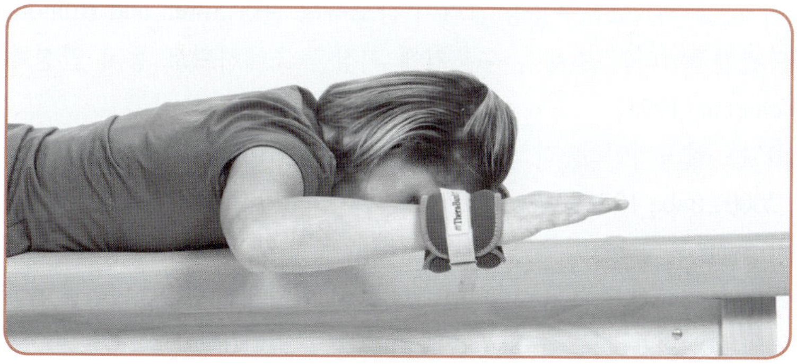

그림 13.17
엎드려 누워 바깥돌림(external rotation)과 함께 수평 벌림(horizontal abduction).

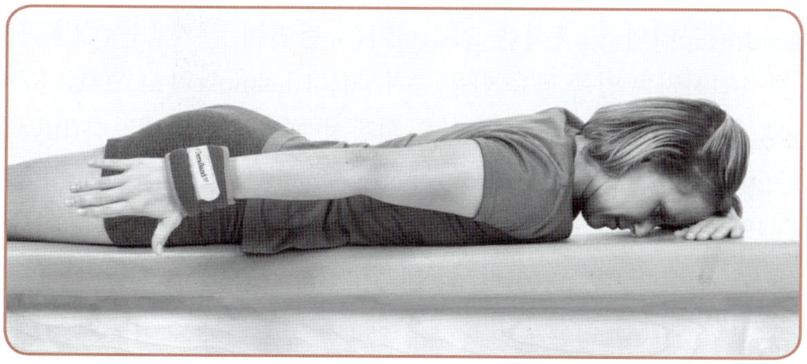

그림 13.18
엎드려 누워 펴기(extension).

- **푸쉬업 플러스.** 전통적인 푸쉬업의 끝에서 추가적인 내밈(protraction)은 앞톱니근(전거근, serratus anterior)를 활성화시킬 뿐만 아니라 위쪽등세모근(상승모근, upper trapezius)과 앞톱니근(전거근, serratus anterior)의 활성화에 적절한 비율을 꾀한다(Ludewig et al. 2004).
- **머리위 동작을 사용하는 운동선수에게서 플라이오메트릭의 진행.** 무거운 공을 던지는 플라이오메트릭 훈련은 투수의 바깥돌림:안쪽돌림(ER:IR) 비율을 뚜렷하게 향상시킬 수 있다(Carter et al. 2007).

어깨 불안정(Shoulder Instability)

어깨 불안정은 관절와의 변형된 위치, 발육부전, 어깨의 굽음, 그리고 돌림근띠의 약화 등 여러 문제를 일으킬 수 있다(Saha 1971). 방향에 의해 나타나는 충돌증후군(impingement syndrome)의 불안정은 흔히 아래쪽 충돌증후군 인대의 관절주머니 결함으로 분류된다. 다방면 불안정은 복합면을 포함한 하나의 충돌증후군 주머니의 전체적 불안정을 나타낸다.

불안정은 시작에 따라 외상적인 아니면 비외상성으로 구분된다. 외상적 불안정은 일방적으로 한 방향에서 한쪽 탈구(대개 앞쪽, 아니면 아래쪽)를 포함하고, 그리고 재건술을 필요로 한다. 비외상성 불안정은 흔히 양쪽 어깨에 여러 방면에서 나타나고 전통적으로 재활로 치료된다.

방금 전 논의했던 것과 같이, 충돌증후군은 불안정과 관련이 있다. 기능적 불안정이라는 용어는(임상적으로 발견할 수 있는 이완이 있거나 있지 않은 운동성과 관련된 증상들) 흔히 충돌증후군을 발생시키는 불안정의 현상을 설명하기 위해 사용된다(Belling Sørensen and Jørgensen 2000). 약간의 불안정은 안정화를 위한 돌림근띠(rotator cuff)에 의존성 증가로 인해 피로와 앞쪽 아탈구 그리고 나중에 충돌증후군을 발생시킨다(Belling Sørensen and Jørgensen 2000). 기능성 불안정은 다른 관절들(예, 발목관절)에서도 발생하고 감각운동의 이상기능과도 연관되어 있다. 관절 외에, 기능성 불안정은 대개 변화된 근육 활성화 패턴과 근력과 유연성에서 근육 불균형을 드러낸다.

방금 전 표현했듯이, 위팔어깨관절은 역학적 안정성을 제공해주는 주변 근육에 중요한 고유수용성 정보를 제공한다(Guanche et al. 1995). 외상성 어깨탈구를 가진 사람은 흔히 재건술 후에 회복되어지는(Lephart et al. 1994; Pötzl et al. 2004) 고유수용성 감각이 감소하게 된다(Smith and Brunolli 1990). 충돌증후군 인대에 손상은 관절주머니의 기계적 수용기에 지장을 초래하므로 동적 안정화 근육에 되먹임을 감소시킨다(Jerosch et al. 1993).

돌림근띠(회전근개, rotator cuff)는 일차적인 동적 안정성을 제공하는(Apreleca et al. 1998; Culham and Peat 1993; Lee et al. 2000; Saha 1971; Werner, Favre, and Gerber 2007; Wuelker et al. 1994; Xue and Huang 1998) 반면, 두갈래근(상완이두근, biceps)(Kim et al. 2001; Itoi et al. 1994)과 어깨세모근(삼각근, deltoid)(Kido et al. 2003; Lee and An 2002)이 이차적인 안정성을 제공한다. 근력에 불균형이나 동적 안정근의 활성화는 기능적 불균형에 기여할 수 있다(Barden et al. 2005; Belling Sørensen and Jørgensen 2000; Wuelker, Korell, and Thren 1998).예를 들어, 가시아래근(극하근, infraspinatus)의 약화는 돌림근띠의 압축력을 감소시키는 반면에 큰가슴근(대흉근, pectoralis major)은 앞쪽 불안정성을 촉진시키는 앞쪽 공유 힘을 증가시킨다(Labriola et al. 2005).

몇몇 연구자들은 어깨 불안정성을 가진 환자들에 변화된 근육 활동성 패턴을 정의내렸다(Illyés and Kiss 2006, 2007; Kim et al. 2001; Kronberg, Broström, and Németh 1991; Kronberg and Broström 1995; McMahon et al. 1996; Morris, Kemp, and Frostick 2004). 앞톱니근과 어깨세모근 그리고 가시아래근의 활성화는 감소되는 반면, 두갈래근의 활성화는 때때로 증가한다. 또한 어깨뼈 운동학은 충돌증후군과 유사한 패턴으로 불안정한 환자에서도 변경된다: 감소된 뒤쪽 경사와 감소된 위쪽돌림(von Eisenhart-Rothe et al. 2005; Matias and Pascoal 2006; Ogston and Ludewig 2007). 어깨뼈의 위치는 부리돌기에서 위팔 머리의 중심화(von Eisenhart-Rothe et al. 2005)와 연관되어 있고 동적 어깨 중심화는 불안정성에서 진행된다는 중요한 역할을 발견하였다.

머리위 동작(overhead movement)을 구사하는 운동선수는 특히 기능적 불안정에 취약하다. 불안정을 가지고 있는 수영선수들은 대개 충돌증후군(impingement syndrome), 다른 말로, **수영선수의 어깨**(swimmer's shoulder)라고 알려진 조건을 가지고 있다(Bak and Faunø 1997; Rupp, Berninger, and Hopf 1995). 어깨 불안정을 가지고 있는 운동선수의 던지기는 앞쪽 불안정성을 피하기 위한 안쪽 돌림근과 앞톱니근(전거근, serratus anterior)에서 감소된 움직임과 두갈래근(상완이두근, biceps)과 가시위근(견갑거근, serratus anterior)에서 증가된 움직임을 가지는 던지기를 할 때 변화된 근전도 패턴이 나타난다(Glousman et al. 1988).

어깨의 관절주머니와 어깨의 관절가동범위에 불균형 사이에 관계에 대한 논쟁이 존재한다. 충돌증후군(impingement syndrome)의 불안정은 바깥돌림(external rotation)의 증가와 안쪽돌림(internal rotation)의 감소가 가장 두드러지는 관절가동범위의 불균형과 관계가 있다(Warner et al. 1990). 머리위 동작(overhead movement)을 구사하는 운동선수에서 흔하게 나타나는 과도한 바깥돌림(external rotation)(Mihata et al. 2004)이나 긴장된 뒤쪽 관절주머니는 위팔의 앞쪽과 아래쪽 전이가 증가하므로 불안정성을 일으키게 된다(Lin, Lim and Yang 2006; Tyler et al. 1999). 그러나 최근 Borsa와 동료들(2005)은 관절주머니의 길이는 투수에게서 나타나는 증가된 바깥돌림과 감소된 안쪽돌림의 특징적인 불균형과 관련이 없다고 언급하였다. 그들은 투수들의 어깨의 뒤쪽 관절주머니의 긴장이라기보다 이완을 제안하는 결과로서 앞쪽 전이와 비교했을 때, 양쪽 어깨 모두에 위팔어깨관절의 더 큰 뒤쪽 전이를 가지고 있다는 것을 발견했다. 그러므로, 투수에게서 나타나는 안쪽돌림의 부재는 관절주머니의 긴장이라기보다 근육의 긴장과 관련이 있다는 것이 좀 더 가능성을 가지고 있다.

불안정성을 위한 재활 원리는 이전에 언급했던 충돌증후군의 재활 원리와 매우 유사하다. 어깨뼈와 돌림근띠에 대한 근력 운동은 기능적 불안정을 향상시킬 수 있고 어깨 탈구의 재발을 감소시킬 수 있다(Aronen and Regan 1984; Burkhead and Rockwood 1992; Ide et al. 2003). 닫힌 사슬 운동 또한 어깨 불안정에 효과적이다(Naughton, Adams, and Maher 2005).

어깨와 목의 통증(Shoulder and Neck pain)

어깨와 목의 통증[**목팔통증 증후군**(*cervicobrachial pain syndrome*)이나 **등세모근 근육통**(*trapezius myalgia*)으로 불리는]은 위쪽등세모근(상승모근, upper trapezius)과 어깨올림근(견갑거근, levator scapulae)에 나타나는 근육통이 특징적이다. 이것은 과도한 머리위 작업(overhead work)과 잘못된 자세들과 관련이 있고 대개 여성에게서 나타난다. Novak(2004)은 일과 관련된 상지 통증 증후군은 얀다(Janda)의 지침에서 설명됐던 것과 유사한 근육 불균형이 나타난다.

위쪽등세모근:아래쪽등세모근의 근전도 활성도의 비율은 어깨와 목의 통증을 수치상으로 나타낼 때 유용하다; 정상 비율은 1:1이다(Cram and Kasman 1998). 어깨와 목의 통증을 가지고 있는 환자들은 대개 위쪽 등세모근(상승모근, upper trapezius)의 과사용 때문에 위쪽등세모근:아래쪽등세모근 비율은 상승된다. Menachem과 Kaplan 그리고 Dekel(1993)는 여성의 목과 어깨에서 방사되는 어깨뼈의 위쪽 안쪽 각도를 넘어선 통증을 설명했다. 어깨올림근 증후군(levator scapulae syndrome) 환자 중 60%는 활액낭의 염증이 발생하는 부위에 정상적인 방사선 사진과 열감이 나타난다(Menachem, Kaplan, and Dekel 1993).

Larsson과 동료들(1998)은 어깨와 목 부위에 위쪽 등세모근의 통증을 호소하는 환자는 뚜렷하게 낮은 미소순환이 나타난다고 보고했다. 또한 일과 관련된 어깨와 목에 통증을 호소하는 환자들은 때때로 통증(Szeto, Straker, and O'Sullivan 2005)이 사라지는 변화된 근전도 패턴을 나타낸다(Larsson et al. 1998; Madeleine et al. 1999; Schulte et al. 2006; Szeto, Straker, and O'Sullivan 2005; Voerman, Vollenbroek-Hutten, and Hermens 2007; Westgaard, Vasseljen, and Holte 2001). 어깨와 목 통증이 있는 환자들의 위쪽등세모근의 근전도 패턴은 다른 유형의 목과 어깨의 만성적 통증이 있는 환자의 패턴과 비슷하여 유사한 신경근 기능장애를 나타낸다(Voerman, Vollenbroek-Hutten, and Hermens 2007). Schulte와 동료들(2006)은 중심적 조절 단계에 변화를 나타내는 결과인 일과 관련된 위쪽등세모근의 통증을 가진 자들에 두갈래근(상완이두근, biceps)의 감소된 운동성을 보고하였는데, 이는 중앙 제어 전략의 변화를 나타낸다. 위쪽 등세모근에 주입함으로써 발생된 실험적 통증은 위쪽 등세모근의 근전도(EMG) 활성화를 줄이고, 아래쪽 등세모근의 근전도 활성화를 증가시킨다. 이것은 등세모근(승모근, trapezius)의 활동성을 재조직화시키고 협응을 이끌어내기 위해 국소적으로 조직의 손상을 일으키는 구심로들로부터 중추신경계 반응을 강조한다(Falla, Farina, and Graven-Nielsen 2007).

또한 어깨와 목의 통증을 호소하는 환자들은 체성감각계의 변화된 과정이 나타난다. 그들은 통증을 가지고 있지 않은 환자들과 비교 시 촉감에 민감성을 감소시키고 압통 역치(PPT)를 증가시키게 된다(Leffler, Hansson, and Kosek 2003). 통증의 원인이 구조적이기 때문에, 의료인들은 감각운동계(sensorimotor system)를 통해 기능적으로 통증 원인을 줄이기 위해 기억해야만 한다.

근육 불균형에 대한 신장운동과 근력 운동을 포함한 운동프로그램은 비록 장기간 효과는 불분명하지만(Waling et al. 2002) 어깨와 목의 통증에 효과적일 수 있다(Ahlgren et al. 2001; Randlov et al. 1998; Vasseljen et al. 1995; Waling ek al. 2000). 근육 불균형 체계와 관련된 일은 불균형을 개선시키는 특별한 운동뿐만 아니라, 일터나 인체공학적 개선을 요구한다(Novak 2004). 바이오피드백 훈련은 어깨와 목의 통증을 호소하는 환자들에 위쪽등세모근의 과운동성을 감소시킬 것이다(Madeleine et al. 2006). 아래쪽등세모근의 근력운동과 함께 위쪽등세모근을 억제시키는 6주간의 테이핑은 위쪽등세모근:아래쪽등세모근 비율을 향상시킬 수 있다(Wang et al. 2005).

가슴문 증후군(Thoracic Outlet Syndrome)

가슴문 증후군(흉곽 출구 증후군, thoracic outlet syndrome; TOS)은 목과 어깨사이에 신경혈관구조에 압박에 의해 발생된다.-특히, 목갈비근(사각근, scalenes)와 1번 갈비뼈 사이나 작은가슴근(소흉근, pectoralis minor)과 부리돌기사이에서 발생된다. 증상은 상지에 이상감각과 저림 그리고 통증이 나타난다. 뚜렷하게 근육 긴장과 불균형은 가슴문 증후군의 발생을 진행시킨다.

잘못된 자세와 반복적인 머리위 작업은 가슴문 증후군을 악화시킨다(Mackinnon 1994). 비정상적 자세와 보상적 과제수행 패턴은 신경 주위에 기계적 압력을 증가시키는 위쪽 등과 목 그리고 어깨에 근육 긴장과 약화로 인한 불균형에 원인이 된다(Mackinnon, Patterson, and Novak 1996; Novak, Collins, and Mackinnon 1995).

Hejek와 동료들(1978)은 가슴문 증후군에 근육 불균형의 결과인 자세 편위를 언급했다. 목빗근(흉쇄유돌근; SCM)의 긴장은 앞쪽 머리자세(forward head posture)를 발생시킨다: 위쪽 등세모근(상승모근, upper trapezius)과 어깨올림근(견갑거근, levator scapulae)의 긴장은 변화된 움직임 패턴사이에서, 팔이음뼈(상지대, shoulder girdle)의 올림과 내밈(protraction)의 원인이다. 또한 큰가슴근과 작은가슴근의 긴장은 어깨 전인을 발생시킨다. 저자들은 위상성 근육(phasic muscle)

이 그들의 근력을 쉽게 화복할 것이라는 전제 하에서 긴장된 근육들의 신장운동을 권고했다.

Novak, Collins와 Mackinnn(1995)은 환자교육, 움직임의 수정, 자세 수정 그리고 치료적 운동으로 구성된 프로그램을 1년간 실시한 결과 가슴문 증후군 환자의 60%가 효과적이었다고 보고하였다. 운동에는 위쪽 등세모근, 어깨올림근, 목갈비근, 목빗근(SCM), 뒤통수밑의 신장운동이 포함됐다. 근력운동은 중간 등세모근과 아래쪽 등세모근와 앞톱니근을 실시했다. 흥미롭게도 얀다가 특히 엎드려 누운 자세에서 긴장과 약증이 나타나는 근육들과 같은 근육들이다.

가쪽 위관절융기통증(Lateral Epicondylalgia)

가쪽 위관절융기통증(외측 상과통증, LE)는 **테니스엘보우**로 더 잘 알려져 있고 흔한 팔꿈치 통증의 원인이다(Pienimäki, Siira, and Vanharanta 2002). 가쪽 통증은 안쪽 통증보다 빈번히 발생한다. 최근에 테니스엘보우는 만성적이기 때문에 **힘줄염**(건염, tendinitis)라기 보다는 **힘줄병증**(건병증, tendinosis)나 힘줄병리로서 분류됐다(Nirschl and Ashman 2003; Stasinopoulos and Johnson 2006). tendinosis가 만성 염증이라면 tendinitis는 과사용 때문에 발생하는 전형적인 힘술의 급성 염증이다.

가쪽 위관절융기통증(LE)의 병리기전은 노뼈쪽 손목폄근(ECR)과 손가락폄근(ED)의 근위부 힘줄과 관련있는 것으로 보여진다. 해부학적 연구에서 노뼈쪽 손목폄근은 특히 힘을 포함한 손목의 운동성과 함께 긴장의 증가를 나타낸다(Briggs and Elliott 1985). 근전도를 이용한 동적 분석은 가쪽 위관절융기통증(LE) 없는 환자와 비교하여 가쪽 위관절융기통증(LE) 환자에 노뼈쪽손목폄근과 손가락폄근의 활성화 증가를 보여준다(Bauer and Murray 1999; Finsen et al. 2005; Morris et al. 1989). 그러나 더 최근에 다른 저자(연구자들)은 노뼈쪽손목폄근에 근전도 활성화가 감소한다고 보고하였다(Alizadehkhaiyat et al. 2007; Rojas et al. 2007). 회외근 역시 외측 팔꿈치 통증(Erak et al. 2004)에 관여할 것이다; 그러므로 임상가는 가쪽 위관절융기통증(LE) 환자를 평가할 때 요골관증후군(radial tunnel syndrome)을 제외시킬 것이다.

이런 생체역학적 결과는 가쪽 위관절융기통증(LE)의 병리학에서 손목폄근과 굽힘근의 불균형을 나타낸다. 근육 불균형은 팔꿈치에서만 나타나지 않는다; 사실은 불균형은 전체 상지에서 나타난다(Alizadehakhaiyat et al. 2007).

다른 만성 근육 불균형증후군에서 보여지듯이, 만성 가쪽 위관절융기통증(LE) 환자는 일반인의 통증유발점 촉진(palpating trigger points)을 조절하는 것과 비교하여 더 낮은 압통역치와 더 큰 연관통이 드러난다(Fernández-Camero et al. 2007); 이런 관찰(시진, observation)은 통증의 중심

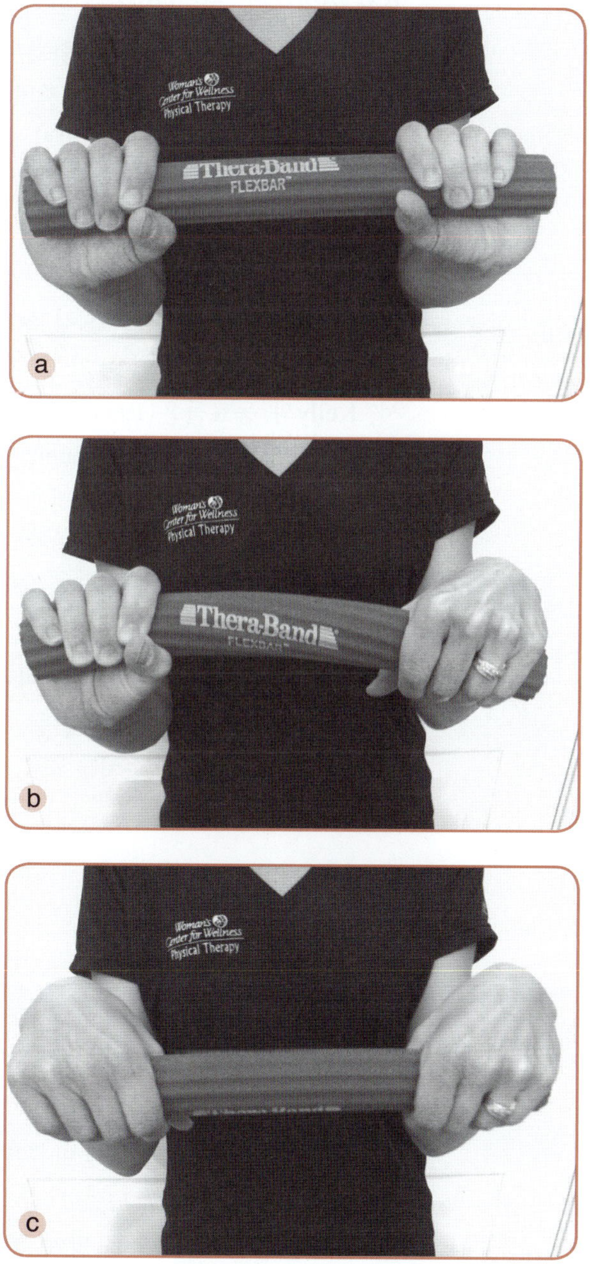

그림 13.19 플렉스바를 이용한 원심성 팔꿈치 운동.

적 민감도(central sensitization)을 나타낸다. 그러므로 어떤 환자에서 만성 외측 팔꿈치 통증은 통증 그 자체라는 전통적 관점이라기보다 중추신경계의 문제이거나 근육 불균형의 관점에서 바라봐야 할 것이다. 이것은 가쪽 위관절융기통증(LE)에 임상적 실험들의 체계적 고찰과 메타 분석이 운동보다 다른 치료들을 지지하기 위한 증거의 부재로 보고되는 이유이다(Bisset et al. 2005).

가쪽 위관절융기통증(LE)은 힘줄병증이기 때문에, 항염증제는 운동조절에 효과적이지 못할 것이다(Kraushaar and Nirschl 1999). 특히, 저항운동은 재활에 중요한 요소이다. 치료용 퍼티(therapeutic putty)는 두 가지 다른 손 운동과 비교했을 때 짧은노쪽손목폄근(extensor carpi radialis brevis)의 가장 높은 근전도 수준을 나타낸다(Landis et al. 2005). 플렉스바를 사용한 노벨 운동(그림 13.19)은 테니스 엘보우 관리에 효과적일 것이다. 손목 폄근에 원심성 부하에 초점을 맞춘 운동은 힘줄병증(건병증, tendinosis)를 위한 구심성 운동보다 더 효과적인 것으로 여겨진다(Woodley, Newsham-West, and Baxter, 2007). 환자는 양쪽 손목을 펴고 플렉스바를 잡고 운동을 시작한다. 그 다음 손상 받지 않은 손목은 손상받은 손목을 펴고 있는 동안 플렉스바를 회전시키기 위해 굽힌다. 그 다음 환자는 손목폄근의 원심성 수축을 발생시키기 위해 플렉스바의 저항에 대항하여 손상받은 손목을 천천히 굽힌다. 힘줄 재활은 어깨의 전체적 운동 사슬뿐만 아니라, 손목 굽힘근과 폄근 같은 대칭적 균형에 있는 근육군을 포함한다(Kibler et al. 1992). 임상가는 환자의 팔꿈치 통증이 사라진 후에도 전체적 상지 운동 사슬의 지속적 근력강화를 고려해야만 한다. 전체 상지의 남아있는 약화는 가쪽 위관절융기통증(LE)의 회복 후에도 나타난다(Alizadehkhaiyat et al. 2008); 그러므로, 회복기간과 후에 돌림근띠(회전근개, rotator cuff)와 어깨 안정근들의 근력강화를 강조해야 할 것이다.

또한 잘못된 인체역학은 가쪽 위관절융기통증(LE)을 발생시킬 것이다. 테니스 선수의 연구에서, Kelly와 동료들은(1994) 백핸드 스트로크 시 잘못된 기전뿐만 아니라 공을 칠 때 임팩트와 초기 팔로 쓰로우(follow through) 시 손목 폄근과 원회내근의 가장 큰 근전도 수치가 나타난다고 보고하였다. 더블스트로크와 백스트로크를 사용하게 하기 위해 간단하게 가르친 테니스 선수들은 가쪽 위관절융기통증(LE)의 발생과 중대성(incidence, severity)을 감소시킬 것이다(Giangarra et al. 1993).

보조기(braces)와 테이핑은 통증을 약간 감소시킨다(Ng and Chan 2004; Struijs et al. 2004, 2006; Vicenzino et al. 2003). 이런 중재방법들은 피부 자극을 통해 고유수용성 감각에 영향을 미칠 것이다. 최근에 바깥쪽 손목 폄을 적용한 손목 보조기는 테니스엘보우 환자의 쥐기 시 손목 폄근의 올라간 근전도 수치를 감소시킨다(Faes et al. 2006).

사례 연구
Case Study

17세의 우완 남성 투수는 우측 어깨의 힘줄염(건염, tendinitis)를 진단받았다. 통증은 2주전 그가 경기에서 150 개의 공을 던진 뒤 시작됐다; 그는 경기 후 우측 뒤쪽 어깨통증이 악화되었다. 그는 우측 뒤쪽 어깨의 통증이 7/10 정도 나타났으나, 통증은 투구 시에만 발생했다. 그는 볼을 놓는 순간에만 통증을 느꼈고 감속 시에는 나타나지 않았다. 그는 어떤 목과 팔꿈치에 통증을 가지고 있지 않았다. 그는 밤에 통증이 나타나지 않았고 통증은 불안정하지 않았다. 그는 다른 뚜렷한 과거병력이나 이전의 어깨, 팔꿈치, 허리나 다리 손상을 가지고 있지 않았다.

검사와 평가(Examination and Assessment)

검사에서 그는 우측 어깨 하강과 가벼운 정도에서 중간 정도의 양측 어깨뼈 익상(scapular winging) 그리고 우측 어깨뼈가 좌측과 비교할 때 +1.2인치(+3cm) 전인됐다. 그는 돌출된 양측 봉우리빗장관절(견봉쇄골관절, acromioclavicular joint)을 가지고 있었다. 그는 척추만곡이 감소해 있었고 옆굽음증(측만증, scoliosis)은 나타나지 않았다. 시진에서 그는 정상적인 관절운동학이 나타났다. 그는 단지 봉우리 각도에 아래쪽에서, 우측 후방 돌림근띠에 긴장을 가지고 있었다.

그는 통증 없는 완전한 능동 관절가동범위(active ROM)를 가지고 있었고 90°가 가능한 안쪽돌림(internal rotation)이 좌측이 80°인데 반해, 우측이 55°로 25° 제한되었고, 움직임은 양측 모두 동등하였다. 수평 모음은 또한 좌측이 55°인데 반해 우측이 35°로 감소됐다. 그는 바깥돌림(external rotation)이 양 외측으로 90°까지 증가했다. 그는 Apley's scratch test에서 우측 안쪽돌림이 -3.5인치(-9cm) 차이를 가지고 있었다.

그는 예외적으로 90°/90° 위치에서 제한된 안쪽돌림(internal rotation)과 바깥돌림(external rotation)을 발생시키는 약간의 통증이 나타났지만 어깨와 어깨뼈의 안정성에서는 완전하고 통증 없는 도수근력검사(MMT)가 나타났다. 앞톱니근(전거근, serratus anterior)의 근력은 푸쉬업(push-up) 시 정상적으로 나타났다. 등속성 검사는 안쪽돌림(internal rotation)과 바깥돌림(external rotation) 시 약간의 굽힘이 나타났다. 그는 바깥돌림(external rotation)에 13% 제한과 안쪽돌림(internal rotation)에 8% 제한이 나타났다. 그의 바깥돌림:안쪽돌림 비는 54%이다. 그는 아래쪽 배 근육(하복근, lower abdominal muscles)의 보통 수준의 약화(5/10)가 나타났다; 즉, 그의 몸통 근력은 정상적 제한범위(WNL) 안에 있다. 그는 약간의 감소된 양측 뒤넙다리근(슬괵근, hamstrings) 길이를 가지고 있다.

어깨의 모든 특별 검사들은 돌림근띠, 충돌증후군(impingement syndrome), 와순(labrum) 그리고 두갈래근(상완이두근, biceps)에서 뚜렷하게 나타나지 않았다. 어깨뼈 면 내에서 재배치나 수평 모음이 나타나게 되는 불안정 자세에서 우측 후방 어깨 통증을 나타냈다. 또한 그는 뒤쪽 위팔 활주에서 우측 후방 어깨 통증을 가지고 있었다. 그는 과도한 압력으로 뒤쪽 관절주머니의 통증과 긴장을 나타내었다.

운동선수는 위팔 머리가 앞쪽으로 이동하여 뒤쪽 관절주머니의 긴장을 가지고 있어 앞쪽 관절주머니가 긴장되는 것으로 짐작된다. 결과적으로 후방 돌림근띠(회전근개, rotator cuff)는 대개 투수의 계속적인 출전 시보다 더 앞쪽 전위를 안정화해야만 한다. 이것은 후방 돌림근띠의 과사용으로 인한 힘줄염(건염, tendinitis)을 유발한다.

치료와 결과(Treatment and Outcome)

4주간 치료 계획이 시작됐다. 3가지 치료 계획은 다음과 같다:

1. 돌림근띠와 어깨뼈 안정성을 위한 세라밴드 운동, 우측 어깨 뒤쪽 관절주머니과 뒤넙다리근의 신장운동, 그리고 아래쪽 배근(하복근, lower abdominal muscle)의 근력강화 운동 등 가정 운동프로그램
2. 뒤쪽 관절주머니 가동술(mobilization), 어깨뼈와 돌림근띠의 근력강화, 어깨의 신장운동, 동적 안정화 운동, 플라이오메트릭, 등속성 근력강화, 그리고 몸통 근력강화 등의 3가지 물리치료 과정.
3. 마운드(mound)에서 점진적 인터벌 투구 프로그램(interval throwing program)

4주 동안 운동선수는 통증 없이 100% 투구를 할 수 있게 됐다. 그는 매일 지속적 프로그램으로 신장운동과 세라밴드 운동을 지속했다. 머리위 동작(overhead movement)에 의지하는 운동선수의 충돌증후군은 기능적 운동 시 어깨의 위치에 의존하기 때문에 흔하게 발생한다. 뒤쪽 관절주머니의 긴장은 어깨뼈 안정근의 근력강화와 동적 돌림근띠의 근력강화를 위해 초점을 맞춰야 한다.

얀다의 접근법 대 전통적 접근법의 차이 (Janda' s Approach VS the Tranditional Approach)

이 경우는 어깨 통증에 대한 기능적 접근 이해의 중요성을 일깨워준다. 일차적인 충돌증후군의 전통적인 구조적 증상은 평가 시 명백하지 않다. 그러나 어깨 불안정과 근육 불균형의 증상은 명백하다. 현재 이 선수는 상부교차 증후군(UCS)의 명확한 증상이 없을지라도, 하부교차 증후군(LCS)을 유발시키는 원인인 아래쪽 배 근육(하복근, lower abdominal muscle)의 약화와 배근육(복근, abdominal muscle)의 긴장은 골반 기능장애의 초기 증상이다. 어깨 제한 환자의 하지, 체간, 전체적 운동 사슬을 평가함으로써, 임상가는 이 체계에서 어떤 다른 곳에 기능장애를 발견할 것이다; 그러나, 이 경우에서 처음 증상을 결정하는 것은 불가능하다. 어깨와 골반 모두에 초점을 맞춘 단순운동프로그램은 이 선수가 야구에 빠르게 복귀하도록 돕는다. 어깨 충돌증후군(impingement syndrome)의 구조적 원인들을 배제시키는 것은 임상가에게 운동의 빠른 회복을 위한 기능적 병리학의 적절한 치료를 발달시킨다.

요약 Summary

어깨는 구조와 기능의 복잡한 균형 관계에 있다. 어깨 기능장애의 기능적 병리학을 이해함으로써, 임상가는 적절한 평가를 수행하고 효과적 중재를 시작할 수 있다. 몇 가지 증거에 입각한 운동은 기능적 어깨 재활에 효과적이다. 어깨불안정, 가슴문 증후군(흉곽출구 증후군, thoracic outlet syndrome), 가쪽 위관절융기통증(외측 상과통증, lateral epicondylalgia)을 포함한 다른 상지 증후군들은 기능적 병리학이 확인될 때 한 번에 빠르게 평가되고 치료할 수 있다.

CHAPTER 14장

요통 증후군
LUMBAR PAIN SYNDROMES

요통에 대한 관리는 정확한 진단의 어려움과 과연 무엇이 적절한 처치인가에 대해 여러 건강 전문가들에 사이에서 합의가 이루어지지 않음으로써 아직까지 치료사들에게 도전과제로 남아있다. 허리부상은 한 조직의 손상에서 시작될 수 있는데 이것으로 인해 관절의 생체 역학적인 기능이 변화할 수 있다. 허리부분에서의 조직 손상은 다른 조직에 연달아 영향을 미칠 수 있게 되는데 이로 인해 특정 움직임을 수행하는데 어려움이 있을 뿐만 아니라, 통증이 동반되기도 한다. 그럼에도 불구하고, 몸통 근육이 제공하는 기능이야 말로 요통을 가진 환자들의 관리에 있어서 무엇보다 중요하다는 근거들은 날이 지나 갈수록 증가하고 있다. 몸통 근육의 기능장애는 척추 복합체(spinal complex)의 구조적 짜임새를 다른 방향으로 변화시킬 수 있는데 이로 인하여 후에 또 다른 부상이 생길 수 있고, 회복은 지연되기 쉬우며 통증은 만성화된다. 요통의 관리는 체간의 안정화와 자세 조절에 이용되는 감각운동 조절 메커니즘에 대한 더 깊은 이해를 필요로 한다(Ebenbichler et al. 2001; Radebold et al. 2001).

이 단원은 주요 해부학적 구조들과 그것들의 기능적 상호의존성에 대한 복습으로부터 시작한다. 기능적인 상호의존성을 이해하는 것은 만성적인 허리 통증에 관련된 복잡성들을 깊이 통찰할 수 있게 하는 배경이 된다. 이 단원에서는 근육 불균형들과, 자세조절 그리고 변화된 중추신경계(CNS)의 통증 처리 과정이 하는 역할을 논의해 볼 것이다. 감각운동계(sensorimotor system)에 있어서 얀다(Janda)의 포괄적인 접근법들을 이용하는 평가와 관리 전략들이 제시되었으며 이 평가와 관리 전략들은 각 사례연구에 의해 실증되었다.

고려할 부위
Regional Considerations

척추는 뼈, 디스크, 인대, 지지 근육들에 의해서 안정화된다. 이 안정화 시스템은 생리적인 역치값 내에서 척추가 평형 상태를 유지하도록 하여 기능적으로 불안정해 지지 않도록 한다(Panjabi 1992b). 척추는 척추 위에서 발생하는 사후 반작용적인 힘에 의해 영향을 받는데 이는, 척추의 안정성을 위해 필요한 것으로 여러 분절에서의 근 수축을 통해 일어난다. 따라서 근 수축 능력이 소실된 상태에서는 약 4.5파운드 정도의 작은 압력하중에서도 그 중압감을 이기지 못하고 허리뼈가 허물어 질 수 있다고 보인다(2kg; Morris, Lucas, and Bresler 1961). 허리뼈의 미미하지만 유의한 외상들은 약 2° 정도의 작은 회전을 일으킬 수 있는데 이는 척추에서의 신경근(neuromuscular) 조절의 중요성을 보여준다(Gracovetsky, Farfan, and Helleur 1985). 자세의 안정성을 위해서 몸통의 여러 근육들이 필수적으로 기능함으로써 생명유지에 기여하고 있음을 나타내는 증거들은 많이 산재되어 있다(Cholewicki and McGill 1995; Gardner-Morse and Stokes 1998; McGill 2002; Hodges and Richardson 1996, 1997b; 1998; O'Sullivan et al. 1997). 또한 이어서, 다양한 체간 근육 그룹들의 기능적인 회복을 도모하기 위한 방법들이 발전되고 있다(McGill 1998; Cordo and

Nashner 1982; Grenier and McGill 2007; Janda et al. 2007; Bullock-Saxton, Janda and Bullock 1993; Richardson and Jull 1993; Richardson, Hodges, and Hides 2004; O'Sullivan 2005; Sterling, Jull, and Wright 2001; Sahrmann 2001; Radebold et al. 2001; Kolar 2007, 1999).

척추의 안정성에 대한 감각운동의 조절은 체간의 모든 근육들 간의 정확한 상호작용을 보장한다. 다음 섹션에서는 척추의 안정성에 기여하는 주요 근육 그룹들을 간략히 다뤄보고자 한다.

척추옆근육군(Paravertebral Muscle Group)

기능적인 관점에서, 척추옆근육들은 크게 두 가지 근육 그룹으로 세분화될 수 있다: (1) 척추에 존재하는 짧고도 깊은 근육들로, 하나 또는 작은 분절에 걸쳐 있는데, 예로, 돌림근이나, 가로돌기사이근(횡돌간근, intertransversarii), 뭇갈래근(다열근, multifidus), 또는 가시사이근육(극간근, interspinales)들을 들 수 있다(그림 14.1). (2) 그리고 긴 척추세움근(long erector spinae)을 들 수 있는데 이 근육들은 여러 분절들에 걸쳐 있다(그림 14.2). 원래는 척추의 깊은 돌림근들이라고 수정되어져서 알려진 돌림근들과 가로돌기사이근들이 척추의 회전을 일으키는 축 비틀림(twisting) 회전력을 만들어낸다고 알려져 왔다. 그러나 이런 근육들은 근방추들이 풍부하여서(Nitz and Peck 1986) 자세 감지기로 기능을 보여 왔고, 등뼈와 허리뼈의 모든 관절들에서 변환기로써의 역할을 해왔다(McGill 2002). 돌림근들은 어느 방향이던지 척추가 등척성 회전을 하는

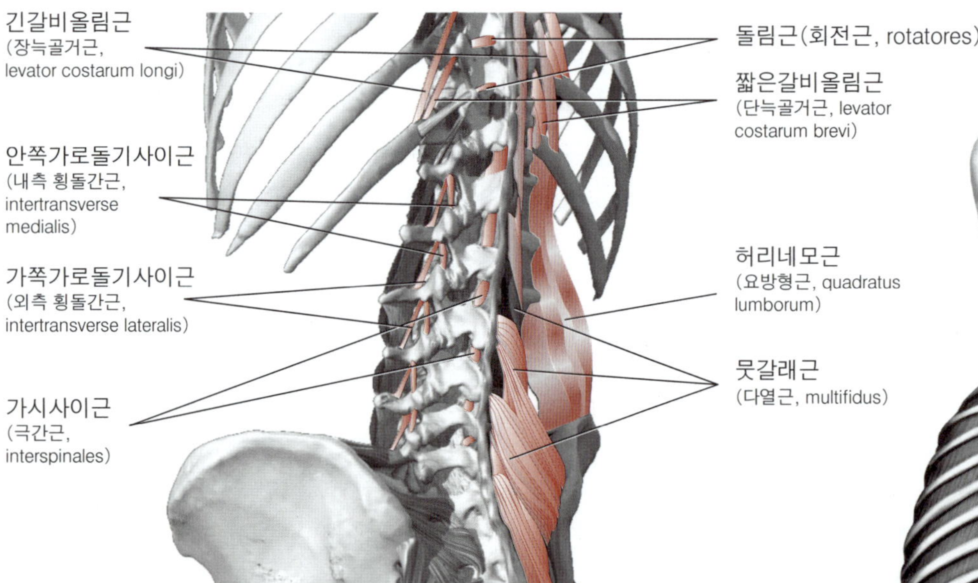

그림 14.1 척추의 짧은 심부 근육들.

Courtesy of Primal Pictures, Ltd.

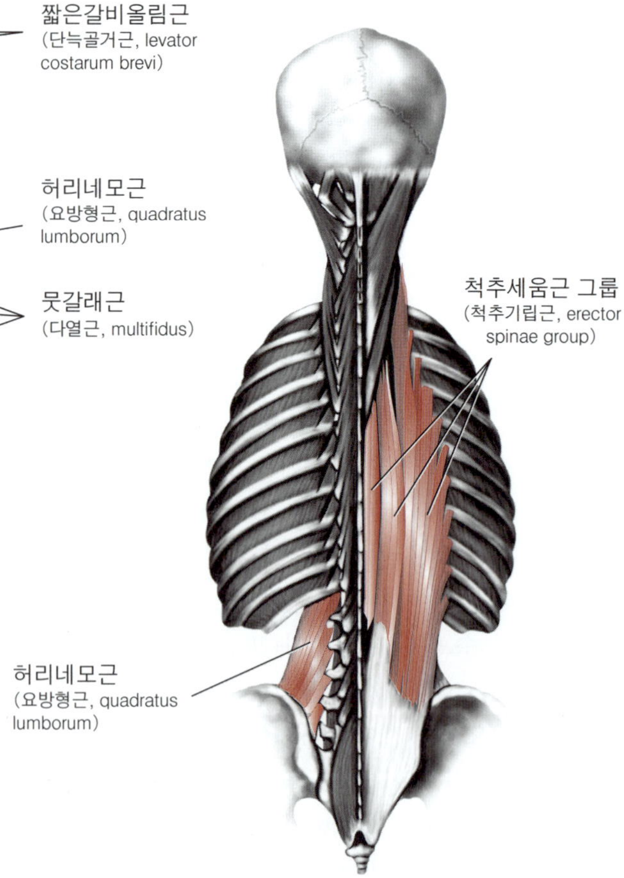

그림 14.2 척추세움근.

Reprinted from R.S. Behnke, *Kinetic anatomy,* 2nd ed. (Champaign, IL: Human Kinetics), 134.

동안 근전도 신호를 만들어내지 않는다. 반면에, 척추가 방향을 바꿀 때 특정한 근전도 활동이 기록된다. 척추의 고유 감각계에서 등의 깊은 근육들이 회전을 발생하기보다는 자세 감지기로서 작용한다는 것에 강한 근거가 된다.

긴척추세움근의 수축은 등과 대립하는 복부 근육들의 활동과 균형을 이룬다. 이런 다분절 근육들의 연이은 활동은 척추에서 적은 압박력이 존재하는 동안 폄근의 큰 움직임을 만들어낸다. 게다가, 허리 부분의 가장긴근과 엉덩갈비근들은 상체가 들어 올리기 위해 앞으로 굽혀질 때 전방 전단력(shear force)에 맞서서 후방의 큰 전단력을 만들어 낸다. 하지만 이 근육들은 허리 굽힘과 함께 사선방향의 활동을 잃어버리게 되어, 그 결과 굽혀진 척추는 전단력에 의해 손상을 입을 정도로 취약해진다. 따라서 운동하는 동안이거나 굽힘 동작 시에 뒤쪽 골반 경사(posterior pelvic tilt)가 일어나는 동안, 척추가 완전히 굽혀진 상태가 되면 이런 전방의 전단방어장치(shear protectors)들이 손상되므로 환자에게는 절대 권하지 않는다(McGill 1998, 2002; McGill, Hughson, and Parks 2000).

복근(Abdominal Muscles)

복강근막은 배곧은근를 포함하면서 배바깥빗근, 배속빗근 그리고 가로배근(TrA)의 널힘줄과 외측으로 연결되어 있다(그림 14.3). 배곧은근은 중요한 몸통 굽힘근(굴곡근, flexor)이자, 윗몸일으키기 자세(sit-up) 또는 컬업 자세(crul-up)를 취하는 동안 가장 활성화되는 근육으로 알려져 왔다(Juker et al. 1998). 거기다 체간의 굽힘 운동을 돕기 위해서, 배빗근은 척추의 회전 그리고 가쪽 굽힘과 연관되어 있다(McGill 1991, 1992). 그것들은 척추가 순수하게 축으로 압력을 받을 때, 요추의 안정성에 중요한 역할을 하는 것처럼 보인다(McGill 1991, 1992, 1996, 1998; McGill, Hughson and Parks 2000, 2002). 빗근(복사근, Obliques)들은 또한 능동적인 호흡을 보조하기 위한 폐환기의 변화와 관련되어 있다고 보여 진다(Henke et al 1998). 빗근들과 배곧은근들은 사지의 움직임에 대한 특정한 행동 패턴에 관하여, 실제적인 사지의 움직임이 시작하기 전에 자세의 안정성이 제공되도록 움직임 방향을 보인다(Hodges and Richardson 1997, 1999). 이러한 근육들의 닫힌 연결고리들은 척추의 움직임과 체간의 안정성에 대한 조절에 관여한다.

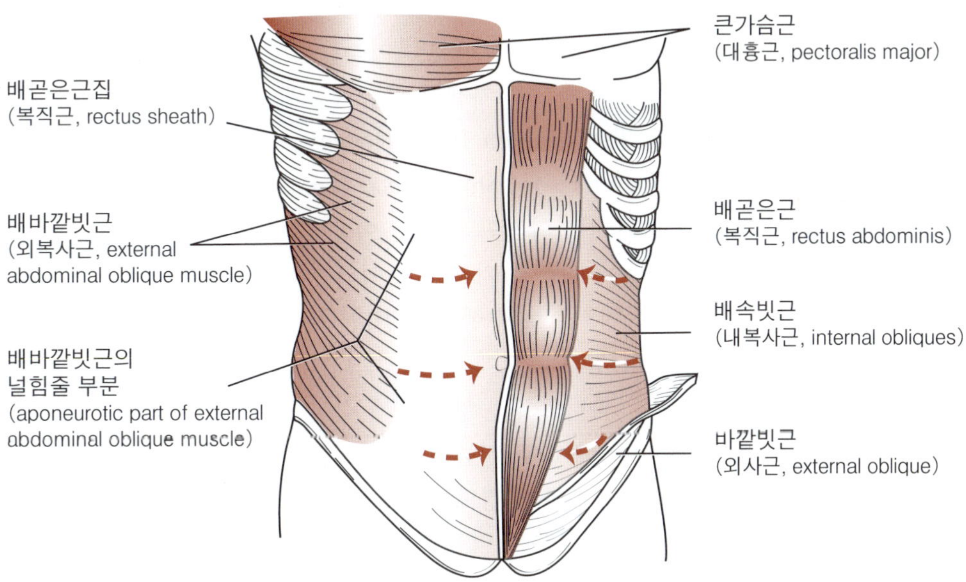

그림 14.3 배 근막은 배곧은근을 포함하며, 바깥으로는 배가로근과 배바깥빗근, 배속빗근의 널힘줄을 연결한다.

Reprinted, by permission, from S. McGill, 2002, *Low back disorders* (Champaign: Human Kinetics), 69.

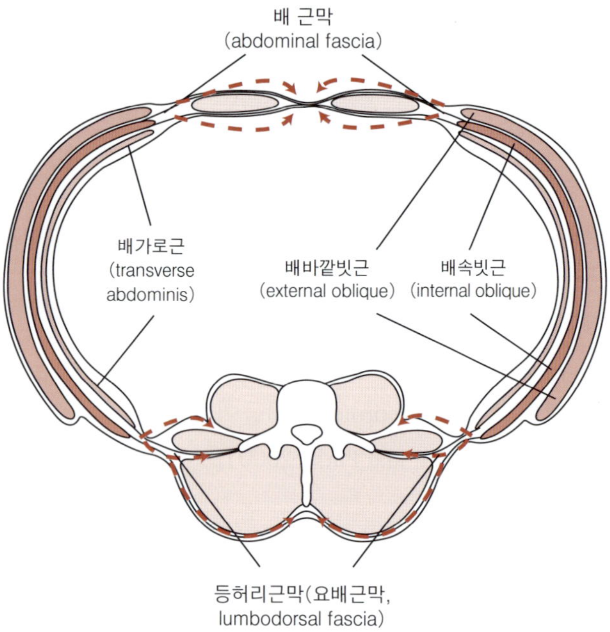

그림 14.4 복강의 강력한 원통형 주위에 굴렁쇠 같은 힘.

Reprinted, by permission, from S. McGill, 2002, Low back disorders (Champaign: Human Kinetics), 81.

Hodges와 Richardson(1997b)은 가로배근(TrA)의 자세적인 활성화가 사지 움직임의 방향을 독립적으로 일으킨다는 사실을 알았다. 가로배근(TrA)은 배곧은근과 빗근과는 다르게 기능적인 안정화 역할을 한다는 것이 제안되어 왔다. 결과적으로 가로배근의 근육 훈련은 많은 근육 안정화 프로그램들의 초석이 된다는 사실은 이견이 없으나, 치료 안에서 가장 중심적으로 포커스를 맞춰야 할 부분이 무엇이 되어야 하느냐는 여전히 논란의 여지가 있다. Grenier과 Macgill(2007)은 가로배근(TrA)의 저강도 운동 프로그램에 대한 역학적 근거를 입증했다. Kavcic, Grenier, 그리고 Mcgill(2004)은 어떤 체간 근육도 단 하나의 근육으로는, 변화된 과제 수행을 넘어서는 역할을 하는 개별적인 근육으로, 척수의 안정성에 지배적으로 작용하지 못한다는 사실을 발견했다. 전체적인 복부 벽의 수축에 의해서, 복부 내강의 단단한 원통 주변을 싸는 테두리 힘의 발생하고 척수의 안정성이 증가된다고 가정되어져 왔다(그림 14.4 참고). 이 테두리 힘들이 허리뼈의 경도를 증가시키고 이런 이유로 척추의 안정성이 보장된다(Porterfield and DeRosa 1998).

복강내압(Intra-Abdominal Pressure)

복강내압(IAP)의 증가가 척추의 안정성에 기여한다는 근거들이 늘어나고 있다. 여러 자세 수행 과정 중에서 증가하는 복강내압은 복강 근육들과, 골반바닥(골반저, pelvic floor), 가로막(횡격막, diaphragm)의 수축과 밀접한 관련이 있다(Cresswell, Grundstrom, and Thorstensson 1994; Hodges and Richardson 1997, 1999; Hodges, Martin Eriksson, Shirley, and Gandevia 2006; Hodges, Sapsford, and Pengel 2007; McGill and Norman 1994; Ebenbichler et al. 2001). 가로막(횡격막, diaphragm)이 호흡에 있어서 주요한 근육이라는 것은 자연스럽게 받아들여지는 사실인데, 몇몇의 실험가들은 호흡 또한 체간의 자세적 조절과정과 연관이 있을 거라고 가정하고 있다(Cresswell, Grundström, and Thorstensson 1994; Hodges and Richardson 1999; Hodges and Gandevia 2000; Hodges, Martin Eriksson, Shirley, and Gandevia 2006). 가로막의 수축은 복강 근육이 가지고 있는 테두리모양의 기하학적인 이점을 이용하여, 사지의 움직임이 시작하기에 전에 복강내압을 증가시킨다(Hodges 1999). 가로막의 이러한 수축은 가로배근(TrA)의 활성화와 함께 일어나며, 호흡의 단계를 독립적으로 수행하게 된다(Hodges 1999). 더불어 골반 바닥 근육은 복강내압과 등허리골반 지역의 경도 조절에 도움을 준다.(Hodges 2007). 게다가, 복강내압(인공)이 호흡 중에 조절되면서 복강 바닥의 활동성 변화가 같이 일어날 수 있다. 허리골반 근육계의 반사적인 작용은 척추의 역동적인 안정성과 기능에 중요한 역할을 한다.

복강내압과의 협응을 통해 척추에 충분한 경도를 제공하기 위해서는 허리골반 안의 내재적 척추 근육들이 척추의 동적인 안정성에 기여하는 역할을 하게 된다(Hodges 1996, 1997; Janda 1978; Janda et al. 2007; Jull and Janda 1987). 연구원들은 만성적인 요통을 가진 환자들의 말단부위(손발)의 움직임을 기대하면서 손상된 앞먹임 기전(feed-forward mechanism)에 대한 검증을 해왔다(Hodges 1997, 1999, 1998). 부가적으로, 뭇갈래근의 위축은 증상이 조기에 완화되거나 해결됨에도 불구하고, 요통의 급성 발발 이후에 일어나는 것으로 보인다 (Hides, Richardson and Jull 1994).

등허리근막(Thoracolumbar Fascia)

등허리근막(흉요근막)은 콜라겐 섬유가 격자모양으로 잘 발달된 매우 강한 조직이다. 이것은 허리와 몸통의 깊이 위치한 근육들을 덮고 있다. 근막에서 뼈가 붙는 곳들은 허리뼈의 가시돌기(극돌기, spinous process)에서부터 뒤엉덩뼈가시(후상장골극, PSIS)까지 걸쳐 있다. 가로배근(TrA)과 배속빗근(내복사근, internal oblique) 근육들은 앞 근막과 얽혀 있으며, 같은 방식으로 넓은등근(광배근, latissimus dorsi)은 등허리근막과 얽혀 있으면서 복부 주위의 테를 형성한다(그림 14.5 참고). 이런 근육들의 수축은 등허리근막을 통한 허리뼈의 안정화와 경화에 기여한다(Porterfield and DeRosa 1998; Ebenbichler et al. 2001; McGill 2002).

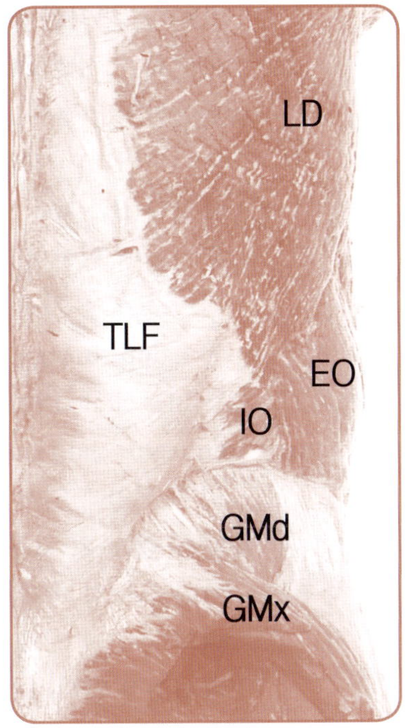

그림 14.5 등허리근막(TLF), 배가로근(TrA), 배속빗근(IO), 넓은등근(LD).

흔한 병리들
Common Pathologies

요통은 종종 애매하고 불특정적으로 진단된다. 그러나 만성적인 요통은 몇 가지 병인을 가질 수 있고, 그 중에도 특정한 병인에 대한 단서를 잡기 위해서는 요통에 대한 다수의 신경근육학적인 병리들에 대해서 알고 있어야 한다. 이러한 신경근육학적 요인들은 근육의 불균형, 잘못된 자세 조절, 최소 뇌 기능장애, 엉치엉덩관절〔천장관절, sacroiliac (SI) joint〕 기능장애를 포함한다.

요통에서의 근육 불균형(Muscle Imbalances in Low Back Pain)

만성적인 요통은 종종 엉덩근육의 구조적인 요인보다도 그 근육의 길이, 근력 그리고 지구력과 관계가 있다(Nourbaksh and Arab 2002). 엉덩관절 관절가동범위의 불균형 또한 요통을 암시하게 된다(Ellison, Rose, and Sahrmann 1990; van Dillen et al. 2000). 얀다(Jandar)(1964)는 처음 요통을 가진 환자들에서 볼기근(둔근, gluteal muscle) 약화를 강조하였다. 그 후의 Nadler와 동료들(2000, 2001)의 논문을 통해 여자 운동선수들이 가지는 엉덩관절 폄근의 약화와 요통 간의 개연성을 확인했다. 그런데 흥미롭게도 남자 운동선수와의 개연성은 찾아볼 수 없었다. Nadler (2002)는 또한 여자 운동선수들에게 있어서 요통의 원인으로 엉덩관절 벌림근(외전근, abductor)의 약화를 들 수 있음을 보고했다.

자세조절과 만성적 요통(Postural Control and Chronic Low Back Pain)

자세와 균형의 정확한 조절은 일상생활동작(ADL)과, 고차원적인 육체 활동에 필수적이며 근 골격계의 손상을 예방하기도 한다. 시각계, 전정계와 고유수용계로부터 구심적으로 들어오는 신호들은 중추신경계(CNS)를 지나서 운동성을 가진 외부 신호로 나간다. 외부의 작은 신호들은 자동적 자세반응(automatic postural responses; APRs)을 시작하게 하며, 이것은 평형을 유지하는데 필요하다. 이러한 자세적인 대응들은 외부 신호의 크기와 타입 그리고 방향에 대해서 특이적이며, 특별히 기저면(BOS)의 밖으로부터 중력중심(COG)로 움직일 때 평형을 복구하기 위해서 필요한 반응들과 안정성을 위해 체간을 거의 강화시킬 수 있는 반응들을 포함한다.

다수의 연구자들은 만성적인 요통을 가진 환자의 경우, 잘못된 자세조절을 가진다는 사실을 보였다(Byl and Sinnot 1991; Luoto et al. 1998; Radebold et al. 2001). 이러한 연구는 요통 환자들에 있어서 감각운동의 기능이상이 있을 수 있음을 암시한다. Byl과 Sinnot(1991)은 만성적인 요통을 가진 환자의 경우, 눈을 감게 되면 일반적인 발목 전략(ankle strategy)보다 엉덩관절 전략(hip strategy)을 이용하게 된다는 사실을 발견했다(Luoto et al. 1998; Radebold et al. 2000; Wilder et al. 1996; Hodges 1996, 1997; Bullock-Saxton, Janda, and Bullock 1993; Hungerford, Gilleard, and Hodges 2003; Richardson and Hodges 1996). 이러한 환자들은 체간과 골반 근육들의 움직임에 있어서 지연되거나 변화된 반응시간을 갖는다. 눈을 떠 있을 때는 큰 차이가 없으나, 눈을 감게 된 경우에 허리뼈의 추간판절제술(discectomy)을 받은 환자의 경우, 그렇지 않은 환자보다 특별히 자세조절에 있어서 심각한 어려움을 나타내었다(Bouche et al. 2006). 저자들은 허리뼈의 추간판 절제술 후 통증을 경험하였던 환자들은 감각운동의 결손으로 인한 시각 보상작용을 경험했을 것이라고 가정하였다.

요통에서의 미소 뇌기능 장애(Minimal Brain Dysfunction in Low Back Pain)

특발성(idiopathic) 만성 요통을 가진 환자의 경우, 전신에 걸쳐 변형된 형태의 통증이 진행됨을 보인다(Giesecke et al. 2004; Giesbrecht and Battié 2005). 얀다(Janda)의 신경학적 패러다임 안에서는 만성요통을 가진 환자에서의 미소 뇌 기능장애에 대한 발견을 강조하였다(Janda 1978). 그는 신경근육학적 기능장애는 모든 기능 면에서 협응된 행동 수행에 어려움이 생기게 됨을 발견하였다. 그는 만성 요통을 가지고 있는 환자들의 80%에서 발견되는 미소 뇌 기능장애 증후군이 기능적인 병적현상으로써 시스템의 부적응과 함께, 중추신경기관 병변 이론을 뒷받침한다고 주장했다(Janda 1978). 따라서 요통의 사회심리학적인 접근을 주장하였다.

엉치엉덩관절 기능장애(Sacroiliac Dysfunction)

Vleeming과 동료들(1995)은 큰볼기근과 반대쪽 넓은등근(광배근, latissimus dorsi)이 엉치엉덩관절(천장관절, SI joint)을 안정화시키기 위한 수직력을 제공한다는 사실에 대해 주목했다. 자극을 받았을 때, 엉치엉덩관절은 허리네모근(요방형근, quardratus lumborum) 그리고 뭇갈래근(다열근, multifidus)를 활성화시킨다(Holm, Inhahl, and Solomonow 2001). 이런 이유로 엉치엉덩관절(SI joint)은 이동과 자세를 위해 허리골반 부위의 안정화를 제공한다고 볼 수 있다. 엉치엉덩관절(SI joint)에 부과되는 하중의 변화는 안정화하는 근육들의 활성을 달라지게 할 수 있다(Richardson et al. 2002). 가로배근(TrA)의 수축은 엉치엉덩관절의 안정성을 증가시킨다고 보인다. 뭇갈래근(다열근, multifidus)과 배속빗근들(내복사근, internal oblique muscles)의 전 활성화는 두 다리에서 한쪽 다리 옮기는 동작 중에 몸의 하중을 이동시킬 때 허리관절의 안정화를 위해서 필요한 엉치엉덩관절(SI joint)의 압축에 기여한다(Hungerford, Gilleard, and Hodges 2003).

그의 1964년 이론에서 얀다(Janda)(1964)는 엉치엉덩관절의 기능장애가 있는 환자들에 있어서 볼기근이 억제되고 있다는 사실을 보고 있고, 설사 아픔이 없다고 하더라도 엉치엉덩관절(SI joint)에 기능장애가 있는 환자라면 엉덩근(장골근, iliacus), 궁둥구멍근(이상근, piriformis) 그리고 허리네모근(요방형근, quadratus luborum)에 동시에 연축(spasm)이 발생할 수 있으며, 장애가 있는 큰볼기근의 기능의 억제가 있다. 또한 그들은 반대편에 있는 중간볼기근의 억제에 대해서도 설명했다. 엉치엉덩관절(SI joint)에 기능장애가 있는 환자들은 서 있는 동안 장애가 없는 방향으로의 골반의 이동 증가를 보일 수 있다.

얀다(Janda)는 궁둥구멍근의 연축이 엉치결절인대를 잡아당겨 엉치엉덩관절(SI joint)에 통증을 야기시킬 수 있다고 주장했다. 궁둥구멍근의 경련은 넙다리두갈래근(대퇴이두근, biceps femoris)의 긴갈래근이 엉치결절인대(천골결절인대, sacrotuberous ligament)에 닿아 있기 때문에 발생하는 뒤넙다리근(슬괵근, hamstring)의 긴장과 연관이 있다.

엉치엉덩관절(SI joint)에 통증이 있는 환자들은 다른 조절에 비교해 봤을 때, 다른 종류의 운동 조절 전략을 갖고 있다. Hungerford, Gilleard와 Hodges(2003)는 엉치엉덩관절(SI joint)에 통증이 있는 환자면서 한 다리 서기가 가능할 것이라고 추정되는 사람들에게서 배속빗근, 뭇갈래근 그리고 큰볼기근의 증상이 보이는 쪽에서 움직임이 특별히 느려지고, 반면에 넙다리두갈래근은 상당히 빠르게 활성화 되었다. 더군다나 근전도 활성의 시작도 통증이 있는 쪽과 없는 쪽에서 각각 다르다. 저자는 지연된 배속빗근과 뭇갈래근의 활성화가 앞먹임(feed-forward) 전략을 변화시킨다고 가정하였다. 그리하여 허리골반 영역에서 안정화 효과는 감소하게 된다. 게다가, 넙다리두갈래근의 활성화가 빠르게 시작하는 것에 대하여 엉덩관절의 폄을 위한 큰볼기근의 움직임이 지연되거나 뒤쪽 등허리근막과 엉치결절인대를 관통하여 엉치엉덩관절(SI joint)을 거쳐 닫혀져 있는 힘의 증가를 위해서 보상될 수 있다. Page와 Stewart(2000)는 엉치엉덩관절(SI joint)에 통증을 가진 환자들에게서 뒤넙다리근의 불균형을 발견하였으나, 앞쪽으로 회전된 부분에서는 뒤넙다리근의 약화는 없었다.

평가
Assessment

만성적인 요통은 전체적인 감각운동계에 영향을 미친다. 만성 요통을 가진 환자의 평가는 상지와 하지가 포함되어야 한다. 자세와 균형, 움직임 패턴과 근육의 길이, 근력 등의 신중한 분석은 도수평가와 마찬가지로 5장에서 8장까지 자세하게 다뤄지는 절차를 따라야 한다.

자세(Posture)

환자는 가능한 최대한으로 탈의를 하여서 임상의들은 머리부터 발끝까지 환자의 몸을 시각화할 수 있게 한다. 그래서 체계적인 자세 평가를 수행한다(5장 참고). 표 14.1은 허리의 기능장애가 있는 환자들을 관찰하는데 있어서 열쇠가 되는 정보를 제공해준다. 각 주요 관찰 부위들에서 가능한 징후를 알려주고, 기능장애의 근간에 대한 개괄을 잡을 수 있도록 돕는다. 하부 교차 증후군(LCS)을 가진 환자들은 보통 유형 1 또는 2의 자세를 보인다(4장 참고). 하부 교차 증후군(LCS) 유형 A 자세는(그림 4.3b) 전방으로 골반 경사가 좀 더 나타나며, 약간의 엉덩관절 굽힘(굴곡, flexion)과 함께 무릎 폄(신전, extension) 현상을 갖고, 척추의 움직임을 제한하게 되는 허리뼈의 과다앞굽음증(hyperlordorsis), 상부의 허리와 등허리 분절에서 나타나는 과도 척추뒤굽음증(hyperkyphosis)으로 특징지어 진다. 하부교차 증후군(LCS) 유형 B 자세는(그림 4.3c) 등허리 분절까지 이어지는 경미한 허리앞굽음증과, 함께 보상작용으로 가슴에서 일어나는 뒷굽음증으로 특징될 수 있다. 또한 머리는 내민 상태이여야 하며, COG는 뒤로 이동되어 있고 무릎은 전반슬(recurvatum)되어 있다.

표 14.1 허리뼈 기능장애에 대한 자세분석의 주요 관찰

자세를 보는 시점	주요 관찰 부위들	가능한 적응증
후방(posterior)	엉덩뼈능선의 불일치	다리 길이의 불일치 또는 SI 회전
	편평해진 볼기근들	동측 SI 관절 기능장애와 관련된 볼기근의 약화
	비대칭이면서 비대된 척추옆근육들	손상된 심부 척추안정화 근육들, 특히 배근들
	골반의 가쪽 이동.	같은쪽 골반에 위치한 약화된 중간볼기근 앞으로 이동
외측(lateral)	증가된 척추 전만	긴장된 엉덩 굽힘근 또는 볼기근의 약화
	위팔어깨관절의 안쪽면의 회전된 위치	큰가슴근의 긴장 또는 중간가슴근 그리고 아래쪽 어깨뼈 안정화 근육의 약화
	턱과 목의 각	표면에 있는 목 굽힘근들의 비대; 심부 목 굽힘근들의 약화 또는 억제
전방(anterior)	SCM의 비대	SCM 긴장과 보조 호흡
	심부 복부 주름들	배근육들의 협응 손상
	아래 갈비우리(흉곽) 각의 벌어짐	손상된 호흡과 깊은 척추 안정화 시스템

균형(Balance)

앞서 언급한 것처럼, 만성 요통을 가진 환자에게서 자세 안정성은 좋지 못하다. 임상가들은 한 발로 서서 균형잡기의 반응시간(timed respose)을 검사해야만 하는데 발목과 엉덩관절 그리고 발디딤 전략과 같이 자세의 안정성을 유지시키기 위해 사용되는 보상전략을 평가해야 한다. 한 다리로 서서 균형잡기 동작으로 통증이 있는 만성적인 요통 환자와 통증이 없는 환자를 구별해 낼 수 있으며(Luoto et al. 1998), 또한 부상의 위험을 사전에 방지하기 위해 사용될 수도 있다(Tropp, Ekstrand, and Gillquist 1984b; Tropp and Odenrick 1988).

보행(Gait)

근육계의 전체적인 움직임, 적당한 균형과 타이밍은 부드럽고 효율적인 보행을 위해서 긴밀하게 필요하다. 운동사슬에서의 어느 부분에서라도, 어떤 형태의 불균형이나 전체적인 움직임과 협응에서의 손상이 걸음마다 일어날 수 있으며 그것은 잘못된 형태의 운동사슬이나 비효율적인 에너지 소비현상으로 나타난다. 예컨대, 보행 평가는 감각운동계 동적 기능의 전반적인 모습을 이해할 수 있게 한다. 시상면, 관상면, 그리고 가로면으로 체간과 골반부위에 주의를 주도록 한다. 다음은 만성 요통을 지닌 환자들에게서 가장 흔하게 관찰되는 보행 결함들이다:

- 보행의 최종 걸음 단계에서 부적절한 엉덩관절의 과다폄(hyperextension)이 명백히 보이게 된다. 이 엉덩관절의 과다폄은 볼기근(둔근, gluteal muscle)의 약화와 작용이 저해되고 있음을 의미하며 이것은 곧 허리 분절이 과도하게 지나친 힘을 받고 있음을 나타낸다.
- 서 있는 자세에서 가쪽 골반 이동이 증가되었을 때, 반대 가쪽의 골반은 떨어지게 되거나 과도한 골반의 회전이 나타난다. 이런 현상은 가쪽 골반과 체간의 안정성 그리고 조절이 부적절하게

일어나고 있음을 말해준다. 가쪽 골반 버팀대를 주요하게 지지해주는 근육들에는 볼기근과 복근들이 있다. 볼기근, 특히 중간볼기근의 작용은 보행 주기 중 초기걸음 단계 동안 일어나는 넙다리(대퇴, femoral) 안쪽회전을 조절하기 위한 모음(내전) 동작에 대응하기 위해 필요하다. 과도한 엉덩관절의 모음은 중간볼기근의 약화로 인한 결과로 보여진다(Reischl et al. 1999).

움직임 패턴(Movement Patterns)

기능적 병리학에서, 보행의 양상을 파악하는 것은 근력을 테스트하는 것보다 훨씬 중요하다. 임상의들은 협동근(synergists)들의 협응(coordination)을 측정하기 위해서 보행패턴과 관계하여 그 양상, 순서 그리고 근육의 활성도에 주의를 기울여야만 한다. 보행패턴 양상과 그 조절은 반드시 이루어 져야 한다. 왜냐하면 적절하지 못한 패턴은 척추와 다른 관절 구조물들에 영구적으로 해로운 스트레스를 야기시킬 수 있기 때문이다. 요통을 지닌 환자를 위한 세 가지 움직임 패턴은 엉덩관절 폄(79쪽), 엉덩관절 벌림(80쪽) 그리고 몸통 컬업(curl-up)(82쪽)을 통해 검사해 볼 수 있다. 임상의들은 또한 가능할 것 같다면, 6장에서 다루고 있는 다른 종류의 보행패턴 검사를 수행해 볼 수 있다.

엉덩관절 폄 검사 양성 결과를 통해서는 보통 몸통의 불안정성과 큰볼기근의 약화를 알아보게 된다. 활동 동원이 지연되이 일이닌다거나 큰볼기근의 활성화가 약화되면, 보상작용으로써 허리뼈에서의 과도한 스트레스와 동시에 등허리(흉요추, thoracolumbar), 척추세움근에서는 지나친 긴장이 유도된다. Lewis와 Sahrmann(2005)의 연구에서 전방 엉덩관절에 통증을 지닌 환자들이 큰볼기근의 움직임을 시작하는데 지체하게 한다고 하였다. 다른 연구들(Hungerford, Gilleard, and Hodges 2003; Voigt, Pfeifer, and Banzer 2003; Hodges and Richardson 1996, 1998, 1999; McGill, Hughson, and Parks 2000, 2002; Radebold et al. 2001)은 사지에 움직임이 있는 동안 골반을 조절을 위한 체간을 안정화할 때 앞먹임기전(feed-forward mechanism)의 중요성을 연구하였다(엉덩관절을 펴기 전 단계에서 복근과 척추세움근의 활성화).

엉덩관절 벌림 검사 양성 결과는 가쪽 골반을 지지하는 양상에 있어서 유용한 정보와 보행 중 관상면에서 일어나는 골반의 안정화에 관한 간접적인 정보를 제공해준다. 활동 동원의 지연과 중간볼기근 활성화 약화는 종종 넙다리근막긴장근-엉덩정강근막띠(TFL-IT band)와 허리네모근의 긴장과 관련되어 있으며 복부벽에 의해서 불충분한 척추안정화가 동반된다.

몸통 컬업(crul-up) 검사 양성결과는 약화된 복근보다 엉덩관절 굽힘근이 강한 활동을 한다는 것을 알게 해준다. 몸통 컬업(curl- up)이 적당한 복근의 수축과 함께 일어날 때는 상체의 후만(뒤굽음, kyphosis)과 굽힘이 관찰될 수 있다. 그러나 엉덩관절 굽힘근들에 의해서 움직임이 주요하게 일어난다면, 상체는 적게 구부러지게 되고 골반의 전방 경사가 관찰될 수 있다.

신경근계(neuromuscular system)의 일반적인 검사는 호흡패턴의 평가를 반드시 포함해야 하는데, 특별히 그 전 치료들에 대한 반응이 없는 만성적인 근골격 통증 증후군을 지닌 환자의 경우 더욱 그렇다. 임상의들은 또한 환자가 앉아 있거나 등을 바닥에 대고 누워 있는 동안 반드시 숨쉬기 패턴을 관찰해야 한다(88쪽 참고). 호흡 패턴(respiratory pattern)은 환자 자세나 중력변화에 따른 흉곽(rib cage)과의 관계에 의해서 변할 수가 있다. 목빗근(SCM)과 목갈비근(사각근, scalenes)의 과활성화로 인한 보조호흡은 복근에 의한 흉곽(rib cage)의 안정화가 불충분하거나 약하게 이루어지고 있음을 나타냄과 동시에, 가로막(횡격막, diaphragm)의 활동이 억제되고 있음을 보인다. 이러한 환자들은 복벽(abdominal wall)과 횡격막에 걸쳐 통증유발점(TrP) 또는 압통점을 갖기도 한다.

근육길이와 근력(Muscle Length and Strength)

다음의 세심한 자세와 움직임 패턴의 평가는 임상의들이 어떤 근육이 긴장되어 있거나 약화되었음을 알아내고 싶을 때 시작할 수 있다. 이때, 근 긴장과 약화는 7장에서 설명된 손으로 하는 근 길이 검사와 근력검사로 인해서 세분화해서 측정될 수 있다. 임상의들은 얀다의 하부 교차 증후군(LCS)를 판단하거나, 확신하기 위해서 근긴장이나 근약화의 고유한 패턴을 찾아야만 한다.

도수 평가(Manual Assessment)

관절 가동성 검사와 연부조직의 촉진을 포함한 도수평가는 검사의 마지막 단계이다.
얀다는 허리의 기능장애를 찾아내는 도수평가의 몇 가지 결과들을 기술해 놓았다:

- 허리 분절 가시돌기, 특히 L4-L5 그리고 L5-S1의 통증과 압통은 이 분절들에 가해지는 과도한 스트레스 때문이다.
- 상위 허리와 하위 등 분절에서 통증을 동반하거나 동반하지 않는 가동성의 감소는 등허리 척추옆근육의 강한 활동과 과도한 활성화로 인한다.
- 부적절하거나 약화된 볼기근과 복부근육에 대한 지배력에 이차적인 엉덩관절 굽힘근, 허리네모근(요방형근, quadratus lumborum)과 등허리 척추옆근육에서 통증유발점과 과긴장성이 나타난다.

요통 증후군의 관리
Management of Low Back Pain Syndromes

요통 증후군은 몇 가지 치료 접근법들이 복합되었을 때 최선으로 치료될 수 있다. 다양한 비수술 요법적인 요통의 관리는 관절과 연부조직의 도수 수동 가동술(manual passive mobilization), 신경근육의 재활성화, 운동 처방, 감각운동 훈련(SMT), 자세 교정, 인체공학적 측면에서의 재교육과 움직임과 운동조절이 포함될 수 있다. 복합적인 재활 프로그램은 특정한 근육에 촛점을 두는 것보다 운동신경 패턴과 기능적 업무수행이 발전하고 있는가에 초점을 두어야 한다(Standaert and Herring 2007).

관리 전략은 반듯이 역동적이면서도 자연스럽게 진행되어야 한다. 즉, 환자 상태의 변화에 맞추어 유동적으로 변할 수 있어야 한다. 임상의들은 환자의 재활과 치료를 요리책 방법(cookbook mentality)을 따르듯 적용해서는 안 된다. 반드시 각각의 환자들의 필요 사항들에 맞추어서 세심하게 치료전략을 구성해야 한다. 환자를 교육시키는데 있어서 어떤 활동을 재개하는데 필요한 안정성과 체형의 가치에 관한 것들이 강조되어야 한다. 적절한 환자 교육은 환자가 가질 수 있을 두려움과 회피를 예방할 수 있고 통증관리를 위한 전략들을 뒷받침해준다.

호흡(Respiration)

잘못된 호흡 습관을 교정하기 위해서는 움직임 시스템에 적용되는 어떤 재활 프로그램이든지 성공을 위해서 필수적이다. 치료는 운동훈련을 통해 피질하 수준의 운동신경을 정상적으로 복구시키는 프로그램으로 방향이 맞춰져야 한다. 호흡 훈련이 효과적으로 수행되어지기 위해서는 새로운 운동 프로그램이 선택되어지기 전까지 다양한 조건들 아래서 반복적으로 연습되어야 한다. 자발적인 운동 트레이닝이 성공적으로 수행될 수 없는 환경에서는 Vojta와 Peters(1997) 그리고 Kolář(1999, 2007)가 언급했던 반사 치료(reflex therapy)가 생리적인 호흡을 포함하여 자세의 반작용을 활성화시키기 위해서 필요하다. Lewit(1999, 1980)는 호흡 패턴이 이상적이지 못하다면 그 어떤 동작이라도 정상화될 수 없다고 주장했다.

동적인 척추 안정화(Dynamic Spinal Stabilization)

호흡이 이루어지고 나서, 환자를 적절한 복부 조이기를 이용해 훈련시키는 것은 이것이 정적이든 동적이든 간에 어떤 척추 안정화 연습을 위해서라도 꼭 필요하다. 밀접하게 연결된 복벽 근육과 뒤 근막의 수축은 고리형태의 긴장(hoop stresses)을 만들어 내고 복강내압(intra-abdominal pressure, IAP)를 증가시켜 주변을 단단하게 해서 허리뼈에서 작용하는 안정화 힘에 기여하도록 한다. 환자들은 복부 조이기를 하고 있는 동안 후방 골반 경사나 허리의 굽음 없이 정상적으로 호흡 할 수 있도록 훈련되어야 한다. 환자가 바로 누운 상태에서 복부 조이기가 익숙해졌을 때 사지 움직임은 움직이는 동안 척추에 안정성을 달성하기 위해 동시수축하고, IAP를 유지하기 위해 중추신경계(CNS)에 정보를 전달한다. 운동을 통한 과제는 다양한 자세를 추가함으로써 진전을 보일 수 있는데; 상호교대적인 사지의 움직임, 저항, 불안정한 면 그리고 웅크리기, 올리기, 뻗기, 당기기, 밀기와 같은 동적인 기능 동작들이 있다; 그리고 마지막으로 환자들이 원하거나 필요한 기능적 활동들이 있다.

더욱 많은 연구가 동적인 안정화 운동들의 효과를 입증하기 위해 필요하다. 연구자과 임상의들 사이에서는 모든 것이 독립된 근육 활동(TrA와 뭇갈래근의 관점에서)인지 또는(지지의 관점에서) 모든 복부 근육에서 동시에 일어나는 수축 때문에 일어나는 것이 더 나은 견해인지에 대한 논란이 있다(Standaert and Herring 2007). 재활프로그램은 환자가 갖고 있는 주요 기능장애와 목표들에 맞춰져 있어야 한다. 어떤 경우라도 임상의들은 환자가 복부 지지를 확실히 유지하고 있는지, 척추에서 보상운동들을 하지 않고 있는지 각각의 동작들을 반드시 확인해야 한다. 이것은 감독하는 사람이 곁에 있지 않더라도 집안에서 운동프로그램을 수행하는 동안 올바르게 몸의 중심이 맞추어져 있는지, 자기 스스로 교정이 이루어지고 있는지를 체크하도록 환자에게 교육시키는 것들이 필수적이다.

감각운동 훈련(Sensorimotor Training)

감각운동 훈련(SMT)은 11장에서 묘사한 대로 피질하 수준에서의 운동 프로그램을 더욱 효율적으로 수행을 위한 구심성계의 자극을 위해 불안정하고 부정확한 표면을 이용하여 이루어질 수 있다. 그렇게 하는 것은 동적인 안정성, 자세 그리고 움직임 패턴들을 향상시키기 위함이다.

감각운동 훈련(SMT)은 최소 2주 안에 근육 반응 시간(Luoto et al. 1998)을 향상시키는 것으로 나타났다(Wilder et al. 1996). 얀다(Janda)(1992)는 감각운동 훈련을 이용한 목과 허리의 재활 프로그램의 결과를 보고했는데, 75%의 환자가 운동수행이 진전되었고, 91%의 통증 개선이 보였다는 사실 이상의 것이 없었다. 볼기근 근전도(EMG)의 눈에 띄는 향상은 균형신발(balance sandal)을 1주 동안 착용한 만성 요통 환자에게 있어서 나타났다(Bullock-Saxton, Janda, and Bullock 1993). 이때 닫힌 운동 사슬 안에서 기능적으로 사용되는 균형신발은 하체의 근활동을 증가시키는데 매우 효과적인 수단이다(Troy Blackburn, Hirth, and Guskiewicz 2003).

감각운동 훈련은 반드시 재활훈련 시작하는 과정 초기에 수행되어야 한다(11장 참고). 각 운동을 하는 동안 환자의 허리뼈와 목뼈가 중립자세를 반드시 유지하도록 특별한 주의가 요구된다. 운동 과제에는 환자가 팔을 올리거나 외부의 지지에 의지하지 않고 불안정한 상황 속에서도 편하게 중심을 잡도록 한다. 불안정한 동요는 피질하 레벨에서 자동적 자세반응들(automatic postural responses; APRs)을 촉진하게 하기 위한 다양한 방법들을 만들 수 있게 한다.

사례 연구
Case Study

S.M.은 46세의 컴퓨터 프로그래머이다. 그는 10년간 간헐적으로 찌르듯이 발생하는 요통 때문에 직장에 나가거나 여가로 축구나 농구를 하는 것에 지장을 받는 일이 종종 생겨왔다. 그가 최근에 휴게실 의자를 들었을 때 갑작스럽게 증상이 재발했다. 그는 날카롭고, 허리에서 찌르는 듯한 통증을 나타났으며, 왼쪽 엉덩이에 연관통(referred pain)을 느낄 수 있었다. 증상은 3~4일 정도 직장에 나가지 않고 집에서 쉬면서, 항염증 약을 복용했더니 완화되었다. 집에 돌아가기까지 그는 직장에서의 대부분을 컴퓨터 앞에 앉아서 보냈는데, 최근에 그는 연속적이면서도 깊은 곳에서부터 요동치는 통증(10에서 2-6 정도 범위)을 느껴왔으며, 이 통증은 허리 부위와 함께 왼쪽 엉덩이와도 연관되어 있었다. 증상은 30분 정도 앉아 있은 후에, 바닥에 떨어진 물건을 주우려고 몸을 굽힐 때, 바지를 입을 때나 양말을 신을 때, 차를 타고 내릴 때, 셔츠를 벗을 때, 스포츠 활동에 참가할 때 더욱 악화되었다. 반면에 증상은 약을 복용하거나 무릎 세우고 바로 누운 자세로 누워 있을 때 완화되었다.

허리뼈의 자기공명영상장치(MRI)는 디스크가 0.2인치(4mm) 정도 서로 건조되어 붙어 있고 바탕을 이루는 넓은 디스크는 이로 인해 팽창되어서 왼쪽 신경 구멍 아래 낮은부분을 침해하고 구멍의 좁아짐도 함께 나타나게 한다는 사실을 발견했다. 또한 부드럽고 중간정도 레벨의 관 협착이 후천적으로 나타나는 관절면의 비대와 함께 나타냈다. 그는 주의해야 할 가족력이나 과거 병력이 없었다. S.M.의 목적은 미래에 갑작스럽게 일어날 증상을 대비하고 그의 여과생활이었던 축구와 농구로 돌아갈 수 있게 되는 것이다.

검사와 평가(Examination and Assessment)

다음은 S.M.의 초기 평가에서 발견한 것들이다.

- 자세와 근육의 분석
  - 좁은 지지면과 앞쪽에 쏠려있는 중심에 대한 보상작용으로 등뼈가 뒤로 기울어짐
  - 왼쪽에 비해 오른쪽에 증가된 근육으로 T7에서 L2까지 등허리 척추옆근육의 비대칭적인 비대
  - 양측 볼기근에 동시에 위축이 있고 왼쪽 뒤넙다리근(슬괵근, hamstrings)의 비대
  - 오른쪽 아킬레스힘줄의 두꺼워짐: 이것에 대해 물었을 때 환자는 어린 시절부터 만성 발목 염좌가 반복되었다고 말했다.
  - 활동적인 체간 움직임
  - 근육의 지지에 따라 발생하는 제한적인 체간의 움직임
- 한 다리 서기
  - 오른쪽 보다 왼쪽에서 더 심하게 증가한 가쪽 골반 경사
- 신경학적 검사
  - 모두 음성
- 도수근육 검사(MMT)
  - 중간볼기근(중둔근, gluteus medius) 오른쪽 4/5, 왼쪽 -4/5
  - 큰 볼기근 4/5 양측으로

- 호흡 패턴
  - 흡기 시 감소된 가쪽 가슴우리(흉곽, rib case)
  - 호기 시 가슴우리(흉곽, rib case)의 꼬리쪽 이동
- 움직임 패턴 검사
  - 엎드린 상태에서 엉덩관절 폄(신전, extension)
    - 오른쪽: 큰볼기근(대둔근, gluteus maximus)의 지연되는 활성운동단위의 동원과 과도한 허리엉치 폄
    - 왼쪽: 과도한 허리엉치 폄과 뒤넙다리근의 우세 그리고 큰볼기근의 지연된 동원
  - 엉덩관절 벌림(외전, abduction)
    - 협동근인 중간볼기근을 넘어서 넙다리근막긴장근(TFL)의 지배를 나타내는 부가적인 엉덩관절 굽힘; 동시에 몸통 안정화근들의 부적절한 안정화를 나타내는 증가된 후방 골반 회전
  - 엎드려 무릎 굽힘
    - 증가된 허리 돌림과 폄과 이차적인 경직 그리고 두 관절에 걸친 엉덩관절 굽힘근 단축
- 근육길이 검사
  - 한 관절 엉덩굽힘근들: 정상 범위(WNL)
  - 두 관절 엉덩굽힘근들: 양쪽 경직되고, 다리도 바닥을 향해 수직으로 늘어져 있다(무릎 굽힘: 75°)
  - 뒤넙다리근: 오른쪽 55°, 왼쪽 50°로 수동적으로 하지직거상 검사(straight leg raise)
- 수동 관절 가동성(후방-전방 압력)
  - 오른쪽 L5-S1에 유동성 감소와 통증
  - 왼쪽 L4-L5 통증
  - L8-T9, T9-T10 중심 유동성 감소
- TrP 촉진
  - 왼쪽 허리네모근, 왼쪽 큰허리근, 양쪽 긴모음근과 두덩근, 왼쪽 뒤넙다리근

치료와 결과(Treatment and Outcome)

이런 소견들이 발견되는 환자에게 접근하는 전형적이고 전통적인 치료는 종종 근력과 근 길이의 재생성을 위한 도수 관절 또는 연부조직의 가동술이 동반될 수 있다. 호흡과 행동 패턴을 교정과 감각운동 훈련을 수행하면서 아주 적은 주의가 요구된다. 이런 사례에 있어서 초기의 치료단계는 환자의 교육과 적절한 호흡 패턴을 다시 찾아 주는 것에 촛점을 둔다. 복부의 브레이싱 기법(bracing techniques)으로 적절하게 지시되어야 하며 환자는 침대에서, 의자에서 자동차에서 일어나기, 침대에서 몸 말기, 구부리기 그리고 뻗기와 같은 다양하고 기능적인 동작들을 지지와 함께 연습해야만 한다. S.M.은 그가 복부 근육들을 사용할 때와 그렇지 않을 때 통증의 정도에 현저한 차이가 있다는 것을 알았다. 복부의 브레이싱은 그와 같은 증상들을 다스리며 조절하기 위한 강력한 도구이다. 그는 또한 자세를 자주 바꿔주며 일하기 위해 앉아 있을 때는 체간을 굽히거나 회전한 채로 계속해서 유지되는 것을 피해야 한다는 조언을 받았다. 그는 또한 그의 기저면(BOS)을 넓히고 그가 서 있을 때는 무게중심을 약간 발꿈치 쪽으로 옮겨서 그의 체중이 두 발에 골고루 분산되도록 한다. 이것은 과도한 척추옆근육의 활성화로부터 허리 분절에서 조직에 가해지는 스트레스를 감소하고 이것으로 인해 통증 수준이 낮아진다.

시작 단계(Initial Stage)

시작단계에서 치료와 운동은 다음과 같은 단계들을 포함한다:

- 보상작용으로 일어나는 골반 회전이나 허리 폄과 같은 동작들 없이 엎드려 있는 자세에서 능동적인 무릎 굽힘(이 운동은 또한 두 관절에 걸쳐 있는 엉덩관절 굽힘근들의 신장을 얻으려고 한다.)
- 수정된 토마스 검사 자세나 무릎을 반 굽힌 자세에서 엉덩관절 굽힘근들의 수동적인 스트레칭
- 바로 누워 있는 상태에서 엉덩관절이 90°까지 굴곡하여 부드러운 무릎을 펴서 뒤넙다리근(슬괵근, hamstrings)을 늘이는 것뿐만 아니라 신경 주변 구조들이 활주 증가
- 자연스럽게 발생하는 통증유발점 감소와 볼기근(둔근, gluteal muscle)의 근력과 동원능력이 향상될 수 있는 환경을 만들어 두 관절에 걸쳐 있는 엉덩관절 굽힘근)과 뒤넙다리근의 긴장도를 억제시키기 위한 등척성 이완요법(PIR)

세 번째 병원 방문 후에 S.M.의 증상들은 예전의 연속적인 통증에서 간헐적인 통증으로의 확연한 변화가 있었으며, 활동의 종류에 따라서 참여할 수도 있게 되었다. 왼쪽 엉덩이에 관해 언급된 증상들은 드물게 일어났었다. 그는 이제 한 시간 이상씩 앉아 있을 수 있게 되었다고 했으나, 예방 차원에서 매 30~40분마다 자세를 바꿔주어야 한다. 또한 그는 여전히 머리 위로 몸을 뻗거나 몸통을 구부리는 것과 여가 스포츠 생활을 위해서 필요한 동작들을 수행하는 데에 약간의 문제가 있다.

중간 단계(Intermediate Stage)

재활의 중간단계는 다음의 과정으로 구성된다:

- 허리네모근이나 모음근들을 위한 등척성 후 이완(PIR) 후에 중간볼기근의 촉진
- 적절한 자세에서 둔 볼기근(중간,큰볼기근) 강화 운동
- S.M.이 일상생활동작(ADL)을 하거나, 축구 또는 농구를 할 때 머리 위로 몸을 뻗는 동작을 대비하기 위한 바로 누운 상태에서 배 브레이싱(abdominal bracing)과 함께 양쪽 팔 들어 올림 동작
- 척추가 안정성을 유지하는 동안 독립적인 하지 움직임을 대비하기 위한 누워 있는 자세로 배 브레이싱 함께 한쪽 엉덩관절의 굽힘
- 시상면과 가로면에서 중립된 척추 자세를 취하기 위한 엉덩관절 경첩 운동 (즉, 허리 분절에서의 굽힘이나 회전보다는 엉덩관절의 움직임)
- 감각운동 훈련(SMT)

6번의 방문 후에 S.M.의 증상은 아주 많은 개선이 있었다. S.M.은 평소 보다 좀 더 오래 앉아 있는 경우를 제외하고는 거의 허리통증을 경험하지 않는다. 그는 트레드밀 위에서 걷는 것을 다시 시작할 수 있었고, 증상의 악화 없이 30분 정도 천천히 달릴 수 있었다. 그의 다음 목적은 여가 스포츠로 축구나 농구로 점차적으로 돌아갈 수 있게 되는 것이다.

마지막 단계(Final Stage)

재활의 마지막 단계는 환자가 이전에 활동 수준으로 돌아갈 수 있게 되는 것이다. 이 단계는 다음과 같은 것들로 구성된다:

- 탄력 저항, 무게 없는 운동, 고유수용감각 훈련 도구들, 플라이오메트릭 운동들을 이용한 한층 더 나아간 수준의 감각운동 훈련(SMT)
- 머리 위에서 공 던지기, 축구공 차기, 농구 슈팅하기와 농구공 드리블 같은 운동에서 허리가 편하게 할 수 있게 S.M.에게 적절한 운동 패턴 훈련을 고민하여 적용한다.
- 적절하고 인체공학적으로 이상적이고 자세균형의 중요성에 대한 지속적인 환자 교육

초기 평가에서부터 치료를 마치는데까지 S.M.에게 이루어진 전체적인 재활 과정은 3개월 이상에 걸쳐 12세션으로 이루어졌다. 재활 초기에는 통증의 조절과 환자의 교육에 초점을 맞추었다; 치료의 진행과정은 근 길이와 근 섬유 동원(recruitment)과 균형을 복구시키기 위해서, 마지막으로는 환자가 원하는 활동 목표에 도달하기 위한 특정한 운동 프로그램을 고안하기 위해서 치료가 진행되었다. 중추신경계(CNS)에서 이상적인 운동 프로그램을 하기 위한 적절한 운동 패턴들을 강조하여 향상되었다. 즉, 복합적인 재활 프로그램은 각 세분화된 근육들 보다는 전반적인 운동 패턴들과 기능적인 업무 수행능력을 증진시키는데 초점이 맞춰져야 한다.

얀다의 접근법 대 전통적인 접근법 (Janda' s Approach Versus the Traditional Approach)

전통적인 치료 접근법은 보통 다양한 모댈러티들, 예를 들어, 아이스(icing), 심부열 적용(applying heat), 테이핑(taping), 외부 보조기(external bracing), 관절 또는 연부조직 가동술 등을 이용하여 통증과 근골격계의 기능이상을 감소시키기 위해 시도한다.

얀다(Janda)의 접근법 또한 이러한 다양한 모댈러티를 포함할 뿐만 아니라, 특히 초기 단계에서 근육 불균형과 이것이 영구적인 기능이상을 만드는데 끼치는 역할에 대한 주의 깊은 분석이 포함된다. 근육계는 중추신경계(CNS)와 근골격계의 자극으로부터 영향을 받기 때문에 기능적인 교차로 위에 있다고 본다. 보통, 약해져 가는 경향이 있는 근육들은 긴장되는 경향이 있는 근육들과 관련이 있다. 약한 근육들을 강하게 하는 전통적인 접근법들은 운동을 하는 동안 점진적인 과부하를 주어서 근력과 파워, 근 비대와 근지구력을 증가시키는 것이다. 그러나 긴장되거나, 과도한 긴장성을 가진 근육들을 가지고 약한 근육들을 강화시키는 것은 비효율적일 수 있는데, 왜냐하면 긴장된 근육들은 낮고 예민한 역치 때문에 가장 먼저 동원되기 때문이다.

얀다(Janda)의 접근법 가설은 긴장되거나 과긴장도를 가지는 길항근 때문에 약한 근육들의 경우, 기능이 거의 억세된다(Sherrington 상호억제 법칙). S.W.이 밀하는 시나리오는 엉덩관절 굽힘근들의 과긴장도를 해소시키기 위한 등척성 후 이완요법(post isometric relaxation; PIR)은 자연적으로 볼기근 동원을 향상시킨다. 근육 긴장도(muscle tone)와 길이의 정상화는 특별한 근력강화, 감각운동 훈련(SMT), 동작 재교육과 지구력 훈련 전에 이미 선행되어야 한다.

요약
Summary

허리골반근육의 기능은 요통을 지닌 환자의 치료에서 중요한 역할을 한다. 허리골반근육 기능의 손상은 척추복합의 구조적인 문제를 일으킬 수 있고, 다른 손상의 가능성을 높이며, 회복을 지연되게 하고 통증을 만성화하게 한다. 요통의 관리는 체간의 안정화와 자세의 조절에 필요한 감각운동 기전(mechanisms)의 이해를 요구한다.

CHAPTER 15장

하지 통증 증후군

LOWER-EXTREMITY PAIN SYNDROMES

하지의 통증 증후군은 보통 근육의 불균형과 비대칭적인 힘의 결합과 같이 시간이 지남에 따라 지속되는 적응적인 병적 변화들과 관련이 있다. 이런 적응적인 변화들은 통증을 유발하거나 좋지 못한 보상작용과 같은 외상으로 인한 결과이다. 인간은 두발로 걷기 때문에 보상작용을 하거나 또는 힘의 전략적 재분배를 하기가 쉽지 않고; 특히 손상된 하지를 쉬면서 기능을 수행하는 것은 매우 제한된다. 이 장에서는 기능 해부학 등과 같은 하지의 국부적 고려사항을 논의하는 것으로 시작한다. 여기에 하지의 운동사슬반응의 간단한 검토가 나온다. 평가와 공통적인 병리학들이 설명되어 있다. 이 장의 끝 부분에는 사례 연구가 있다.

고려할 부위
Regional Considerations

하지는 보통 하나의 기능단위로 함께 작용하는 관절과 근육의 복합체이다. 보행과 균형이 하지의 중요한 기능이고, 하지는 또한 달리기와 들어 올리기와 같은 실용적 업무를 수행하는데 중요한 요소이다. 하지의 기능은 신체에 일반적으로 만성적인 근골격계 증후군과 연관이 되어, 사슬반응에 의해 아주 많이 영향을 받는다.

기능해부학(Functional Anatomy)

의심의 여지없이, 하지는 사람들의 보행과 기능에 있어서 매우 중요하다. 하지의 골격은 골반의 반쪽, 넙다리뼈, 정강이뼈, 종아리뼈 그리고 발뼈들, 그리고 하지 관절들은 엉덩관절, 무릎, 발목을 포함한다. 하지에 의해 수행하는 항중력 역할은 근골격계의 근육계, 생체역학, 고유수용성감각과 이동능력 등 여러 가지 기능이 요구된다.

- **근육 기능.** 깃털형근육과 깃털형 근섬유 배열을 포함한 중요한 원심성 기능이 있는 강력한 근육들은 긴 지렛대 원리와 함께 작은 각도의 관절가동범위(ROM)에서도 상당한 힘을 생성한다. 힘의 생성과 이동에 필요한 큰 부피의 항중력근들은 볼기근(둔근, gluteal muscles), 넙다리네갈래근(대퇴사두근, quadriceps), 모음근(내전근, adductors), 뒤넙다리근(슬괵근, hamstrings), 가자미근(넙치근, gastrocnemius)과 장딴지근(비복근, soleus) 등 크기에서 확실하게 볼 수 있다. 큰볼기근(대둔근, gluteus maximus), 오금근(슬와근, popliteus)과 긴종아리근육(비골근, peroneus longus)과 같은 빗살과 가로방향 배열 근육 모음들의 정상적인 기능을 수행하는 동안 효율적인 가로방향 움직임이 일어날 수 있도록 한다.
- **생체역학적인 기능.** 생체역학적으로 하지는 보행주기가 일어나는 동안 유연성과 견고성의 교환이 발생하여 빠른 지렛대 시스템의 변화가 요구된다. 더불어서, 하지는 안정된 허리골반 범위 안에서 그 분절을 조절하는 능력이 요구된다; 이것을 ***열린 사슬 기능***이라고 한다. 엉덩관절과 골반근육에 의한 질량의 이상적인 제어(때로는 ***반대 열린 사슬 기능***이라고도

함)로 안정적인 발의 안정된 체중을 지탱하는 삼각대에서 하지의 좀 더 원위부를 지지하기 위한 능력이 필요하다. 특히, 엎침(회내, pronation)과 뒤침(회외, supination)의 기능은 보행에서 매우 중요하다(Ker et al. 1987).

- **고유수용성 감각 기능.** 하지는 또한 고유수용감각, 기능에서 역할을 한다. 2장에서 언급되었듯이 발에서부터 올라오는 구심성 정보들은 자세와 보행을 조절하는데 중요하다(Freeman 1965). 사람에게서 두발이동 현상은 움직임이 일어날 때 그 상황에 따라 조절될 수 있는 피질하 수준의 프로그램과 반사 반응에 의해서 동작되는 생체역학적 과정이 정교하게 타이밍에 의해 구성되는 것으로 특징지어진다. 자갈밭이나 언덕이 많은 지형을 서서히 올라가는 것은 빨리 달려야 운동과는 반대로 앞먹임(feed-forward) 계획과 되먹임(feelback) 조절에서 각기 다른 전략들을 필요로 하며, 피드백과 후속조정을 하기에 시간이 거의 없다. 심지어 방해받지 않은 정상적인 보행이 일어나는 동안에도 시스템은 자동으로 조절되고 있다. 이로써 척수 CPGs(중추패턴발생기, Central Pattern Generators)와 통합된 척수상위경로들(supraspinal pathways)은 성인의 이동보행과 리듬 그리고 지속에 대한 책임을 맡고 있다고 여겨진다(Leonard 1998).
- **에너지 이동 기능.** 에너지를 저장하거나 방출하는 인대와 힘줄의 회로들은 하지의 원위부에서 근위부로 힘을 이동시키는 시스템을 만들어 낸다. 이 시스템은 몸통에서 상체까지 밀접하게 연결되어 있다(Dalstra 1997; Vleeming et al. 1995; Lee 1997; Cholewicki, Juluru, and McGill 1999). 골반 안정화근육, 복근의 중심안정화, 호흡계와 골반의 가로막(횡격막, diaphragm), 척수의 축과 근육구조물 그리고 근막들 모두 하지의 기능을 수행하는데 아주 중요하다. 하체에서 체간과 상체로의 에너지 이동은 하체에서 일어나는 사슬반응의 좋은 예이다.

운동 사슬 반응(Kinetic Chain Reactions)

인류가 적응한 직립 자세는 허리골반 부분의 퇴보와 과부하라는 결정적인 결과를 만들었다. 이것은 30대와 40대 후반의 환자들에서 허리골반 기능에 문제가 시작해도 결코 이상하지 않다고 할 수 있다. 이 부위는 많고 정교한 골반과 하지에 제공되는 두 개의 중요한 신경다발들이 집중되어 있다. 이 부위 근육들의 배열은 복잡하고 골격 축과 내장들을 지지해 주기 위해 근육들이 다양한 역할들을 하고 있으며 또한 하지와 몸통과 하지와 상지 사이에서 힘의 이동을 위한 교차로로서 활동한다.

하지는 개별적인 관절들 하나하나 또는 분절 하나씩 보다는 전체적으로 하지를 통해 일어나는 사슬 반응 복합체이기 때문에 전체적으로 고려되어야 한다. 이런 복합적인 움직임들은 보행 중에 더욱 명확하다. 보행의 세부적인 사항들은 이 단원을 넘어서는 범위에 있다. 다만, 이에 대한 간단한 검토는 보행이 일어나는 동안 복합적인 사슬 반응이 어떻게 일어나는지 보여줄 것이다.

보행은 흔듦기(유각기, swing)와 디딤기(입각기, stance) 단계가 교대주기로 구성되어 있다. 전체 보행주기는 대략 1초에 유각기는 38% 이고, 입각기는 62% 이다(그림 15.1 참고; Root, Orion and Weed 1997). 엎침(회내, pronation)과 뒤침(회외, supination)은 정지 단계 동안 관절운동학적이고 운동학적인 움직임을 통한 두 가지 주요한 양상이다. 입각기(stance phase)는 뒤꿈치닿기(heel strike)때에 다리와 바닥 사이에 일어나는 마찰의 관성을 통한 발꿈치뼈(종골, calcaneal)의 외전(eversion)과 연속적인 목말뼈(거골, talar)의 움직임이 일어날 때의 사슬반응에 의해서 시작된다. 유각기(swing phase)는 진정한 열린 사슬이며, 지면반발력(ground reaction forces)을 변환시켜 앞으로 가는 힘을 만드는 것이 목적이다. 이 힘은 반대편에서 정지해 있는

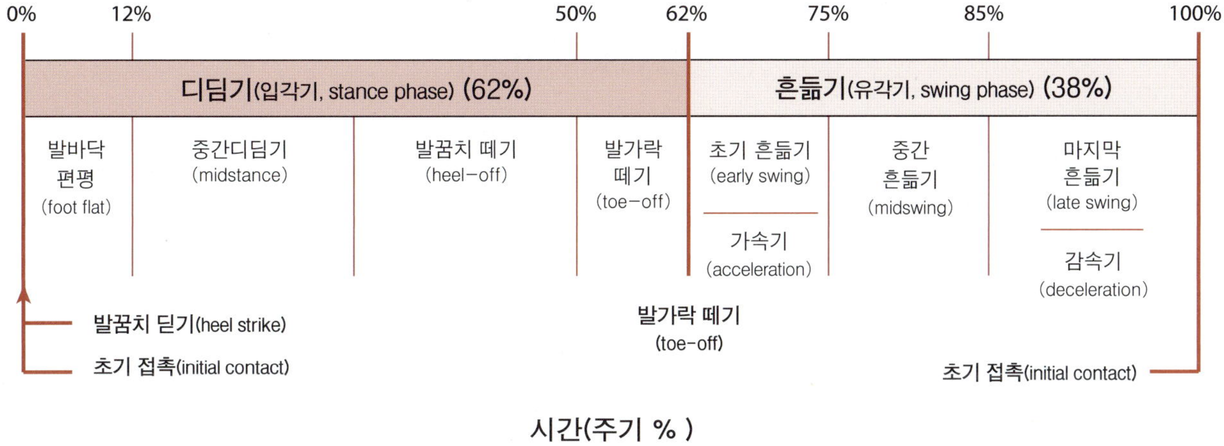

그림 15.1 보행주기의 단계.

Adapted, by permission, from P. Houglum, 2005, *Therapeutic exercise for musculoskeletal injuries,* 2nd ed. (Champaign, Il: Human Kinetics), 358.

다리의 뒤침(회외, supination)을 도와주고, 정확한 착지, 입각기를 위한 유각기 다리의 준비과정이다. 보행의 유각기는 지면반응으로부터 자유롭기 때문에 근육의 활동에 의해서만 영향을 받고, 입각기에서는 발에서 일어나는 엎침과 뒤침의 가볍고 변화가 가능한 형태되고 목말뼈(talar)의 관련성은 적다.

발의 엎침(회내, pronation)은 에너지 저장과, 충격흡수, 지역적응과 균형 유지를 가능하게 한다. 뒷침(회외, supination)은 반면에 좀 더 활동적인데 유각기 다리의 동심성 근육 활동을 요구하고 유각기의 다리의 힘은 발부위 뼈에 대한 안정성과 추진을 위한 전반적인 동심성 근육 활동의 관절 운동학 메커니즘과 결합되어 있다. 엎침(회내, pronation)과 뒤침(회외, supination)의 정도나 관련된 근육 변화의 강도, 뼈의 조직화된 배열 등에 대한 타이밍이 비효율적이 되면, 요구에 대한 안정성의 성취는 불가능하게 된다. 예를 들어, 엉덩관절의 약화는 넙다리뼈(대퇴골, femur)의 바깥 회전을 불가능하게 할 것이다. 이것은 발의 이상적인 재뒤침(resupination)을 수행하기 어렵게 할 수 있다. 따라서 무릎 안정성을 위해서 필요한 나사회전회귀기전(screw-home mechanism, 넙다리뼈에서 정강뼈 평편의 폄과 바깥 회전에 짝지어진 관절운동학적 관계)이 보완작용을 하게 되고 무릎-넙다리뼈 통증이 발생할 수 있다(Ireland et al. 2003).

3장에서 언급했듯이 몇 가지 필수적으로 연계된 동작들을 하지의 닫힌 운동사슬 반응에서 볼 수 있다. 이러한 반응들은 몸의 원위부에서 근위부로 또는 근위부에서 원위부로 일어날 수 있으며 필수적인 동작들이 포함된다. (1) 엎침(회내, pronation)은 정강뼈의 내측 회전을 이끌고 무릎의 외반(valgus)과 굽힘을 일으키고 엉덩관절의 안쪽돌림(내회전, internal rotation)을 일으킨다. 그리고 (2) 뒤침(회외, supination)은 정강뼈의 바깥돌림(외회전, external rotation)을 이끌고 무릎의 내번(varus)과 폄을 일으키고 엉덩관절의 바깥돌림을 일으킨다. 이러한 움직임들은 필연적으로 따라 일어나게 되므로, 움직임에 있어서 한 분절에서의 어떤 문제는 반드시 다른 분절들과 보상작용으로 연계되어 있다. 이러한 보상작용이 없다면 그 문제는 필요한 움직임들을 막을지 모른다. 예를 들어, 보행 중 발바닥 닿기 단계(foot-flat phase)에서 증가된 엎침 동작은 넙다리뼈의 안쪽돌림을 촉진한다. 반면에 밀어내기(push-off) 전 무릎의 최종 폄 동작은 나사회전회귀기전을 완성시키기 위한 바깥돌림을 필요로 한다.

평가
Assessment

얀다(Janda)의 원리에 대한 검토는 재활의학 분야에서 그에게 많은 명성을 가져다주었던 대단한 통찰력과 예견과정을 강조한다. 하지 근골격계 병리에 대한 평가와 치료는 이 책의 II 부와 III 부에서 설명된 과정들을 따른다. 앞에서 언급했던 것처럼 하지전체는 반드시 통증 위치나 진단에 관계없이 평가가 이루어져야 한다. 5장과 8장에서는 근골격계 평가의 특정한 진행에 대해 구체화한다.

- **자세와 정렬.** 평가는 자세와 정렬에 대한 평가로 시작하며, 하지뿐만 아니라 몸 전체에서 이루어져야 한다. 사지와 다리에서 관찰되는 구조적인 변형은 생애를 통틀어 수용할 수 없는 보상패턴을 발생할 수 있다. 예를 들어, 전족과 후족 내번(varus), 외반(valgus) 변형, 몰톤 발(Morton's foot), 뒤로 휜 무릎(전반슬, genu recurvatum) 또는 무릎 외반은 발이 엎침이나 뒤침을 만들어 낼 수 있다. 다리 자세에서 이러한 변화는 자세 안정성에 영향을 미칠 수 있으며(Cote et al. 2005),시간이 오랫동안 지속될 때 자세적인 피로를 증가시킬 수 있고(Rothbart 2002), 결국 이런 것들이 반복적으로 근긴장(strain)을 발생시킬 수 있거나 외부에서 비롯되는 외상의 위험을 증가로 이어진다.
- **균형과 보행.** 다음으로 균형과 보행은 평가된다. 임상의들은 동작의 효율성과 다리의 지지 조절(발) 또는 매달려 부착된(골반과 엉덩관절) 구조물들을 평가한다. 한 다리 서기 자세는 쉬운 형태의 측정방법이다. 이 측정을 적용할 때 임상의들은 환자가 눈을 뜨고 감았을 때 각각의 균형유지의 지속시간과 질(quality)에 대해 주의를 기울어야 한다(Janda and VáVrová 1996); 기간과 나이에 대한 정상인의 데이터를 이용할 수 있다(Bohannon et al. 1984); 5장 참고. 비디오를 통한 보행분석 방법은 발허리발가락관절(중족지, metatarsal phalangeal; MTP)과 발목에서 일어나는 굴림(rocker) 기전의 활용과 기능이상을 평가하는데 매우 유용하다. 보행 또는 달리는 중에 과도한 엎침은 전방십자인대(ACL) 부상, 발바닥근막염(plantar fasciitis), 안쪽정강이증후군(medial tibial stress syndrome)과 피로골절 등을 포함하는 다양한 상태와 관련되어 있다(Beckett et al. 1992; Delacerda 1980; Giladi et al. 1985; Smith et al. 1997; Viitasalo and Kvist 1983). 정적인 해부학적 발 정렬에서 측정될 수 있는 목말밑(거골하, subtalar) 엎침은 점프 후에 착지할 때의 부하무게 비율이나 충격이 발생할 때와 발뒤꿈치에서 발가락 활동의 배열이 반전되는 동안의 효과가 문제시 되어왔다(Hargrave et al. 2003). 사실, 충격 흡수의 신경근육학적 요소는 평가를 위해 측정된 생체역학적 요소보다는 더 중요할지도 모른다. 근육에 의한 내재적 관절의 안정성과 중추신경계(CNS)의 조절에 의한 운동사슬에서 힘의 분배와 인대와 힘줄의 장력 특성은 동적인 운동 도중 일어나는 엎침과 뒤침은 다른 관절의 각도보다 더 중요한 역할을 한다.
- **움직임 패턴.** 하지의 기능 이상을 위해 수행되는 가장 흔한 움직임 패턴 검사는 엎드려서 다리 들기와 옆으로 누워서 엉덩관절 벌리기이다(6장 참고). 하지의 부상에서 동반된 위상성 근육들의 억제 경향에도 불구하고(Bullock-Saxton et al. 1994), 어떤 근육이 어느 정도 억제가 나타나는지 대한 확실 규칙은 없다; 발목이 삐었다고 해서 자동적으로 큰볼기근이 억제로 이어지는 것은 아니다. Lehman(2006)은 큰볼기근의 활성에 있어서 어떤 지연도 보이지 않는 (급성) 발목 염좌를 가진 달리기 선수의 한 사례를 통해, 엎드린 자세에서 다리 펴기(prone leg extension) 평가 대한 타당성에 의문을 제시했다. 엎드린 자세에서 다리 펴기는 발목의 염좌와 같은 급성 또는 아급성 구조적 병변보다 기능적으로 만성된 감각운동신경 기능장애가 더욱 영향 받기 쉽다. 그러므로, Lehman의 발견은 놀라운 일이 아니라고 할 수 있다.

- **근육 길이와 근력 검사.** 전체 관절가동범위(ROM)와 양쪽 비교는 근육 불균형과 긴장되거나 억제된 부위를 나타낼 수 있다. 도수근력검사(MMT)는 근육의 약화를 정량화 하는데 사용될 수 있다. 비대칭적인 스트레스 요인은 생체역학적인 과부하와 손상을 감소하기 위하여 제거되어야만 한다. 임상의들은 후에 근육의 불균형에 기초한 통증의 생체역학적인 원인들은 결정하기 시작했다. 이때, 근육은 압통점이나 통증유발점을 통해 촉진될 수 있다; 따라서 이러한 지점에 가능한 패턴과 사슬(chain)이 설정된다.
- **신경학적 선별검사.** 척추 병변이나 기능적인 불안정성으로부터 발생했을 때 하지의 신경계 손상을 제외시키는 것이 중요하다. 허리엉치 신경총(lumbosacral plexus)과 특히 엉치신경(sciatic nerve)에서 시작되는 신경의 포획(entrapment) 현상은 하지에서 통증과 기능이상을 발생시킬 수 있다. 이러한 허리 병리에 대한 임상적 표현으로 현저한 뒤넙다리근 염좌, 아킬레스힘줄염, 큰돌기점액낭염, 무릎 통증, 모음근 통증, 발바닥근막염과 발허리통증(metatarsalgia) 등 다양한 증상들이 있다.
- **기능적인 움직임 패턴들.** 기능적인 움직임 분석은 일반적으로 하지의 통증에서 도움이 된다. 기능적인 움직임에는 스쿼트, 계단 오르기, 계단내리기, 런지(lunging), 한 다리로 서서 회전하기 등이 포함된다.

임상적으로 종종 간과되는 점은 하지의 과부하에서의 비틀림 편차이다. 횡단면에서 이러한 변화는 엉덩관절과 정강뼈의 비틀림의 증가되거나 감소되는 정도에 결정된다. 그 결과는 엉덩관절과 무릎에서, 무릎과 발에서 또는 엉덩관절과 무릎이나 발 사이에서 근육계의 부하가 증가될 때 일어나는 부정렬이다. 근골격계가 시상면의 결함(척추앞굽음이 증가하거나 감소와 같은)을 견뎌내는 것처럼 쉽게 가로면과 관상면의 결함(골반 경사 또는 회전된 골반 같은)을 견뎌낼 수 없다는 것이 가설인데 그 이유는 회전하는 움직임들에서 일어나는 비대칭적인 부하에 대한 영향들이 이런 형태의 결함에서 좀 더 현저하게 나타나기 때문이다.

중재(Intervention)

평가를 완료하고 나면, 임상의들은 발견한 사실들을 요약 정리 하고, 9장에서 11장에 걸쳐 설명되고 있는 원리들에 근거한 관리계획들에 우선 순위를 매긴다. 우선, 무엇보다 조직의 회복과 치료를 위해서 필요하다면, 먼저 환자들의 활동을 제한한다. 부분적인 모댈러티들은 통증과 염증을 감소시키기 위해 사용된다. 치료는 얀다(Janda)의 3가지 재활단계를 따른다. (1) 정상화(normalization), (2) 근육 균형의 재복구(restoration), (3) 감각운동 훈련과 숙련을 요하는 움직임 훈련.

1. 정상화: 첫째로 말초의 고유수용성감각계에서 중추신경계(CNS)로 들어가는 정보들이 정상화된다. 연부조직의 가동성을 향상시키기 위한 가동술을 포함한 도수치료는 엉덩관절부터 발허리(중족골, metatarsals)까지 하지를 통틀어서 관절과 조직에 적용된다. 보조기와 깔창쐐기(wedges)와 지지대 같은 외부 기기들은 정상적인 최적의 고유수용성 감각들을 받아들이기 위한, 생체역학적인 자세를 재구축하는데 도움이 될 수 있다. 여러 가지의 모댈러티(modality)를 비탄력(rigid) 테이핑이나 키네지오 테이핑을 이용한 두발과, 다리, 엉덩관절과 허벅지의 테이핑과 함께 선택하여 사용하는 것은 연부조직 부하를 줄이거나 통증을 경감시키는데 도움을 줄 수 있다.

2. 근육 균형의 재복구: 근육 균형이 회복될 때는 근 긴장도가 가장 중요하게 고려되어야 한다. 임상의들은 과긴장되었거나 경련을 보이는 근육 긴장을 정상화시켜서 억제되어 있는 근육들을

촉진시키도록 노력해야 한다. 10장에서 설명된 테크닉들은 비정상적인 톤을 정상화시키고 내재근과 외재근에서 통증유발점과 압통점(tender points)을 제거하기 위해 사용된다. 등척성 운동과 최대하 원심성 운동(Umphred 2001)이 함께 일어나는 이는 곳-닿는 곳 자극은 억제되어 있는 골반과 하지의 근육들을 촉진시키고 더 많은 하중과 복합적인 운동들 위한 준비를 할 수 있게 한다. 앞서 언급한 것처럼 불균형 패턴들은 부상의 만성화 정도에 따라 얀다에 의해 설명된 전통적인 패턴들을 따를 수도 따르지 않을 수도 있다. 예로, 임상의들은 가쪽넓은근(vastus lateralis)이 제한되고(보통 쉽게 제한되는 안쪽넓은빗근보다도) 도수근력평가(MMT)가 실패하는 것을 발견할 수 있다.

3. 감각운동 훈련(SMT)과 숙련된 동작 훈련: 뒤넙다리근에서 넙다리네갈래근의 근력 비율을 향상시키기 위해서 감각운동훈련의 사용이 이루어져 왔다(Heitkamp et al. 2001). 체중을 지지하는 넙다리근 조절은 변화된 관절가동범위(ROM) 결과에 기초해서 재훈련이 된다. 임상의는 원위부-근위부 또는 근위부-원위부 방향 조절을 강조를 하면서 근력 조절과 협응 반응을 향상시키기 위해 SMT에 대한 필요성을 결정해야 한다. 다음으로 평가단계에서 주목한 기능이상 움직임들에 특별한 주의를 기울이면서, 보행, 런지, 도약하기 그리고 비틀기 등과 같은 하지에 대한 움직임 공동작용으로 치료 진행을 한다. 다음 단계는 위에서 바닥까지 또는 바닥에서 위까지의 안정성 조절과 움직임 조절을 재훈련시키는 것이다. 운동을 선택할 때에 위상성-긴장성 균형을 유지하는 동안에 미세한 진행(microprogressions)을 통해서 천천히 지구력과 운동계의 부하를 증가시키는 것이 목표이다. 이것은 중앙에서 패턴을 확립하고 숙련된 움직임에 지구력을 향상시키기 위한 기본 동작의 반복적인 질적 훈련으로 진행된다. 점차적으로 환자들은 미세한 진행으로 이루어진 복귀 프로그램들에 따라서 정상적인 활동으로 회복된다.

하지에서의 근육 균형과 불균형 (Muscle Balance and Imbalance in the Lower Extremity)

4장에서 언급한 것처럼, 근력의 불균형은 가끔은 스포츠에서와 같은 기능적인 활동에서 필요로 한다. 예를 들어, 각 다른 위치에서 경기에 임하는 축구 선수들은 각 다른 뒤넙다리근과 넙다리네갈래근들의 근력 비율을 가지고 있다(Oberg et al. 1984). 달리기 선수들은 달리지 않는 선수들에 비하여 좀 더 긴장된 팽팽한 뒤근육과 가자미근을 지니며(Wang et al. 1993), 실내 달리기 선수들은 훈련 후에 안쪽 번짐근에서 가쪽 번짐근으로 근력 불균형을 가지게 된다(Beukeboom et al. 2000). 이러한 기능 근육 불균형이 통증이나 병리학과 연관되지 않지만, 그들은 부상을 초래할 수 있다.

나이가 있는 성인들에 있어서, 보행하는 동안 엉덩관절 폄에서 관절가동범위(ROM)의 감소는 낙상의 위험 증가되는 것과 관계가 있다(큰볼기근 약화나 엉덩관절 굽힘근육 긴장 때문에 가능). 게다가 연세가 있으신 분들은 엉덩관절 벌림근(외전근, abductor)과 모음근(내전근, adductor)에서의 뚜렷한 약화를 가지고 있기에, 가쪽 불안정과 낙상을 일으킬 수도 있다(Johnson et al. 2002).

몇몇 연구가들은 스포츠에서 부상에서 근육 불균형의 역할을 언급해왔다. Knapik과 동료들(1991)은 육상선수들에게 있어서 무릎 굽힘근의 근력과 엉덩관절 폄근의 유연성 불균형이, 왼쪽과 오른쪽 사이에서 약 15% 이상으로 더 큰 부상의 위험성을 보고했다. 엉덩관절 폄근의 약화를 보이는 여자선수들이 하지 부상이 일어나기 쉽다(Nadler et al. 2000); 유사하게 엉덩관절 벌림근과 바깥돌림에 약화를 보이는 여성 육상선수들 전방 무릎통증이 나타나는 경향이 있다(Cichanowski et al. 2007). 또한 엉덩관절의 바깥돌림과 벌림근의 약화는 운동선수들의 하지 부상과 관계가 있다(Leetun et al. 2004). 유연성에 불균형을 갖는 축구선수들은 근골격계 부상의 높은 발생률을 갖는다(Ekstrand and Gillquist 1982, 1983; Witvrouw et al. 2003).

흔한 병리들
Common Pathologies

만성 요통 환자에서처럼 흔한 것은 아니지만, 얀다(Janda)의 LCS는 하지의 병리에서 때때로 나타난다. 그럼에도 불구하고, 근육 불균형과 변형된 기능들이 하지에서 일반적으로 발견되는 근골격계의 병리에서 중요한 역할을 한다고 임상적인 근거들을 제안한다.

이러한 불균형들은 사지들 사이에서 근력의 비대칭, 팔다리 안에서 주동근과-길항근의 근력 비대칭 또는 변형된 발화(firing)패턴들을 반영할 수 있다(Knapik et al. 1991; Nadler et al. 2000; Tyler et al. 2001; Lewis and Sarhmann 2005). 하지의 병리를 설명할 때, 제한된 움직임과 감소된 근력 사이의 밀접한 관계들은 지나치게 강조되어서는 안 된다(Ireland et al. 2003). 하지의 병리에서 일어나는 큰볼기근(대둔근, gluteus maximus)의 약화에 대한 얀다(Janda)의 발견을 지지하는 Nadler와 동료들(2000)은 하지에 부상을 가진 여성 운동선수들과 그렇지 않은 여성 운동선수들 사이에서, 최대한의 엉덩근(둔근, gluteal muscle)을 펼 때 최대근력이 좌우 대칭으로 뚜렷한 차이점을 발견했다. 직접적으로 관련이 있는 외상보다 피로, 자세적 스트레스들, 다리 길이의 불일치, 영양학적 결핍과 근육 협착과도 같은 것들이 나쁜 결과를 낳은 요인으로 포함될 수 있다(Travell and Simons 1992; Brunet et al. 1990; Friberg 1983; Gofton and Trueman 1971; Morscher 1977).

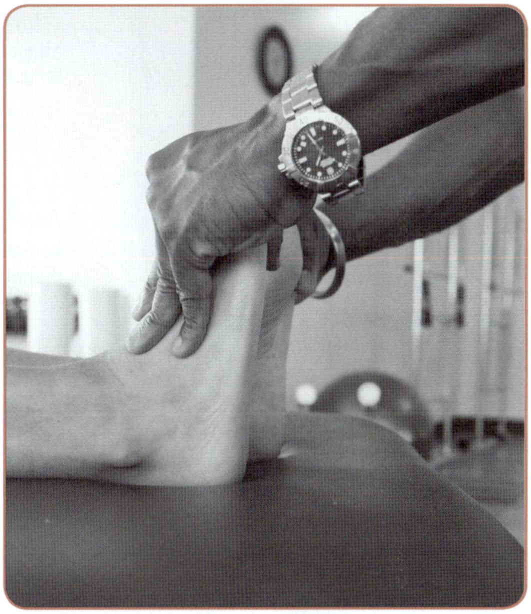

그림 15.2 다리-길이 차이(leg-length discrepancy) 평가.

얀다는 다리길이의 불일치를 가진 환자들이 더 긴 쪽으로 치우쳐서 이동되는 경향이 있음을 언급했다. 그는 또한, 다리 길이 불일치의 현저함(그림 15.2)은 개인들 사이에서 다양하게 나타나고 감각 운동계를 통해 일어나는 보상기전의 개인적인 선택에 의존한다고 제안했다. 무엇이 병리학적인 다리 길이 불일치에 영향을 미치느냐에 대한 임의의 정의들은 임상적으로 도움이 되지 않는다.

엉덩관절과 허벅지 통증(Hip and Thigh Pain)

엉덩이, 허벅지 그리고 샅굴(서혜부, groin) 부위에서부터 일어나는 증상들에 대한 근골격계 원인들을 고려할 때, 신경혈관적 조직들의 죄임과 발생할 수 있는 압력과 포획뿐만 아니라, 위장과 비뇨생식기 원인들을 함께 판단하는 것이 중요하다. 국소적인 외상들로 인하여 증상들은 생겨나는데, 이 증상의 원인들은 잠행적이며 점진적이고, 진단적인 알고리즘은 어려우면서도 모호할 수 있다. 예를 들어, 스포츠 탈장(sport hernia): (샅굴의 후면의 배가로근막의 찢어짐, 때때로 배곧은근 또는 배속빗근(내복사근, internal oblique)과 배바깥빗근(외복사근, external oblique)의 근막 부착점과도 연관이 있다)이 치골염과 스포츠 탈장(athletic pubalgia)은 비슷한 통증의 패턴과 증상들을 보일 수 있다(Gerhardt, Brown, and Giza 2006). 만성적인 근골격 통증은 샅굴 부위의 통증과 외상, 뒤넙다리근의 염좌, 엉덩정강근막띠 증후군(iliotibial band syndrome)과 고관절염 등을 포함한 근육의 불균형과 연관된다.

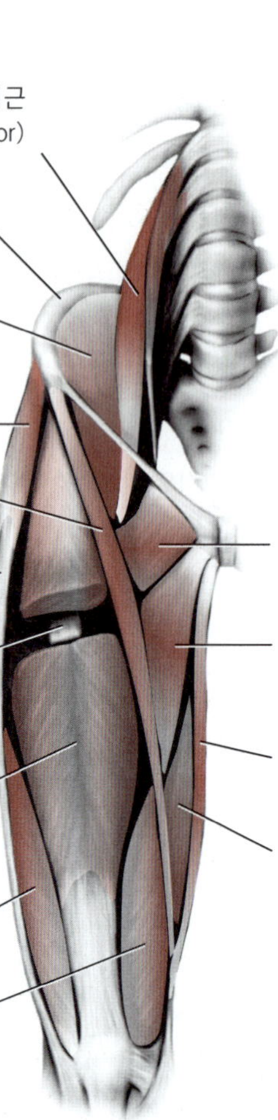

그림 15.3 엉덩관절 모음근들(샅굴 영역, groin area).

Reprinted from R.S. behnke, 2006, *Kinetic Anatomy,* 2nd ed. (Champaign: Human Kinetics), 198

서혜부의 통증과 부상(Groin Pain and Injury)

서혜부 염좌는 달리는 동안 방향의 다양한 변화가 필요한 스포츠에서 꽤 흔히 발생한다. 서혜부 영역은 엉덩관절 모음근 그룹으로 구성되어 있고, 얀다(Janda)에 의하여 긴장되는 경향이 있어서 염좌가 되기 쉽다고 분류가 되었다. 이 모음근들은 두덩뼈에서 시작하며 넙다리뼈의 내측 후면에 닿는다(그림 15.3 참고). 연구자들은 서혜부 부상의 원인이 서혜부 영역에 있기 보다는 복근의 중심과 엉덩이 영역을 지지하는 부위에 관련되어 있다고 나타내었다. 만성적인 서혜부 통증을 지닌 운동선수들은 조절에 관하여 가로배근(복횡근, TrA) 활성의 지연을 보여 왔다(Cowan et al. 2004).

연구자들은 유연성은 부상을 예측하는데 정확한 요소가 아니지만, 하키 선수들이 그들의 엉덩관절 모음근과 벌림근(외전근, abductor)의 비율이 부적절할 때(80% 이하일 때) 17배 더 부상을 입기 쉽다는 사실을 발견했다(Tyler et al. 2001). Holmich 등(1999)은 만성적인 서혜부 통증을 지닌 운동선수이 약화된 복근들과 엉덩관절 모음근들을 위한 성공적인 점진적 근력강화와 조절 프로그램들을 활용했다. 또한, 엉덩관절 모음근을 위한 예방차원의 근력강화 프로그램들은 부상을 당할 위험이 높은 아이스하키 선수들의 부상을 미연에 방지하기 위해 이용하였다(Tyler et al. 2001).

뒤넙다리근의 염좌(Hamstring Strains)

뒤넙다리근의 염좌는 빈번한 방향의 변화, 출발과 정지 동작이 요구되는 스포츠에서 흔하다. 만성적이면서도 반복적인 뒤넙다리근의 염좌는 스포츠 시즌 중에 매우 다루기가 힘들다. 뒤넙다리근(슬괵근, hamstring)의 염좌는 문헌마다 차이가 있기는 하지만, 근육의 불균형과 관련이 있어 왔다. 몇몇 연구자들은 근력의 불균형이 유연성의 불균형보다 뒤넙다리근의 염좌에 있어서 주요한 요인임을 보고해 왔으며(Orchard et al. 1997), 다른 연구자들은 정확히 반대로, 유연성 불균형의 발견이 근력의 불균형이 보다 염좌를 만드는 요인임을 주장했다(Worrell et al. 1991). 아직도 어떤 연구자들은 두 가지 모두를 주장하기도 한다(Jonhagen et al. 1994). 예전에 뒤넙다리근의 부상을 입었던 단거리 달리기 선수들은 부상이 없었던 단거리 달리기 선수들이 가지고 있는 것에 비하여 더 긴장된 뒤넙다리근과 더 낮은 원심성 토크를 갖는다(Jonhagen et al. 1994). 뒤넙다리근에서 넙다리네갈래근(대퇴사두근, quadriceps femoris)의 낮은 근력 비율은(60% 이하) 낮은 양옆 뒤넙다리근의 근력 비율(90% 이하)은 뒤넙다리근의 부상과 관련이 있다(Cameron, Adams, Maher 2003; Orchard et al. 1997). 몇몇 저자들은 근육 불균형으로 인한 뒤넙다리근의 부상이 원심성 훈련 프로그램으로 인하여 감소될 수 있다고 제안하였다(Croisier et al. 2002). 최근 연구에서는 몸통의 안정화 운동과 함께 점진적인 민첩성 훈련 프로그램이 뒤넙다리근의 분리된 스트레칭과 근력강화 재활 프로그램 보다 더 효과적이라는 것을 밝혔다(Sherry and Best 2004).

엉덩정강근막띠 증후군(Iliotibial Band Syndrome)

엉덩정강근막띠(IT band)는 TFL에서 기시하면서, 두꺼워지기 시작하고, 허벅지의 측면을 따라 내려오는 섬유 근막띠로 가쪽 정강뼈돌기에 닿는다(그림 15.4). 엉덩정강근막띠(IT band)는 또한 무릎 지지대(patellar retinaculum)의 바깥쪽에서 근막이 부착한다. 엉덩정강근막띠 증후군(ITS)은 보통 달리기와 관련되어 있고 운동선수에 관련된 흔한 증상이다. 질환 원인이 아닐 지라도, 흔히 촉진은 많은 개개인에게서 엉덩정강근막띠 압통을 나타낼 수 있다. 임상적으로, 긴장된 엉덩정강근막띠는 증가된 안정성의 요구에 이차적으로 나타나는 반응이다; 따라서 왜 이런 전략들이 적용되어 왔는지 그리고 부적절한 스트레스를 재분배시켜서 증상이 사라질 수 있다면 이것에 대해 알아내는 것이 중요하다. 보통 긴장된 엉덩정강근막띠를 갖는 환자들은 엉덩관절 벌림근들의 약화와 모음근의 긴장을 보인다. 엉덩관절 벌림근의 긴장은 관상면에서 잘못된 골반의 안정화로 인한 결과로서 일어날 수 있으며(약화된 중간 볼기근으로부터) 이것은 TFL을 부수적인 엉덩관절 안정근으로서 작용을 촉진시킬 수 있다. Frederisson 등(2000)은 ITB 증후군이 있는 달리기 선수들에 있어서 현저한 중간 볼기근의 약화를 발견했다. 6주의 재활 훈련 후에 90%의 운동선수들은 달리기 통증에서 자유로워졌다. 긴장된 모음근을 억제시키기 위해 운동 테이핑이 ITB 증후군을 감소시키는데 도움이 될 수 있다(그림 15.5).

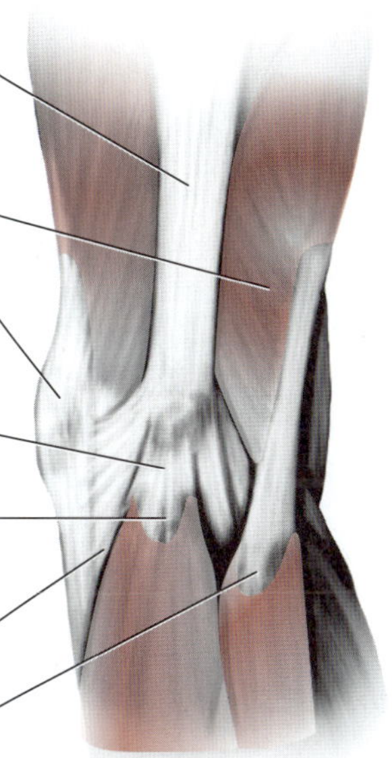

그림 15.4 엉덩정강근막띠(iliotibial band).

Reprinted from R.S. Behnke, 2006, *Kinetic anatomy,* 2nd ed. (Champaign: Human Kinetics), 193.

과엎침(hyperpronation) 또는 저엎침(hypopronation)은 과도한 가쪽 뒤꿈치 딛기 또는 과도한 안쪽 이동 또는 넙다리뼈의 돌림을 일으킬 수 있는데, 이 두 가지 모두 ITB 증후군과 관계가 있다. 갑작스러운 과활동으로 증상을 증가시킬 수 있다. 그런데 엉덩정강근막띠 자체가 원인인지 아니면 밴드에 붙어 있어서 그 아래에 놓여있는 근육이 과도한 긴장의 원인으로 하는지는 아직 의문의 여지가 있다. 때때로 증상을 지닌 하지는 Ober 검사 동안 뚜렷한 긴장을 보이지 않으면서 증후군이 없는 쪽이 좀 더 긴장이 되기도 한다(그림 15.6). 많은 사례에서, 엉덩정강근막띠(IT band)의

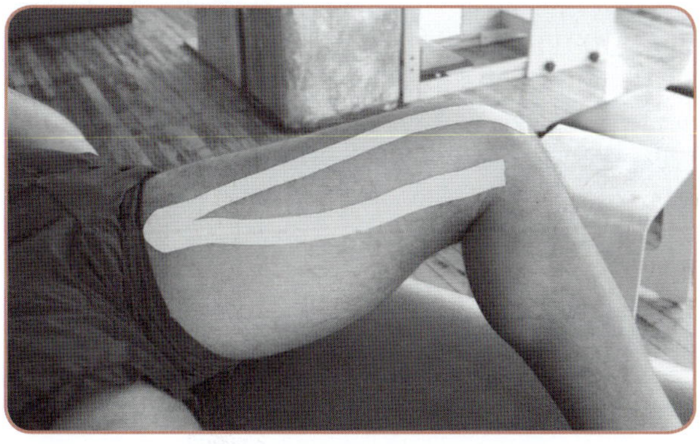

그림 15.5 ITB 증후군일 때 엉덩관절 모음근들의 억제를 위한 키네시오 테이핑(Kinesio taping).

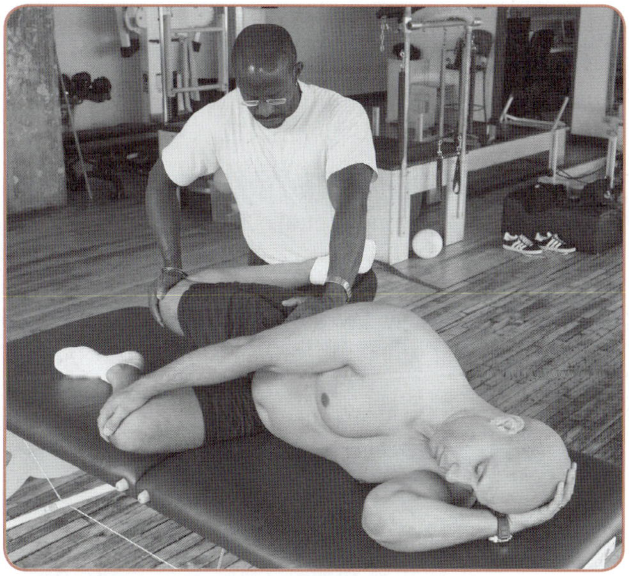

그림 15.6 긴장된 IT 밴드에 대한 Ober 검사.

이완과 가쪽넓은근의 근육 긴장의 정상화는 관절가동범위(ROM)를 증가시키며 통증의 레벨을 극적으로 감소되는 현상을 보면 정말로 엉덩정강근막띠(IT band)의 구축로 인한 것인지에 대한 의문이 제기된다. 가쪽 이완술의 실패한 많은 사례들은 임상의들이 순전히 구조적인 해결책들에 대해서 생각하고 신경근육학적 고려사항은 무시하였다. 카데바의 엉덩정강근막띠(IT band)를 늘이는 것은 불가능하다는 사례들이 보고되어 있다. 보행분석은 보상에 대해 통찰을 제공하고 ITB 증후군의 증상을 발생을 확인할 수 있다. 근위나 원위 조절의 실패와 약화는 인식되어야 하고 도수적 그리고 운동으로 치료가 되어야 한다. 그러나 국소적인 근육조직의 적절한 기능과 근 긴장도의 정상화는 증상을 완화시키는 열쇠가 된다.

통증과 관절염(Pain and Arthritis)

엉덩관절(고관절, hip joint)이 체내에서 가장 안정적인 관절의 하나이면서, 또한 가장 하중을 잘 지지할 수 있는 관절 중에 하나이다. 만성적인 엉덩관절 통증은 엉덩허리근(장요근, iliopsoas)이나 엉덩정강근막띠(IT band)(이미 우리가 논의한)의 건염에서부터 또는 퇴행관절염에서부터 야기될 수 있다. 얀다(Janda)는 큰볼기근과 중간볼기근이 약화되는 경향이 있으며 엉덩허리근은 긴장되기 쉽다는 것을 인식했다. Lewis와 Sahrmann(2005)은 변형된 발현(firing)패턴이 앞쪽 엉덩관절 통증의 원인이 될지도 모른다는 사실에 대해 기술했었다.

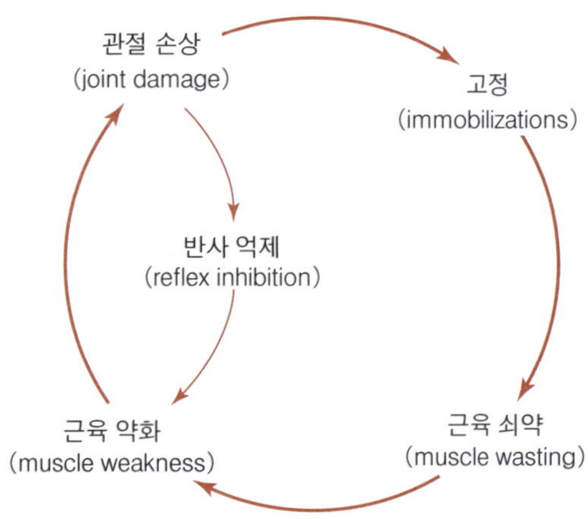

그림 15.7 분절성(관절성) 근육 억제의 주기.

엉덩관절의 골관절염(OA)은 퇴행적인 진행과정이며 때때로 관절 전체 치환술(replacement)를 시키기도 한다. 관절염이 있는 관절들은 관절성 근육 억제를 보이는데(arthrogenous muscle inhibition; AMI)(Hurley and Newham 1993), 이것은 관절염이 있는 관절들 주위의 근육들이 점점 약화되고 억제되는 현상이다. 관절성 근육 억제: AMI는 온전한 기계자극 수용체로부터 정상 적인 고유수용감각 자극이 줄어들면서 일어나는 경향이 있다(그림 15.7). 반면에 그런 원인이 확립되지 않는다고 해도 LCS에서 얀다의 불균형과 비슷한 근육의 불균형은 엉덩관절의 골관절염이 있는 환자에게서 나타났었다. Long과 그의 동료들(1993)은 엉덩관절 골관절염이 있는 환자의 큰볼기근(대둔근, gluteus maximus)과 중간볼기근(gluteus medius)의 억제와 함께 TFL, 넙다리곧은근(대퇴직근, rectus femoris), 모음근(내전근, adductor)들의 촉진을 보고했다, 환자들은 변형된 근육 자극 패턴(Long et al. 1993; Sims et al. 2002)과 균형(Majewski et al. 2005) 그리고 보행(Watelain et al. 2001)에 있어서의 장애를 보여 왔다.

엉덩관절 전치환술(THR)이 통증과 근 억제 감소와 일반적 기능 향상을 제공하지만, 수술 후 2년까지 80% 근력의 손실이 남는다(Long et al. 1993; Horstmann et al. 1994; Horstmann et al. 2002; Reardon et al. 2001; Shih et al. 1994). 이러한 손실들은 무릎 폄, 엉덩관절 벌림과 폄에 있어서 얀다(Janda)의 관찰을 통해 계속 남아 있었음을 알았다. THR을 겪었던 환자들은 자세 조절과 운동 전략들에 있어서 장애를 보였다(Majewski et al. 2005; Nallegowda et al. 2003; Trudelle-Jackson et al. 2002). 근육 불균형으로 인한 비정상적인 보행 패턴을 가진 환자들은 검토가 필요하다(Long et al. 1993); 그러므로, 결손이 남아있는 환자들에게 THR 수술 후에 재활의 두 번째 단계가 4개월 동안 수행되었다(Trudelle-Jackson et al. 2002).

무릎 통증과 부상(Knee Pain and Injury)

주요한 무릎 폄근들인 넙다리네갈래근(약화되기 쉬운 넙다리근육)과 뒤넙다리근(슬괵근, 긴장되기 쉬운)이기 때문에 무릎은 근육 불균형 증후군에 걸리기가 쉬울 것이다. 일반적인 무릎 기능이상은 앞쪽 무릎 통증, 전십자인대(ACL) 부상, 무릎 골관절염 등을 포함한 근육 불균형들과 관련이 있다.

앞쪽 무릎 통증(Anterior Knee Pain)

앞무릎통증(AKP)는 무릎힘줄염(슬개건염, patella tendinitis)과 무릎넙다리 통증 증후군(patellofemoral pain syndrome; PFPS)이라고 알려져 있으며 이것은 일상 활동 시간 이상 육체적인 활동이 있을 시에 관계되는 일반적인 증후군이다. 이것은 달리기나 계단 오르내리기, 스쿼팅 같은 활동을 하는 동안 점진적이면서 서서히 겪게 되며 심지어 쉬고 있을 때도, 앉아있을 때와 같이 오랜 시간 동안 무릎이 수동적으로 굽혀 있게 되었을 때도 겪게 된다. 통증은 아마도 무릎과 무릎뼈 아래 또는 그 둘 모두의 주위에 있는 연부조직에서 느껴질 수 있다.

LCS에서 얀다(Janda)의 불균형 패턴과 일치하는 넓은근과 엉덩근육들의 약화는 앞무릎통증과 관련이 되어 있다(Cichanowski et al. 2007; Ireland et al. 2003; Moller et al. 1986; Robinson and Nee 2007). AKP를 가진 환자들은 엉덩관절 벌림, 폄 그리고 바깥돌림을 하는데 있어서 25%~50% 정도의 감소를 보일 수 있다. 무릎 통증을 유발하는 엉덩근의 약화와 관련된 가능한 다른 메커니즘 중에 하나는, 관상면에서 엉덩근의 안정화를 위한 안정화근으로서 엉덩정강근막띠(IT band)가 작동하는 것이다(중간 볼기근의 약화로 인해서). 이런 상황에서, 원위 엉덩정강근막띠(IT band)와 가쪽 무릎 지지띠들에서의 짧아진 근막 연결물들은 AKP를 야기시키는 무릎 트랙킹 변화가 발생한다(그림 15.8, Page 2001).

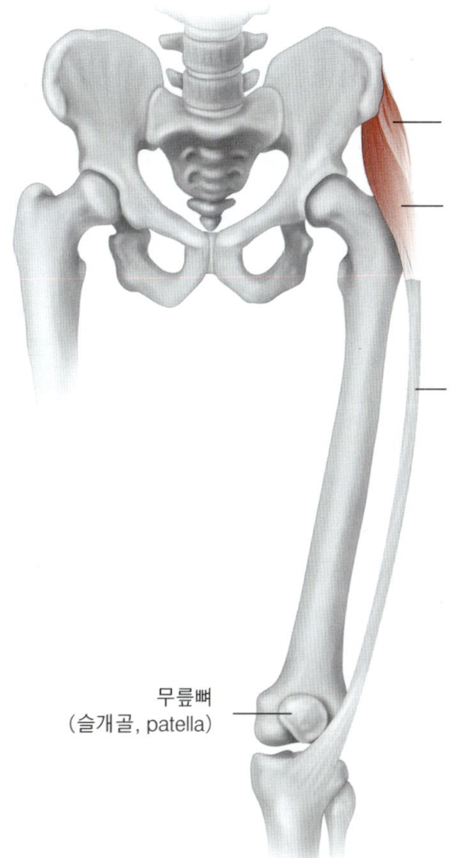

그림 15.8 근육 불균형으로 인한 AKP의 생체역학적 원인.

Piva와 동료들(2005)은 PFPS와 함께 엉덩관절 벌림근에서 뚜렷한 근력 감소가 나타날 뿐만 아니라, 뒤넙다리근과 넙다리네갈래근(대퇴사두근, quadriceps femoris) 그리고 장딴지-가자미근(gastrosoleus)의 부족한 유연성을 언급했었다. Witvrouw와 동료들(2001)도 또한 뒤넙다리근과 넙다리네갈래근의 부족한 유연성을 언급했으나 무릎힘줄염이 있는 운동선수에게서 근력의 손실은 발견할 수 없었다.

근력과 유연성에 덧붙여서, AKP의 평가에 있어 중요하게 고려해야 할 것이 바로 다른 근 그룹들과 관계하는 근 활성화 시간이다. Voight와 Wieder(1991)는 AKP가 있는 환자에게서 운동신경 조절 결손이 있음을 설명했으며, 가쪽넓은근(VL)이 더 일찍 발현되는 상황에서 안쪽넓은근(VM)과 가쪽 넓은근(VL) 사이에서 정상적인 발현 순서가 뒤바뀜을 언급했다. 이런 VM과 VL의 활성화에서 비대칭성을 관찰한다고 하더라도, 무릎뼈를 직접적으로 조절하기 위한 근육들의 근력강화는 엉덩근의 근육 불균형을 개선시키는 것보다 효과적이지 못한 것처럼 보인다. 엉덩관절의 근력과 유연성을 향상시키기 위한 6주간의 짧은 재활은 PFPS을 감소시킬 수 있다(Tyler et al 2006).

최근에 핀란드의 연구자들은 PFPS를 지닌 환자들에게 있어서 가정운동(home exercise) 자체로, 관절경수술을 하고 가정운동을 시킨 것과 같이, 효과적이라는 사실을 보였다(Kettunen et al. 2007). 임상적으로 무릎뼈의 트랙킹과 도르래 고랑에 적용되는 조절을 향상시키는 시도에서 주된 강조는 VM대 VL을 강화시키는데 있었다. 근전도 근거들은 이런 아이디어들을 뒷받침시켜 주진 못했다(Grabiner et al. 1986; Taskiran et al. 1998; Mirzabeigi et al.1999). 근전도 생체피드백의 적용은 자발적인 활동이 일어나는 동안 선택적이고 우선적인 VM의 동원이 가능하다. 그러나 이것은 생체피드백을 적용하지 않은 운동이 통증을 경감시키는 것보다 그 이상 통증을 감소시키지 못했다(Zhang and Ng 2007). 이런 명백한 효과의 결핍은 주요한 근력의 불균형이 무릎에서 일어나지 않고 좀 더 근위적으로 또는 원위적으로 일어났기 때문일 수 있다.

PFPS의 생체역학적 원인들은 특히 체중을 지지할 때와 같이 다리가 고정된 상태에서 수행되는 반전된 열린 사슬 움직임(reversed open chain) 동안 일어나는 무릎의 굽힘과 폄을 통해서 일어나는 대퇴근 조절 측정에 의해서 제시될 수 있다. 스쳐지나는 병리학적인 무릎뼈의 과부하는 넙다리뼈와 정강뼈 그리고 넙다리뼈 도르래에 정강뼈융기에서 닿아있는 무릎뼈 힘줄의 바깥쪽 대체물들 사이에서 관련된 움직임들로 인해 일어날 수 있다. 임상적으로 관찰했을 때 무릎뼈 뒤에 뒤넙다리뼈의 가로 조절의 결손이 종종 나타난다(Gray 1996). 이런 조절의 손실은 과도하거나 부정확한 넙다리뼈의 돌림 범위 또는 조절 또는 활동하는 동안 무릎뼈 위치에 대해 협동되지 않은 채 일어나는 넙다리뼈 돌림으로 인한 원인들에 기인한다.

이차적으로 악화되게 하는 합병증들은 엉덩정강근막띠(IT band)와 가쪽 근막지지대들의 긴장화, VL의 과긴장성, 오금근의 연축, VM의 약화와 같은 연부조직과 근 긴장도의 변화로부터 일어날 수 있다. 넓은근육들은 무릎에서 연관통의 원인이 될 수 있고(Travell and Simons 1983), VM은 무릎에서의 비이상적인 안쪽, 바깥 돌림(rotation)의 스트레스가 있는 오금근만큼 예민할 것이다. VM의 약화는 보통, 나사 회귀 기전(screw-home mechanism)을 통해서 무릎의 최종 폄을 도와줄 때 오금근에서 과부하 원인이 된다.

무릎 관절경(Knee Arthroscopy)

운동선수들에서 무릎부상과 감각운동 신경계의 영향 이외에도, 운동선수 수술의 결과로 -숙련되고 계획됨에도 불구하고- 더 심한 외상이 생긴다. 근육 균형과 근력에 영향을 미치는 결과들은 수술 후에 재활을 실시하는 것을 필수적이도록 만든다. 얀다(Janda)에 의해 제시된 것처럼, 넙다리네갈래근(대퇴사두근, quadriceps femoris)에서 수술 후에 반사적인 근 억제 작용들이 일어나는데(Morrisey 1989), 그것은 수술을 적용한 국소 부위뿐만 아니라, 엉덩관절에서도 일어날 수 있으며(Jaramillo, Worrell, and Ingersoll 1994), 심지어 반월판제거술(meniscectomy) 후, 통증이 없는 상태에도 해당이 된다(Shakespeare et al. 1985). 당연한 일로, 반사작용의 억제 정도는 관절의 손상 정도와 관련이 된다(Hurley 1997). 환자의 세부적인 임상 검사들은 억제된 근육들을 알려주며, 그것들 중에는 성공적인 재활을 위해서 아주 중요할 수 있다. 이러한 억제들은 임상 검사 동안 발견되지 않을 수도 있으며, 재활 과정은 지연되거나 실패할 수도 있다. 상처 조직 치료에서 통증과 유해자극감각(nociception), 그리고 가동성은 수술 후 재활의 성공을 위해 아주 중요하다.

앞쪽 십자인대 부상(Anterior Cruciate Ligament Injury)

앞쪽 십자인대가 찢어지는 것(ACL)은 농구와 축구처럼 빠른 방향 변화들이 요구되는 스포츠의 선수들에게서 흔하다. 여성 운동선수들은 점프 후 착지할 때 동적인 무릎의 안정성 조절에 문제가 생길 가능성 때문에, ACL 부상을 입기가 더욱 쉽다. 이런 조절 부족은 엉덩관절 폄, 벌림 그리고 바깥돌림의 약화에 따른 근육의 불균형 때문일 수 있고(Ireland et al. 2003), 여성선수들을 바깥굽음(외반, valgus)-모음-안쪽-회전에 상응하는 ACL 부상의 메커니즘으로부터 예방되어야 한다(그림 15.9 참고).

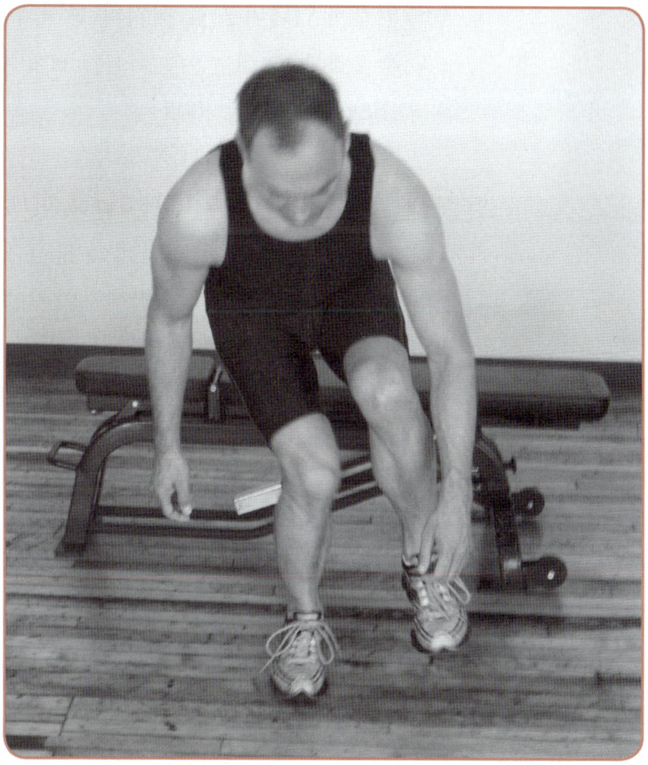

그림 15.9 ACL 부상의 메커니즘.

뒤넙다리근은 넙다리네갈래근이 거의 다 폈을 때 앞쪽 정강뼈가 앞으로 밀리는 것과 과도한 안쪽 정강근의 돌림에 대응한다(Aagaard et al. 2000). ACL이 늘어나게 되면 넙다리네갈래근은 억제되지만 동시에 뒤넙다리근은 자극된다(Solomonow et al. 1987).

여성 운동선수들에서 뒤넙다리근 약화는 ACL 부상에 대한 발생요인과 연관되어 있다(Buckley and Kaminski 2003). 일부 저자들은 ACL부상을 예방하기 위해서 특정한 뒤넙다리근(슬괵근, hamstring muscle)과 넙다리네갈래근(대퇴사두근, quadriceps femoris)의 근력비율을 요구하였는데(Moore and Wade 1989), 반대로 다른 저자들은 무릎의 근력 불균형과 부상의 어떤 관계도 없다고 보고하기도 했다(Grace et al. 1984). Baratta와 동료들(1988)은 비대한 넙다리네갈래근이 그들의 프로그램에서 뒤넙다리근 강화 활동에 포함시키기 않으면 뒤넙다리근이 억제되었다고 보고했다. 이러한 저자들은 길항근인 뒤넙다리근에 대한 운동 실패는 인대 손상의 위험을 증가시킨다고 주장한다.

ACL은 무릎 안정성에 있어서 중요한 고유수용감각의 역할을 수행한다; 이것이 손상되거나 없어진 때에 이상적인 근육 기능에 필요한 구심 정보의 손실이 발생한다(Barrack et al. 1989; Pitman et al. 1992). 한 다리 서기 균형 맞추기는 한 다리 균형은 ACL 결핍(ACL-D)의 결과로 어려워질 수 있다(Ziitterstrom et al. 1994). ACL-D를 가진 환자는 만성적 불안정성 때문에 무릎의 퇴행성 관절염에 대한 높은 위험성과 ACL으로부터 구심 입력의 손실이 있다(O'Connor et al. 1992); 그러므로, ACL의 재건수술이 종종 필요하다. 고유수용성 감각의 상당한 수준이 ACL의 이식 수술 후 감각 신경 재분포에 의해 복원될 수 있다(Ochi et al. 2002). ACL 부상 뒤에 근력과 균형이 훈련에 의해서 향상될 수 있고, 특히 11장에서 SMT에 대해 기술된 바와 같다(Beard et al. 1994; Chmielewski et al. 2005; Fitzgerald et al. 2000; Ihara and Nakayama 1986; Risberg et al. 2007; Zätterstrom et al. 1994). SMT는 ACL 부상 후에 신경근육 기전을 복구하는 것은 근력 훈련보다 더 효과적임을 알아냈다(Beard et al. 1994; Ihara and Nakayama 1986; Risberg et al. 2007).

근육 불균형과 관련된 수술 후 합병증은 재활을 방해할 수 있다. Page(2001)는 ACL 재건과 AKP를 가진 환자들의 79%가 엉덩정강근막띠(IT band)의 긴장과 엉덩벌림근의 약화를 가지고 있다고 보고했다. 재건된 무릎을 가진 환자 중 골관절염의 발병률은 매우 높다: 무릎 부상의 78% 이상은 퇴행성으로 변화한다(von Porat et al. 2004). 이것은 이전에 ACL 재건술을 받았던 환자들

에서 발견된 것들에 비추어 볼 때 놀란 만한 것은 아니다:

- 대체로 뒤넙다리근의 상승된 EMG 활동과 넙다리네갈래근(대퇴사두근, quadriceps femoris)의 억제에 따른 변형된 근육 활성화(Williams et al. 2005)
- 연골과 인대와 무릎 지지의 상태의 변경된 특성(Vasara et al. 2005)
- 수술회복 후 최고 2년 이상까지 비정상 연골 물질 대사를 나타내는 높은 연골 대사 표시(Beynnon et al. 2005) .

무릎 골관절염(*Knee Osteoarthritis*)

이전에 언급한 바와 같이, 얀다(Janda)의 근육 불균형 패턴은 임상적으로 골관절염(OA)에서 보인다. 흥미롭게도, 넙다리네갈래근의 약화가 무릎 골관절염(OA)의 원인이라고 알려졌고(Becker et al. 2004; Hootman et al. 2004; Slemenda et al. 1997; Slemenda et al. 1998), 근육 불균형과 OA간의 커넥션이 발견되었다. 실제, 넙다리네갈래근이 강할 때 무릎이 골관절염으로 발전되는 위험이 64% 정도 감소한다(Hootman et al. 2004). Fitzgerald와 동료들(2004)은 넙다리네갈래근의 활성화 실패가 무릎 골관절염(OA)에 대한 하나의 가능한 신경근 기전(neuromuscular mechanism)이라고 제안했다. 사실 이런 경우에 근육은 효율적으로 수축할 수 없을 정도로 약하진 않다.

무릎 골관절염을 가진 환자에서 근력과 관절가동범위(ROM) 결핍이 명백히 일어나지만, 관절 내의 신체적 변화의 결과로서 고유수용성 감각이 손실되는 것은 중요한 요소이지만, 확실히 보이는 결과가 아님으로써 과소평가 될 수 있다. 이러한 손실은 몸의 자세를 인식하는 능력의 감소로 이어질 수 있고, 자세의 흔들림(postural sway)을 증가시킨다(Hassan et al. 2001; Wegener et al. 1997). 고유수용감각이 감소된 나이든 성인은 무릎 퇴행의 시작이나 진전에 대한 원인이 될 수 있다(Barrett et al. 1991). 이것은 O'Connor와 동료들(1992)에 의해서 ***골관절염의 신경적 가속화***라고 명명한 과정 때문일 수 있다. 신경성 가속도는 관절염 과정을 빠르게 진행시켜서 관절의 불안정성이 결합된 구심성 고유수용감각 입력의 손실이다.

탄력이 있는 무릎 붕대들의 사용이 40% 정도 관절 자세 감각의 고유수용감각 능력을 증가시키는 것을 발견했다(Barrett et al. 1991). 이 발견은 외부의 보조기나 테이프가 기존과는 다른 수용기로부터 환자가 구심 정보에 연결되거나 더 효율적으로 기존 고유수용감각을 이용하도록 함으로써 고유수용성 피드백 제공에 유용하게 사용될 수 있음을 나타낸다.

발과 발목 부상과 통증(Foot and Ankle Injury and Pain)

운동 사슬의 일부로 볼 때, 하지의 말단 부위는 몸 전체에 걸친 병리학의 개발과 보전에 있어서 중요한 원인일 수 있다. 2장에 언급된 것처럼, 발은 자세와 균형뿐만 아니라, 고유수용감각에 대해서도 매우 중요한 영역이다. 근육 불균형과 감각운동 기능장애를 포함하는 공통적인 두 개의 발과 발목 병리학은 만성적 발목 염좌와 발바닥 근막염(족저근막염, plantar fasciitis)이다.

만성적 발목 염좌(*Chronic Ankle Sprains*)

발목 염좌에 있어 원인과 결과 그리고 재활에 대해 상당한 양의 연구가 진행되었다. 급성 발목 염좌는 균형의 손상뿐만 아니라(Goldie et al. 1994), 특히 발목 뒤굽힘근(발목 배측굴곡근, ankle dorsiflexior)과 안쪽 번짐근(invertors) 근육 약화와 같은 근육 불균형과 관련되었다(Baumhauer et al. 2001; Wilkerson et al. 1997). 대부분의 경우에, 급성 발목염좌는 무사히 치료되고, 어떤 다른 부족한 부분을 남기지 않는다; 그러나, 한편으로 발목 염좌는 만성적 불안정성, 통증과 비대 또는 부상의 재발 위험 증가와 같은 결과로 이어질 수 있다.

만성적 발목 염좌는 **기능적 발목 불안정성**(*functional ankle instability*; FAI)으로 관절 근약화(arthrogenic muscle weakness)와 관련되었고(McVey et al. 2005; Tropp 1986), 종아리근육의 억제를 포함하고(Hopkins and Palmieri 2004; Santilli et al. 2005), 심지어 엉덩관절 모음근까지 (Nicholas et al.1976; Bullock-Saxton 1994) 관련되었다고 한다. 그러나 근육 약화는 아니라고 진술하는 상반되는 증거는 또한 주어졌다(Kaminski et al. 2001; Lentell et al. 1990; Ryan 1994). 오히려 약화보다 변경된 근육 활성 패턴은 FAI를 가진 환자에서 발견되었다. 여러 근육군에서 개시 잠복기(latency)는 엉덩관절 벌림근이나 엉덩관절 폄근뿐만 아니라(Beckman and Buchanan 1995; Bullock-Saxton et al. 1994) 발목에서 변경된다(Delahunt et al. 2006; Konradsen and Ravn 1990).

FAI는 근력 손실보다 오히려 감각운동 기능장애 때문에 발생할 가능성이 있다(Tropp, Askling, and Gillquist 1985). 30년이 넘는 이전에, Freeman과 동료들(1965)은 만성 발목 염좌와 일반 근력을 갖은 군인의 동적 근육 안정화 검사 결과 손실과 구심성 고유수용성 감각 입력의 손실로 기능 불안정성을 설명했다. 최근 Ryan(1994)은 FAI를 가진 환자의 한 다리 균형의 정상적인 근력을 갖고 있지만 상당한 손상이 있는 상태를 보고하면서 그들의 발견을 확인했다. 구심로차단(deafferentation, 구심성 고유수용감각 입력의 손실)은 부상 뒤에 복구의 능력을 제한하고 있는 요소로 생각되었다(Cornwall and Murrell 1991; Freeman 1965; Nicholas et al .1976; Lentell et al.1990). 이것은 꽤 일어날 수 있는 다양한 환경 때문에, 손상 정도, 부상과 그 후 다른 보상 요소가 여러 개개인에게 서로 다른 시간으로 나타날 수 있다. 따라서 확실하게 상충되는 증거들이다.

임상적으로 하지로부터 고유수용감각의 중요성은 오랫동안 알려져 왔다. Fitzpatrick과 동료들(1994)은 직립자세를 유지에서 가장 임상적 요인이고, 자세의 흔들림은 하지로부터의 구심성 입력 결정인 것을 발견하였다. O'Connell(1971)은 피부 근육의 자극, 근육, 그리고 발의 관절 기계수용기에서 비롯된 양성지지반응(positive support reaction) 또는 신전밀기반응(extensor thrust reaction)의 장애가 있는 고유수용감각의 효과를 오래전 증명했었다. 다른 복합적인 자극이 결합된 입력은 직립 자세와 걷기를 유지하기 위해 필요하다. 여러 저자들(Cornwall and Murrell 1991; McGuire et al. 2000; Payne 1997; Tropp et al. 1984)은 고유수용감각을 사용함으로써 익히는 역할을 지원하는 것이 균형과 하지의 적절한 기능을 유지하고 발목 부상을 위한 위험을 제한하는 것을 발견하였다. FAI에서 나타나는 자세 변화와 엉덩관절의 안정성과 균형 유지하기 위한 전략(Brunt 1992; Perrin et al. 1997; Pinstaar et al. 1996; Tropp and Odenrick 1988)은 개인에게 부상 또는 통증을 더 나타나게 할 수도 있다.

현재 재활의 접근방식은 개개인들이 능력회복, 억제기전의 제거, 구심성 차단에 대한 더 효율적으로 보상을 돕기 위해 불안정한 표면과 SMT(11장 참고)의 사용을 선호한다. 1965년 Freeman은 FAI를 동반한 군인 발목과 하지의 자동적인 감각운동 기능은 불안정한 록커(rocker)와 흔들림 판(wobble boards)의 사용으로 회복될 수 있다고 발표하였다. 많은 저자들이 4에서 8주의 SMT는 평형조절기능의 향상과 기능적인 안정, 균형, 자세 조절에 많은 긍정적인 영향을 끼친다고 증명하였다(Clark et al. 2005; Eils and Rosenbaum 2001; Freeman et al. 1965; Gauffin et al. 1988; Linford et al. 2006; Hale et al. 2007; Holme et al. 1999; Kidgell et al. 2007; Osborne et al. 2001; Tropp et al. 1984; Wester et al. 1996). 최근 Osborne과 동료들(2001)은 만성 발목 염좌 환자의 SMT는 전체 중추신경계(CNS)에 긍정적인 훈련 효과를 주고, 두 발목 근육의 활성화 속도를 향상시킬 있다는 것을 알아냈다.

1970년대, 얀다(Janda)는 SMT에 사용하기 위해 밸런스 신발(그림 11.13 참고, 168쪽)을 개발하였다. 이 신발은 활동수준을 향상하고 하지(Blackburn et al. 2003; Lanza et al. 2003)와 엉덩이(Bullock-Saxton et al. 1993; Myers et al. 2003)의 활성화 시간을 줄인다. SMT는 또한 부상에 대한 위험을 줄일 수 있는 예방법이 될 수 있다(Clark et al. 2005; Holme et al. 1999; McHugh et al. 2007; van der Wees 2006; Verhagen et al. 2005; Wester et al. 1996). 반면에 전체 회복과 이상적인 운동학이 얻어지지 않을 수도 있지만 균형 잡힌, 특별한 재활 계획의 앞으로 활동에 현명한 선택은 환자에게 통증의 통증 없는 활동과 높은 수준의 삶을 살 수 있게 한다.

발바닥 근막염(Plantar Fasciitis)

근막염의 조건은 남녀를 불문하고 발바닥의 일반적인 병리적 증상이다. 발바닥 근막염은 40~60세 사이 여성들에서 흔히 볼 수 있고 선수들에게는 흔하지 않다. 안쪽 발뒤꿈치 결절에서 근막과 근육 조직의 기시 위치는(Forman and Green 1990) 표준적인 통증의 부위이고, 바깥쪽 근막 발통증이 가끔 존재한다. 통증은 일반적으로 아침에 잠을 자고 일어났을 때처럼 휴식 후 갑자기 발에 부하가 될 때 발생할 수 있다. 그것은 또한 장시간 서 있거나 걸었을 때 부하가 갑자기 증가되는 결과이다. 기타 악화 요인으로는 평발(pes planus)과 체중 증가 등이 있다(Prichasuk and Subhadrabandhu 1994).

발바닥 근막염은 발바닥근막의 과도한 과부하와 발 내재근육의 부적절한 생체역학에 의해 일어나기도 한다(Root, Orion, and Weed 1977; Valmassey 1996). 권양기 기전(windlass mechanism)의 적용으로 인한 건-골(tendo-osseous) 긴장의 증가〔엄지발가락(hallux)〕 부착 섬유의 힘에 의해 발 바닥 근막의 긴장과 엄지발가락의 발목 뒤굽힘(발목 배측굴곡, ankle dorsiflexion)에 의하여 발 아치 높이와 안정성 증가에서 증가; Hicks 1954)의 손실로 인해 발 또는 근위 엉덩관절과 허리와 골반 부위 기능적 안정성은 조직 내에 염증과 때로는 찢어짐을 이끌어 낸다. 골반의 움직임 오류 발생은 그것의 현수(suspension)기능과 뒤침(회외, supination)과 발 정지를 하거나 근위부에서 원위부의 발 위에 부하 비율의 조절이 일반적인 병인의 이유가 될 수 있다.

발바닥 근막염에서 근육 불균형이 있으면, 많은 연구들은 근육 불균형으로 인한 염증인지, 염증으로 인한 불균형이 원인인지 알기를 원한다. 아킬레스힘줄의 장력 증가는 발바닥근막의 염좌(strain)를 증가시킨다(Kibler et al. 1991; Riddle et al. 2003). 당연하게도 아킬레스 긴장(tightness)과 발목 뒤굽힘(발목 배측굴곡, ankle dorsiflexion)은 발바닥 근막염과 관계 있다(Kibler et al.; Riddle et al.2003). 발목과 다리 주변의 근육들도 관련이 있다. 발목 주위와 발 내재근의 약화 또한 관련이 있다고 보고되어 있다(Allen and Gross 2003; Kibler et al. 1991).

내재근육의 기능 상실은 종종 간과된다. 치료되지 않고 지나가면 발바닥 근막염으로 될 수가 있다. 예를 들어, 짧은 엄지발가락굽힘근(단족무지굴근, flexor hallucis brevis)의 근력의 손실이 첫 번째 열(ray)에 불안정성 이유가 될 수 있다. 돌림 시 발의 엎침 조절과 효과적인 권양기 기전은 첫 번째 열에서 불안정하게 되고 부하지지를 향상시키게 할 수 있다. 하루 평균 많은 걷기를 할 때, 발바닥의 근막과 같은 수동적인 제한구조에서 자극이 반복될 때 결국 근막염 증상을 일으킨다.

스트레칭, 정형깔창, 테이핑, 보조기와 야간부목(night splint)같은 보전적인 치료 방법은 발바닥 근막염의 치료에 성공적으로 사용되어 왔다; 그러나 확정적인 접근법이 있지 않고 무작위 통제 실험(randomize controlled trial) 방법의 부족 때문에 발바닥 근막염에 대한 치료 전략은 검토되지 못했다(Atkins et al. 1999; Crawford and Thomson. 2003). 최근 들어 발허리발가락관절(중족지관절, metatarsophalangeal joint)과 발에 체중지지 없이 스트레칭하는 것이 예전의 치료

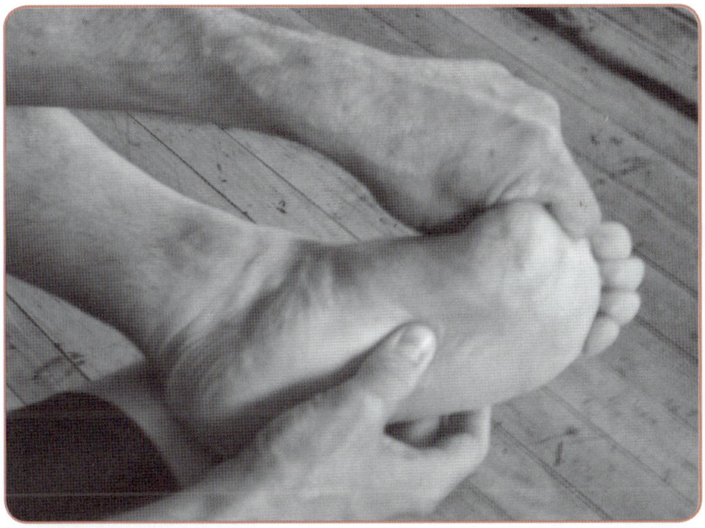

그림 15.10 발바닥 근막염을 위한 첫 번째 발허리발가락관절 늘임 (첫 번째 중족지관절 신장).

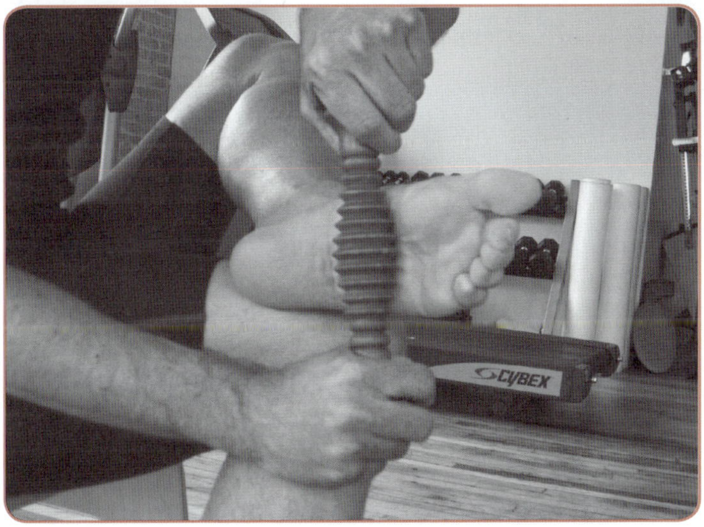

그림 15.11 아침에 발생하는 발바닥 근막염 통증을 위한 마사지.

적 방법보다 더 효과적이라는 것을 알아냈다(그림 15.10 참고; DiGiovanni et al. 2003). 탄성 밴드 테이핑도 유용할 수 있다. 아침에 침대에서 나오기 전 발바닥근막에 마사지도 도움이 된다 (그림 15.11).

사례 연구
Case Study

왼쪽 발에 통증이 있는 32세의 젊은 남자로 발바닥 근막염 진단을 받았다. 그는 이러한 증상을 3주 동안에 겪었고 지금은 많은 고통(5/10)을 호소했고, 특히 올라갈 때와 체중지지를 시작 그리고 걸어서 이동할 때 통증이 발생했다. 계속 걸어다니면 증상은 줄어들었다. 달리기는 몇 분 후에 증상이 증가되었다. 지금까지 활동을 줄이고 휴식을 했음에도 증상은 개선이 없었고, 환자는 예전처럼 농구를 즐기거나 일주일에 2,3회씩 조깅하기를 간절히 바라고 있다.

검사와 평가(Examination and Assessment)

신체검사 시, 환자의 자세는 아주 일반적이다. 환자는 특별한 UCS, LCS 또는 층 증후군(layer syndrome)과 같은 특별한 징후를 보이지 않는다. 그러나 환자는 양쪽에 앞발 내번(forefoot varus)이 나타났고, 서 있거나 보행 중에 왼쪽 발 중간 엎침(pronation)이 증가됐다. 왼쪽 엉덩관절의 능동적, 수동적인 안쪽돌림 감소가 나타났다(그림 15.12). 또한 발목다리관절(거퇴관절, talocrural)에서 발목 뒤굽힘 관절가동범위(ROM) 감소가 나타났다. 그리고 발바닥근막의 안쪽 면을 따라 있는 안쪽 발꿈치뼈 융기(calcaneal tuberosity)에서 국소적인 압통이 있었다. 발바닥네모근(quadratus plantae), 안쪽 장딴지근(비복근, gastrocnemius)과 바깥 엉덩회전근(외회전근, external hip rotators), 또한 척추옆근(lumbar paraspinal), 근육조직 같은 발바닥 내재근에 통증유발점이 존재하였다(그림 15.13).

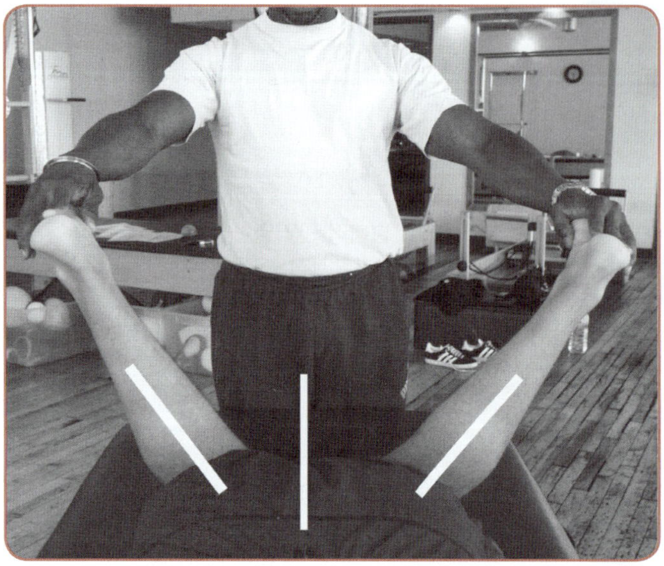

그림 15.12 사례연구에서 환자의 제한된 안쪽 회전(internal rotation).

근육 억제를 알기 위한 MMT는 근력의 감소(4/5)를 보여주고, 앞정강근(전경골근, tibialis anterior), 긴엄지발가락굽힘근(flexor hallucis longus), 안쪽넓은근(내측광근, VM), 중간볼기근(중둔근, gluteus medius)과 큰볼기근(대둔근, gluteus maximus), 엉덩관절의 짧은 바깥돌림근(외회전근, external rotator) 억제를 만든다. 엉덩 모음근의 긴장은(특히 단-관절 모음근들에서) 주목할 만하다. 환자에게서 양쪽에 양적, 질적 결손을 보이는 한 다리 균형은 잘 이루어지지 못했다. 환자들은 엉덩 흔들림이 증가되고, 하지 근육의 높은 활성화를 가지고, 약 10초 정도 균형을 잡고 있었다.

보행검사 아픈 쪽 다리의 입각기(stance phase) 동안 가로면에서 부족한 다리 조절 능력과 안쪽 회전의 증가가 나타났다. 발꿈치 들기와 발끝 떼기에서 엉덩관절(고관절, hip joint) 폄의 부족이 있었다. 환자가 가벼운 책을 머리위에 올려놓고 걸을 때 이러한 증상들은 약간 완화된다. 이 관찰 결과는 균형을 위한 신경 과제에 반응하는 협응능력의 손실이 지적됐다.

고정화된 호흡은 가로막(횡격막, diaphragm)의 비효율적 사용에 대한 신호를 파악하기 위해 평가되고 체간의 안정화를 위해 발생할 수 있는 동작이다. 이 사례에서는 병적으로 나타나지 않았다.

임상적인 평가는 자세관찰뿐만 아니라, 긴장도 변화와 통각 수용기 그리고, 시스템 안에서 보상단계를 나타내는 자료들이 기록 되는 것을 목표로 한다. 또한 균형의 결손은 자신의 몸을 공간적으로 조절 하는 환자의 능력에 영향을 미치는 기능적인 손실과 관련이 있다. 앞서 말한 자료에 따른 근육 억제와 과활성화 패턴은 중추신경계(CNS) 기능과 기능이상에 대한 통찰을 제공해준다. 이 모든 것들은 임상의들이 원리에 입각한 재활과정에 진행해야 한다는 관점에서 나온다.

1분 통각수용기(nociceptive) 검사™ **선수 이름** ____________________

왼쪽	오른쪽
☐ 꼬리뼈(coccyx)	☐ 꼬리뼈(coccyx)
☒ 엉치엉덩관절(천장관절, SI joint)	☐ 엉치엉덩관절(천장관절, SI joint)
☒ 요추 4/5/엉치 1 (L4/5/S1)	☐ 요추 4/5/엉치 1 (L4/5/S1)
☐ 요추1 (L1)	☐ 요추1 (L1)
☒ 갈비뼈11 & 12 (11th & 12th ribs)	☐ 갈비뼈11 & 12(11th & 12th ribs)
☒ 가로막 (횡경막, diaphragm)	☐ 가로막 (횡경막, diaphragm)
☒ 복장갈비이음 (흉늑골접합부, costosternal junction)	☒ 복장갈비이음 (흉늑골접합부, costosternal junction)
☒ 상지 흉추(upper th spine)	☒ 상지 흉추(upper th spine)
☐ 경추7번/흉추1번 (C7/Th1)	☒ 경추7번/흉추1번 (C7/Th1)
☐ 1번과 2번 갈비(1st & 2nd ribs)	☒ 1번과 2번 갈비(1st & 2nd ribs)
☐ 어깨올림근(견갑거근, levator scapulae)	☒ 어깨올림근(견갑거근, levator scapulae)
☐ 가시아래근(극하근, infraspinatus)	☒ 가시아래근(극하근, infraspinatus)
☐ 목덜미인대(항인대, ligamentum nuchae)	☒ 목덜미인대(항인대, ligamentum nuchae)
☐ 머리널판근(두판상근, splenius capitis)	☒ 머리널판근(두판상근, splenius capitis)
☐ 작은뒤머리 곧은근(소후방 두직근, rectus capitis posterior minor)	☒ 작은뒤머리 곧은근(소후방 두직근, rectus capitis posterior minor)
☐ 뒤통수근(후두근, occipitalis)	☐ 뒤통수근(후두근, occipitalis)
☐ 나비뼈(접형골, sphenoid) / 광대활(관골궁, zygomatic arch)	☒ 나비뼈(접형골, sphenoid) / 광대활(관골궁, zygomatic arch)
☐ 깨물근(교근, masseter)	☒ 깨물근(교근, masseter)
☐ 앞 두힘살(전이복근, anterior digastric)	☐ 앞 두힘살(전이복근, anterior digastric)
☐ 어깨목뿔(견갑설골, omohyoid)	☐ 어깨목뿔(견갑설골, omohyoid)
☒ 짧은엄지(손가락)굽힘근 (단수무지굴근, flexor policis brevis)	☒ 짧은엄지(손가락)굽힘근 (단수무지굴근, flexor policis brevis)
☒ 장딴지근(비복근, medial gastrocnemius)	☐ 장딴지근(비복근, medial gastrocnemius)
☒ 짧은엉덩모음근 (단내전근, short hip adductors)	☐ 짧은엉덩모음근 (단내전근, short hip adductors)
☒ 발 내재근(foot intrinsics)	☐ 발 내재근(foot intrinsics)

그림 15.13 사례 연구 환자에 있어서 통증유발점 위치에 대한 다이아그램(diagram).

치료와 결과(Treatment and Outcome)

물리치료는 일주일에 두 번씩 했다. PRRT와 함께 환자는 치료를 받았는데(9장), 이것은 전체적인 TrP 사슬을 따르는 촉진적 불편감(palpatory discomfort)을 현저하게 감소시키며 엉덩관절과 발목 관절가동범위(ROM)을 증가시킨다. 이는 발바닥네모근(족저방형근, quadratus plantae), 긴엄지발가락 굽힘근(장족무지굴근, flexor hallucis longus), 앞정강근(전경골근, tibialis anterior), 안쪽넓은근(내측광근, VM)과 짧은 바깥돌림근(external rotator) 그리고 중간볼기근(중둔근, gluteus medius)의 이는곳(기시, origin)과 닿는곳(정지, insertion)의 촉진과 브러싱(brshing)이 시행되었다.

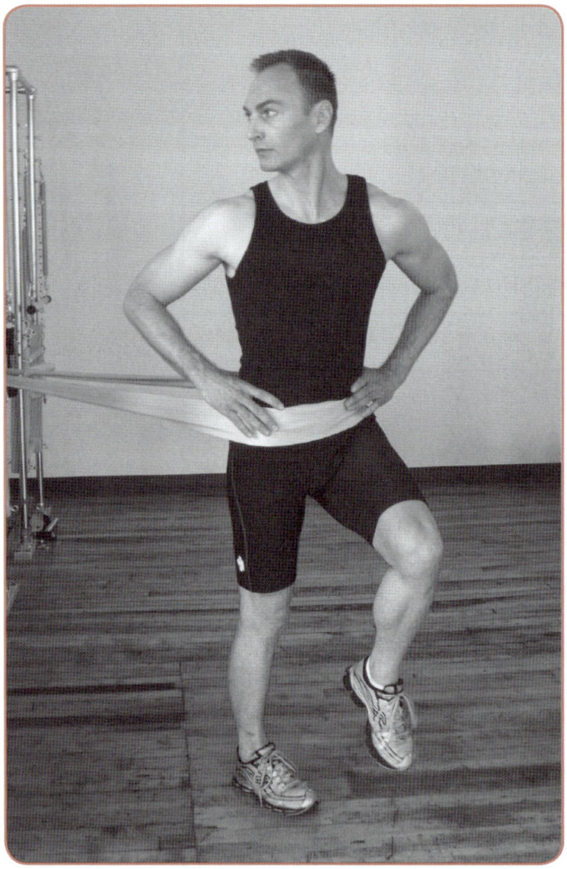

그림 15.14 선 자세에서 바깥쪽과 안쪽 엉덩 회전.

등척성 운동들도 근육 촉진을 도와주는데 사용되었다. 균형과 협응을 위해 발을 짧게 만들기 운동(short foot)과 SMT 교육은 정적, 동적 보행 모두 양쪽과 한쪽 외측에 적용하였다(그림 15.14 참고). 계단 오르내리기, 런지를 포함하는 기능적 단계들은 견딜 수 있을 만큼의 강도로 시행되었다. 삼차원적인 조절의 수준, 통증이 사라짐과 정상적인 근육 기능의 유지는 치료 진행의 기준이 된다. 트레드밀에서 뒤로 걷기는 허리골반 안정성과 함께 엉덩관절(고관절, hip joint)의 폄을 촉진시키고, 안정성을 유지하는 동안 호흡훈련을 위해 사용된다. 그 후로 환자의 근육조직에서 구축이 나타나지 않았기 때문에, 강한 스트레칭은 적용하지 않았다. 그는 전범위의 관절가동범위(ROM) 운동을 기본으로 수행했다. 그리고 발바닥 내재근(plantar intrinsics)을 위한 PIR 테크닉과 장딴지근가자미근 복합체의 긴장완화 상태를 유지기 위해 수축 이완을 가르쳤다. 탄성저항은 점프, 도약, 순간방향전환(cutting drills)과 같이 그의 일상생활동작들로 돌아가기 위해 진행되는 과제들에 하중을 더 부가하면서 재활훈련의 마지막 단계에게 적용하였다.

환자는 6회 방문에 반응이 잘 이루어져서 하고 통증이 없어지고 달리기를 할 수 있게 되었다. 환자는 거리를 증가시키는 것과 같이 처음에 변형된 걷기와 달리기 것들은 통제했다. 그의 한 다리 서기 균형은 한쪽에 17초 정도로 증가했고, 이 자세를 유지하기 위해서 사용되는 근 활성도 줄어들게 되었다. 무릎과 엉덩관절(고관절, hip joint)의 관절가동범위(ROM)는 대칭적으로 되었다. 왼쪽 발은 하중을 싣는 동안 더 잘 조절되었다. 환자는 운동을 통한 위해, 걷기와 점프, 착지, 지구력의 향상되는 활동이 천천히 발전하여 5주 정도 후에 농구로 돌아갈 수 있었다.

얀다의 접근법 대 전통적인 접근법 (Janda' s Approach Versus the Traditional Approach)

얀다(Janda)의 접근법은 감각운동계와 중추신경계(CNS) 같이, 개별적인 단위로서의 평가와 치료를 통한 재활의 과정이라고 정의될 수 있다. 반면 중추신경계(CNS)와 신체의 각기 다른 부분들 사이에 존재하는 상호관계가 무시되는 데카르트 분류의 전통적인 접근법과 특정한 부위를 향한 고립된 치료는 더 이상 쓰이지 않는다. 표 15.1은 이런 차이들에 대한 간단한 개괄을 보여준다.

표 15.1 사례 연구 시 재활에 대한 얀다의 접근법과 전통적인 접근법의 비교

재활 과정 부분	얀다의 접근법	전통적인 접근법
정형화된 호흡의 강조	Yes	No
층 증후군이나 LCS, UCS에 대한 평가	Yes	No
질적 보행 분석	Yes	No
호흡 평가	Yes	거의 일어나지 않음
짧은 발(short foot) 사용	Yes	No
인지 과제(도전)	Yes	항상은 아님
SMT 시작을 시작으로, 지속적 SMT 강화	Yes	항상은 아님
전통적 기계 중심의 운동(traditional machine based exercise) 사용	No	일반적

요약

Summary

근육 불균형의 평가와 치료는 부상위험 증가에서 개개인의 상태를 확인시킴으로써 하지 부상을 감소시킬 수 있는 역할할 수 있다(Knapik et al. 1991). 더 많은 전향적 연구들이 근육 불균형과 부상 사이의 관계에 대한 원인과 결과 관계를 정립시키기 위해서 필요하지만, 불균형 자체로 샅굴부위(서혜부, groin)(Tyler et al. 2001)이나 무릎 부위(Witvrouw et al. 2001)에서 부상의 위험과 관련되어 있다고 하였다. 넙다리네갈래근(대퇴사두근, quadriceps femoris)의 약화 또한 무릎관절염이 일어날 수 있게 하는 위험 요소로 인식된다(Hootman et al. 2004).

자세적 안정성과 고유수용성 감각의 평가는 예방적인 SMT를 적용하여 도움이 될 수 있는지 개개인을 상태를 확인함으로 발목부상을 예방(Payne 1997; Tropp et al. 1994)하는데 도움을 줄 수 있다. SMT는 균형판(balance boards)과 안정성 훈련도구(foam stability trainers)의 사용을 포함하여 ACL 부상(Caraffa et al. 1996; Cerulli et al. 2001; Myklebust et al. 2003)과 발목 염좌의 위험을 감소(Clark et al. 2005; McHugh et al. 2007; Sheth et al. 1995; van der Wees 2006; Verhagen et al. 2005) 시킨다. SMT는 또한 스포츠 트레이닝 프로그램의 시즌 전이나 시즌 중에 축구나 핸드볼 그리고 배구와 같은 운동들에서 부상을 감소시키기 위해 사용될 수 있다(Ekstrand et al. 1983; Emery et al. 2005; Knobloch et al. 2005; Malliou et al. 2004; Petersen et al. 2005; Wedderkopp et al. 1999; Wedderkopp et al. 2003). 그러므로 이것은 부상을 초래할 수 있는 감각운동신경의 결손을 평가하기 위해 복합적이고 포괄적인 환자의 진단을 수행하기 위해서도 필요하다. 일반적인 근력강화 프로그램은 적절한 평가를 위해 대신 사용하기에는 부족하다.

참고문헌 / References

Aagaard, P., E.B. Simonsen, J.L. Andersen, S.P. Magnusson, F. Bojsen-Møller, and P. Dyhre-Poulsen. 2000. Antagonist muscle coactivation during isokinetic knee extension. *Scand J Med Sci Sports* 10(2): 58-67.

Aarås, A, M.B. Veierød, S. Larsen, R. Ortengren, and O. Ro. 1996. Reproducibility and stability of normalized EMG measurements on musculus trapezius. *Ergonomics* 39(2): 171-85.

Abdulwahab, S.S., and M. Sabbahi. 2000. Neck retractions, cervical root decompression, and radicular pain. *J Orthop Sports Phys Ther* 30(1): 4-9.

Abrahams, V.C. 1977. The physiology of neck muscles; their role in head movement and maintenance of posture. *Can J Physiol Pharmacol* 55(3): 332-8.

Agabegi, S.S., R.A. Freiberg, J.M. Plunkett, and P.J. Stern. 2007. Thumb abduction strength measurement in carpal tunnel syndrome. *J Hand Surg [Am]* 32(6): 859-66.

Ahlgren, C., K. Waling, F. Kadi, M. Djupsjöbacka, L.E. Thornell, and G. Sundelin. 2001. Effects on physical performance and pain from three dynamic training programs for women with work-related trapezius myalgia. *J Rehabil Med* 33(4): 162-9.

Akalin, E., O. El, O. Peker, O. Senocak, S. Tamci, S. Gülbahar, R. Cakmur, and S. Oncel. 2002. Treatment of carpal tunnel syndrome with nerve and tendon gliding exercises. *Am J Phys Med Rehabil* 81(2): 108-13.

Alderink, G.J., and D.J. Kuck. 1986. Isokinetic shoulder strength of high school and college-aged pitchers. *J Orthop Sports Phys Ther* 7(4): 163-72.

Alexander, K.M., and T.L. LaPier. 1998. Differences in static balance and weight distribution between normal subjects and subjects with chronic unilateral low back pain. *J Orthop Sports Phys Ther* 28(6): 378-83.

Alexander, R. 2008. Functional fascial taping for lower back pain: A case report. *J Bodyw Mov Ther* 12(3): 263-4.

Alfredson, H., T. Pietilä, and R. Lorentzon. 1998. Concentric and eccentric shoulder and elbow muscle strength in female volleyball players and non-active females. *Scand J Med Sci Sports* 8(5 Pt. 1): 265-70.

Alizadehkhaiyat, O., A.C. Fisher, G.J. Kemp, and S.P. Frostick. 2007. Strength and fatigability of selected muscles in upper limb: Assessing muscle imbalance relevant to tennis elbow. *J Electromyogr Kinesiol* 17(4): 428-36.

Alizadehkhaiyat, O., A.C. Fisher, G.J. Kemp, K. Vishwanathan, and S.P. Frostick. 2008. Assessment of functional recovery in tennis elbow. *J Electromyogr Kinesiol* [In press].

Alizadehkhaiyat, O., A.C. Fisher, G.J. Kemp, K. Vishwanathan, and S.P. Frostick. 2007. Upper limb muscle imbalance in tennis elbow: A functional and electromyographic assessment. *J Orthop Res* 25(12): 1651-7.

Alkjaer, T., E.B. Simonsen, S.P. Peter Magnusson, H. Aagaard, and P. Dyhre-Poulsen. 2002. Differences in the movement pattern of a forward lunge in two types of anterior cruciate ligament deficient patients: Copers and non-copers. *Clin Biomech (Bristol, Avon)* 17(8): 586-93.

Alkjaer, T., E.B. Simonsen, U. Jorgensen, and P. Dyhre-Poulsen. 2003. Evaluation of the walking pattern in two types of patients with anterior cruciate ligament deficiency: Copers and non-copers. *Eur J Appl Physiol* 89(3-4): 301-8.

Allegrucci, M., S.L. Whitney, and J.J. Irrgang. 1994. Clinical implications of secondary impingement of the shoulder in freestyle swimmers. *J Orthop Sports Phys Ther* 20(6): 307-18.

Allegrucci, M., S.L. Whitney, S.M. Lephart, J.J. Irrgang, and F.H. Fu. 1995. Shoulder kinesthesia in healthy unilateral athletes participating in upper extremity sports. *J Orthop Sports Phys Ther* 21(4): 220-6.

Allen, R.H., and Gross, M.T. 2003. Toe flexors strength and passive extension range of motion of the first metatarsophalangeal joint in individuals with plantar fasciitis. *J Orthop Sports Phys Ther.* Aug;33(8): 468-78.

Alpert, S.W., M.M. Pink, F.W. Jobe, P.J. McMahon, and W. Mathiyakom. 2000. Electromyographic analysis of deltoid and rotator cuff function under varying loads and speeds. *J Shoulder Elbow Surg* 9(1): 47-58.

Al-Shenqiti, A.M., and J.A. Oldham. 2005. Test-retest reliability of myofascial trigger point detection in patients with rotator cuff tendonitis. *Clin Rehabil* 19(5): 482-7.

Alum, J.H., B.R. Bloem, M.G. Carpenter, M. Hulliger, and M. Hadders-Algra. 1998. Proprioceptive control of posture: A review of new concepts. *Gait Posture* 8(3): 214-42.

Andersen, L.L., M. Kjaer, K. Søgaard, L. Hansen, A.I. Kryger, and G. Sjøgaard. 2008. Effect of two contrasting types of physical exercise on chronic neck muscle pain. *Arthritis Rheum* 59(1): 84-91.

Anderson, K. and D.G. Behm. 2005. Trunk muscle activity increases with unstable squat movements. *Can J Appl Physiol.* 30(1): 33-45.

Andersson, E.A., J. Nilsson, Z. Ma, and A. Thorstensson. 1997. Abdominal and hip flexor muscle activation during various training exercises. *Eur J Appl Physiol Occup Physiol* 75(2): 115-23.

Aniss, A.M., S.C. Gandevia, and D. Burke. 1992. Reflex responses in active muscles elicited by stimulation of low-threshold afferents from the human foot. *J Neurophysiol.* 67 (5): 1375-84.

Apreleva, M., C.T. Hasselman, R.E. Debski, F.H. Fu, S.L. Woo, and J.J. Warner. 1998. A dynamic analysis of glenohumeral motion after simulated capsulolabral injury. A cadaver model. *J Bone Joint Surg Am* 80(4): 474-80.

Arokoski, J.P., M. Kankaanpaa, T. Valta, I. Juvonen, J. Partanen, S. Taimela, K.A. Lindgren, and O. Airaksinen. 1999. Back and hip extensor muscle function during therapeutic exercises. *Arch Phys Med Rehabil* 80(7): 842-50.

Arokoski, J.P., T. Valta, O. Airaksinen, and M. Kankaanpaa. 2001. Back and abdominal muscle function during stabilization exercises. *Arch Phys Med Rehabil* 82: 1089-98.

Aronen, J.G., and K. Regan. 1984. Decreasing the incidence of recurrence of first time anterior shoulder dislocations with rehabilitation. *Am J Sports Med* 12(4): 283-91.

Aruin, A.S., and M.L. Latash. 1995. Directional specificity of postural muscles in feed-forward postural reactions during fast voluntary arm movements. *Exp Brain Res* 103(2): 323-32.

Arwert, H.J., J. de Groot, W.W. Van Woensel, and P.M. Rozing. 1997. Electromyography of shoulder muscles in relation to force direction. *J Shoulder Elbow Surg* 6(4): 360-70.

Ashton-Miller, J.A. 2004. Thoracic hyperkyphosis in the young athlete: A review of the biomechanical issues. *Curr Sports Med Rep* 3(1): 47-52.

Ashton-Miller, J.A., E.M. Wojtys, L.J. Huston, and D. Fry-Welch. 2001. Can proprioception really be improved by exercises? *Knee Surg Sports Traumatol Arthrosc* 9(3): 128-36.

Atkins, D., Crawford, F., Edwards, J., and Lambert, M. 1999. A systematic review of treatments for the painful heel. *Rheumatology (Oxford).* Oct;38(10): 968-73. Review.

Azevedo, D.C., T. de Lima Pires, F. de Souza Andrade, and M.K. McDonnell. 2008. Influence of scapular position on the pressure pain threshold of the upper trapezius muscle region. *Eur J Pain* 12(2): 226-32.

Babyar, S.R. 1996. Excessive scapular motion in individuals recovering from painful and stiff shoulders: Causes and treatment strategies. *Phys Ther* 76(3): 226-38.

Backman, E., A. Bengtsson, M. Bengtsson, C. Lennmarken, and K.G. Henriksson. 1988. Skeletal muscle function in primary fibromyalgia. Effect of regional sympathetic blockade with guanethidine. *Acta Neurol Scand* 77(3): 187-91.

Bagg, S.D., and W.J. Forrest. 1986. Electromyographic study of the scapular rotators during arm abduction in the scapular plane. *Am J Phys Med* 65(3): 111-24.

Bagg, S.D., and W.J. Forrest. 1988. A biomechanical analysis of scapular rotation during arm abduction in the scapular plane. *Am J Phys Med Rehabil* 67(6): 238-45.

Bahr, R., O. Lian, and I.A. Bahr. 1997. A twofold reduction in the incidence of acute ankle sprains in volleyball after the introduction of an injury prevention program: A prospective cohort study. *Scand J Med Sci Sports* 7(3): 172-7.

Bak, K. 1996. Nontraumatic glenohumeral instability and coracoacromial impingement in swimmers. *Scand J Med Sci Sports* 6(3): 132-44.

Bak, K., and P. Faunø. 1997. Clinical findings in competitive swimmers with shoulder pain. *Am J Sports Med* 25(2): 254-60.

Bak, K., and S.P. Magnusson. 1997. Shoulder strength and range of motion in symptomatic and pain-free elite swimmers. *Am J Sports Med* 25(4): 454-9.

Ballantyne, B.T., S.J. O'Hare, J.L. Paschall, M.M. Pavia-Smith, A.M. Pitz, J.F. Gillon, and G.L. Soderberg. 1993. Electromyographic activity of selected shoulder muscles in commonly used therapeutic exercises. *Phys Ther* 73(10): 668-77.

Balogun, A., C.O. Adesinasi, and D.K. Marzouk. 1992. The effects of a wobble board exercise training program on static balance performance and strength of lower extremity muscles. *Physiother Can* **44**: 23-30.

Balogun, J.A., A.A. Olokungbemi, and A.R. Kuforiji. 1992. Spinal mobility and muscular strength: effects of supine- and prone-lying back extension exercise training. *Arch Phys Med Rehabil* 73(8): 745-51.

Baltaci, G., and V.B. Tunay. 2004. Isokinetic performance at diagonal pattern and shoulder mobility in elite overhead athletes. *Scand J Med Sci Sports* 14(4): 231-8.

Bandholm, T., L. Rasmussen, P. Aagaard, B.R. Jensen, and L. Diederichsen. 2006. Force steadiness, muscle activity, and maximal muscle strength in subjects with subacromial impingement syndrome. *Muscle Nerve* 34(5): 631-9.

Bansevicius, D., and O. Sjaastad. 1996. Cervicogenic headache: The influence of mental load on pain level and EMG of shoulder-neck and facial muscles. *Headache* 36(6): 372-8.

Bansevicius, D., R.H. Westgaard, and T. Stiles. 2001. EMG activity and pain development in fibromyalgia patients exposed to mental stress of long duration. *Scand J Rheumatol* 30(2): 92-8.

Baratta, R., M. Solomonow, B.H. Zhou, D. Letson, R. Chuinard, and R. D'Ambrosia. 1988. Muscular coactivation. The role of the antagonist musculature in maintaining knee stability. *Am J Sports Med* 16(2): 113-22.

Barden, J.M., R. Balyk, V.J. Raso, M. Moreau, and K. Bagnall. 2005. Atypical shoulder muscle activation in multidirectional instability. *Clin Neurophysiol* 116(8): 1846-57.

Barker, P.J., and C.A. Briggs. 1999. Attachments of the posterior layer of lumbar fascia. *Spine* 24(17): 1757-64.

Barker, S., M. Kesson, J. Ashmore, G. Turner, J. Conway, and D. Stevens. 2000. Guidance for pre manipulative testing of the cervical spine. *Man Ther* 5: 37-40.

Barrack, R.L., H.B. Skinner, and S.L. Buckley. 1989. Proprioception in the anterior cruciate deficient knee. *Am J Sports Med* 17(1): 1-6.

Barrett, D.S., A.G. Cobb, and G. Bentley. 1991. Joint proprioception in normal, osteoarthritic and replaced knees. *J Bone Joint Surg Br* 73(1): 53-6.

Barton, P.M., and K.C. Hayes. 1996. Neck flexor muscle strength, efficiency, and relaxation times in normal subjects and subjects with unilateral neck pain and headache. *Arch Phys Med Rehabil* 77(7): 680-7.

Basmajian, J.A. 1985. *Muscles alive. Their functions revealed by electromyography.* 5th ed. Baltimore: Lippincott Williams & Wilkins.

Bassett, R.W., A.O. Browne, B.F. Morrey, and K.N. An. 1990. Glenohumeral muscle force and moment mechanics in a position of shoulder instability. *J Biomech* 23(5): 405-15.

Batt, B.E., J.L. Tanji, and N. Skattum. 1996. Plantar fasciitis: A prospective randomized clinical trial of the tension night splint. *Clin J Sport Med* 6: 158-62.

Bauer, J.A., and R.D. Murray. 1999. Electromyographic patterns of individuals suffering from lateral tennis elbow. *J Electromyogr Kinesiol* 9(4): 245-52.

Baumhauer, J.F., D.M. Alosa, A.F. Renstrom, S. Trevino, and B. Beynnon. 1995. A prospective study of ankle injury risk factors. *Am J Sports Med* 23(5): 564-70.

Bayramoglu, M., R. Toprak, and S. Sozay. 2007. Effects of osteoarthritis and fatigue on proprioception of the knee joint. *Arch Phys Med Rehabil.* 88(3): 346-50.

Baysal, O., Z. Altay, C. Ozcan, K. Ertem, S. Yologlu, and A. Kayhan. 2006. Comparison of three conservative treatment protocols in carpal tunnel syndrome. *Int J Clin Pract* 60(7): 820-8.

Beard, D.J., C.A.F. Dodd, H.R. Trundle, and A. Simpson. 1994. Proprioception enhancement for anterior cruciate ligament deficiency. *J Bone Joint Surg Br* 76B: 654-9.

Beard, D.J., P.J. Kyberd, C.M. Fergusson, and C.A. Dodd.1993. Proprioception after rupture of the anterior cruciate ligament. An objective indication of the need for surgery? *J Bone Joint Surg Br* 75(2): 311-5.

Becker, R., Berth, A., Nehring, M., and Awiszus, F. 2004. Neuromuscular quadriceps dysfunction prior to osteoarthritis of the knee. *J Orthop Res.* Jul;22(4): 768-73.

Beckett, M.E., D.L. Massie, K.D. Bowers, and D.A. Stol. 1992. Incidence of hyperpronation in the ACL injured knee: A clinical perpective. *J Athl Train* 27: 58-62.

Beckman, S.M., and T.S. Buchanan. 1995. Ankle inversion injury and hypermobility: Effect on hip and ankle muscle electromyography onset latency. *Arch Phys Med Rehabil* 76(12): 1138-43.

Bednar, D.A., F.W. Orr, and G.T. Simon. 1995. Observations on the pathomorphology of the thoracolumbar fascia in chronic mechanical back pain. A microscopic study. *Spine* 20(10): 1161-4.

Behm, D.G., A.M. Leonard, W.B. Young, W.A. Bonsey, and S.N. MacKinnon. 2005. Trunk muscle electromyographic activity with unstable and unilateral exercises. *J Strength Cond Res.* 19(1): 193-201

Belling Sørensen, A.K., and U. Jørgensen. 2000. Secondary impingement in the shoulder. An improved terminology in impingement. *Scand J Med Sci Sports* 10(5): 266-78.

Bennett, R.M. 1996. Fibromyalgia and the disability dilemma. A new era in understanding a complex, multidimensional pain syndrome. *Arthritis Rheum* 39(10): 1627-34.

Bennett, S.E., R.J. Schenk, and E.D. Simmons. 2002. Active range of motion utilized in the cervical spine to perform daily functional tasks. *J Spinal Disord Tech* 15(4): 307-11.

Benson, H. 1984. Beyond the relaxation response. New York: Berkeley.

Berg, H.E., G. Berggren, and P.A. Tesch. 1994. Dynamic neck strength training effect on pain and function. *Arch Phys Med Rehabil* 75(6): 661-5.

Berglund, B., E.L. Harju, E. Kosek, and U. Lindblom. 2002. Quantitative and qualitative perceptual analysis of cold dysesthesia and hyperalgesia in fibromyalgia. *Pain* 96(1-2): 177-87.

Bergmark, A. 1989. Stability of the lumbar spine: A study in mechanical engineering. *Acta Orthop Scand Suppl.* 230: 1-54.

Beukeboom, C., T.B. Birmingham, L. Forwell, and D. Ohrling. 2000. Asymmetrical strength changes and injuries in athletes training on a small radius curve indoor track. *Clin J Sport Med* 10(4): 245-50.

Bey, M.J., S.K. Brock, W.N. Beierwaltes, R. Zauel, P.A. Kolowich, and T.R. Lock. 2007. In vivo measurement of subacromial space width during shoulder elevation: Technique and preliminary results in patients following unilateral rotator cuff repair. *Clin Biomech (Bristol, Avon)* 22(7): 767-73.

Beynnon, B.D., B.S. Uh BS R.J. Johnson, J.A. Abate, C.E. Nichols, B.C. Fleming, A.R. Poole, and H. Roos.

2005. Rehabilitation after anterior cruciate ligament reconstruction: A prospective, randomized, double-blind comparison of programs administered over 2 different time intervals. *Am J Sports Med* 33(3): 347-59.

Bigliani, L.U., and W.N. Levine. 1997. Subacromial impingement syndrome. *J Bone Joint Surg Am* 79(12): 1854-68.

Bigliani, L.U., J.B. Ticker, E.L. Flatow, L.J. Soslowsky, and V.C. Mow. 1991. The relationship of acromial architecture to rotator cuff disease. *Clin Sports Med* 10(4): 823-38.

Bisset, L., A. Paungmali, B. Vicenzino, and E. Beller. 2005. A systematic review and meta-analysis of clinical trials on physical interventions for lateral epicondylalgia. *Br J Sports Med* 39(7): 411-22.

Blackburn, J.T., C.J. Hirth, and K.M. Guskiewicz. 2002. EMG comparison of lower leg musculature during functional activities with and without balance shoes. Abstract. *J Athl Train* 37(2): S-97.

Blackburn, J.T., C.J. Hirth, and K.M. Guskiewicz. 2003. Exercise sandals increase lower extremity electromyographic activity during functional activities. *J Athl Train* 38(3): 198-203.

Blackwell, J.R., and K.J. Cole. 1994. Wrist kinematics differ in expert and novice tennis players performing the backhand stroke: Implications for tennis elbow. *J Biomech* 27(5): 509-16.

Blasier, R.B., J.E. Carpenter, and L.J. Huston. 1994. Shoulder proprioception. Effect of joint laxity, joint position, and direction of motion. *Orthop Rev* 23(1): 45-50.

Bloem, B.R., J.H. Allum, M.G. Carpenter, and F. Honegger. 2000. Is lower leg proprioception essential for triggering human automatic postural responses? *Exp Brain Res* 130(3): 375-91.

Bloem, B.R., J.H. Allum, M.G. Carpenter, J.J. Verschuuren, and F. Honegger. 2002. Triggering of balance corrections and compensatory strategies in a patient with total leg proprioceptive loss. *Exp Brain Res* 142(1): 91-107.

Bobath, K., and B. Bobath. 1964. The facilitation of normal postural reactions and movement in treatment of cerebral palsy. *Physiotherapy* 50: 246.

Boden, S.D., P.R. McCowin, D.O. Davis, T.S. Dina, A.S. Mark, and W. Wiesel. 1990. Abnormal magnetic-resonance scans of the cervical spine in asymptomatic subjects. A prospective investigation. *J Bone Joint Surg Am* 72(8): 1178-84.

Bohannon, R.W., P.A. Larkin, A.C. Cook, J. Gear, and J. Singer. 1984. Decrease in timed balance test scores with aging. *Phys Ther* 64(7): 1067-70.

Boline, P.D., K. Kassak, G. Bronfort, C. Nelson, and A.V. Anderson. 1995. Spinal manipulation vs. amitriptyline for the treatment of chronic tension-type headaches: A randomized clinical trial. *J Manipulative Physiol Ther* 18(3): 148-54.

Bonica, J.J. 1991. History of pain concepts and pain therapy. *Mt Sinai J Med* 58(3): 191-202.

Borman, P., R. Celiker, and Z. Hasçelik. 1999. Muscle performance in fibromyalgia syndrome. *Rheumatol Int* 19(1-2): 27-30.

Borsa, P.A., G.C. Dover, K.E. Wilk, and M.M. Reinold. 2006. Glenohumeral range of motion and stiffness in professional baseball pitchers. *Med Sci Sports Exerc* 38(1): 21-6.

Borsa, P.A., K.E. Wilk, J.A. Jacobson, J.S. Scibek, G.C. Dover, M.M. Reinold, and J.R. Andrews. 2005. Correlation of range of motion and glenohumeral translation in professional baseball pitchers. *Am J Sports Med* 33(9): 1392-9.

Borsa, P.A., M.K. Timmons, and E.L. Sauers. 2003. Scapular-positioning patterns during humeral elevation in unimpaired shoulders. *J Athl Train* 38(1): 12-7.

Borstad, J.D. 2006. Resting position variables at the shoulder: Evidence to support a posture-impairment association. *Phys Ther* 86(4): 549-57.

Borstad, J.D., and P.M. Ludewig. 2002. Comparison of scapular kinematics between elevation and lowering of the arm in the scapular plane. *Clin Biomech (Bristol, Avon)* 17(9-10): 650-9.

Borstad, J.D., and P.M. Ludewig. 2005. The effect of long versus short pectoralis minor resting length on scapular kinematics in healthy individuals. *J Orthop Sports Phys Ther* 35(4): 227-38.

Borstad, J.D., and P.M. Ludewig. 2006. Comparison of three stretches for the pectoralis minor muscle. *J Shoulder Elbow Surg* 15(3): 324-30.

Bosco, C., M. Cardinale, O. Tsarpela, and E. Locatelli. 1999. New trends in training science: The use of vibrations for enhancing performance. *New Studies in Athletics* 14(4): 55-62.

Bosco, C., R. Colli, E. Introini, M. Cardinale, M. Lacovelli, J. Tihanyi, S.P. von Diuvillard, and A. Vira. 1999. Adaptive responses of human skeletal muscle to vibration exposure *Clin Physiol* 19(2): 183-7.

Bouche, K., V. Stevens, D. Cambier, J. Caemaert, and L. Danneels. 2006. Comparison of postural control in unilateral stance between healthy controls and lumbar discectomy patients with and without pain. *Eur Spine J* 15(4): 423-32.

Boyd-Clark, L.C., C.A. Briggs, and M.P. Galea. 2002. Muscle spindle distribution, morphology, and density in longus colli and multifidus muscles of the cervical spine. *Spine* 27(7): 694-701.

Braun, B.L., and L.R. Amundson. 1989. Quantitative assessment of head and shoulder posture. *Arch Phys Med Rehabil* 70(4): 322-9.

Briggs, C.A., and B.G. Elliott. 1985. Lateral epicondylitis. A review of structures associated with tennis elbow. *Anat Clin* 7(3): 149-53.

Brindle, T.J., J.A. Nyland, A.J. Nitz, and R. Shapiro. 2007. Scapulothoracic latent muscle reaction timing comparison between trained overhead throwers and untrained control subjects. *Scand J Med Sci Sports* 17(3): 252-9.

Bronfort, G., N. Nilsson, M. Haas, R. Evans, C.H. Goldsmith, W.J. Assendelft, and L.M. Bouter. 2004. Noninvasive physical treatments for chronic/recurrent headache. *Cochrane Database Syst Rev* 3: CD001878.

Bronfort, G., W.J. Assendelft, R. Evans, M. Haas, and L. Bouter. 2001. Efficacy of spinal manipulation for chronic headache: A systematic review. *J Manipulative Physiol Ther* 24(7): 457-66.

Brossmann, J., K.W. Preidler, R.A. Pedowitz, L.M. White, D. Trudell, and D. Resnick. 1996. Shoulder impingement syndrome: Influence of shoulder position on rotator cuff impingement—an anatomic study. *AJR Am J Roentgenol* 167(6): 1511-5.

Browne, A.O., P. Hoffmeyer, S. Tanaka, K.N. An, and B.F. Morrey. 1990. Glenohumeral elevation studied in three dimensions. *J Bone Joint Surg Br* 72(5): 843-5.

Brox, J.I., and J.I. Brevik. 1996. Prognostic factors in patients with rotator tendinosis (stage II impingement syndrome) of the shoulder. *Scand J Prim Health Care* 14(2): 100-5.

Brox, J.I., C. Røe, E. Saugen, and N.K. Vøllestad. 1997. Isometric abduction muscle activation in patients with rotator tendinosis of the shoulder. *Arch Phys Med Rehabil* 78(11): 1260-7.

Brox, J.I., E. Gjengedal, G. Uppheim, A.S. Bøhmer, J.I. Brevik, A.E. Ljunggren, and P.H. Staff. 1999. Arthroscopic surgery versus supervised exercises in patients with rotator cuff disease (stage II impingement syndrome): A prospective, randomized, controlled study in 125 patients with a 2 1/2-year follow-up. *J Shoulder Elbow Surg* 8(2): 102-11.

Brox, J.I., P.H. Staff, A.E. Ljunggren, and J.I. Brevik. 1993. Arthroscopic surgery compared with supervised exercises in patients with rotator cuff disease (stage II impingement syndrome). *BMJ* 307(6909): 899-903.

Brügger, A. 2000. *Lehbruch der Funktionellen Störungen des Bewegungssystems. [Textbook of the functional disturbances of the movement system].* Zollikon/Benglen, Switzerland: Brügger-Verlag.

Bruhn, S., N. Kullmann, and A. Gollhofer. 2004. The effects of a sensorimotor training and a strength training on postural stabilisation, maximum isometric contraction and jump performance. *Int J Sports Med* 25(1): 56-60.

Brumagne, S., P. Cordo, R. Lysens, S. Verschueren, and S. Swinnen. 2000. The role of paraspinal muscle spindles in lumbosacral position sense in individuals with and without low back pain. *Spine* 25: 989-94.

Brunet, M.E., S.D. Cook, M.R. Brinker, and J.A. Dickinson. 1990. A survey of running injuries in 1505 competitive and recreational runners. *J Sports Med Phys Fitness* 30: 307-15.

Brunt, D., J.C. Andersen, B. Huntsman, L.B. Reinhert, A.C. Thorell, and J.C. Sterling. 1992. Postural responses to lateral perturbation in healthy subjects and ankle sprain patients. *Med Sci Sports Exerc* 24(2): 171-6.

Buchanan, T.S., A.W. Kim, and D.G. Lloyd. 1996. Selective muscle activation following rapid varus/valgus perturbations at the knee. *Med Sci Sports Exerc* 28(7): 870-6.

Buckelew, S.P., R. Conway, J. Parker, W.E. Deuser, J. Read, T.E. Witty, J.E. Hewett, M. Minor, J.C. Johnson, L. Van Male, M.J. McIntosh, M. Nigh, and D.R. Kay. 1998. Biofeedback/relaxation training and exercise interventions for fibromyalgia: A prospective trial. *Arthritis Care Res* 11(3): 196-209.

Buckelew, S.P., R. Conway, J. Parker, W.E. Deuser, J. Read, T.E. Witty, J.E. Hewett et al. 1998. Biofeedback/relaxation training and exercise interventions for fibromyalgia: A prospective trial. *Arthritis Care Res* 11(3): 196-209.

Buckley, B.D., and T.W. Kaminski. 2003. Hamstring and quadriceps strength ratios in healthy males and females: Implications for ACL injury. Abstract. *J Athl Train* 38(2): S14-15.

Büll, M.L., V. de Freitas, and M. Vitti. 1990. Electromyographic study of the trapezius (pars superior) and serratus anterior (pars inferior) in free movements of the arm. *Anat Anz* 171(2): 125-33.

Bullock, M.P., N.E. Foster, and C.C. Wright. 2005. Shoulder impingement: The effect of sitting posture on shoulder pain and range of motion. *Man Ther* 10(1): 28-37.

Bullock-Saxton, J. 1994. Local sensation changes and altered hip muscle function following severe ankle sprain. *Phys Ther* 74(1): 17-28.

Bullock-Saxton, J., D. Murphy, C. Norris, C. Richardson, and P. Tunnell. 2000. The muscle designation debate: The experts respond. *J Bodyw Mov Ther* 4(4): 225-7.

Bullock-Saxton, J., V. Janda, and M. Bullock. 1993. Reflex activation of gluteal muscles in walking with balance shoes: An approach to restoration of function for chronic low back pain patients. *Spine* 18(6): 704-8.

Bullock-Saxton, J., V. Janda, and M. Bullock. 1994. The influence of ankle sprain injury on muscle activation during hip extension. *Int J Sports Med* 15(6): 330-4.

Bullock-Saxton, J.E. 1995. Sensory changes associated with severe ankle sprain. *Scand J Rehabil Med* 27(3): 161-7.

Burke, J., D.J. Buchberger, M.T. Carey-Loghmani, P.E. Dougherty, D.S. Greco, and J.D. Dishman. 2007. A pilot study comparing two manual therapy interventions for carpal tunnel syndrome. *J Manipulative Physiol Ther* 30(1): 50-61.

Burkhart, S.S., C.D. Morgan, and W.B. Kibler. 2003. The disabled throwing shoulder: Spectrum of pathology part III: The SICK scapula, scapular dyskinesis, the kinetic chain, and rehabilitation. *Arthroscopy* 19(6): 641-61.

Burkhead Jr., W.Z., and C.A. Rockwood Jr. 1992. Treatment of instability of the shoulder with an exercise program. *J Bone Joint Surg Am* 74(6): 890-6.

Burnham, R.S., L. May, E. Nelson, R. Steadward, and D.C. Reid. 1993. Shoulder pain in wheelchair athletes. The role of muscle imbalance. *Am J Sports Med* 21(2): 238-42.

Busch, A., C.L. Schachter, P.M. Peloso, and C. Bombardier. 2002. Exercise for treating fibromyalgia syndrome. *Cochrane Database Syst Rev* 3: CD003786.

Butler, D.S. 1991. *The mobilisation of the nervous system.* Melbourne: Churchill Livingstone.

Byl, N. , and P.L. Sinnot. 1991. Variations in balance and body sway in middle aged adults: Subjects with healthy backs compared with subjects with low back dysfunction. *Spine* 16: 325-30.

Cain, P.R., T.A. Mutschler, F.H. Fu, and S.K. Lee. 1987. Anterior stability of the glenohumeral joint. A dynamic model. *Am J Sports Med* 15(2): 144-8.

Cameron, M., R. Adams, and C. Maher. 2003. Motor control and strength as predictors of hamstring injury in elite players of Australian football. *Phys Ther Sport* 4: 159-66.

Caraffa, A., G. Cerulli, A. Rizzo, V. Buompadre, S. Appoggetti, and M. Fortuna. 1996. An arthroscopic and electromyographic study of painful shoulders in elite gymnasts. *Knee Surg Sports Traumatol Arthrosc* 4(1): 39-42.

Carr, J.H., and R. Shepherd. 1980. Physiotherapy in disorders of the brain. Oxford: Heinemann Medical Books.

Carson, P.A. 1999. The rehabilitation of a competitive swimmer with an asymmetrical breaststroke movement pattern. *Man Ther* 4(2): 100-6.

Carter, A.B., T.W. Kaminski, A.T. Douex Jr, C.A. Knight, and J.G. Richards. 2007. Effects of high volume upper extremity plyometric training on throwing velocity and functional strength ratios of the shoulder rotators in collegiate baseball players. *J Strength Cond Res* 21(1): 208-15.

Carter, A.M., S.J. Kinzey, L.F. Chitwood, and J.L. Cole. 2000. Proprioceptive neuromuscular facilitation decreases muscle activity during the stretch reflex in selected posterior thigh muscles. *J Sport Rehabil* 9: 269-78.

Cavanaugh, J.M., Y. Lu, C. Chen, and S. Kallakuri. 2006. Pain generation in lumbar and cervical facet joints. *J Bone Joint Surg Am* 88(Suppl. no. 2): 63-7.

Cerulli, G., Benoit, D.L., Caraffa, A., and Ponteggia, F. 2001. Proprioceptive training and prevention of anterior cruciate ligament injuries in soccer. J Orthop Sports Phys Ther. 31(11): 655-60.

Chandler, T.J., W.B. Kibler, E.C. Stracener, A.K. Ziegler, and B. Pace. 1992. Shoulder strength, power, and endurance in college tennis players. *Am J Sports Med* 20(4): 455-8.

Chauhan, S.K., T. Peckham, and R. Turner. 2003. Impingement syndrome associated with whiplash injury. *J Bone Joint Surg Br* 85(3): 408-10.

Chen, C., Y. Lu, S. Kallakuri, A. Patwardhan, and J.M. Cavanaugh. 2006. Distribution of A-delta and C-fiber receptors in the cervical facet joint capsule and their response to stretch. *J Bone Joint Surg Am* 88(8): 1807-16.

Chen, S.K., P.T. Simonian, T.L. Wickiewicz, J.C. Otis, and R.F. Warren. 1999. Radiographic evaluation of glenohumeral kinematics: A muscle fatigue model. *J Shoulder Elbow Surg* 8(1): 49-52.

Chester Jr:, J.B. 1991. Whiplash, postural control, and the inner ear. *Spine* 16(7): 716-20.

Cheung, J.T., Zhang, M., and An, K.N. 2006. Effect of Achilles tendon loading on plantar fascia tension in the standing foot. *Clin Biomech (Bristol, Avon).* Feb;21(2): 194-203.

Chiu, T.T., E.Y. Law, and T.H. Chiu. 2005. Performance of the craniocervical flexion test in subjects with and without chronic neck pain. *J Orthop Sports Phys Ther* 35(9): 567-71.

Chmielewski, T.L., W.J. Hurd, and L. Snyder-Mackler. 2005. Elucidation of a potentially destabilizing control strategy in ACL deficient non-copers. *J Electromyogr Kinesiol* 15(1): 83-92.

Chmielewski, T.L., W.J. Hurd, K.S. Rudolph, M.J. Axe, and L. Snyder-Mackler. 2005. Perturbation training improves knee kinematics and reduces muscle co-contraction after complete unilateral anterior cruciate ligament rupture. *Phys Ther* 85(8): 740-9.

Cholewicki, J., and S.M. McGill. 1995. Mechanical stability of the in vivo lumbar spine: Implications for injury and chronic low back pain. *Clin Biomech (Bristol, Avon)* 11: 1-15.

Cholewicki, J., K. Juluru, and S.M. McGill. 1999. Intra-abdominal pressure mechanism for stabilizing the lumbar spine. *J Biomech* 32(1): 13-7.

Cholewicki, J., M.M. Panjabi, and A. Khachatryan. 1997. Stabilizing function of trunk flexor-extensor muscles around a neutral spine posture. *Spine* 22(19): 2207-12.

Chu, D., R. LeBlanc, P. D'Ambrosia, R. D'Ambrosia, R.V. Baratta, and M. Solomonow. 2003. Neuromuscular disorder in response to anterior cruciate ligament creep. *Clin Biomech (Bristol, Avon)* 18(3): 222-30.

Cibulka, M.T. 2006. Sternocleidomastoid muscle imbalance in a patient with recurrent headache. *Man Ther* 11(1): 78-82.

Cichanowski, H.R., J.S. Schmitt, R.J. Johnson, and P.E. Niemuth. 2007. Hip strength in collegiate female athletes with patellofemoral pain. *Med Sci Sports Exerc* 39(8): 1227-32.

Clark, G.T., E.M. Green, M.R. Dornan, and V.F. Flack. 1987. Craniocervical dysfunction levels in a patient sample from a temporomandibular joint clinic. *J Am Dent Assoc* 115(2): 251-6.

Clark, V.M., Bruden, A.M. 2005. A 4-week wobble board exercise programme improved muscle onset latency and perceived stability in individuals with a functionally unstable ankle. Physical Therapy in Sport 6(4): 181-187 .

Cleland, J.A., J.D. Childs, M. McRae, J.A. Palmer, and T. Stowell. 2005. Immediate effects of thoracic manipulation in patients with neck pain: A randomized clinical trial. *Man Ther* 10(2): 127-35.

Cockerill, I.M. 1972. The development of ballistic skilled movements. In *Readings in sports psychology*, ed. H.T.A. Whiting. London: Henry Kimpton.

Cohen, L.A. 1961. Role of eye and neck proprioceptive mechanisms in body orientation and motor coordination. *J Neurophysiol* 1: 1-11.

Cohen, L.A., and M.L. Cohen. 1956. Arthrokinetic reflex of the knee. *Am J Physiol* 184(2): 433-7.

Cole, A., P. McClure, and N. Pratt. 1996. Scapular kinmeatics during arm elevation in healthy subjects and patients with shoulder impingement syndrome. Abstract. *J Orthop Sports Phys Ther* 23(1): 68.

Comtet, J.J., G. Herzberg, and I.A. Naasan. 1989. Biomechanical basis of transfers for shoulder paralysis. *Hand Clin* 5(1): 1-14.

Conway, P.J.W., W. Herzog, Y. Zhang, E.M. Hasler, and K. Ladly. 1993. Forces required to cause cavitation during spinal manipulation of the thoracic spine. *Clin Biomech (Bristol, Avon)* 8: 210-4.

Cook, E.E., V.L. Gray, E. Savinar-Nogue, and J. Medeiros. 1987. Shoulder antagonistic strength ratios: A comparison between college-level baseball pitchers and non-pitchers. *J Orthop Sports Phys Ther* 8(9): 451-61.

Cools, A.M., E.E. Witvrouw, G.A. De Clercq, L.A. Danneels, T.M. Willems, D.C. Cambier, and M.L. Voight. 2002. Scapular muscle recruitment pattern: Electromyographic response of the trapezius muscle to sudden shoulder movement before and after a fatiguing exercise. *J Orthop Sports Phys Ther* 32(5): 221-9.

Cools, A.M., E.E. Witvrouw, G.A. Declercq, G.G. Vanderstraeten, and D.C. Cambier. 2004. Evaluation of isokinetic force production and associated muscle activity in the scapular rotators during a protraction-retraction movement in overhead athletes with impingement symptoms. *Br J Sports Med* 38(1): 64-8.

Cools, A.M., E.E. Witvrouw, G.A. Declercq, L.A. Danneels, and D.C. Cambier. 2003. Scapular muscle recruitment patterns: Trapezius muscle latency with and without impingement symptoms. *Am J Sports Med* 31(4): 542-9.

Cools, A.M., E.E. Witvrouw, N.N. Mahieu, L.A. Danneels. 2005. Isokinetic scapular muscle performance in overhead athletes with and without impingement symptoms. *J Athl Train* 40(2): 104-110.

Cools, A.M., G.A. Declercq, D.C. Cambier, N.N. Mahieu, and E.E. Witvrouw. 2007. Trapezius activity and intramuscular balance during isokinetic exercise in overhead athletes with impingement symptoms. *Scand J Med Sci Sports* 17(1): 25-33.

Cools, A.M., V. Dewitte, F. Lanszweert, D. Notebaert, A. Roets, B. Soetens, B. Cagnie, and E.E. Witvrouw. 2007. Rehabilitation of scapular muscle balance: Which exercises to prescribe? *Am J Sports Med* 35(10): 1744-51.

Cooper, D.E., S.J. O'Brien, and R.F. Warren. 1993. Supporting layers of the glenohumeral joint. An anatomic study. *Clin Orthop Relat Res* 289: 144-55.

Cordo, P.J., and L.M. Nashner. 1982. Properties of postural adjustments associated with rapid arm movements. *J Neurophysiol* 47: 287-302.

Cordova, M.L., L.S. Jutte, and J.T. Hopkins. 1999. EMG comparison of selected ankle rehabilitation exercises. *J Sport Rehabil* 8: 209-18.

Cornwall, M.W., and P. Murrell. 1991. Postural sway following inversion sprain of the ankle. *J Am Podiatr Med Assoc* 81(5): 243-7.

Cote, K.P., M.E. Brunet, B.M. Gansneder, and S.J. Shultz. 2005. Effects of pronated and supinated foot postures on static and dynamic postural stability. *J Athl Train* 40(1): 41-6.

Cotton, R.E., and D.F. Rideout. 1964. Tears of the humeral rotator cuff; a radiological and pathological necropsy survey. *J Bone Joint Surg Br* 46: 314-28.

Cowan, S.M., A.G. Schache, P. Brukner, K.L. Bennell, P.W. Hodges, P. Coburn, and K.M. Crossley. 2004. Delayed onset of transversus abdominus in long-standing groin pain. *Med Sci Sports Exerc* 36(12): 2040-5.

Cram, J.R., and G.S. Kasman. 1998. *Introduction to surface electromyography.* Gaithersburg, MD: Aspen.

Crawford, F., and C. Thomson. 2003. Interventions for treating plantar heel pain. *Cochrane Database Syst Rev* 3: CD000416.

Cresswell, A.G., H. Grundstrom, and A. Thorstensson. 1992. Observations on intra-abdominal pressure and patterns of abdominal intra-muscular activity in man. *Acta Physiol Scand* 144(4): 409-18.

Crockett, H.C., L.B. Gross, K.E. Wilk, M.L. Schwartz, J. Reed, J. O'Mara, M.T. Reilly et al. 2002. Osseous adaptation and range of motion at the glenohumeral joint in professional baseball pitchers. *Am J Sports Med* 30(1): 20-6.

Croisier, J.L., B. Forthomme, M.H. Namurois, M. Vanderthommen, and J.M. Crielaard. 2002. Hamstring muscle strain recurrence and strength performance disorders. *Am J Sports Med* 30(2): 199-203.

Crosbie, J., S.L. Kilbreath, L. Hollmann, and S. York. 2007. Scapulohumeral rhythm and associated spinal motion. *Clin Biomech (Bristol, Avon).*

Crotty, N.M., and J. Smith. 2000. Alterations in scapular position with fatigue: A study in swimmers. *Clin J Sport Med* 10(4): 251-8.

Culham, E., and M. Peat. 1993. Functional anatomy of the shoulder complex. *J Orthop Sports Phys Ther* 18(1): 342-50.

Cummins, C.A., T.M. Messer, and M.F. Schafer. 2004. Infraspinatus muscle atrophy in professional baseball players. *Am J Sports Med* 32(1): 116-20.

Cuoco, A., T.F. Tyler, and M.P. McHugh. 2004. Effect of fatigued scapular stabilizers on shoulder external and internal rotation strength. Abstract. *J Orthop Sports Phys Ther* 34(1): A58.

Curatolo, M., S. Petersen-Felix, L. Arendt-Nielsen, C. Giani, A.M. Zbinden, and B.P. Radanov. 2001. Central hypersensitivity in chronic pain after whiplash injury. *Clin J Pain* 17(4): 306-15.

Dalstra, M. 1997. Biomechanics of the human pelvic bone. In *Movement stability and low back pain,* ed. A. Vleeming, V. Mooney, T. Dorman, C. Snijders, and R. Soteckhart, 91-102. New York: Churchill Licvingstone.

Danneels, L.A., P.L. Coorevits, A.M. Cools, G.G. Vanderstraeten, D.C. Cambier, E.E. Witvrouw, and H.J. De Cuyper. 2002. Differences in electromyographic activity in the multifidus muscle and the iliocostalis lumborum between healthy subjects and patients with sub-acute and chronic low back pain. *Eur Spine J* 11: 13-9.

Davey, N.J., R.M. Lisle, B. Loxton-Edwards, A.V. Nowicky, and A.H. McGregor. 2002. Activation of back muscles during voluntary abduction of the contralateral arm in humans. *Spine* 27(12): 1355-60.

David, G., M.E. Magarey, M.A. Jones, Z. Dvir, K.S. Türker, and M. Sharpe. 2000. EMG and strength correlates of selected shoulder muscles during rotations of the glenohumeral joint. *Clin Biomech (Bristol, Avon)* 15(2): 95-102.

Davies, P.M. 1985. *Steps to follow. A guide to the treatment of adult hemiplegia.* Berlin: Springer-Verlag.

Day, J.W., G.L. Smidt, and T. Lehmann. 1984. Effect of pelvic tilt on standing posture. *Phys Ther* 64(4): 510-6.

de Groot, J.H., W. van Woensel, and F.C. van der Helm. 1999. Effect of different arm loads on the position of the scapula in abduction postures. *Clin Biomech (Bristol, Avon)* 14(5): 309-14.

De Wilde, L., F. Plasschaert, B. Berghs, M. Van Hoecke, K. Verstraete, and R. Verdonk. 2003. Quantified measurement of subacromial impingement. *J Shoulder Elbow Surg* 12(4): 346-9.

DeAndrade, J., C. Grant, and A. Dison. 1965. Joint distension and reflex inhibition of the knee. *J Bone Joint Surg* 47A: 313-22.

Decker, M.J., R.A. Hintermeister, K.J. Faber,and R.J. Hawkins. 1999. Serratus anterior muscle activity during selected rehabilitation exercises. *Am J Sports Med* 27(6): 784-91.

Delacerda, F.G. 1980. The relationship of foot pronation, foot position, and electromyography of the anterior tibialis muscle in three subjects with different histories of shin splints. *J Orthop Sports Phys Ther* 2: 60-4.

Delahunt, E., K. Monaghan, and B. Caulfield. 2006. Altered neuromuscular control and ankle joint kinematics during walking in subjects with functional instability of the ankle joint. *Am J Sports Med* 34(12): 1970-6.

Desmeules, F., C.H. Côté, and P. Frémont. 2003. Therapeutic exercise and orthopedic manual therapy for impingement syndrome: A systematic review. *Clin J Sport Med* 13(3): 176-82.

Desmeules, F., L. Minville, B. Riederer, C.H. Côté, and P. Frémont. 2004. Acromio-humeral distance variation measured by ultrasonography and its association with the outcome of rehabilitation for shoulder impingement syndrome. *Clin J Sport Med* 14(4): 197-205.

Desmeules, J.A., C. Cedraschi, E. Rapiti, E. Baumgartner, A. Finckh, P. Cohen, P. Dayer, and T.L. Vischer. 2003. Neurophysiologic evidence for a central sensitization in patients with fibromyalgia. *Arthritis Rheum* 48(5): 1420-9.

Deutsch, A., D.W. Altchek, E. Schwartz, J.C. Otis, and R.F. Warren. 1996. Radiologic measurement of superior displacement of the humeral head in the impingement syndrome. *J Shoulder Elbow Surg* 5(3): 186-93.

Diederichsen, L., M. Krogsgaard, M. Voigt, and P. Dyhre-Poulsen. 2002. Shoulder reflexes. *J Electromyogr Kinesiol* 12(3): 183-91.

DiGiovanni, B.F., Nawoczenski, D.A., Lintal, M.E., Moore, E.A., Murray, J.C., Wilding, G.E., and Baumhauer, J.F. 2003. Tissue-specific plantar fascia-stretching exercise enhances outcomes in patients with chronic heel pain. A prospective, randomized study. *J Bone Joint Surg Am.* Jul;85-A(7): 1270-7.

DiVeta, J., M.L. Walker, and B. Skibinski. 1990. Relationship between performance of selected scapular muscles and scapular abduction in standing subjects. *Phys Ther* 70(8): 470-6.

Donatelli, R., T.S. Ellenbecker, S.R. Ekedahl, J.S. Wilkes, K. Kocher, and J. Adam. 2000. Assessment of shoulder strength in professional baseball pitchers. *J Orthop Sports Phys Ther* 30(9): 544-51.

Doody, S.G., L. Freedman, and J.C. Waterland. 1970. Shoulder movements during abduction in the scapular plane. *Arch Phys Med Rehabil* 51(10): 595-604.

Drenckhahn, D., and W. Zenekr (eds.) 1994. *Benninghoff anatomy.* Voi. 1. Munich: Urban & Schwarzenberg. 304-7.

Drury, D.G. 2000. Strength and proprioception. *J Orthop Sports Phys Ther* 9(4): 549-61.

Ebaugh, D.D., P.W. McClure, and A.R. Karduna. 2005. Three-dimensional scapulothoracic motion during active and passive arm elevation. *Clin Biomech (Bristol, Avon)* 20(7): 700-9.

Ebaugh, D.D., P.W. McClure, and A.R. Karduna. 2006a. Effects of shoulder muscle fatigue caused by repetitive overhead activities on scapulothoracic and glenohumeral kinematics. *J Electromyogr Kinesiol* 16(3): 224-35.

Ebaugh, D.D., P.W. McClure, and A.R. Karduna. 2006b. Scapulothoracic and glenohumeral kinematics following an external rotation fatigue protocol. *J Orthop Sports Phys Ther* 36(8): 557-71.

Ebenbichler, G.R., L.I. Oddson, J. Kollmitzer, and Z. Erim. 2001. Sensory-motor control of the lower back: Implications for rehabilitation. *Med Sci Sports Exerc* 33(11): 1889-98.

Edgerton, V.R., S.L. Wolf, D.J. Levendowski, and R.R. Roy. 1996. Theoretical basis for patterning EMG amplitudes to assess muscle dysfunction. *Med Sci Sports Exerc* 28(6): 744-51.

Edstrom, L. 1970. Selective atrophy of red muscle fibres in the quadriceps in long-standing knee-joint dysfunction. Injuries to the anterior cruciate ligament. *J Neurol Sci* 11(6): 551-8.

Eils, E., and D. Rosenbaum. 2001. A multi-station proprioceptive exercise program in patients with ankle instability. *Med Sci Sports Exerc* 33(12): 1991-8.

Eklund, G., and K.E. Hagbarth. 1966. Normal variability of tonic vibration reflexes in man. *Exp Neurol* 16(1): 80-92.

Ekstrand, J., and J. Gillquist J. 1982. The frequency of muscle tightness and injuries in soccer players. *Am J Sports Med* 10(2): 75-8.

Ekstrand, J., and J. Gillquist. 1983. Soccer injuries and their mechanisms: A prospective study. *Med Sci Sports Exerc* 15(3): 267-70.

Ekstrand, J., and J. Gillquist. 1983. The avoidability of soccer injuries. *Int J Sports Med* 4(2): 124-8.

Ekstrand, J., J. Gillquist, and S.O. Liljedahl. 1983. Prevention of soccer injuries. Supervision by doctor and physiotherapist. *Am J Sports Med* 11(3): 116-20.

Ekstrom, R.A., G.L. Soderberg, and R.A. Donatelli. 2005. Normalization procedures using maximum voluntary isometric contractions for the serratus anterior and trapezius muscles during surface EMG analysis. *J Electromyogr Kinesiol* 15(4): 418-28.

Ekstrom, R.A., K.M. Bifulco, C.J. Lopau, C.F. Andersen, and J.R. Gough. 2004. Comparing the function of the upper and lower parts of the serratus anterior muscle using surface electromyography. *J Orthop Sports Phys Ther* 34(5): 235-43.

Ekstrom, R.A., R.A. Donatelli, and G.L. Soderberg. 2003. Surface electromyographic analysis of exercises for the trapezius and serratus anterior muscles. *J Orthop Sports Phys Ther* 33(5): 247-58.

Elert, J., S.A. Kendall, B. Larsson, B. Månsson, and B. Gerdle. 2001. Chronic pain and difficulty in relaxing postural muscles in patients with fibromyalgia and chronic whiplash associated disorders. *J Rheumatol* 28(6): 1361-8.

Ellenbecker, T.S., and A.J. Mattalino. 1997. Concentric isokinetic shoulder internal and external rotation strength in professional baseball pitchers. *J Orthop Sports Phys Ther* 25(5): 323-8.

Ellenbecker, T.S., and E.P. Roetert. 2003. Isokinetic profile of elbow flexion and extension strength in elite junior tennis players. *J Orthop Sports Phys Ther* 33(2): 79-84.

Ellenbecker, T.S., E.P Roetert, and S. Riewald. 2006. Isokinetic profile of wrist and forearm strength in elite female junior tennis players. *Br J Sports Med* 40(5): 411-4.

Ellenbecker, T.S., E.P. Roetert, D.S. Bailie, G.J. Davies, and S.W. Brown. 2002. Glenohumeral joint total rotation range of motion in elite tennis players and baseball pitchers. *Med Sci Sports Exerc* 34(12): 2052-6.

Ellenbecker, T.S., E.P. Roetert, P.A. Piorkowski, and D.A. Schulz. 1996. Glenohumeral joint internal and external rotation range of motion in elite junior tennis players. *J Orthop Sports Phys Ther* 24(6): 336-41.

Ellison, J.B., S.J. Rose, and S.A. Sahrmann. 1990. Patterns of hip rotation range of motion: A comparison between healthy subjects and patients with low back pain. *Phys Ther* 70(9): 537-41.

Elvey, R.L. 1986. Treatment of arm pain associated with abnormal brachial plexus tension. *Aust J Physiother* 32: 225-30.

Endo, K., K. Yukata, and N. Yasui. 2004. Influence of age on scapulo-thoracic orientation. *Clin Biomech (Bristol, Avon)* 19(10): 1009-13.

Endo, K., T. Ikata, S. Katoh, and Y. Takeda. 2001. Radiographic assessment of scapular rotational tilt in chronic shoulder impingement syndrome. *J Orthop Sci* 6(1): 3-10.

Enoka, P.M. 1988. Muscle strength and its development. New perspectives. *Sports Med* 6(3): 146-68.

Erak, S., R. Day, and A. Wang. 2004. The role of supinator in the pathogenesis of chronic lateral elbow pain: A biomechanical study. *J Hand Surg [Br]* 29(5): 461-4.

Ervilha, U.F., D. Farina, L. Arendt-Nielsen, and T. Graven-Nielsen. 2005. Experimental muscle pain changes motor control strategies in dynamic contractions. *Exp Brain Res* 164(2): 215-24.

Erzog, W., D. Scheele, and P.J. Conway. 1999. Electromyographic responses of back and limb muscles associated with spinal manipulative therapy. *Spine* 24(2): 146-52.

Etnyre, B.R., and L.D. Abraham. 1986. H-reflex changes during static stretching and two variations of proprioceptive neuromuscular facilitation techniques. *Electroencephalogr Clin Neurophysiol* 63(2): 174-9.

Evans, R., G. Bronfort , B. Nelson, and C.H. Goldsmith. 2002. Two-year follow-up of a randomized clinical trial of spinal manipulation and two types of exercise for patients with chronic neck pain. *Spine* 27(21): 2383-9.

Evetovich, T.K., T.J. Housh, D.J. Housh, G.O. Johnson, D.B. Smith, and K.T. Ebersole. 2001. The effect of concentric isokinetic strength training of the quadriceps femoris on electromyography and muscle strength in the trained and untrained limb. *J Strength Cond Res* 15(4): 439-45.

Ezzo, J., B.G. Haraldsson, A.R. Gross, C.D. Myers, A. Morien, C.H. Goldsmith, G. Bronfort, and P.M. Peloso. Cervical Overview Group. 2007. Massage for mechanical neck disorders: A systematic review. *Spine* 32(3): 353-62.

Faes, M., N. van Elk, J.A. de Lint, H. Degens, J.G. Kooloos, and M.T. Hopman. 2006. A dynamic extensor brace reduces electromyographic activity of wrist extensor muscles in patients with lateral epicondylalgia. *J Orthop Sports Phys Ther* 36(3): 170-8.

Fairbank, S.M., and R.J. Corlett. 2002. The role of the extensor digitorum communis muscle in lateral epicondylitis. *J Hand Surg [Br]* 27(5): 405-9.

Falla, D. 2004. Unravelling the complexity of muscle impairment in chronic neck pain. *Man Ther* 9(3): 125-33.

Falla, D., A. Rainoldi, R. Merletti, and G. Jull. 2003. Myoelectric manifestations of sternocleidomastoid and anterior scalene muscle fatigue in chronic neck pain patients. *Clin Neurophysiol* 114(3): 488-495.

Falla, D., A. Rainoldi, R. Merletti, and G. Jull. 2004. Spatio-temporal evaluation of neck muscle activation during postural perturbations in healthy subjects. *J Electromyogr Kinesiol* 14(4): 463-74.

Falla, D., D. Farina, and T. Graven-Nielsen. 2007. Experimental muscle pain results in reorganization of coordination among trapezius muscle subdivisions during repetitive shoulder flexion. *Exp Brain Res* 178(3): 385-93.

Falla, D., G. Bilenkij , and G. Jull. 2004. Patients with chronic neck pain demonstrate altered patterns of muscle activation during performance of a functional upper limb task. *Spine* 29(13): 1436-40.

Falla, D., G. Jull, A. Rainoldi, and R. Merletti. 2004. Neck flexor muscle fatigue is side specific in patients with unilateral neck pain. *Eur J Pain* 8(1): 71-7.

Falla, D., G. Jull, and P.W. Hodges. 2004. Feedforward activity of the cervical flexor muscles during voluntary arm movements is delayed in chronic neck pain. *Exp Brain Res* 157(1): 43-8.

Falla, D., G. Jull, and P.W. Hodges. 2006. An endurance-strength training regime is effective in reducing myoelectric manifestations of cervical flexor muscle fatigue in females with chronic neck pain. *Clin Neurophysiol* 117(4): 823- 37.

Falla, D., G. Jull, P. Dall'Alba, A. Rainoldi, and R. Merletti. 2003. An electromyographic analysis of the deep cervical flexor muscles in performance of craniocervical flexion. *Phys Ther* 83(10): 899-906.

Falla, D., G. Jull, P. Hodges, and B. Vicenzino. 2006. An endurance-strength training regime is effective in reducing myoelectric manifestations of cervical flexor muscle fatigue in females with chronic neck pain. *Clin Neurophysiol* 117(4): 828-37.

Falla, D., G. Jull, S. Edwards, K. Koh, and A. Rainoldi. 2004. Neuromuscular efficiency of the sternocleidomastoid and anterior scalene muscles in patients with chronic neck pain. *Disabil Rehabil* 26(12): 712-7.

Falla, D., G. Jull, T. Russell, B. Vicenzino, and P. Hodges. 2007. Effect of neck exercise on sitting posture in patients with chronic neck pain. *Phys Ther* 87(4): 408-17.

Falla, D., G.A. Jull, and P.W. Hodges. 2004. Patients with neck pain demonstrated reduced electromyographic activity of the deep cervical flexor muscles during performance of the craniocervical flexion test. *Spine* 29: 2108-14.

Falla, D.L., C.D. Campbell, A.E. Fagan, D.C. Thompson, and G.A. Jull. 2003. Relationship between craniocervical flexion range of motion and pressure change during the cranio-cervical flexion test. *Man Ther* 8(2): 92-6.

Falla, D.L., S. Hess, and C. Richardson. 2003. Evaluation of shoulder internal rotator muscle strength in baseball players with physical signs of glenohumeral joint instability. *Br J Sports Med* 37(5): 430-2.

Fann, A.V. 2002. The prevalence of postural asymmetry in people with and without chronic low back pain. *Arch Phys Med Rehabil* 83(12): 1736-8.

Feldenkrais, M. 1972. *Awareness through movement.* New York: Harper & Row.

Fernández-Carnero, J., C. Fernández-de-Las-Peñas, A.I. de la Llave-Rincón, H.Y. Ge, and L. Arendt-Nielsen. 2007. Prevalence of and referred pain from myofascial trigger points in the forearm muscles in patients with lateral epicondylalgia. *Clin J Pain* 23(4): 353-60.

Ferris, D.P., H.J. Huang, P.C. Kao. 2006. Moving the arms to activate the legs. *Exercise & Sport Sciences Reviews* 34(3): 113-20.

Finley, M.A., and R.Y. Lee. 2003. Effect of sitting posture on 3-dimensional scapular kinematics measured by skin-mounted electromagnetic tracking sensors. *Arch Phys Med Rehabil* 84(4): 563-8.

Finsen, L., K. Søgaard, T. Graven-Nielsen, and H. Christensen. 2005. Activity patterns of wrist extensor muscles during wrist extensions and deviations. *Muscle Nerve* 31(2): 242-51.

Fitzgerald, G.K., M.J. Axe, and L. Snyder-Mackler. 2000. The efficacy of perturbation training in nonoperative anterior cruciate ligament rehabilitation programs for physical active individuals. *Phys Ther* 80(2): 128-40.

Fitzgerald, G.K., Piva, S.R., Irrgang, J.J., Bouzubar, F., and Starz, T.W. 2004. Quadriceps activation failure as a moderator of the relationship between quadriceps strength and physical function in individuals with knee osteoarthritis. *Arthritis Rheum.* Feb 15;51(1): 40-8.

Fitzpatrick, R., and D.I. McCloskey. 1994. Proprioceptive, visual and vestibular thresholds for the perception of sway during standing in humans. *J Physiol* 478(Pt. 1): 173-86.

Fitzpatrick, R., D.K. Rogers, and D.I. McCloskey. 1994. Stable human standing with lower-limb muscle afferents providing the only sensory input. *J Physiol* 480(Pt. 2): 395-403.

Fitz-Ritson, D. 1995. Phasic exercises for cervical rehabilitation after "whiplash" trauma. *J Manipulative Physiol Ther* 18(1): 21-4.

Flatow, E.L., L.J. Soslowsky, J.B. Ticker, R.J. Pawluk, M. Hepler, J. Ark, V.C. Mow, and L.U. Bigliani. 1994. Excursion of the rotator cuff under the acromion. Patterns of subacromial contact. *J Sports Med* 22(6): 779-88.

Forman, W.M., and Green, M.A. 1990. The role of intrinsic musculature in the formation of inferior calcaneal exostoses. *Clin Podiatr Med Surg.* Apr;7(2): 217-23. Review.

Frankel, S.A., and I. Hirata Jr. 1971. The scalenus anticus syndrome and competitive swimming. Report of two cases. *JAMA* 215(11): 1796-8.

Fredericson, M., C.L. Cookingham, A.M. Chaudhari, B.C. Dowdell, N. Oestreicher, and S.A. Sahrmann. 2000. Hip abductor weakness in distance runners with iliotibial band syndrome. *Clin J Sport Med* 10(3): 169-75.

Freedman, L., R.R. Munro. 1966. Abduction of the arm in the scapular plane: Scapular and glenohumeral movements. A roentgenographic study. *J Bone Joint Surg Am* 48(8): 1503-10.

Freeman, M.A., and B. Wyke. 1965. Reflex innervation of the ankle joint. *Nature* 207(993): 196.

Freeman, M.A., and B. Wyke. 1966. Articular contributions to limb muscle reflexes. The effects of partial neurectomy of the knee-joint on postural reflexes. *Br J Surg* 53(1): 61-8.

Freeman, M.A., and B. Wyke. 1967a. Articular reflexes at the ankle joint: An electromyographic study of normal and abnormal influences of ankle-joint mechanoreceptors upon reflex activity in the leg muscles. *Br J Surg* 54(12): 990-1001.

Freeman, M.A., and B. Wyke. 1967b. The innervation of the ankle joint. An anatomical and histological study in the cat. *Acta Anat (Basel)* 68(3): 321-33.

Freeman, M.A., and B. Wyke. 1967c. The innervation of the knee joint. An anatomical and histological study in the cat. *J Anat* 101(3): 505-32.

Freeman, M.A., M.R. Dean, and I.W. Hanham. 1965. The etiology and prevention of functional instability of the foot. *J Bone Joint Surg Br* 47(4): 678-85.

Freeman, M.A.R. 1965. Coordination exercises in the treatment of functional instability of the foot. *Physiotherapy* 51(12): 393-5.

Freeman, M.A.R. 1965. Instability of the foot after injuries to the lateral ligament of the ankle. *J Bone Joint Surg* 47B(4): 669-77.

Friberg, O. 1983. Clinical symptoms and biomechanics of the lumbar spine and hip joint in leg length inequality. *Spine* 8: 643-51.

Friden, J., and R.L. Lieber. 1992. The structural and mechanical basis of exercise-induced muscle injury. *Med Sci Sports Exerc* 24: 521.

Friedli, W.G., L. Cohen, M. Hallett, S. Stanhope, and S.R. Simon. 1988. Postural adjustments associated with rapid voluntary arm movements. II. Biomechanical analysis. *J Neurol Neurosurg Psychiatry* 51(2): 232-43.

Friel, K., N. McLean, C. Myers, and M. Caceres. 2006. Ipsilateral hip abductor weakness after inversion ankle sprain. *J Athl Train* 41(1): 74-8.

Fujii, H., S. Kobayashi, T. Sato, K. Shinozaki, and A. Naito. 2007. Co-contraction of the pronator teres and extensor carpi radialis during wrist extension movements in humans. *J Electromyogr Kinesiol* 17(1): 80-9.

Fukushima, H., and M. Hinoki. 1984. Role of the cervical and lumbar proprioceptors during stepping: An electromyographic study of the muscular activities of the lower limbs. *Acta Otolaryngol Suppl* 419: 91-105.

Furto, E.S., J.A. Cleland, J.M. Whitman, and K.A. Olson. 2006. Manual physical therapy interventions and exercise for patients with temporomandibular disorders. *Cranio* 24(4): 283-91.

Furto, E.S., J.A. Cleland, J.M. Whitman, and K.A. Olson. 2006. Manual physical therapy interventions and exercise for patients with temporomandibular disorders. *Cranio* 24(4): 283-91.

Gandevia, S.C., R.D. Herbert, and J.B. Leeper. 1998. Voluntary activation of human elbow flexor muscles during maximal concentric contractions. *J Physiol* 512: 595-602.

Ganong, W.F. 1981. Dynamics of blood and lymph flow. In *Review of medical physiology,* 470-84. California: Lange Medical Publications.

Garces, G.L., D. Medina, L. Milutinovic, P. Garavote, and E. Guerado. 2002. Normative database of isometric cervical strength in a healthy population. *Med Sci Sports Exerc* 34(3): 464-70.

Gardener, W.N. 1996. The pathophysiology of hyperventilation disorders. *Chest* 109: 516-34.

Gardner-Morse, M., and I. Stokes. 1998. The effect of abdominal muscle co-activation on lumbar spine stability. *Spine* 23: 86-92.

Gauffin, H., and H. Tropp. 1992. Altered movement and muscular-activation patterns during the one-legged jump in patients with an old anterior cruciate ligament rupture. *Am J Sports Med* 20(2): 182-92.

Gauffin, H., H. Tropp, and P. Odenrick. 1988. Effect of ankle disk training on postural control in patients with functional instability of the ankle joint. *Int J Sports Med* 9(2): 141-4.

Ge, H.Y., L. Arendt-Nielsen, D. Farina, and P. Madeleine. 2005. Gender-specific differences in electromyographic changes and perceived pain induced by experimental muscle pain during sustained contractions of the upper trapezius muscle. *Muscle Nerve* 32(6): 726-33.

Geraets, J.J., M.E. Goossens, I.J. de Groot , C.P. de Bruijn, R.A. de Bie, G.J. Dinant, G. van der Heijden, and W.J. van den Heuvel. 2005. Effectiveness of a graded exercise therapy program for patients with chronic shoulder complaints. *Aust J Physiother* 51(2): 87-94.

Gerhardt, M.B., J.A. Brown, and E. Giza. 2006. Occult groin injuries: Athletic pubalgia sports hernia and osteitis pubis. In *Practical orthopedics, sports medicine and arthroscopy,* ed. D.A. Johnson and R.A. Pedowitz, 531-44. Baltimore: Lippincott Williams & Wilkins.

Gervais, R.O., G.W. Fitzsimmons, and N.R. Thomas NR. 1989. Masseter and temporalis electromyographic activity in asymptomatic, subclinical, and temporomandibular joint dysfunction patients. *Cranio* 7(1): 52-7.

Ghez, C. 1991. Posture. In *Principles of neural science.* 3rd ed., ed. E.R. Kandel, J.H. Schwartz, and T.M. Jessell, 596-607. New York: Elsevier.

Giangarra, C.E., B. Conroy B, F.W. Jobe, M. Pink, and J. Perry. 1993. Electromyographic and cinematographic analysis of elbow function in tennis players using single- and double-handed backhand strokes. *Am J Sports Med* 21(3): 394-9.

Giannakopoulos, K., A. Beneka, P. Malliou, and G. Godolias. 2004. Isolated vs. complex exercise in strengthening the rotator cuff muscle group. *J Strength Cond Res* 18(1): 144-8.

Gibson, K., A. Growse, L. Korda, E. Wray, and J.C. MacDermid. 2004. The effectiveness of rehabilitation for nonoperative management of shoulder instability: A systematic review. *J Hand Ther* 17(2): 229-42.

Gibson, M.H., G.V. Goebel, T.M. Jordan, S. Kegerreis, and T.W. Worrell. 1995. A reliability study of measurement techniques to determine static scapular position. *J Orthop Sports Phys Ther* 21(2): 100-6.

Gibson, S.J., G.O. Littlejohn, M.M. Gorman, R.D. Helme, and G. Granges. 1994. Altered heat pain thresholds and cerebral event-related potentials following painful CO2 laser stimulation in subjects with fibromyalgia syndrome. *Pain* 58(2): 185-93.

Giesbrecht, R.J., and M.C. Battié. 2005. A comparison of pressure pain detection thresholds in people with chronic low back pain and volunteers without pain. *Phys Ther* 85(10): 1085-92.

Giesecke, T., R.H. Gracely, M.A. Grant, A. Nachemson, F. Petzke, D.A. Williams, and D.J. Clauw. 2004. Evidence of augmented central pain processing in idiopathic chronic low back pain. *Arthritis Rheum* 50(2): 613-23.

Gifford, P., and P. Tehan. 2003. Patient positioning and spinal locking for lumbar spine rotation manipulation. In *Manual therapy masterclasses: The vertebral column,* ed. K.S. Beeton, 93-102. London: Churchill Livingstone.

Giladi, M., C. Milgrom, M. Stein, H. Kashtan, J. Margulies, R. Chisin, and R. Steinberg. 1985. The low arch, a protective factor in stress fractures. *Orthop Rev* 14: 709-12.

Gill, K.P., and M.J. Callaghan. 1998. The measurement of lumbar proprioception in individuals with and without low back pain. *Spine* 23(3): 371-7.

Ginn, K.A., and M.L. Cohen. 2004. Conservative treatment for shoulder pain: Prognostic indicators of outcome. *Arch Phys Med Rehabil* 85(8): 1231-5.

Ginn, K.A., and M.L. Cohen. 2005. Exercise therapy for shoulder pain aimed at restoring neuromuscular control: A randomized comparative clinical trial. *J Rehabil Med* 37(2): 115-22.

Ginn, K.A., R.D. Herbert, W. Khouw, and R. Lee. 1997. A randomized, controlled clinical trial of a treatment for shoulder pain. *Phys Ther* 77(8): 802-9.

Girometti, R., A. De Candia, M. Sbuelz, F. Toso, C. Zuiani, and M. Bazzocchi. 2006. Supraspinatus tendon US morphology in basketball players: Correlation with main pathologic models of secondary impingement syndrome in young overhead athletes. Preliminary report. *Radiol Med* 111(1): 42-52.

Glousman, R., F. Jobe, J. Tibone, D. Moynes, D. Antonelli, and J. Perry. 1988. Dynamic electromyographic analysis of the throwing shoulder with glenohumeral instability. *J Bone Joint Surg Am* 70(2): 220-6.

Glousman, R.. 1993. Electromyographic analysis and its role in the athletic shoulder. *Clin Orthop Relat Res* 288: 27-34.

Glousman, R.E. 1993. Instability versus impingement syndrome in the throwing athlete. *Orthop Clin North Am* 24(1): 89-99.

Gofton, J.P., and G.E. Trueman. 1971. Studies in osteoarthritis of the hip part 11. Osteoarthritis of the hip and leg length disparity. *Can Med Assoc J* 104: 791-9.

Gogia, P.P., and M.A. Sabbahi. 1994. Electromyographic analysis of neck muscle fatigue in patients with osteoarthritis of the cervical spine. *Spine* 19(5): 502-6.

Goldie, P.A., O.M. Evans, and T.M. Bach. 1994. Postural control following inversion injuries of the ankle. *Arch Phys Med Rehabil* 75(9): 969-75.

Golding, F.C. 1962. The shoulder—the forgotten joint. *Br J Radiol* 35: 149-58.

Goodheart Jr., G.J. 1964. *Applied kinesiology.* Detroit: Privately published.

Gorski, J.M., and L.H. Schwartz. 2003. Shoulder impingement presenting as neck pain. *J Bone Joint Surg Am* 85-A(4): 635-8.

Gosselin, G., H. Rassoulian, and I. Brown. 2004. Effects of neck extensor muscles fatigue on balance. *Clin Biomech (Bristol, Avon)* 19(5): 473-9.

Gossman, M.R., S.A. Sahrmann, and S.J. Rose. 1982. Review of length-associated changes in muscle. Experimental evidence and clinical implications. *Phys Ther* 62(12): 1799-808.

Grabiner, M.D., T.J. Koh, and G.F. Miller. 1986. Fatigue rates of vastus medialis oblique and vastus lateralis during static and dynamic knee extension. *J Orthop Res* 9(3): 391-7.

Grace, T.G., E.R. Sweetser, M.A. Nelson, L.R. Ydens, and B.J. Skipper. 1984. Isokinetic muscle imbalance and knee-joint injuries. A prospective blind study. *J Bone Joint Surg Am* 66(5): 734-40.

Gracely, R.H., F. Petzke, J.M. Wolf, and D.J. Clauw. 2002. Functional magnetic resonance imaging evidence of augmented pain processing in fibromyalgia. *Arthritis Rheum* 46(5): 1333-43.

Gracovetsky, S. 1997. Linking the spinal engine with the legs: A theory of human gait. In *Movement, stability, and low back pain,* ed. A. Vleeming,V. Mooney, T. Dorman, C. Snijders, and R. Stoeckart, 243. Edinburgh: Churchill Livingstone.

Gracovetsky, S., H. Farfan, and C. Helleur. 1985. The abdominal mechanism. *Spine* 10: 317-24.

Graichen, H., H. Bonel, T. Stammberger, K.H. Englmeier, M. Reiser, and F. Eckstein. 1999. Subacromial space width changes during abduction and rotation—a 3-D MR imaging study. *Surg Radiol Anat* 21(1): 59-64.

Graichen, H., H. Bonél, T. Stammberger, K.H. Englmeier, M. Reiser, and F. Eckstein. 2001. Sex-specific differences of subacromial space width during abduction, with and without muscular activity, and correlation with anthropometric variables. *J Shoulder Elbow Surg* 10(2): 129-35.

Graichen, H., H. Bonel, T. Stammberger, M. Haubner, H. Rohrer, K.H. Englmeier, M. Reiser, and F. Eckstein. 1999. Three-dimensional analysis of the width of the subacromial space in healthy subjects and patients with impingement syndrome. *AJR Am J Roentgenol* 172(4): 1081-6.

Graichen, H., S. Hinterwimmer, R. von Eisenhart-Rothe, T. Vogl, K.H. Englmeier, and F. Eckstein. 2005. Effect of abducting and adducting muscle activity on glenohumeral translation, scapular kinematics and subacromial space width in vivo. *J Biomech* 38(4): 755-60.

Graichen, H., T. Stammberger, H. Bonél, E. Wiedemann, K.H. Englmeier, M. Reiser, and F. Eckstein. 2001. Three-dimensional analysis of shoulder girdle and supraspinatus motion patterns in patients with impingement syndrome. *J Orthop Res* 19(6): 1192-8.

Graven-Nielsen, T., H. Lund, L. Arendt-Nielsen, B. Danneskiold-Samsøe, and H. Bliddal. 2002. Inhibition of maximal voluntary contraction force by experimental muscle pain: A centrally mediated mechanism. *Muscle Nerve* 26(5): 708-12.

Graven-Nielsen, T., P. Svensson, and L. Arendt-Nielsen. 1997. Effects of experimental muscle pain on muscle activity and co-ordination during static and dynamic motor function. *Electroencephalogr Clin Neurophysiol* 105(2): 156-64.

Gray, G. 1996. *Chain reaction festival.* Course manual. Wynn Marketing.

Greenfield, B., P.A. Catlin, P.W. Coats, E. Green, J.J. McDonald, and C. North. 1995. Posture in patients with shoulder overuse injuries and healthy individuals. *J Orthop Sports Phys Ther* 21(5): 287-95.

Greenfield, B.H., R. Donatelli, M.J. Wooden, and J. Wilkes. 1990. Isokinetic evaluation of shoulder rotational strength between the plane of scapula and the frontal plane. *Am J Sports Med* 18(2): 124-8.

Gregoric, M., T. Takeya, J.B. Baron, and J.C. Bessineton. 1978. Influence of vibration of neck muscles on balance control in man. *Agressologie* 19(A): 37-8.

Grenier, S., and S.M. McGill. 2007. Quantification of lumbar stability by using 2 different abdominal activation strategies. *Arch Phys Med Rehabil* 1(18): 54-62.

Griegel-Morris, P., K. Larson, K. Mueller-Klaus, and C.A. Oatis. 1992. Incidence of common postural abnormalities in the cervical, shoulder, and thoracic regions and their association with pain in two age groups of healthy subjects. *Phys Ther* 72(6): 425-31.

Grieve, G.P. 1991. *Mobilization of the spine: A primary handbook of clinical method.* 5th ed. Edinburgh: Churchill Livingstone.

Grigg, P. 1994. Peripheral neural mechanisms in proprioception. *J Sport Rehabil* 3: 2-17.

Grimmer, K., and P. Trott. 1998. The association between cervical excursion angles and cervical short flexor muscle endurance. *Aust J Physiother* 44(3): 201-7.

Gronroos, M., and A. Pertovaara. 1993. Capsaicin-induced central facilitation of a nociceptive flexion reflex in humans. *Neurosci Lett* 159(1-2): 215-8.

Gross, A.R., J.L. Hoving, T.A. Haines, C.H. Goldsmith, T. Kay, P. Aker, and G. Bronfort. Cervical Overview Group. 2004. Manipulation and mobilisation for mechanical neck disorders. *Cochrane Database Syst Rev* 1: CD004249.

Gross, A.R., T.M. Kay, C. Kennedy, D. Gasner, L. Hurley, K. Yardley, L. Hendry, and L. McLaughlin. 2002. Clinical practice guideline on the use of manipulation or mobilization in the treatment of adults with mechanical neck disorders. *Man Ther* 7(4): 193-205.

Gruber, M., and A. Gollhofer. 2004. Impact of sensorimotor training on the rate of force development and neural activation. *Eur J Appl Physiol* 92(1-2): 98-105.

Guanche, C., T. Knatt, M. Solomonow, Y. Lu, and R. Baratta. 1995. The synergistic action of the capsule and the shoulder muscles. *Am J Sports Med* 23(3): 301-6.

Guanche, C.A., J. Noble, M. Solomonow, C.S. Wink. 1999. Periarticular neural elements in the shoulder joint. *Orthopedics* 22: 615-17.

Guazzelli Filho, J., J. Furlani, and V. De Freitas. 1991. Electromyographic study of the trapezius muscle in free movements of the arm. *Electromyogr Clin Neurophysiol* 31(2): 93-8.

Guilbaud, G. 1991. Central neurophysiological processing of joint pain on the basis of studies performed in normal animals and in models of experimental arthritis. *Can J Physiol Pharmacol* 69(5): 637-46.

Gummesson, C., I. Atroshi, C. Ekdahl, R. Johnsson, and E. Ornstein. 2003. Chronic upper extremity pain and co-occurring symptoms in a general population. *Arthritis Rheum* 49(5): 697-702.

Gurney, B. 2002. Leg length discrepancy. *Gait Posture* 15: 195-206.

Guskiewicz, K.M., and D.H. Perrin. 1996. Effect of orthotics on postural sway following inversion ankle sprain. *J Orthop Sports Phys Ther* 23(5): 326-31.

Haahr, J.P., and J.H. Andersen. 2006. Exercises may be as efficient as subacromial decompression in patients with subacromial stage II impingement: 4-8-years' follow-up in a prospective, randomized study. *Scand J Rheumatol* 35(3): 224-8.

Haahr, J.P., S. Østergaard, J. Dalsgaard, K. Norup, P. Frost, S. Lausen, E.A. Holm, and J.H. Andersen. 2005. Exercises versus arthroscopic decompression in patients with subacromial impingement: A randomised, controlled study in 90 cases with a one year follow up. *Ann Rheum Dis* 64(5): 760-4.

Hagbarth, K.E., and G. Eklund. 1966. Tonic vibration reflexes (TVR) in spasticity. *Brain Res* 2(2): 201-3.

Hajek, M., V. Janda V, P. Kozak, E. Lukas, and A. Sehr. 1978. Diagnostics and therapy of the thoracic outlet syndromes. *Acta Univ Carol [Med] (Praha)* 24(5-6): 227-87.

Häkkinen, A., K. Häkkinen, P. Hannonen, and M. Alen. 2000. Force production capacity and acute neuromuscular responses to fatiguing loading in women with fibromyalgia are not different from those of healthy women. *J Rheumatol* 27(5): 1277-82.

Häkkinen, A., K. Häkkinen, P. Hannonen, and M. Alen. 2001. Strength training induced adaptations in neuromuscular function of premenopausal women with fibromyalgia: Comparison with healthy women. *Ann Rheum Dis* 60(1): 21-6.

Hale, S.A., Hertel, J., and Olmsted-Kramer, L.C. 2007. The effect of a 4-week comprehensive rehabilitation program on postural control and lower extremity function in individuals with chronic ankle instability. *J Orthop Sports Phys Ther.* Jun;37(6): 303-11.

Hallaçeli, H., and I. Günal. 2002. Normal range of scapular elevation and depression in healthy subjects. *Arch Orthop Trauma Surg* 122(2): 99-101.

Hallaceli, H., M. Manisali, and I. Gunal. 2004. Does scapular elevation accompany glenohumeral abduction in healthy subjects? *Arch Orthop Trauma Surg* 124(6): 378-81.

Hallgren, R.C., P.E. Greenman, and J.J. Rechtien. 1994. Atrophy of suboccipital muscles in patients with chronic pain: A pilot study. *J Am Osteopath Assoc* 94(12): 1032-8.

Hallström, E., and J. Kärrholm. 2006. Shoulder kinematics in 25 patients with impingement and 12 controls. *Clin Orthop Relat Res* 448: 22-7.

Halseth, T., J.W. McChesney, M. DeBeliso, R. Vaughn, and J. Lien. 2004. The effects of kinesiotaping on proprioception at the ankle. *Journal of Sports Science and Medicine* 3(1): 1-7.

Hargrave, M.D., C.R. Carcia, B.M. Gansneder, and S.J. Shultz. 2003. Subtalar pronation does not influence impact forces or rate of loading during a single-leg landing. *J Athl Train* 38(1): 18-23.

Haridas, C., E.P. Zehr, and J.E. Misiaszek. 2005. Postural uncertainty leads to dynamic control of cutaneous reflexes from the foot during human walking. *Brain Res* 1062(1-2): 48-62.

Harris, F.A. 1984. Facilitation techniques and technological adjuncts in therapeutic exercise. In *Therapeutic exercise.* 4th ed., ed. J.V. Basmajian, 110-78. Baltimore: Williams & Wilkins.

Harris, K.D., D.M. Heer, T.C. Roy, D.M. Santos, A.E. Pritchard, R.S. Wainner, and J.M. Whitman. 2003. Reliability of a measurement of deep neck flexor muscle endurance. Abstract. *J Orthop Sports Phys Ther* 33(2): A17.

Hass, C.J., L. Garzarella, D. de Hoyos, and M.L. Pollock. 2000. Single versus multiple sets in long-term recreational weightlifters.*Med Sci Sports Exerc* 32(1): 235-42.

Hassan, B.S., S. Mockett, and M. Doherty. 2001. Static postural sway, proprioception, and maximal voluntary quadriceps contraction in patients with knee osteoarthritis and normal control subjects. *Ann Rheum Dis* 60(6): 612-8.

He, X., U. Proske, H.G. Schaible, and R.F. Schmidt. 1988. Acute inflammation of the knee joint in the cat alters responses of flexor motoneurons to leg movements. *J Neurophysiol* 59(2): 326-40.

Hébert, L.J., H. Moffet, B.J. McFadyen, and C.E. Dionne. 2002. Scapular behavior in shoulder impingement syndrome. *Arch Phys Med Rehabil* 83(1): 60-9.

Hébert, L.J., H. Moffet, M. Dufour, and C. Moisan. 2003. Acromiohumeral distance in a seated position in persons with impingement syndrome. *J Magn Reson Imaging* 18(1): 72-9.

Heikkila, H., and P.G. Astrom. 1996. Cervicocephalic kinesthetic sensibility in patients with whiplash injury. *Scand J Rehabil Med* 28(3): 133-8.

Heikkila, H.V., and B.I. Wenngren. 1998. Cervicocephalic kinesthetic sensibility, active range of cervical motion, and oculomotor function in patients with whiplash injury. *Arch Phys Med Rehabil* 79(9): 1089-94.

Heitkamp, H.C., T. Horstmann, F. Mayer, J. Weller, and H.H. Dickhuth. 2001. Gain in strength and muscular balance after balance training. *Int J Sports Med* 22: 285-90.

Hendriksson, K. 2002. Is fibromyalgia a central pain state? *Journal of Musculoskeletal Pain* 10(1/2): 45-57.

Henke, K.G., M.T. Sharratt, D. Pegelow, and J.A. Dempsey. 1998. Regulation of end-expiratory lung volume during exercise. *J Appl Physiol* 64: 135-46.

Herren-Gerber, R., S. Weiss, L. Arendt-Nielsen, S. Petersen-Felix, G. Di Stefano, B.P. Radanov, and M. Curatolo. 2004. Modulation of central hypersensitivity by nociceptive input in chronic pain after whiplash injury. *Pain Med* 5(4): 366-76.

Hertel, J., M.R. Gay, and C.R. Denegar. 2002. Differences in postural control during single-leg stance among healthy individuals with different foot types. *J Athl Train* 37(2): 129-32.

Herzog, W. 2000. *Clinical biomechanics of spinal manipulation.* New York: Churchill Livingstone.

Herzog, W., D. Scheele, and P.J. Conway. 1999. Electromyographic responses of back and limb muscles associated with spinal manipulative therapy. *Spine* 24: 146-53.

Hess, S.A., C. Richardson, R. Darnell, P. Friis, D. Lisle, P. Myers. 2005. Timing of rotator cuff activation during shoulder external rotation in throwers with and without symptoms of pain. *J Orthop Sports Phys Ther* 35(12): 812-20.

Hettinger, T., and E.A. Muller. 1953. Muscle capacity and muscle training. *Arbeitsphysiologie* 15: 111-26.

Hicks, J.H. 1954. The mechanics of the foot: The plantar aponeurosis and the arch. *J Anat* 88: 25-31.

Hides, J.A., C.A. Richardson, and G.A. Jull. 1994. Multifidus muscle recovery is not automatic after resolution of acute. First-episode low back pain. *Spine* 21(23): 2763-9.

Hides, J.A., M.J. Stokes, M. Saide, G.A. Jull, and D.H. Cooper. 1994. Evidence of lumbar multifidus muscle wasting ipsilateral to symptoms in patients with acute/subacute low back pain. *Spine* 19: 165-72.

Hietkamp, H.C., T. Horstman, F. Mayer, J. Weller, and H.H. Dickhuth. 2001. Gain in strength and muscular balance after balance training. *Int J Sports Med* 22: 285-90.

Hinoki, M., and N. Ushio. 1975. Lumbosacral proprioceptive reflexes in body equilibrium. *Acta Otolaryngol* Suppl. no. 330: 197.

Hintermeister, R.A., G.W. Lange, J.M. Schultheis, M.J. Bey, and R.J. Hawkins. 1998. Electromyographic activity and applied load during shoulder rehabilitation exercises using elastic resistance. *Am J Sports Med* 26(2): 210-20.

Hinterwimmer, S., R. Von Eisenhart-Rothe, M. Siebert, R. Putz, F. Eckstein, T. Vogl, and H. Graichen. 2003. Influence of adducting and abducting muscle forces on the subacromial space width. *Med Sci Sports Exerc* 35(12): 2055-9.

Hinton, R.Y. 1988. Isokinetic evaluation of shoulder rotational strength in high school baseball pitchers. *Am J Sports Med* 16(3): 274-9.

Hodges, P.W. 2003. Core stability exercise in chronic low back pain. *Orthop Clin North Am* 34: 245-54.

Hodges, P.W., A.E. Eriksson, D. Shirley, and S.C. Gandevia. 2005. Intra-abdominal pressure increases stiffness of the lumbar spine. *J Biomech* 38(9): 1873-80.

Hodges, P.W., A.E. Martin Eriksson, D. Shirley, and S.C. Gandevia. 2006. Intra-abdominal pressure increases stiffness of the lumbar spine. *J Biomech* 38: 1873-80.

Hodges, P.W., and C.A. Richardson. 1996. Inefficient muscular stabilization of the lumbar spine associated with low back pain. A motor control evaluation of the transversus abdominus. *Spine* 21(22): 2640-50.

Hodges, P.W., and C.A. Richardson. 1997a. Contraction of the abdominal muscles associated with movement of the lower limb. *Phys Ther* 77(2): 132-42.

Hodges, P.W., and C.A. Richardson. 1997b. Feedforward contraction of transversus abdominus is not influenced by the direction of arm movement. *Exp Brain Res* 114: 362-70.

Hodges, P.W., and C.A. Richardson. 1998. Delayed postural contraction of transversus abdominis in low back pain associated with movement of the lower limb. *J Spinal Disord* 11(1): 46-56.

Hodges, P.W., and C.A. Richardson. 1999. Transversus abdominis and the superficial abdominal muscles are controlled independently in postural task. *Neuroscience* 265: 91-4.

Hodges, P.W., and S.C. Gandevia. 2000a. Activation of the human diaphragm during a repetitive postural task. *J Physiol* 522(Pt. 1): 165-75.

Hodges, P.W., and S.C. Gandevia. 2000b. Changes in intra-abdominal pressure during postural and respiratory activation of the human diaphragm. *J Appl Physiol* 89(3): 967-76.

Hodges, P.W., R. Sapsford, and P.H.M. Pengel. 2007. Postural and respiratory functions of the pelvic floor muscles. *Neurourol Urodyn* 26(3): 362-71.

Hodges, P.W., S.C. Gandevia, and C.A. Richardson. 1997. Contractions of specific abdominal muscles in postural tasks are affected by respiratory maneuvers. *J Appl Physiol* 83(3): 753-60.

Hoffer, J.A., and S. Andreassen. 1981. Regulation of soleus muscle stiffness in premammillary cats: Intrinsic and reflex components. *J Neurophysiol* 45(2): 267-85.

Holm, S., A. Inhahl, and M. Solomonow. 2002. Sensorimotor control of the spine. *J Electromyogr Kinesiol* 12: 219-34.

Holme, E., S.P. Magnusson, K. Becher, T. Bieler, P. Aagaard, and M. Kjaer. 1999. The effect of supervised rehabilitation on strength, postural sway, position sense and re-injury risk after acute ankle ligament sprain. *Scand J Med Sci Sports* 9(2): 104-9.

Hölmich, P., P. Uhrskou, and L. Ulnits. 1999. Effectiveness of active physical training for long-standing adductor-related groin pain in athletes. *Lancet* 353: 439-43.

Holt, L.E., T.M. Travis, and T. Okita. 1970. Comparative study of three stretching techniques. *Percept Mot Skills* 31(2): 611-6.

Hong, C.-Z. 1994. Lidocaine injection versus dry needling to myofascial trigger point; the importance of the local twitch response. *Am J Phys Med Rehabil* 73: 256-63.

Hong, C.Z. 1999. Current research on myofascial trigger points—pathophysiological studies. *Journal of Musculoskeletal Pain* 7(1/2): 121-9.

Hong, C.Z., and D.G. Simons. 1998. Pathophysiologic and electrophysiologic mechanisms of myofascial trigger points. *Arch Phys Med Rehabil* 79(7): 863-72.

Hootman, J., S. Fitzgerald, C. Macera, J. Shannon, and S. Blair. 2004. Lower extremity muscle strength and risk of self-reported hip or knee osteoarthritis. *J Phys Act Health* 1: 321-30.

Hopkins, J.T., and R. Palmieri. 2004. Effects of ankle joint effusion on lower leg function. *Clin J Sport Med* 14(1): 1-7.

Hopkins, J.T., C.D. Ingersoll, M.A. Sandrey, and S.D. Bleggi. 1999. An electromyographic comparison of 4 closed chain exercises. *J Athl Train* 34(4): 353-7.

Horak, F.B., and L.M. Nashner. 1986. Central programming of postural movements: Adaptation to altered support-surface configurations. *J Neurophysiol* 55(6): 1369-81.

Horak, F.B., L.M. Nashner, and H.C. Diener. 1990. Postural strategies associated with somatosensory and vestibular loss. *Exp Brain Res* 82(1): 167-77.

Horal, J. 1969. The clinical appearance of low back disorders in the city of Gothenburg, Sweden. Comparisons of incapacitated probands with matched controls. *Acta Orthop Scand Suppl* 118: 1-109.

Horstmann, T., Martini, F., Knak, J., Mayer, F., Sell S., Zacher, J., and Kusswetter, W. 1994. Isokinetic force-velocity curves in patients following implantation of an individual total hip prosthesis. *Int J Sports Med.* Jan;15 Suppl 1: S64-9.

Horstmann, T., Roecker, K., Vornholt, S., Niess, A.M., Heitkamp, H.C., and Dickuth, H.H. 2002. Deficits in performance in hip osteoarthritis and endoprosthesis patients. *Deutsche Zeitschrift Fur Sportmedizin.* 53(1): 17-21.

Hou, C.R., L.C. Tsai, K.F. Cheng, K.C. Chung, and C.Z. Hong. 2002. Immediate effects of various physical therapeutic modalities on cervical myofascial pain and trigger-point sensitivity. *Arch Phys Med Rehabil* 83(10): 1406-14.

Housh, D.J., and T.J. Housh. 1993. The effects of unilateral velocity-specific concentric strength training. *J Orthop Sports Phys Ther* 17(5): 252-6.

Hruska Jr., R.J. 1999. Influences of dysfunctional respiratory mechanics on orofacial pain. *Dent Clin North Am* 41(2): 211-27.

Hrysomallis, C. 2007. Relationship between balance ability, training and sports injury risk. *Sports Med* 37(6): 547-56.

Hrysomallis, C., and C. Goodman. 2001. A review of resistance exercise and posture realignment. *J Strength Cond Res* 15(3): 385-90.

Hsieh, J.-C., C.-H. Tu, F.-P. Chen, M.-C. Chen, T.-C. Yeh, H.-C. Cheng, Y.T. Wu, R.S. Liu, and L.T. Ho. 2001. Activation of the hypothalamus characterizes the acupuncture stimulation at the analgesic point in human: A positron emission tomography study. *Neurosci Lett* 307(2): 105-8.

Huffman, G.R., J.E. Tibone, M.H. McGarry, B.M. Phipps, Y.S. Lee, and T.Q. Lee. 2006. Path of glenohumeral articulation throughout the rotational range of motion in a thrower's shoulder model. *Am J Sports Med* 34(10): 1662-9.

Hui, K., and J. Lui. 2000. Acupuncture modulates the limbic system and subcortical gray structures of the human brain: Evidence of MRI studies in normal subjects. *Hum Brain Mapp* 9: 13-25.

Hungerford, B., W. Gilleard, and P. Hodges. 2003. Evidence of altered lumbopelvic muscle recruitment in the presence of sacroiliac joint pain. *Spine* 28(14): 1593-600.

Hurley, M.V. 1997. The effects of joint damage on muscle function, proprioception and rehabilitation. *Man Ther* 2(1): 11-7.

Hurley, M.V., and D.J. Newham. 1993. The influence of arthrogenous muscle inhibition on quadriceps rehabilitation of patients with early, unilateral osteoarthritic knees. *Br J Rheumatol* 32: 127–131.

Iams, J. 2005. When reflexes rule: A new paradigm in understanding why some patients don't get well. *Advance for Physical Therapists* 16(3): 41.

Ide, J., S. Maeda, M. Yamaga, K. Morisawa, and K. Takagi. 2003. Shoulder-strengthening exercise with an orthosis for multidirectional shoulder instability: Quantitative evaluation of rotational shoulder strength before and after the exercise program. *J Shoulder Elbow Surg* 12(4): 342-5.

Ihara, H., and A. Nakayama. 1986. Dynamic joint control training for knee ligament injuries. *Am J Sports Med* 14: 309-15.

Ihara, H., and A. Nakayama. 1986. Dynamic joint control training for knee ligament injuries. *Am J Sports Med* 14: 309-15.

Iles, J., M. Stokes, and A. Young. 1990. Reflex actions of knee joint afferents during contractions of the human quadriceps. *Clin Physiol* 10: 489-500.

Illyés, A., and R.M. Kiss. 2006. Kinematic and muscle activity characteristics of multidirectional shoulder joint instability during elevation. *Knee Surg Sports Traumatol Arthrosc* 14(7): 673-85.

Illyés, A., and R.M. Kiss. 2007. Electromyographic analysis in patients with multidirectional shoulder instability during pull, forward punch, elevation and overhead throw. *Knee Surg Sports Traumatol Arthrosc* 15(5): 624-31.

Inman, V.T. 1966. Human locomotion. *Can Med Assoc J* 94(20): 1047-54.

Inman, V.T., H.J. Ralston, F. Todd, and J.C. Lieberman. 1981. *Human walking*. Baltimore: Williams & Wilkins.

Inman, V.T., J.B. Saunders, and L.C. Abbott. 1944. Observations of the function of the shoulder joint. *J Bone Joint Surg* 26(1): 1-30.

Ireland, M.L., J.D. Willson, B.T. Ballantyne, and I.M. Davis. 2003. Hip strength in females with and without patellofemoral pain. *J Orthop Sports Phys Ther* 33(11): 671-6.

Itoi, E., S.R. Newman, D.K. Kuechle, B.F. Morrey, and K.N. An. 1994. Dynamic anterior stabilisers of the shoulder with the arm in abduction. *J Bone Joint Surg Br* 76(5): 834-6.

Jacobs, C., T.L. Uhl, M. Seeley, W. Sterling, and L. Goodrich. 2005. Strength and fatigability of the dominant and nondominant hip abductors. *J Athl Train* 40(3): 203-6.

Jaeger, B., and S.A. Skootsky. 1987. Double blind controlled study of different myofascial trigger point injection techniques. *Pain* Suppl. no. 4: S292.

Janda ,V., and M. VáVrová. 1996. Sensory motor stimulation. In *Rehabilitation of the spine,* ed. C. Liebenson, 319-28. Baltimore: Williams & Wilkins.

Janda V. 1995. Personal communications and course notes.

Janda, V. 1964. Movement patterns in pelvic and thigh region with special reference to pathogenesis of vertebrogenic disturbances. [In Czech.] Thesis, Charles University.

Janda, V. 1978. Muscles, central nervous regulation and back problems. In *Neurobiological mechanisms in manipulative therapy,* ed. I.M. Korr, 27-41. New York: Plenum Press.

Janda, V. 1983. On the concept of postural muscles and posture. *Aust J Physiother* 29: S83-4.

Janda, V. 1984. Gestörte Bewegungsabläufe und Rückenschmerzen. [Disturbed courses of motion and back pain.] *Z Manuelle Med* 22: 74-28.

Janda, V. 1986. Muscle weakness and inhibition (pseudoparesis) in back pain syndromes. In *Modern manual therapy of the vertebral column,* ed. G.P. Grieve. 136-139. London: Churchill Livingstone

Janda, V. 1986a. Muscle weakness and inhibition (pseudoparesis) in back syndromes. In *Manual therapy of the vertebral column,* ed. P. Grieve 136-139. New York: Churchill Livingstone.

Janda, V. 1986b. Some aspects of extracranial causes of facial pain. *J Prosthet Dent* 56(4): 484-7.

Janda, V. 1987. Muscles and motor control in low back pain: Assessment and management. In *Physical therapy of the low back,* ed. L.T. Twomey, 253-78. New York: Churchill Livingstone.

Janda, V. 1988. Muscles and cervicogenic pain syndromes. In *Physical therapy of the cervical and thoracic spine,* ed. R. Grand, 153-166. New York: Churchill Livingstone.

Janda, V. 1989a. Differential diagnosis of muscle tone in respect to inhibitory techniques. *Journal of Manual Medicine* 4(3): 96.

Janda, V. 1989b. Impaired muscle function in children and adolescents. *Journal of Manual Medicine* 4(3): 157-60.

Janda, V. 1991. Muscle spasm—A proposed procedure for differential diagnosis. *J Manual Medicine* 6: 136-9.

Janda, V. 1992. Sensorimotor stimulation. [In Czech.] *Rehabilitacia* 3: 14-35.

Janda, V. 1992. Treatment of chronic back pain. *Journal of Manual Medicine* 6(5): 166-8.

Janda, V. 1993. Muscle strength in relation to muscle length, pain, and muscle imbalance. In *Muscle strength.* Vol. 8 of *International perspectives in physical therapy,* ed. K. Harms-Ringdahl, 83-91. Edinburgh: Churchill Livingstone.

Janda, V. 1994. Muscles and motor control in cervicogenic disorders. In *Physical therapy of the cervical and thoracic spine.* 1st ed., ed. R. Grant, 195- 215. Edinburgh: Churchill Livingstone.

Janda, V. 2000. *Manuelle muskelfunktions-diagnostik.* 4th ed. Munich: Urban & Fischer.

Janda, V. 2002. Cervicocervical transits. [In Czech.] *Rehabil Fyz Lek* 9(1): 3-4.

Janda, V., and M. VáVrová. 1996. Sensory motor stimulation. In *Rehabilitation of the spine,* ed. C. Liebenson, 319-28. Baltimore: Williams & Wilkins.

Janda, V., C. Frank, and C. Liebenson. 2007. Evaluation of muscle imbalances. In *Rehabilitation of the spine,* ed. C. Liebenson 203-225. Philadelphia: Lippincott Williams & Wilkins.

Janda, V., M. Vavrova, A. Herbenova, and M. Veverkova. 2007. Sensorimotor stimulation. In *Rehabilitation of the spine.* 2nd ed., ed. C. Liebenson 513-530. Philadelphia: Lippincott Williams & Wilkins.

Janda. V. 2002. Cervicocervical transits. [In Czech.] *Rehabil Fyz Lek* 9(1): 3-4. .

Jaramillo, J., T.W. Worrell, and C.D. Ingersoll. 1994. Hip isometric strength following knee surgery. *J Orthop Sports Phys Ther* 20(3): 160-5.

Järvholm, U., J. Styf, M. Suurkula, and P. Herberts. 1988. Intramuscular pressure and muscle blood flow in supraspinatus. *Eur J Appl Physiol Occup Physiol* 58(3): 219-24.

Jensen, C., and R.H. Westgaard. 1997. Functional subdivision of the upper trapezius muscle during low-level activation. *Eur J Appl Physiol Occup Physiol* 76(4): 335-9.

Jensen, C., L. Finsen, K. Hansen, H. Christensen. 1999. Upper trapezius muscle activity patterns during repetitive manual material handling and work with with a computer mouse. *J Electromyogr Kinesiol* 9(5): 317-25.

Jensen, C., O. Vasseljen, and R.H. Westgaard. 1993. The influence of electrode position on bipolar surface electromyogram recordings of the upper trapezius muscle. *Eur J Appl Physiol Occup Physiol* 67(3): 266-73.

Jerosch, J., J. Steinbeck, H. Clahsen, M. Schmitz-Nahrath, and A. Grosse-Hackmann. 1993. Function of the glenohumeral ligaments in active stabilisation of the shoulder joint. *Knee Surg Sports Traumatol Arthrosc* 1(3-4): 152-8.

Jerosch, J., W.H. Castro, H.U. Sons, and M. Moersler. 1989. Etiology of sub-acromial impingement syndrome—a biomechanical study. [In German.] *Beitr Orthop Traumatol* 36(9): 411-8.

Jobe, F.W. 1989. Impingement problems in the athlete. *Instr Course Lect* 38: 205-9.

Jobe, F.W., and M. Pink. 1993. Classification and treatment of shoulder dysfunction in the overhead athlete. *J Orthop Sports Phys Ther* 18(2): 427-32.

Jobe, F.W., R.S. Kvitne, and C.E. Giangarra. 1989. Shoulder pain in the overhand or throwing athlete. The relationship of anterior instability and rotator cuff impingement. *Orthop Rev* 18(9): 963-75.

Johansson, H., and P. Sojka 1991. Pathophysiological mechanisms involved in genesis and spread of muscular tension in occupational muscle pain and in chronic musculoskeletal pain syndromes: A hypothesis. *Med Hypotheses* 35(3): 196-203.

Johnson, E.G., J.J. Godges, E.B. Lohman, J.A. Stephens, G.J. Zimmerman, and S.P. Anderson. 2003. Disability self-assessment and upper quarter muscle balance between female dental hygienists and non-dental hygienists. *J Dent Hyg* 77(4): 217-23.

Johnson, G., N. Bogduk, A. Nowitzke, and D. House. 1994. Anatomy and actions of the trapezius muscle. [review]. *Clin Biomech (Bristol, Avon)* 9: 44-50.

Johnson, M.A., J. Polgar, D. Weightman, and D. Appleton. 1973. Data on the distribution of fibre types in thirty-six human muscles. An autopsy study. *J Neurol Sci* 18(1): 111-29.

Johnsón, M.E., M.L. Mille, K.M. Martinez, and M.W. Rogers. 2002. Age-related changes in hip abductor and adductor muscle strength in women. Abstract. *J Geriatr Phys Ther* 25(3): 24.

Johnston, T.B. 1937. The movements of the shoulder-joint. *Br J Surg* 25: 252-60.

Jones, D.A., O.M. Rutherford, and D.F. Parker. 1989. Physiological changes in skeletal muscle as a result of strength training *Q J Exp Physiol* 1989: 233-56.

Jones, K.D., C.S. Burckhardt, A.A. Deodhar, N.A. Perrin, G.C. Hanson, and R.M. Bennett. 2008. A six-month randomized controlled trial of exercise and pyridostigmine in the treatment of fibromyalgia. *Arthritis Rheum* 58(2): 612-22.

Jones, K.D., C.S. Burckhardt, S.R. Clark, R.M. Bennett, and K.M. Potempa. 2002. A randomized controlled trial of muscle strengthening versus flexibility training in fibromyalgia. *J Rheumatol* 29(5): 1041-8.

Jones, L.H. 1964. Spontaneous release by positioning. *The D.O.* 4: 109.

Jones, P.S., and M.A. Tomski. 2000. Exercise and osteopathic manipulative medicine: The Janda approach. *Physicals Medicine and Rehabilitation: State of the Art Reviews* 14(1): 163-79.

Jönhagen, S., G. Németh, and E. Eriksson. 1994. Hamstring injuries in sprinters. The role of concentric and eccentric hamstring muscle strength and flexibility. *Am J Sports Med* 22(2): 262-6.

Jonsson, P., P. Wahlström, L. Ohberg, and H. Alfredson. 2006. Eccentric training in chronic painful impingement syndrome of the shoulder: Results of a pilot study. *Knee Surg Sports Traumatol Arthrosc* 14(1): 76-81.

Juker, D., S.M. McGill, P. Kropf, and T. Steffen. 1998. Quantitative intramuscular myoelectric activity of lumbar portions of psoas and the abdominal wall during a wide variety of tasks. *Med Sci Sports Exerc* 30(2): 301-10.

Jull, G., C. Barrett, R. Magee, and P. Ho. 1999. Further clinical clarification of the muscle dysfunction in cervical headache. *Cephalalgia* 19(3): 179-85.

Jull, G., D. Falla, J. Treleaven, P. Hodges, and B. Vicenzino. 2007. Retraining cervical joint position sense: The effect of two exercise regimes. *J Orthop Res* 25(3): 404-12.

Jull, G., E. Kristjansson, and P. Dall'Alba. 2004. Impairment in the cervical flexors: A comparison of whiplash and insidious onset neck pain patients. *Man Ther* 9(2): 89-94.

Jull, G., M. Sterling, J. Kenardy, and E. Beller. 2007. Does the presence of sensory hypersensitivity influence outcomes of physical rehabilitation for chronic whiplash? A preliminary RCT. *Pain* 129(1-2): 28-34.

Jull, G., P. Trott, H. Potter, G. Zito, K. Niere, D. Shirley, J. Emberson, I. Marschner, and C. Richardson. 2002. A randomized controlled trial of exercise and manipulative therapy for cervicogenic headache. *Spine* 27(17): 1835-43.

Jull, G.A. 2000. Deep cervical flexor muscle dysfunction in whiplash. *Journal of Musculoskeletal Pain* 8(1/2): 143-54.

Jull, G.A., and V. Janda. 1987. Muscles and motor control in low back pain. In *Physical therapy of the low back.* 1st ed., ed. L.T. Twomey and J.R. Taylor, 253-278. New York: Churchill Livingstone.

Jull, G.A., E. Kristjansson, and P. Dall'Alba. 2004. Impairment in the cervical flexors: A comparision of whiplash and insidious onset neck paitents. *Man Ther* 9: 89-94.

Kabat, H. 1950. Studies on neuromuscular dysfunction XIII. New concepts and techniques of neuromuscular reeducation for paralysis. *Perm Found Med Bull* 8: 121-43.

Kaminski, T.W., B.D. Buckley, M.E. Powers, T.J. Hubbard, B.M. Hatzel, and C. Ortiz. 2001. Eversion and inversion strength ratios in subjects with unilateral functional ankle instability. Abstract. *Med Sci Sports Exerc* Suppl. no. 33(5): S135.

Kamkar, A., J.J. Irrgang, and S.L. Whitney. 1993. Nonoperative management of secondary shoulder impingement syndrome. *J Orthop Sports Phys Ther* 17(5): 212-24.

Karduna, A.R., P.J. Kerner, and M.D. Lazarus. 2005. Contact forces in the subacromial space: Effects of scapular orientation. *J Shoulder Elbow Surg* 14(4): 393-9.

Karlberg, M., L. Persson, and M. Magnusson. 1995. Impaired postural control in patients with cervicobrachial pain. *Acta Otolaryngol* Suppl. no. 520(Pt. 2): 440-2.

Kase, K., and T. Hashimoto. 1998. Changes in the volume of the peripheral blood flow by using kinesiotaping. Unpublished.

Kase, K., J. Wallis, and T. Kase. 2003. *Clinical therapeutic applications of the kinesio taping method.* 2nd ed. Tokyo: Ken Ikai Co. Ltd

Kashima, K., S. Maeda, S. Higashinaka, N. Watanabe, M. Ogihara, and S. Sakoda. 2006. Relationship between head position and the muscle hardness of the masseter and trapezius muscles: A pilot study. *Cranio* 24(1): 38-42.

Kauffman, T.L., L.M. Nashner, and L.K. Allison. 1997. Balance is a critical parameter in orthopedic rehabilitation. *Orthop Phys Ther Clin N Am* 6(1): 43-78.

Kavcic, N., S. Grenier, and S.M. McGill. 2004. Determining the stabilizing role of individual torso muscles during rehabilitation exercises. *Spine* 29(11): 1254-65.

Kavounoudias, A., R. Roll, and J.P. Roll. 2001. Foot sole and ankle muscle inputs contribute jointly to human erect posture regulation. *J Physiol* 532(Pt3): 869-78.

Kay, T.M., A. Gross, C. Goldsmith, P.L. Santaguida, J. Hoving, and G. Bronfort. Cervical Overview Group. 2005. Exercises for mechanical neck disorders. *Cochrane Database Syst Rev* 3: CD004250.

Keating, J.F., P. Waterworth, J. Shaw-Dunn, and J. Crossan. 1993. The relative strengths of the rotator cuff muscles. A cadaver study. *J Bone Joint Surg Br* 75(1): 137-40.

Kebaetse, M., P. McClure, and N.A. Pratt. 1999. Thoracic position effect on shoulder range of motion, strength, and three-dimensional scapular kinematics. *Arch Phys Med Rehabil* 80(8): 945-50.

Kelley, J.D., S.J. Lombardo, M. Pink, J. Perry, and C.E. Giangarra. 1994. Electromyographic and cinematographic analysis of elbow function in tennis players with lateral epicondylitis. *Am J Sports Med* 22(3): 359-63.

Kelly, B.T., R.J. Williams, F.A. Cordasco, S.I. Backus, J.C. Otis, D.E. Weiland, D.W. Altchek, E.V. Craig, T.L. Wickiewicz, and R.F. Warren. 2005. Differential patterns of muscle activation in patients with symptomatic and asymptomatic rotator cuff tears. *J Shoulder Elbow Surg* 14(2): 165-71.

Kelly, B.T., S.I. Backus, R.F. Warren, and R.J. Williams. 2002. Electromyographic analysis and phase definition of the overhead football throw. *Am J Sports Med* 30(6): 837-44.

Kelsey, B. 1961. Effects of mental practice and physical practice upon muscular endurance. *Res Q* 31(99): 47-54.

Kendall, F.P., E.K. McCreary, and P.G. Provance. 1993. *Muscles. Testing and function.* 4th ed. Baltimore: Williams & Wilkins.

Kenny, R.A., G.B. Traynor, D. Withington, and D.J. Keegan. 1993. Thoracic outlet syndrome: A useful exercise treatment option. *Am J Surg* 165(2): 282-4.

Ker, R.F., M.B. Bennett, S.R. Bibby, R.C. Kester, and R. Alexander. 1987. The spring in the arch of the human foot. *Nature* 325: 147-9.

Kerrigan, D.C., L.W. Lee, J.J. Collins, P.O. Riley, and L.A. Lipsitz. 2001. Reduced hip extension during walking: Healthy elderly and fallers versus young adults. *Arch Phys Med Rehabil* 82(1): 26-30.

Kettunen, J.A., Harilainen, A., Sandelin, J., Schlenzka, D., Hietaniemi, K., Seitsalo, S., Malmivaara, A., and Kujala, U.M. 2007. Knee arthroscopy and exercise versus exercise only for chronic patellofemoral pain syndrome: a randomized controlled trial. *BMC Med.* Dec 13;5: 38.

Kibler, W.B. 1995. Biomechanical analysis of the shoulder during tennis activities. *Clin Sports Med* 14(1): 79-85.

Kibler, W.B. 1998a. Determining the extent of the functional deficit. In *Functional rehabilitation of sports and musculoskeletal injuries,* ed. W.B. Kibler, S.A. Herring, J.M. Press, and P.A. Lee, 16-9. Gaithersburg, MD: Aspen.

Kibler, W.B. 1998b. The role of the scapula in athletic shoulder function. *Am J Sports Med* 26(2): 325-37.

Kibler, W.B. 2006. Scapular involvement in impingement: Signs and symptoms. *Instr Course Lect* 55: 35-43.

Kibler, W.B., and J. McMullen. 2003. Scapular dyskinesis and its relation to shoulder pain. *J Am Acad Orthop Surg* 11(2): 142-51.

Kibler, W.B., C. Goldberg, and T.J. Chandler. 1991. Functional biomechanical deficits in running athletes with plantar fasciitis. *Am J Sports Med* 19(1): 66-71.

Kibler, W.B., T.J. Chandler, and B.K. Pace. 1992. Principles of rehabilitation after chronic tendon injuries. *Clin Sports Med* 11(3): 661-71.

Kibler, W.B., T.J. Chandler, B.P. Livingston, and E.P. Roetert. 1996. Shoulder range of motion in elite tennis players. Effect of age and years of tournament play. *Am J Sports Med* 24(3): 279-85.

Kibler, W.B., T.J. Chandler, R. Shapiro, and M. Conuel. 2007. Muscle activation in coupled scapulohumeral motions in the high performance tennis serve. *Br J Sports Med* 41(11): 745-9.

Kidgell, D.J., Horvath, D.M., Jackson, B.M., and Seymour, P.J. 2007. Effect of six weeks of dura disc and mini-trampoline balance training on postural sway in athletes with functional ankle instability. *J Strength Cond Res.* May;21(2): 466-9.

Kido, T., E. Itoi, N. Konno, A. Sano, M. Urayama, and K. Sato. 2000. The depressor function of biceps on the head of the humerus in shoulders with tears of the rotator cuff. *J Bone Joint Surg Br* 82(3): 416-9.

Kido, T., E. Itoi, S.B. Lee, P.G. Neale, and K.N. An. 2003. Dynamic stabilizing function of the deltoid muscle in shoulders with anterior instability. *Am J Sports Med* 31(3): 399-403.

Kim, A.W., A.M. Rosen, V.A. Brander, and T.S. Buchanan. 1995. Selective muscle activation following electrical stimulation of the collateral ligaments of the human knee joint. *Arch Phys Med Rehabil* 76(8): 750-7.

Kim, S.H., K.I. Ha, H.S. Kim, and S.W. Kim. 2001. Electromyographic activity of the biceps brachii muscle in shoulders with anterior instability. *Arthroscopy* 17(8): 864-8.

King, D. 1995. Student writing contest winner: Glenohumeral joint impingement in swimmers. *J Athl Train* 30(4): 333-7.

Knapik, J.J., C.L. Bauman, B.H. Jones, J.M. Harris, and L. Vaughan. 1991. Preseason strength and flexibility imbalances associated with athletic injuries in female collegiate athletes. *Am J Sports Med* 19(1): 76-81.

Knikou, M., E. Kay, B.D. Schmit. 2007. Parallel facilitatory reflex pathways from the foot and hip to flexors and extensors in the injured human spinal cord. *Exp Neurol* 206(1): 146-58.

Knott, M., and D.E. Voss. 1968. Proprioceptive neuromuscular facilitation. New York: Harper & Row.

Kolář, P. 1999. The sensomotor nature of postural functions. Its fundamental role in rehabilitation of the motor system. *J Orthop Med* 21(2): 40-5.

Kolář, P. 2001. Systematization of muscular dysbalances from the aspect of developmental kinesiology. *Rehabilitation and Physical Medicine* 8(4): 152-64.

Kolář, P. 2007. Facilitation of agonist antagonist co-activation by reflex stimulation methods. In *Rehabilitation of the spine.* 2nd ed., ed. C. Liebenson, 531-65. Philadelphia: Lippincott Williams & Wilkins.

Komi, P.V., and C. Bosco. 1978. Utilization of stored elastic energy in leg extensor muscles by men and women. *Med Sci Sports* 10(4): 261-5.

Konradsen, L., and J.B. Ravn. 1990. Ankle instability caused by prolonged peroneal reaction time. *Acta Orthop Scand* 61(5): 388-90.

Konradsen, L., M. Voigt, and C. Hojsgaard. 1997. Ankle inversion injuries. The role of the dynamic defense mechanism. *Am J Sports Med* 25(1): 54-7.

Korr, I.M. 1979. *The facilitated segment: A factor in injury to the body framework. The collected papers of Irwin M. Korr.* Colorado Springs: American Academy of Osteopathy.

Kosek, E., J. Ekholm, and P. Hansson. 1996. Sensory dysfunction in fibromyalgia patients with implications for pathogenic mechanisms. *Pain* 68(2-3): 375-83.

Kraushaar, B.S., and R.P. Nirschl. 1999. Tendinosis of the elbow (tennis elbow). Clinical features and findings of histological, immunohistochemical, and electron microscopy studies. *J Bone Joint Surg Am* 81(2): 259-78.

Kronberg, M., and L.A. Broström. 1995. Electromyographic recordings in shoulder muscles during eccentric movements. *Clin Orthop Relat Res* 314:143-51.

Kronberg, M., G. Németh, and L.A. Broström. 1990. Muscle activity and coordination in the normal shoulder. An electromyographic study. *Clin Orthop Relat Res* 257: 76-85.

Kronberg, M., L.A. Broström, and G. Németh. 1991. Differences in shoulder muscle activity between patients with generalized joint laxity and normal controls. *Clin Orthop Relat Res* 269: 181-92.

Kronberg, M., P. Larsson, and L.A. Broström. 1997. Characterisation of human deltoid muscle in patients with impingement syndrome. *J Orthop Res* 15(5): 727-33.

Kruse, R.D., and D.K. Mathews. 1958. Bilateral effects of unilateral exercise: Experimental study based on 120 subjects. *Arch Phys Med Rehabil* 39(6): 371-6.

Kugler, A., M. Kruger-Franke, S. Reininger, H.H. Trouillier, and B. Rosemeyer. 1996 Muscular imbalance and shoulder pain in volleyball attackers. *Br J Sports Med* 30(3): 256-9.

Kugler, A., M. Kruger-Franke, S. Reininger, H.H. Trouillier, and B. Rosemeyer. 1996. Muscular imbalance and shoulder pain in volleyball attackers. *Br J Sports Med* 30(3): 256-9.

Kumbhare, D.A., B. Balsor, W.L. Parkinson, P. Harding Bsckin, M. Bedard, A. Papaioannou, and J.D. Adachi. 2005. Measurement of cervical flexor endurance following whiplash. *Disabil Rehabil* 27(14): 801-7.

Kurtz, A.D. 1939. Chronic sprained ankle. *Am J Surg* 44(1): 158-60.

Labriola, J.E., T.Q. Lee, R.E. Debski, and P.J. McMahon. 2005. Stability and instability of the glenohumeral joint: The role of shoulder muscles. *J Shoulder Elbow Surg* 14(1 Suppl. no. S): 32S-38S.

Landis, J., I. Keselman, and C.N. Murphy. 2005. Comparison of electromyographic (EMG) activity of selected forearm muscles during low grade resistance therapeutic exercises in individuals diagnosed with lateral epicondylitis. *Work* 24(1): 85-91.

Lanza, D., Dmowski, B.E., Murillo, P.A., Sarro, C.K., Tribelhorn, P.A., and Norkus, S.A. 2003. Comparison of muscle activity during a single leg stance: stable versus unstable surface (Abstract). J Athl Train. 38(20: S91).

Lardner, R. 2001. Stretching and flexibility: Its importance in rehabilitation. *J Bodyw Mov Ther* 5(4): 254-63.

Larsson, R., H. Cai, Q. Zhang, P.A. Oberg, and S.E. Larsson. 1998. Visualization of chronic neck-shoulder pain: Impaired microcirculation in the upper trapezius muscle in chronic cervico-brachial pain. *Occup Med (Lond)* 48(3): 189-94.

Laudner, K.G., J.B. Myers, M.R. Pasquale, J.P. Bradley, and S.M. Lephart. 2006. Scapular dysfunction in throwers with pathologic internal impingement. *J Orthop Sports Phys Ther* 36(7): 485-94.

Lautenbacher, S., and G.B. Rollman. 1997. Possible deficiencies of pain modulation in fibromyalgia. *Clin J Pain* 13(3): 189-96.

Lawrence, R.C., D.T. Felson, C.G. Helmick, L.M. Arnold, H. Choi, R.A. Deyo, S. Gabriel et al. National Arthritis Data Workgroup. 2008. Estimates of the prevalence of arthritis and other rheumatic conditions in the United States. Part II. *Arthritis Rheum* 58(1): 26-35.

Layton, J.A., C.A. Thigpen, D.A. Padua, W.E. Prentice, and S.G. Karas. 2005. A comparison between swimmers and non-swimmers on posture, range of motion, strength, and scapular motion. Abstract. *J AThl Train* 40(2): S23.

Lear, L.J., and M.T. Gross. 1998. An electromyographical analysis of the scapular stabilizing synergists during a push-up progression. *J Orthop Sports Phys Ther* 28(3): 146-57.

Lederman, E. 1997. *Fundamentals of manual therapy: Physiology, neurology and psychology.* New York: Churchill Livingstone.

Lee, D. 1997. Instability of the sacroiliac joint and the consequences for gait. In *Movement stability and low back pain,* ed. A. Vleeming, V. Mooney, T. Dorman, C. Snijders, and R. Soteckhart, 231-3. New York: Churchill Livingstone.

Lee, D. 1999. *The pelvic girdle.* Edinburgh: Churchill Livingstone.

Lee, H.M. 2000. Rehabilitation of the proximal crossed syndrome in an elderly blind patient: A case report. *J Can Chiropr Assoc* 44(4): 223-9.

Lee, H.M., J.J. Liau, C.K. Cheng, C.M. Tan, and J.T. Shih. 2003. Evaluation of shoulder proprioception following muscle fatigue. *Clin Biomech (Bristol, Avon)* 18(9): 843-7.

Lee, S.B., and K.N. An. 2002. Dynamic glenohumeral stability provided by three heads of the deltoid muscle. *Clin Orthop Relat Res* 400: 40-7.

Lee, S.B., K.J. Kim, S.W. O'Driscoll, B.F. Morrey, and K.N. An. 2000. Dynamic glenohumeral stability provided by the rotator cuff muscles in the mid-range and end-range of motion. A study in cadavera. *J Bone Joint Surg Am* 82(6): 849-57.

Lee, W.A. 1980. Anticipatory control and task muscles during rapid arm flexion. *J Mot Behav* 12: 185- 96.

Leetun, D.T., M.L. Ireland, J.D. Willson, B.T. Ballantyne, and I.M. Davis. 2004. Core stability measures as risk factors for lower extremity injury in athletes. *Med Sci Sports Exerc* 36(6): 926-34.

Leffler, A.S., P. Hansson, and E. Kosek. 2003. Somatosensory perception in patients suffering from long-term trapezius myalgia at the site overlying the most painful part of the muscle and in an area of pain referral. *Eur J Pain* 7(3): 267-76.

Lehman, G.J. 2006. Trunk and hip muscle recruitment patterns during the prone leg extension following a lateral ankle sprain: A prospective case study pre and post injury. *Chiropr Osteopat* 27(14): 4.

Lehman, G.J., and S.M. McGill. 2001. Quantification of the differences in electromyographic activity magnitude between the upper and lower portions of the rectus abdominis muscle during selected trunk exercises. *Phys Ther* 81(5): 1096-101.

Lehman, G.J., D. Lennon, B. Tresidder, B. Rayfield, and M. Poschar. 2004. Muscle recruitment patterns during the prone leg extension. *BMC Musculoskelet Disord* 5: 3.

Leivseth, G., and O. Reikerås. 1994. Changes in muscle fiber cross-sectional area and concentrations of Na,K-ATPase in deltoid muscle in patients with impingement syndrome of the shoulder. *J Orthop Sports Phys Ther* 19(3): 146-9.

Lentell, G.L., L.L. Katzman, and M.R. Walters. 1990. The relationship between muscle function and ankle stability. *J Orthop Sports Phys Ther* 11: 605-11.

Leonard, C.T. 1998. *The neuroscience of human movement.* St. Louis: Mosby.

Lephart, S., and F. Fu, eds. 2000. *Proprioception and neuromuscular control in joint stability.* Champaign, IL: Human Kinetics.

Lephart, S.M., D.M. Pincivero, J.L. Giraldo, and F.H. Fu. 1997. The role of proprioception in the management and rehabilitation of athletic injuries. *Am J Sports Med* 25(1): 130-7.

Lephart, S.M., J.P. Warner, P.A. Borsa, and F.H. Fu. 1994. Proprioception of the shoulder joint in healthy, unstable, and surgically repaired shoulders. *J Shoulder Elbow Surg* 3: 371-80.

Leroux, J.L., P. Codine, E. Thomas, M. Pocholle, D. Mailhe, and F. Blotman. 1994. Isokinetic evaluation of rotational strength in normal shoulders and shoulders with impingement syndrome. *Clin Orthop Relat Res* 304: 108-15.

Letchuman, R., R.E. Gay, R.A. Shelerud, and L.A. VanOstrand. 2005. Are tender points associated with cervical radiculopathy? *Arch Phys Med Rehabil* 86(7): 1333-7.

Levine, D., and M.W. Whittle. 1996. The effects of pelvic movement on lumbar lordosis in the standing position. *J Orthop Sports Phys* 24(3): 130-5.

Lewis, C.L., and S.A. Sahrmann. 2005. Timing of muscle activation during prone hip extension. Abstract. *J Orthop Sports Phys Ther* 35(1): A56.

Lewis, C.L., S.A. Sahrmann, and D.W. Moran. 2007. Anterior hip joint force increases with hip extension, decreased gluteal force, or decreased iliopsoas force. *J Biomech* 40(16): 3725-31.

Lewis, J.S., A. Green, and C. Wright. 2005. Subacromial impingement syndrome: The role of posture and muscle imbalance. *J Shoulder Elbow Surg* 14(4): 385-92.

Lewis, J.S., C. Wright, and A. Green. 2005. Subacromial impingement syndrome: The effect of changing posture on shoulder range of movement. *J Orthop Sports Phys Ther* 35(2): 72-87.

Lewit, K. 1980. Relation of faulty respiration to posture, with clinical implications. *J Am Osteopath Assoc* 8: 525.

Lewit, K. 1986. Postisometric relaxation in combination with other methods of muscular facilitation and inhibition. *Man Med* 2: 101-4.

Lewit, K. 1987. Chain reactions in disturbed function of the motor system. *Man Med* 3: 27-9.

Lewit, K. 1991. *Manipulative therapy in rehabilitation of the locomotor system.* 2nd ed. London: Butterworth.

Lewit, K. 1997. *A course in manual medicine: Unpublished course notes.* Prague.

Lewit, K. 1999. Chain reactions in the locomotor system in light of co-activation patterns based on developmental neurology. *J Orthop Med* 21(1): 52-7.

Lewit, K. 1999. *Manipulative therapy in rehabilitation of the locomotor system.* 3rd ed. Oxford: Butterworth-Heinemann.

Lewit, K. 2000. Relationship between structure and function in the locomotor system. [In Czech.] *Rehabil Fyz Lek* 7(3): 99-101.

Lewit, K. 2001. Rehabilitation of pain disorders of the locomotor system, Part II. [In Czech.] *Rehabil Fyz Lek* 8(4): 130-51.

Lewit, K. 2007. Managing common syndromes and finding the key link. In *Rehabilitation of the spine,* ed. C. Liebenson 776-797. Philadelphia: Lippincott Williams & Wilkins.

Lewit, K., and D.G. Simons. 1984. Myofascial pain: Relief by post-isometric relaxation. *Arch Phys Med Rehabil* 65(8): 452-6.

Lewit, K., M. Berger, G. Hollzmuller, and S. Lechner-scheinleitner. 1997. Breathing movements: The synkinesis of respiration with looking up and down. *Journal of Musculoskeletal Pain* 5: 57-69.

Lewit, K., V. Janda, and M. Veverkova. 1998. Respiratory synkinesis: An EMG investigation. [In Czech.] *Rehabil Fyz Lek* 5(1): 3-7.

Li, Z.M., D.A. Harkness, and R.J. Goitz. 2005. Thumb strength affected by carpal tunnel syndrome. *Clin Orthop Relat Res* 441: 320-6.

Liebenson, C. 2001. Self-treatment of mid-thoracic dysfunction: A key link in the body axis. Part one: Overview and assessment. *J Bodyw Mov Ther* 5(2): 90-8.

Liebenson, C. 2001. Self-treatment of mid-thoracic dysfunction: A key link in the body axis. Part two: Treatment. *J Bodyw Mov Ther* 5(3): 191-5.

Liebenson, C. 2001. Self-treatment of mid-thoracic dysfunction: A key link in the body axis. Part three: Clinical issues. *J Bodyw Mov Ther* 5(4): 264-68.

Liebenson, C. 2001. Sensory-motor training. *J Bodyw Mov Ther* 5(1): 21-7.

Liebenson, C. 2002. Functional reactivation for neck pain patients. *J Bodyw Mov Ther* 6(1): 59-66.

Liebenson, C. 2005. Sensory-motor training—an update. *J Bodyw Mov Ther* 9: 142-47.

Liebenson, C., ed. 1996. *Rehabilitation of the spine. A practitioner's manual.* Baltimore: Williams & Wilkins.

Light, A. 1992. *The initial processing of pain and its descending control: Spinal and trigeminal systems.* New York: Karger.

Lin, J.J., H.K. Lim, and J.L. Yang. 2006. Effect of shoulder tightness on glenohumeral translation, scapular kinematics, and scapulohumeral rhythm in subjects with stiff shoulders. *J Orthop Res* 24(5): 1044-51.

Lin, J.J., W.P. Hanten, S.L. Olson, T.S. Roddey, D.A. Soto-quijano, H.K. Lim, and A.M. Sherwood. 2005. Functional activity characteristics of individuals with shoulder dysfunctions. *J Electromyogr Kinesiol* 15(6): 576-86.

Lin, J.J., Y.T. Wu, S.F. Wang, and S.Y. Chen. 2005. Trapezius muscle imbalance in individuals suffering from frozen shoulder syndrome. *Clin Rheumatol* 24(6): 569-75.

Lindman, R., A. Eriksson, and L.E. Thornell. 1990. Fiber type composition of the human male trapezius muscle: Enzyme-histochemical characteristics. *Am J Anat* 189(3): 236-44.

Linford, C.W., J.T. Hopkins, S.S. Schulthies, B. Freland, D.O. Draper, and I. Hunter. 2006. Effects of neuromuscular training on the reaction time and electromechanical delay of the peroneus longus muscle. *Arch Phys Med Rehabil* 87(3): 395-401.

Liu, J., R.E. Hughes, W.P. Smutz, G. Niebur, and K. Nan-An. 1997. Roles of deltoid and rotator cuff muscles in shoulder elevation. *Clin Biomech (Bristol, Avon)* 12(1): 32-8.

Lloyd, D.G. 2001. Rationale for training programs to reduce anterior cruciate ligament injuries in Australian football. *J Orthop Sports Phys Ther* 31(11): 645-54.

Long W.T., Dorr L.D., Healy B., and Perry J. 1993. Functional recovery of noncemented total hip arthroplasty. *Clin Orthop Relat Res.* Mar;(288): 73-7.

Loudon, J.K., M. Ruhl, and E. Field. 1997. Ability to reproduce head position after whiplash injury. *Spine* 22(8): 865-8.

Lucas, D.B. 1973. Biomechanics of the shoulder joint. *Arch Surg* 107(3): 425-32.

Ludewig, P.M., and T.M. Cook. 2000. Alterations in shoulder kinematics and associated muscle activity in people with symptoms of shoulder impingement. *Phys Ther* 80(3): 276-91.

Ludewig, P.M., and T.M. Cook. 2002. Translations of the humerus in persons with shoulder impingement symptoms. *J Orthop Sports Phys Ther* 32(6): 248-59.

Ludewig, P.M., M.S. Hoff, E.E. Osowski, S.A. Meschke, and P.J. Rundquist. 2004. Relative balance of serratus anterior and upper trapezius muscle activity during push-up exercises. *Am J Sports Med* 32(2): 484-93.

Ludewig, P.M., T.M. Cook, and D.A. Nawoczenski. 1996. Three-dimensional scapular orientation and muscle activity at selected positions of humeral elevation. *J Orthop Sports Phys Ther* 24(2): 57-65.

Lukasiewicz, A.C., P. McClure, L. Michener, N. Pratt, and B. Sennett. 1999. Comparison of 3-dimensional scapular position and orientation between subjects with and without shoulder impingement. *J Orthop Sports Phys Ther* 29(10): 574-83.

Lund, J.P., R. Donga, C.G. Widmer, and C.S. Stohler. 1991. The pain-adaptation model: A discussion of the relationship between chronic musculoskeletal pain and motor activity. *Can J Physiol Pharmacol* 69(5): 683-94.

Lund, S. 1980. Postural effects of neck muscle vibration in man. *Experientia* 36(12): 1398.

Luo, J., B. McNamara, and K. Moran. 2005. The use of vibration training to enhance muscle strength and power. *Sports Med* 35(1): 23-41.

Luoto, S., H. Aalto, S. Taimela, H. Hurri, I. Pyykko, and H. Alaranta. 1998. One-footed and externally disturbed two-footed postural control in patients with chronic low back pain and healthy control subjects. A controlled study with follow-up. *Spine* 23(19): 2081-9.

Luoto, S., S. Taimela, H. Hurri, H. Aalto, I. Pyykko, and H. Alaranta. 1996. Psychomotor speed and postural control in chronic low back pain patients. A controlled follow-up study. *Spine* 21(22): 2621-7.

Ma, Y.-T., Ma, M., and H. Cho. 2005. *Biomedical acupuncture for pain management: An integrative approach.* St. Louis: Elsevier.

Machner, A., H. Merk, R. Becker, K. Rohkohl, H. Wissel, and G. Pap. 2003. Kinesthetic sense of the shoulder in patients with impingement syndrome. *Acta Orthop Scand* 74(1): 85-8.

Mackinnon, S.E., and C.B. Novak. 1994. Clinical commentary: Pathogenesis of cumulative trauma disorder. *J Hand Surg [Am]* 19(5): 873-83.

Mackinnon, S.E., G.A. Patterson, and C.B. Novak. 1996. Thoracic outlet syndrome: A current overview. *Semin Thorac Cardiovasc Surg* 8(2): 176-82.

Madeleine, P., B. Lundager, M. Voigt, and L. Arendt-Nielsen. 1999. Shoulder muscle co-ordination during chronic and acute experimental neck-shoulder pain. An occupational pain study. *Eur J Appl Physiol Occup Physiol* 79(2): 127-40.

Madeleine, P., H. Prietzel, H. Svarrer, and L. Arendt-Nielsen. 2004. Quantitative posturography in altered sensory conditions: A way to assess balance instability in patients with chronic whiplash injury. *Arch Phys Med Rehabil* 85(3): 432-8.

Madeleine, P., P. Vedsted, A.K. Blangsted, G. Sjøgaard, and K. Søgaard. 2006. Effects of electromyographic and mechanomyographic biofeedback on upper trapezius muscle activity during standardized computer work. *Ergonomics* 49(10): 921-33.

Madeleine, P., S.E. Mathiassen, and L. Arendt-Nielsen. 2007. Changes in the degree of motor variability associated with experimental and chronic neck-shoulder pain during a standardised repetitive arm movement. *Exp Brain Res* 185(4): 689-98.

Magarey, M.E., and M.A. Jones. 2003. Dynamic evaluation and early management of altered motor control around the shoulder complex. *Man Ther* 8(4): 195-206.

Magermans, D.J., E.K. Chadwick, H.E. Veeger, and F.C. van der Helm. 2005. Requirements for upper extremity motions during activities of daily living. *Clin Biomech (Bristol, Avon)* 20(6): 591-9.

Majewski M., Bischoff-Ferrari H.A., Gruneberg C., Dick W., and Allum J.H. 2005. Improvements in balance after total hip replacement. *J Bone Joint Surg Br.* Oct;87(10): 1337-43.

Maki, B.E., S.D. Perry, R.G. Norrie, and W.E. McIlroy. 1999. Effect of facilitation of sensation from plantar foot-surface boundaries on postural stabilization in young and older adults *J Gerontol A Biol Sci Med Sci* 54(6): M281-7.

Malliou, P.C., K. Giannakopoulos, A.G. Beneka, A. Gioftsidou, and G. Godolias. 2004. Effective ways of restoring muscular imbalances of the rotator cuff muscle group: A comparative study of various training methods. *Br J Sports Med* 38(6): 766-72.

Mandalidis, D.G., B.S. Mc Glone, R.F. Quigley, D. McInerney, and M. O'Brien. 1999. Digital fluoroscopic assessment of the scapulohumeral rhythm. *Surg Radiol Anat* 21(4): 241-6.

Mann, I.O., M.C. Morrissey, and J.K. Cywinski. 2007. Effect of neuromuscular electrical stimulation on ankle swelling in the early period after ankle sprain. *Phys Ther* 87(1): 53-65.

Mannerkorpi, K., and M.D. Iversen. 2003. Physical exercise in fibromyalgia and related syndromes. *Best Pract Res Clin Rheumatol* 17(4): 629-47.

Mannion, A.F., M. Muntener, S. Taimela, and J. Dvorak. 1999. A randomized clinical trial of three active therapies for chronic low back pain. *Spine* 24(23): 2435-48.

Maquet, D., J.L. Croisier, C. Renard, and J.M. Crielaard. 2002. Muscle performance in patients with fibromyalgia. *Joint Bone Spine* 69(3): 293-9.

Martin, L., A. Nutting, B.R. MacIntosh, S.M. Edworthy, D. Butterwick, and J. Cook. 1996. An exercise program in the treatment of fibromyalgia. *J Rheumatol* 23(6): 1050-3.

Martin, R.M., and D.E. Fish. 2008. Scapular winging: Anatomical review, diagnosis, and treatments. *Curr Rev Musculoskelet Med* 1: 1-11.

Matias, R., and A.G. Pascoal. 2006. The unstable shoulder in arm elevation: A three-dimensional and electromyographic study in subjects with glenohumeral instability. *Clin Biomech (Bristol, Avon)* 21(Suppl. no. 1): S52-8.

Matre, D.A., T. Sinkjaer, P. Svensson, and L. Arendt-Nielsen. 1998. Experimental muscle pain increases the human stretch reflex. *Pain* 75(2-3): 331-9.

Matsusaka, N., S. Yokoyama, T. Tsurusaki, S. Inokuchi, and M. Okita. 2001. Effect of ankle disk training combined with tactile stimulation to the leg and foot on functional instability of the ankle. *Am J Sports Med* 29(1): 25-30.

Mayer, F., D. Axmann, T. Horstmann, F. Martini, J. Fritz, and H.H. Dickhuth. 2001. Reciprocal strength ratio in shoulder abduction/adduction in sports and daily living. *Med Sci Sports Exerc* 33(10): 1765-9.

Mayoux-Benhamou, M.A., M. Revel, C. Vallée, R. Roudier, J.P. Barbet, and F. Bargy. 1994. Longus colli has a postural function on cervical curvature. *Surg Radiol Anat* 16(4): 367-71.

McBride, J.M., P. Cormie, and R. Deane. 2006. Isometric squat force output and muscle activity in stable and unstable conditions. *Journal of Strength and Conditioning Research* 20(4): 915–18.

McCabe, R.A., T.F. Tyler, S.J. Nicholas, P. Malachy, and P. McHugh. 2001. Selective activation of the lower trapezius muscle in patients with shoulder impingement. Abstract. *J Orthop Sports Phys Ther* 31(1): A-45.

McCann, P.D., M.E. Wootten, M.P. Kadaba, and L.U. Bigliani. 1993. A kinematic and electromyographic study of shoulder rehabilitation exercises. *Clin Orthop Relat Res* 288: 179-88.

McCarthy, P.W., J.P. Olsen, and I.H. Smeby. 1997. Effects of contract-relax stretching procedures on active range of motion of the cervical spine in the transverse plane. *Clin Biomech (Bristol, Avon)* 12(2): 136-8.

McClinton, S.M., S.E. Bunch, K.M. Kettmann, and J.M. Padgett. 2005. Muscle firing patterns during hip abduction: A preliminary investigation. Abstract. *J Orthop Sports Phys Ther* 35(1): A29-30.

McClure, P., J. Balaicuis, D. Heiland, M.E. Broersma, C.K. Thorndike, and A. Wood. 2007. A randomized controlled comparison of stretching procedures for posterior shoulder tightness. *J Orthop Sports Phys Ther* 37(3): 108-14.

McClure, P.W., J. Bialker, N. Neff, G. Williams, and A. Karduna. 2004. Shoulder function and 3-dimensional kinematics in people with shoulder impingement syndrome before and after a 6-week exercise program. *Phys Ther* 84(9): 832-48.

McClure, P.W., L.A. Michener, and A.R. Karduna. 2006. Shoulder function and 3-dimensional scapular kinematics in people with and without shoulder impingement syndrome. *Phys Ther* 86(8): 1075-90.

McClure, P.W., L.A. Michener, B.J. Sennett, and A.R. Karduna. 2001. Direct 3-dimensional measurement of scapular kinematics during dynamic movements in vivo. *J Shoulder Elbow Surg* 10(3): 269-77.

McGill, S.M. 1991. Electromyographic activity of the abdominal and low back musculature during the generation of isometric and dynamic axial trunk torque: Implications for lumbar mechanics. *J Orthop Res* 91-103.

McGill, S.M. 1992. A myoelectrically based dynamic three-dimenstional model to predict loads on lumbar spine tissues during lateral bending. *J Biomech* 25: 395-414.

McGill, S.M. 1996. A revised anatomical model of the abdominal musculature for torso flexion efforts. *J Biomech* 29(7): 973-7.

McGill, S.M. 1998. Low back exercise. Evidence for improving exercise regimes. *Phys Ther* 78(7): 754-65.

McGill, S.M. 2002. *Low back disorders: Evidence-based prevention and rehabilitation.* Champaign, IL: Human Kinetics.

McGill, S.M., and R.W. Norman. 1994. Reassessment of the role of intra-abdominal pressure in spinal compression. *Ergonomics* 30: 1565-88.

McGill, S.M., R.L. Hughson, and K. Parks. 2000. Changes in lumbar lordosis modify the role of the extensor muscles. *Clin Biomech (Bristol, Avon)* 15(1): 777-80.

McGuine, T.A., J.J. Green, T.B. Best, and G. Leverson. 2000. Balance as a predictor of ankle injuries in high school basketball players. *Clin J Sport Med* 10: 239-44.

McHugh, M.P., Tyler, T.F., Mirabella, M.R., Mullaney, M.J., and Nicholas, S.J. 2007. The Effectiveness of a Balance Training Intervention in Reducing the Incidence of Noncontact Ankle Sprains in High School Football Players. American Journal of Sports Medicine. 35(8): 1289-94.

McKeon, P.O., and J. Hertel. 2007. Diminished plantar cutaneous sensation and postural control. *Percept Mot Skills* 104(1): 56-66.

McKinney, L.A. 1989. Early mobilisation and outcome in acute sprains of the neck. *BMJ* 299(6706): 1006-8.

McLain, R.F. 1994. Mechanoreceptor endings in human cervical facet joints. *Spine* 19(5): 495-501.

McMahon, P.J., F.W. Jobe, M.M. Pink, J.R. Brault, and J. Perry. 1996. Comparative electromyographic analysis of shoulder muscles during planar motions: Anterior glenohumeral instability versus normal. *J Shoulder Elbow Surg* 5(2 Pt. 1): 118-23.

McMahon, P.J., R.E. Debski, W.O. Thompson, J.J. Warner, F.H. Fu, and S.L. Woo. 1995. Shoulder muscle forces and tendon excursions during glenohumeral abduction in the scapular plane. *J Shoulder Elbow Surg* 4(3): 199-208.

McMaster, W.C., A. Roberts, and T. Stoddard. 1998. A correlation between shoulder laxity and interfering pain in competitive swimmers. *Am J Sports Med* 26(1): 83-6.

McMaster, W.C., and J. Troup. 1993. A survey of interfering shoulder pain in United States competitive swimmers. *Am J Sports Med* 21(1): 67-70.

McMaster, W.C., S.C. Long, and V.J. Caiozzo. 1991. Isokinetic torque imbalances in the rotator cuff of the elite water polo player. *Am J Sports Med* 19(1): 72-5.

McMaster, W.C., S.C. Long, and V.J. Caiozzo. 1992. Shoulder torque changes in the swimming athlete. *Am J Sports Med* 20(3): 323-7.

McMullen, J., and T.L. Uhl. 2000. A kinetic chain approach for shoulder rehabilitation. *J Athl Train* 35(3): 329-37.

McNair, P.J., and R.N. Marshall. 1994. Landing characteristics in subjects with normal and anterior cruciate ligament deficient knee joints. *Arch Phys Med Rehabil* 75(5): 584-9.

McNeely, M.L., S. Armijo Olivo, and D.J. Magee. 2006. A systematic review of the effectiveness of physical therapy interventions for temporomandibular disorders. *Phys Ther* 86(5): 710-25.

McNeill, T., D. Warwick, G. Andersson, and A. Schultz. 1980. Trunk strengths in attempted flexion, extension, and lateral bending in healthy subjects and patients with low-back disorders. *Spine* 5(6): 529-38.

McPartland, J.M., R.R. Brodeur, and R.C. Hallgren. 1997. Chronic neck pain, standing balance, and suboccipital muscle atrophy—a pilot study. *J Manipulative Physiol Ther* 20(1): 24-9.

McQuade, K.J., and A.M. Murthi. 2004. Anterior glenohumeral force/translation behavior with and without rotator cuff contraction during clinical stability testing. *Clin Biomech (Bristol, Avon)* 19(1): 10-5.

McQuade, K.J., and G.L. Smidt. 1998. Dynamic scapulohumeral rhythm: The effects of external resistance during elevation of the arm in the scapular plane. *J Orthop Sports Phys Ther* 27(2): 125-33.

McQuade, K.J., J. Dawson, and G.L. Smidt. 1998. Scapulothoracic muscle fatigue associated with alterations in scapulohumeral rhythm kinematics during maximum resistive shoulder elevation. *J Orthop Sports Phys Ther* 28(2): 74-80.

McVey, E.D., R.M. Palmieri, C.L. Docherty, S.M. Zinder, and C.D. Ingersoll. 2005. Arthrogenic muscle inhibition in the leg muscles of subjects exhibiting functional ankle instability. *Foot Ankle Int* 26(12): 1055-61.

Medlicott, M.S., and S.R. Harris. 2006. A systematic review of the effectiveness of exercise, manual therapy, electrotherapy, relaxation training, and biofeedback in the management of temporomandibular disorder. *Phys Ther* 86(7): 955-73.

Meister, K., and J.R. Andrews. 1993. Classification and treatment of rotator cuff injuries in the overhand athlete. *J Orthop Sports Phys Ther* 18(2): 413-21.

Melzack, R., D.M. Stillwell, and E.J. Fox. 1977. Trigger points and acupuncture points for pain: Correlations and implications. *Pain* 3: 3-23.

Menachem, A., O. Kaplan, and S. Dekel. 1993. Levator scapulae syndrome: An anatomic-clinical study. *Bull Hosp Jt Dis* 53(1): 21-4.

Mencher, D.M. 2002. Proprioceptive retraining of chronic ankle instability. In *The unstable ankle,* ed. M. Nyska and G. Mann, 193-200. Champaign, IL: Human Kinetics.

Mengshoel, A.M., O. Førre, and H.B. Komnaes. 1990. Muscle strength and aerobic capacity in primary fibromyalgia. *Clin Exp Rheumatol* 8(5): 475-9.

Mense, S., and D.G. Simons. 2001. *Muscle pain: Understanding its nature, diagnosis, and treatment. Pain associated with increased muscle tension.* Baltimore: Lippincott Williams & Wilkins

Meyer, P.F., L.I. Oddsson, and C.J. De Luca. 2004. The role of plantar cutaneous sensation in unperturbed stance. *Exp Brain Res* 156(4): 505-12.

Meythaler, J.M., N.M. Reddy, and M. Mitz. 1986. Serratus anterior disruption: A complication of rheumatoid arthritis. *Arch Phys Med Rehabil* 67(10): 770-2.

Michaud, M., A.B. Arsenault, D. Gravel, G. Tremblay, and T.G. Simard. 1987. Muscular compensatory mechanism in the presence of a tendinitis of the supraspinatus. *Am J Phys Med* 66(3): 109-20.

Michener, L.A., M.K. Walsworth, and E.N. Burnet. 2004. Effectiveness of rehabilitation for patients with subacromial impingement syndrome: A systematic review. *J Hand Ther* 17(2): 152-64.

Michener, L.A., N.D. Boardman, P.E. Pidcoe, and A.M. Frith. 2005. Scapular muscle tests in subjects with shoulder pain and functional loss: Reliability and construct validity. *Phys Ther* 85(11): 1128-38.

Michener, L.A., P.W. McClure, and A.R. Karduna. 2003. Anatomical and biomechanical mechanisms of subacromial impingement syndrome. *Clin Biomech (Bristol, Avon)* 18(5): 369-79.

Michlovitz, S.L. 2004. Conservative interventions for carpal tunnel syndrome. *J Orthop Sports Phys Ther* 34(10): 589-600.

Mientjes, M.I., and J.S. Frank. 1999. Balance in chronic low back pain patients compared to healthy people under various conditions in upright standing. *Clin Biomech (Bristol, Avon)* 14(10): 710-6.

Miglietta, O.E. 1962. Evaluation of cold in spasticity. *Am J Phys Med* 41: 148-51.

Mihata, T., Y. Lee, M.H. McGarry, M. Abe, and T.Q. Lee. 2004. Excessive humeral external rotation results in increased shoulder laxity. *Am J Sports Med* 32(5): 1278-85.

Mikesky, A.E., J.E. Edwards, J.K. Wigglesworth, and S. Kunkel. 1995. Eccentric and concentric strength of the shoulder and arm musculature in collegiate baseball pitchers. *Am J Sports Med* 23(5): 638-42.

Mima, T., K. Terada, M. Maekawa, T. Nagamine, A. Ikeda, and H. Shibasaki. 1996. Somatosensory evoked potentials following proprioceptive stimulation of finger in man. *Exp Brain Res* 111(2): 233-45.

Miniaci, A., and P.J. Fowler. 1993. Impingement in the athlete. *Clin Sports Med* 12(1): 91-111.

Mirzabeigi, E., C. Jordan, J.K. Gronley, L. Neal, N.L. Rockowitz, and J. Perry. 1999. Isolation of the vastus medialis oblique muscle during exercise. *Am J Sports Med* 27: 50-3.

Mitchell Jr., F., P.S. Moran, and N.A. Pruzzo. 1979. An evaluation of osteopathic muscle energy procedures. Valley Park, MO: Author.

Mochizuki, G., T.D. Ivanova, and S.J. Garland. 2004. Postural muscle activity during bilateral and unilateral arm movements at different speeds. *Exp Brain Res* 155(3): 352-61.

Moghtaderi, A., S. Izadi, and N. Sharafadinzadeh. 2005. An evaluation of gender, body mass index, wrist circumference and wrist ratio as independent risk factors for carpal tunnel syndrome. *Acta Neurol Scand* 112(6): 375-9.

Mok, N.W., S.G. Brauer, and P.W. Hodges. 2004. Hip strategy for balance control in quiet standing is reduced in people with low back pain. *Spine* 29(6): E107-12.

Moller, B.N., B. Krebs, C. Tidemand-Dal, and K. Aaris. 1986. Isometric contractions in the patellofemoral pain syndrome. An electromyographic study. *Arch Orthop Trauma Surg* 105(1): 24-7.

Monaghan, K., E. Delahunt, and B. Caulfield. 2006. Ankle function during gait in patients with chronic ankle instability compared to controls. *Clin Biomech (Bristol, Avon)* 21(2): 168-74.

Montgomery III, W.H., M. Pink, and J. Perry. 1994. Electromyographic analysis of hip and knee musculature during running. *Am J Sports Med* 22(2): 272-8.

Mooney, V., R. Pozos, A. Vleeming, J. Gulick, and D. Swenski. 2001. Exercise treatment for sacroiliac pain. *Orthopedics* 24(1): 29-32.

Moore, J.C. 1975. Excitation overflow: An electromyographic investigation. *Arch Phys Med Rehabil* 56(3): 115-20.

Moore, J.R., and G. Wade. 1989. Prevention of anterior cruciate injuries. *Strength and Conditioning Journal* 11(3): 35-40.

Moore, M.A., and C.G. Kukulka. 1991. Depression of Hoffmann reflexes following voluntary contraction and implications for proprioceptive neuromuscular facilitation therapy. *Phys Ther* 71(4): 321-9.

Moore, M.A., and R.S. Hutton. 1980. Electromyographic investigation of muscle stretching techniques. *Med Sci Sports Exerc* 12(5): 322-9.

Moore, M.K. 2004. Upper crossed syndrome and its relationship to cervicogenic headache. *J Manipulative Physiol Ther* 27(6): 414-20.

Moraes, G.F., C.D. Faria, and L.F. Teixeira-Salmela. 2008. Scapular muscle recruitment patterns and isokinetic strength ratios of the shoulder rotator muscles in individuals with and without impingement syndrome. *J Shoulder Elbow Surg* 17(1 Suppl.): 48S-53S.

Moritani, T., and H.A. deVries.1979. Neural factors versus hypertrophy in the time course of muscle strength gain. *Am J Phys Med* 58(3): 115-30.

Mork, P.J., and R.H. Westgaard. 2006. Low-amplitude trapezius activity in work and leisure and the relation to shoulder and neck pain. *J Appl Physiol* 100(4): 1142-9.

Morris, A.D., G.J. Kemp, and S.P. Frostick. 2004. Shoulder electromyography in multidirectional instability. *J Shoulder Elbow Surg* 13(1): 24-9.

Morris, C.E., P.E. Greenman, M.I. Bullock, J.V. Basmajian, and A. Kobesova. 2006. Vladimir Janda, MD, DSc: Tribute to a master of rehabilitation. *Spine* 31(9): 1060-4.

Morris, J.M., D.M. Lucas, and B. Bresler. 1961. Role of the trunk in the stability of the spine. *J Bone Joint Surg Am* 43: 327-51.

Morris, M., F.W. Jobe, J. Perry, M. Pink, and B.S. Healy. 1989. Electromyographic analysis of elbow function in tennis players. *Am J Sports Med* 17(2): 241-7.

Morrison, D.S., A.D. Frogameni, and P. Woodworth. 1997. Non-operative treatment of subacromial impingement syndrome. *J Bone Joint Surg Am* 79(5): 732-7.

Morrison, D.S., B.S. Greenbaum, and A. Einhorn. 2000. Shoulder impingement. *Orthop Clin North Am* 31(2): 285-93.

Morrissey, M.C. 1989. Reflex inhibition of thigh muscles in knee injury. Causes and treatment. *Sports Med* 7(4): 263-76.

Morrissey, M.C., Z.L. Hudson, W.I. Drechsler, F.J. Coutts, P.R. Knight, and J.B. King. 2000. Effects of open versus closed kinetic chain training on knee laxity in the early period after anterior cruciate ligament reconstruction *Knee Surg Sports Traumatol Arthrosc* 8(6): 343-8.

Morscher, E. 1977. Etiology and pathophysiology of leg length discrepancies. In *Progress in Orthopaedic Surgery Vol. 1. Leg Length Discrepancy. The Injured Knee*, ed. D.S. Hungerford, 9-19. New York: Springer.

Moseley Jr, J.B., F.W. Jobe, M. Pink, J. Perry, and J. Tibone. 1992. EMG analysis of the scapular muscles during a shoulder rehabilitation program. *Am J Sports Med* 20(2): 128-34.

Moseley, G.L. 2004. Impaired trunk muscle function in sub-acute neck pain: Etiologic in the subsequent development of low back pain? *Man Ther* 9(3): 157-63.

Moseley, G.L., and P.W. Hodges. 2005. Are the changes in postural control associated with low back pain caused by pain interference? *Clin J Pain* 21(4): 323-9.

Mottram, S.L. 1997. Dynamic stability of the scapula. *Man Ther* 2(3): 123-31.

Mountz, J.M., L.A. Bradley, J.G. Modell, R.W. Alexander, M. Triana-Alexander, L.A. Aaron, K.E. Stewart, G.S. Alarcón, and J.D. Mountz. 1995. Fibromyalgia in women. Abnormalities of regional cerebral blood flow in the thalamus and the caudate nucleus are associated with low pain threshold levels. *Arthritis Rheum* 38(7): 926-38.

Muller, E.A. 1970. Influence of training and of inactivity on muscle strength. *Arch Phys Med Rehabil* 51(8): 449-62.

Muller, M., D. Tsui, R. Schnurr, L. Biddulph-Deisroth, J. Hard, and J.C. MacDermid. 2004. Effectiveness of hand therapy interventions in primary management of carpal tunnel syndrome: A systematic review. *J Hand Ther* 17(2): 210-28.

Murphy, D.R., D. Byfield, P. McCarthy, K. Humphreys, A.A. Gregory, and R. Rochon. 2006. Interexaminer reliability of the hip extension test for suspected impaired motor control of the lumbar spine. *J Manipulative Physiol Ther* 29(5): 374-7.

Murray H. 2000. Kinesiotaping, muscle strength, and range of motion after ACL repair. *J Orthop Sports Phys Ther* 30: A-14.

Murray, H., and L. Husk. 2001. The effects of kinesio taping on proprioception in the ankle and in the knee. *J Orthop Sports Phys Ther* 31: A-37.

Myers, J.B., J.H. Hwang, M.R. Pasquale, M.W. Rodosky, Y.Y. Ju, and S.M. Lephart. 2003. Shoulder muscle coactivation alterations in patients with subacromial impingement. Abstract. *Med Sci Sports Exerc* 35(5): S346.

Myers, J.B., K.G. Laudner, M.R. Pasquale, J.P. Bradley, and S.M. Lephart. 2005. Scapular position and orientation in throwing athletes. *Am J Sports Med* 33(2): 263-71.

Myers, J.B., K.G. Laudner, M.R. Pasquale, J.P. Bradley, and S.M. Lephart. 2006. Glenohumeral range of motion deficits and posterior shoulder tightness in throwers with pathologic internal impingement. *Am J Sports Med* 34(3): 385-91.

Myers, J.B., K.M. Guskiewicz, R.A. Schneider, and W.E. Prentice. 1999. Proprioception and neuromuscular control of the shoulder after muscle fatigue. *J Athl Train* 34(4): 362-7.

Myers, J.B., Y.Y. Ju, J.H. Hwang, P.J. McMahon, M.W. Rodosky, and S.M. Lephart. 2004. Reflexive muscle activation alterations in shoulders with anterior glenohumeral instability. *Am J Sports Med* 32(4): 1013-21.

Myers, R.L., Padua, D.A., Prentice, W.E., and Petschauer, M.A. 2003. Balance sandals increase gluteus medius and gluteus medius and gluteus maximus muscle activation amplitude during closed kinetic chain exercise (Abstract). J Athl Train. 38(2): S94.

Myers, T. 2001. *Anatomy trains.* Edinburgh: Churchill Livingstone.

Myklebust, G., Engebresten, L., Br, I.H., Skj, A., Olsen, O.E., and Bahr, R. 2003. Prevention of ACL injuries in female team handball players: a prospective intervention study. (Abstract). Med Sci Sports Exerc. 35(5): S156.

Nadler, S.F., G.A. Malanga, J.H. Feinberg, M. Prybicien, T.P. Stitik, and M. DePrince. 2001. Relationship between hip muscle imbalance and occurrence of low back pain in collegiate athletes: A prospective study. *Am J Phys Med Rehabil* 80(8): 572-7.

Nadler, S.F., G.A. Malanga, L.A. Bartoli, J.H. Feinberg, M. Prybicien, and M. Deprince. 2002. Hip muscle imbalance and low back pain in athletes: Influence of core strengthening. *Med Sci Sports Exerc* 34(1): 9-16.

Nadler, S.F., G.A. Malanga, M. DePrince, T.P. Stitik, and J.H. Feinberg. 2000. The relationship between lower extremity injury, low back pain, and hip muscle strength in male and female collegiate athletes. *Clin J Sport Med* 10(2): 89-97.

Nakagawa, S., M. Yoneda, K. Hayashida, S. Wakitani, and K. Okamura. 2001. Greater tuberosity notch: An important indicator of articular-side partial rotator cuff tears in the shoulders of throwing athletes. *Am J Sports Med* 29(6): 762-70.

Nakajima, T., M. Sakamoto, T. Tazoe, T. Endoh, and T. Komiyama. 2006. Location specificity of plantar cutaneous reflexes involving lower limb muscles in humans. *Exp Brain Res* 175(3): 514-25.

Nallegowda, M., Singh, U., Bhan, S., Wadhwa, S., Handa, G., and Dwivedi, S.N. 2003. Balance and gait in total hip replacement: a pilot study. *Am J Phys Med Rehabil.* Sep;82(9): 669-77.

Nashner, L.M. 1989. Sensory, neuromuscular, and biomechanical contributions to human balance. In *Balance. Proceedings of the APTA Forum,* ed P. Duncan, 5-12. Alexandria, VA: American Physical Therapy Association.

Naughton, J., R. Adams, and C. Maher. 2005. Upper-body wobbleboard training effects on the post-dislocation shoulder. *Phys Ther Sport* 6(1): 31-7.

Nederhand, M.J., M.J. Ijzerman, H.J. Hermens, C.T. Baten, and G. Zilvold. 2000. Cervical muscle dysfunction in the chronic whiplash associated disorder grade II (WAD-II). *Spine* 25(15): 1938-43.

Neer II, C.S. 1972. Anterior acromioplasty for the chronic impingement syndrome in the shoulder: A preliminary report. *J Bone Joint Surg Am* 54(1): 41-50.

Newcomer, K.L., E.R. Lasdowski, B. Yu, J.C. Johnson, and K.N. An. 2000. Differences in repositioning error among patients with low back pain compared with control subjects. *Spine* 25: 2488-93.

Newcomer, K.L., T.D. Jacobson, D.A. Gabriel, D.R. Larson, R.H. Brey, and K.N. An. 2002. Muscle activation patterns in subjects with and without low back pain. *Arch Phys Med Rehabil* 83(6): 816-21.

Ng, G.Y., and H.L. Chan. 2004. The immediate effects of tension of counterforce forearm brace on neuromuscular performance of wrist extensor muscles in subjects with lateral humeral epicondylosis. *J Orthop Sports Phys Ther* 34(2): 72-8.

Ng, G.Y., and P.C. Lam. 2002. A study of antagonist/agonist isokinetic work ratios of shoulder rotators in men who play badminton. *J Orthop Sports Phys Ther* 32(8): 399-404.

Nicholas, J.A., A.M. Strizak, and G. Veras. 1976. A study of thigh muscle weakness in different pathological states of the lower extremity. *Am J Sports Med* 4(6): 241-8.

Nicolakis, P., B. Erdogmus, A. Kopf, A. Djaber-Ansari, E. Piehslinger, and V. Fialka-Moser. 2000. Exercise therapy for craniomandibular disorders. *Arch Phys Med Rehabil* 81(9): 1137-42.

Nicolakis, P., B. Erdogmus, A. Kopf, G. Ebenbichler, J. Kollmitzer, E. Piehslinger, and V. Fialka-Moser. 2001. Effectiveness of exercise therapy in patients with internal derangement of the temporomandibular joint. *J Oral Rehabil* 28(12): 1158-64.

Nicolakis, P., B. Erdogmus, A. Kopf, M. Nicolakis, E. Piehslinger, and V. Fialka-Moser. 2002. Effectiveness of exercise therapy in patients with myofascial pain dysfunction syndrome. *J Oral Rehabil* 29(4): 362-8.

Nicolakis, P., E.C. Burak, J. Kollmitzer, A. Kopf, E. Piehslinger, G.F. Wiesinger, and V. Fialka-Moser. 2001. An investigation of the effectiveness of exercise and manual therapy in treating symptoms of TMJ osteoarthritis. *Cranio* 19(1): 26-32.

Nies, N., and P.L. Sinnott. 1991. Variations in balance and body sway in middle-aged adults. Subjects with healthy backs compared with subjects with low-back dysfunction. *Spine* 16(3): 325-30.

Nijs, J., N. Roussel, K. Vermeulen, and G. Souvereyns. 2005. Scapular positioning in patients with shoulder pain: A study examining the reliability and clinical importance of 3 clinical tests. *Arch Phys Med Rehabil* 86(7): 1349-55.

Nilsen, K.B., R.H. Westgaard, L.J. Stovner, G. Helde, M. Rø, and T.H. Sand. 2006. Pain induced by low-grade stress in patients with fibromyalgia and chronic shoulder/neck pain, relation to surface electromyography. *Eur J Pain* 10(7): 615-27.

Nirschl, R.P., and E.S. Ashman. 2003. Elbow tendinopathy: Tennis elbow. *Clin Sports Med* 22(4): 813-36.

Nishioka, G.J., and M.T. Montgomery. 1988. Masticatory muscle hyperactivity in temporomandibular disorders: Is it an extrapyramidally expressed disorder? *J Am Dent Assoc* 116(4): 514-20.

Nitz, A.J., and D. Peck. 1986. Comparison of muscle spindle contractions in large and small human epaxial muscles acting in parallel combinations. *Am Surg* 52: 273-7.

Noffal, G.J. 2003. Isokinetic eccentric-to-concentric strength ratios of the shoulder rotator muscles in throwers and nonthrowers. *Am J Sports Med* 31(4): 537-41.

Nørregaard, J., P.M. Bülow, P. Vestergaard-Poulsen, C. Thomsen, and B. Danneskiold-Samøe. 1995. Muscle strength, voluntary activation and cross-sectional muscle area in patients with fibromyalgia. *Br J Rheumatol* 34(10): 925-31.

Nourbakhsh, M.R., and A.M. Arab. 2002. Relationship between mechanical factors and incidence of low back pain. *J Orthop Sports Phys Ther* 32(9): 447-60.

Nouwen, A., P.F. Van Akkerveeken, and J.M. Versloot. 1987. Patterns of muscular activity during movement in patients with chronic low-back pain. *Spine* 12(8): 777-82.

Novak, C.B. 2004. Upper extremity work-related musculoskeletal disorders: A treatment perspective. *J Orthop Sports Phys Ther* 34(10): 628-37.

Novak, C.B., E.D. Collins, and S.E. Mackinnon. 1995. Outcome following conservative management of thoracic outlet syndrome. *J Hand Surg [Am]* 20(4): 542-8.

Nuber, G.W., F.W. Jobe, J. Perry, D.R. Moynes, and D. Antonelli. 1986. Fine wire electromyography analysis of muscles of the shoulder during swimming. *Am J Sports Med* 14(1): 7-11.

Nurse, M.A., and B.M. Nigg. 2001. The effect of changes in foot sensation on plantar pressure and muscle activity. *Clin Biomech (Bristol, Avon)* 16(9): 719-27.

O'Brien, S.J., M.J. Pagnani, R.A. Panariello, H.M. O'Flynn, and S. Fealy. 1994. Anterior instability of the shoulder. In *The Athlete's Shoulder,* ed. J.R. Andrews and K.E. Wilks, 117-201. New York: Churchill Livingstone.

O'Connell, A.L. 1971. Effect of sensory deprivation on postural reflexes. *Electromyography* 11: 5.

O'Connor, B.L., and J.A. Vilensky. 2003. Peripheral and central nervous system mechanisms of joint protection. *Am J Orthop* 7: 330-336.

O'Connor, B.L., D.M. Visco, K.D. Brandt, S.L. Myers, and L.A. Kalasinski. 1992. Neurogenic acceleration of osteoarthrosis. The effects of previous neurectomy of the articular nerves on the development of osteoarthrosis after transection of the anterior cruciate ligament in dogs. *J Bone Joint Surg Am* 74(3): 367-76.

O'Connor, B.L., M.J. Palmoski, and K.D. Brandt. 1985. Neurogenic acceleration of degenerative joint lesions. *J Bone Joint Surg Am* 67(4): 562-72.

O'Connor, D., S. Marshall, and N. Massy-Westropp. 2003. Non-surgical treatment (other than steroid injection) for carpal tunnel syndrome. *Cochrane Database Syst Rev* 1: CD003219.

O'Leary, S., D. Falla, G. Jull, and B. Vicenzino. 2007. Muscle specificity in tests of cervical flexor muscle performance. *J Electromyogr Kinesiol* 17(1): 35-40.

O'Sullivan, P., L. Towmey, G. Allison 1997. Altered pattern of abdominal muscle activation in patients with chronic low back pain. *Aust J Physiother* 43: 91-8.

O'Sullivan, P.B. 2005. Lumbar segmental "instability": Clinical presentation and specific stabilizing exercise management. *Man Ther* 5(1): 2-12.

Oberg, B., J. Ekstrand, M. Moller, and J. Gillquist. 1984. Muscle strength and flexibility in different positions of soccer players. *Int J Sports Med* 5(4): 213-6.

Ochi, M., J. Iwasa, Y. Uchio, N. Adachi, and K. Kawasaki. 2002. Induction of somatosensory evoked potentials by mechanical stimulation in reconstructed anterior cruciate ligaments. *J Bone Joint Surg Br* 84(5): 761-6.

Oddsson, L.I., T. Persson, A.G. Cresswell, and A. Thorstensson. 1999. Interaction between voluntary and postural motor commands during perturbed lifting. *Spine* 24(6): 545-52.

Odom, C.J., A.B. Taylor, C.E. Hurd, and C.R. Denegar. 2001. Measurement of scapular asymmetry and assessment of shoulder dysfunction using the lateral scapular slide test: A reliability and validity study. *Phys Ther* 81(2): 799-809.

Ogston, J.B., and P.M. Ludewig. 2007. Differences in 3-dimensional shoulder kinematics between persons with multidirectional instability and asymptomatic controls. *Am J Sports Med* 35(8): 1361-70.

Okada, S., K. Hirakawa, Y. Takada, and H. Kinoshita. 2001. Age-related differences in postural control in humans in response to a sudden deceleration generated by postural disturbance. *Eur J Appl Physiol* 85(1-2): 10-8.

Olson, L.E., A.L. Millar, J. Dunker, J. Hicks, and D. Glanz. 2006. Reliability of a clinical test for deep cervical flexor endurance. *J Manipulative Physiol Ther* 29(2): 134-8.

Orchard, J., J. Marsden, S. Lord, and D. Garlick. 1997. Preseason hamstring muscle weakness associated with hamstring muscle injury in Australian footballers. *Am J Sports Med* 25(1): 81-5.

Osborne, M.D., Chou, L.S., Laskowski, E.R., Smith, J., and Kaufman, K.R. 2001. The effect of ankle disk training on muscle reaction time in subjects with a history of ankle sprain. *Am J Sports Med.* Sep-Oct;29(5): 627-32.

Osternig, L.R., R. Robertson, R. Troxel, and P. Hansen. 1987. Muscle activation during proprioceptive neuromuscular facilitation (PNF) stretching techniques. *Am J Phys Med* 66(5): 298-307.

Osternig, L.R., R.N. Robertson, R.K. Troxel, and P. Hansen. 1990. Differential responses to proprioceptive neuromuscular facilitation (PNF) stretch techniques. *Med Sci Sports Exer* 22(1): 106-11.

Otis, J.C., C.C. Jiang, T.L. Wickiewicz, M.G. Peterson, R.F. Warren, and T.J. Santner. 1994. Changes in the moment arms of the rotator cuff and deltoid muscles with abduction and rotation. *J Bone Joint Surg Am* 76(5): 667-76.

Page, P. 2001. Incidence of anterior knee pain in ACL reconstruction: A retrospective multi-case analysis. Abstract. *J Athl Train* Suppl. no. 36(2): S13.

Page, P. 2004. Janda's sensorimotor training program. Abstract presented at the annual meeting of the American Physical Therapy Association, Chicago.

Page, P. 2006. Sensorimotor training: A "global" approach for balance training. *J Bodyw Mov Ther* 10: 77-84.

Page, P., and C. Frank. 2003. Function over structure. *Advance for Directors in Rehabilitation* January: 27-30.

Page, P., and G. Stewart. 1999. Shoulder taping in the management of impingement of the athlete. *Med Sci Sports Exerc* 31(5): S208.

Page, P., and G. Stewart. 2000. Hamstring strength imbalances in athletes with chronic sacroiliac dysfunction. Abstract. *J Orthop Sports Phys Ther* 30(1): A-48.

Page, P., O. Ross, M. Rogers, and N. Rogers. 2004. Muscle activity of the upper extremity during oscillation exercise using the Thera-Band Flexbar. Abstract. *Hand Prints* 21(5): 7.

Paine, R.M., and M. Voight. 1993. The role of the scapula. *J Orthop Sports Phys Ther* 18(1): 386-91.

Palmerud, G., H. Sporrong, P. Herberts, and R. Kadefors. 1998. Consequences of trapezius relaxation on the distribution of shoulder muscle forces: An electromyographic study. *J Electromyogr Kinesiol* 8(3): 185-93.

Palmerud, G., R. Kadefors, H. Sporrong, U. Järvholm, P. Herberts, C. Högfors, and B. Peterson. 1995. Voluntary redistribution of muscle activity in human shoulder muscles. *Ergonomics* 38(4): 806-15.

Panjabi, M. 1992b. The stabilizing system of the spine. Part II: Neutral spine and instability hypothesis. *Spine* 5(4): 390-7.

Panjabi, M.M. 1992a. The stabilizing system of the spine. Part I. Function, dysfunction, adaptation, and enhancement. *J Spinal Disord* 5(4): 383-9.

Panjabi, M.M. 1992b. The stabilizing system of the spine. Part II. Neutral zone and instability hypothesis. *J Spinal Disord* 5(4): 390-7.

Panjabi, M.M. 1994. Lumbar spine instability: A biomechanical challenge. *Curr Orthop* 8: 100-5.

Pappas, G.P., S.S. Blemker, C.F. Beaulieu, T.R. McAdams, S.T. Whalen, and G.E. Gold. 2006. In vivo anatomy of the Neer and Hawkins sign positions for shoulder impingement. *J Shoulder Elbow Surg* 15(1): 40-9.

Parkhurst, T.M., and C.N. Burnett. 1994. Injury and proprioception in the lower back. *J Orthop Sports Phys Ther* 19(5): 282-95.

Pascoal, A.G., F.F. van der Helm, P. Pezarat Correia, and I. Carita. 2000. Effects of different arm external loads on the scapulo-humeral rhythm. *Clin Biomech (Bristol, Avon)* 15(Suppl. no. 1): S21-4.

Pavlu, D., and D. Panek. 2007. EMG Analysis of Muscle Fatigue by Sensorimotor Training—A Contribution to Evidence Based Physiotherapy. *Proceedings of the 9th Annual TRAC Meeting. Budapest, Hungary*. 16-17.

Pavlu, D., and K. Novosadova. 2001. Contribution to the objectivization of the method of sensorimotor training stimulation according to Janda and Vavrova with regard to evidence-based-practice. *Rehabilitation Physical Medicine* 8(4): 178-81.

Pavlu, D., S. Petak- Kreuger, and V. Janda. 2007. Brugger methods for postural correction. In *Rehabilitation of the spine.* 2nd ed., ed. C. Liebenson, 353-68. Philadelphia: Lippincott Williams & Wilkins.

Payne, K.A., K. Berg, W. Richard, and R.W. Latin. 1997. Ankle injuries and ankle strength, flexibility, and proprioception in college basketball players. *J Athl Train* 32(3): 221-5.

Payne, L.Z., X.H. Deng, E.V. Craig, P.A. Torzilli, and R.F. Warren. 1997. The combined dynamic and static contributions to subacromial impingement. A biomechanical analysis. *Am J Sports Med* 25(6): 801-8.

Pearson, N.D., and R.P. Walmsley. 1995. Trial into the effects of repeated neck retractions in normal subjects. *Spine* 20(11): 1245-50.

Peat, M. 1986. Functional anatomy of the shoulder complex. *Phys Ther* 66(12): 1855-65.

Perri, M.A., and D. Halford. 2004. Pain and faulty breathing: A pilot study. *J Bodyw Mov Ther* 8: 297-306.

Perrin, P.P., M.C. Bene, C.A. Perrin, and D. Durupt. 1997. Ankle trauma significantly impairs posture control. A study in basketball players and controls. *Int J Sports Med* 18: 387-92.

Perry, J. 1978. Normal upper extremity kinesiology. *Phys Ther* 58(3): 265-78.

Perry, J. 1983. Anatomy and biomechanics of the shoulder in throwing, swimming, gymnastics, and tennis. *Clin Sports Med* 2(2): 247-70.

Perry, J. 1992. *Gait analysis: Normal and pathological function.* Thorofare, NJ: Slack.

Persson, A.L., G.A. Hansson, J. Kalliomäki, and B.H. Sjölund. 2003. Increases in local pressure pain thresholds after muscle exertion in women with chronic shoulder pain. *Arch Phys Med Rehabil* 84(10): 1515-22.

Petersen Kendall, F., E. Kendall Mccreary, P. Geise Provance, and I. Russell. 1996. Neurochemical pathogenesis of fibromyalgia syndrome. *Journal of Musculoskeletal Pain* 4(1/2): 61-92.

Petersson, C.J., and I. Redlund-Johnell. 1984. The subacromial space in normal shoulder radiographs. *Acta Orthop Scand* 55(1): 57-8.

Piazzini, D.B., I. Aprile, P.E. Ferrara, C. Bertolini, P. Tonali, L. Maggi, A. Rabini, S. Piantelli, and L. Padua. 2007. A systematic review of conservative treatment of carpal tunnel syndrome. *Clin Rehabil* 21(4): 299-314.

Pienimäki, T.T., P.T. Siira, and H. Vanharanta. 2002. Chronic medial and lateral epicondylitis: A comparison of pain, disability, and function. *Arch Phys Med Rehabil* 83(3): 317-21.

Pieper, H.G., G. Quack, and H. Krahl. 1993. Impingement of the rotator cuff in athletes caused by instability of the shoulder joint. *Knee Surg Sports Traumatol Arthrosc* 1(2): 97-9.

Pierce, M.N., and W.A. Lee. 1990. Muscle firing order during active prone hip extension. *J Orthop Sports Phys Ther* 12(1): 2-9.

Pink, M. 1981. Contralateral effects of upper extremity proprioceptive neuromuscular facilitation patterns. *Phys Ther* 61(8): 1158-62.

Pink, M., F.W. Jobe, J. Perry, A. Browne, M.L. Scovazzo, and J. Kerrigan. 1993. The painful shoulder during the butterfly stroke. An electromyographic and cinematographic analysis of twelve muscles. *Clin Orthop Relat Res* 288: 60-72.

Pintsaar, A., J. Brynhildsen, and H. Tropp. 1996. Postural corrections after standardised perturbations of single limb stance: Effect of training and orthotic devices in patients with ankle instability. *Br J Sports Med* 30(2): 151-5.

Pitman, M.I., N. Nainzadeh, D. Menche, R. Gasalberti, and E.K. Song. 1992. The intraoperative evaluation of the neurosensory function of the anterior cruciate ligament in humans using somatosensory evoked potentials. *Arthroscopy* 8(4): 442-7.

Piva, S.R., E.A. Goodnite, and J.D. Childs. 2005. Strength around the hip and flexibility of soft tissues in individuals with and without patellofemoral pain syndrome. *J Orthop Sports Phys Ther* 35(12): 793-801.

Poppen, N.K., and P.S. Walker. 1976. Normal and abnormal motion of the shoulder. *J Bone Joint Surg Am* 58(2): 195-201.

Poppen, N.K., and P.S. Walker. 1978. Forces at the glenohumeral joint in abduction. *Clin Orthop Relat Res* 135:165-70.

Porterfield, J.A., and C. DeRosa. 1998. *Mechanical low back pain: Perspectives in functional anatomy.* Philadelphia: Saunders.

Pötzl, W., L. Thorwesten, C. Götze, S. Garmann, and J. Steinbeck. 2004. Proprioception of the shoulder joint after surgical repair for instability: A long-term follow-up study. *Am J Sports Med* 32(2): 425-30.

Powers, C.M. 2003. The influence of altered lower extremity kinematics on patellofemoral joint dysfunction: A theoretical perspective *J Orthop Sports Phys Ther.* 33: 639-646.

Prentice, W.E. 1983. A comparison of static stretching and PNF stretching for improving hip joint flexibility. *Athletic Training* 18: 56-9.

Prichasuk, S., and Subhadrabandhu, T. 1994. The relationship of pes planus and calcaneal spur to plantar heel pain. *Clin Orthop Relat Res.* Sep;(306):192-6.

Professional Staff Association of Rancho Los Amigos Medical Center. 1989. *Observational gait analysis handbook.* Downey, CA: Rancho Los Amigos Medical CenterProvinciali, L., M. Baroni, L. Illuminati, and M.G. Ceravolo. 1996. Multimodal treatment to prevent the late whiplash syndrome. *Scand J Rehabil Med* 28(2): 105-11.

Prushansky, T., R. Gepstein, C. Gordon, and Z. Dvir. 2005. Cervical muscles weakness in chronic whiplash patients.*Clin Biomech (Bristol, Avon)* 20(8): 794-8.

Radebold, A., J. Cholewicki, G.K. Polzhofer, and H.S. Greene. 2001. Impaired postural control of the lumbar spine is associated with delayed muscle response times in patients with chronic idiopathic low back pain. *Spine* 26(7): 724-30.

Radebold, A., J. Cholewicki, M.M. Panjabi, and T.C. Patel. 2000. Muscle response pattern to sudden trunk loading in healthy individuals and in patients with chronic low back pain. *Spine* 25(8): 947-54.

Rainoldi, A., M. Gazzoni, and R. Casale. 2008. Surface EMG signal alterations in carpal tunnel syndrome: A pilot study. *Eur J Appl Physiol* 103(2): 233-42.

Ramsi, M., K.A. Swanik, C.G. Mattacola, and C.B. Swanic. 2001. Isometric shoulder rotator strength characteristics of high school swimmers throughout a competitive swim season. Abstract. *J Athl Train* Suppl. no. 36(2): S53.

Randlov, A., M. Ostergaard, C. Manniche, P. Kryger, A. Jordan, S. Heegaard, and B. Holm. 1998. Intensive dynamic training for females with chronic neck/shoulder pain. A randomized controlled trial. *Clin Rehabil* 12(3): 200-10.

Rawlings, E.I., I.L. Rawlings, C.S. Chen, and M.D. Yilk. 1972. The facilitating effects of mental rehearsal in the acquisition of rotary pursuit tracking. *Psychon Sci* 26: 71-3.

Ray, C.A., and A.L. Mark. 1995. Sympathetic nerve activity to nonactive muscle of the exercising and nonexercising limb. *Med Sci Sports Exerc* 27(2): 183-7.

Reardon, K., Galea, M., Dennett, X., Choong, P., and Byrne, E. 2001. Quadriceps muscle wasting persists 5 months after total hip arthroplasty for osteoarthritis of the hip: a pilot study. *Intern Med J.* Jan-Feb;31(1): 7-14.

Reddy, A.S., K.J. Mohr, M.M. Pink, and F.W. Jobe. 2000. Electromyographic analysis of the deltoid and rotator cuff muscles in persons with subacromial impingement. *J Shoulder Elbow Surg* 9(6): 519-23.

Reischl, F., C.M. Powers, S. Rao, and J. Perry. 1999. Relationship between foot pronation and rotation of the tibia and femur during walking. *Foot Ankle Int* 20: 513-20.

Revel, M., C. Andre-Deshays, and M. Minguet. 1991. Cervicocephalic kinesthetic sensibility in patients with cervical pain. *Arch Phys Med Rehabil* 72(5): 288-91.

Revel, M., M. Minguet, P. Gregoy, J. Vaillant, and J.L. Manuel. 1994. Changes in cervicocephalic kinesthesia after a proprioceptive rehabilitation program in patients with neck pain: A randomized controlled study. *Arch Phys Med Rehabil* 75(8): 895-9.

Reynolds, M.D. 1983. The development of the concept of fibrositis. *J Hist Med Allied Sci* 38: 5-35.

Richardson, A.B., F.W. Jobe, and H.R. Collins. 1980. The shoulder in competitive swimming. *Am J Sports Med* 8(3): 159-63.

Richardson, C., G. Jull, P. Hodges, and J. Hides. 1999. *Therapeutic exercise for spinal segmental stabilization in low back pain.* London: Churchill Livingstone.

Richardson, C.A., and G.A. Jull. 1995. Muscle control-pain control. What exercises would you prescribe? *Man Ther* 1: 2-10.

Richardson, C.A., C.J. Snidjers, J.A. Hides, L. Damen, M.S. Pas, and J. Storm. 2002. The relation between the transversus abdominis muscles, sacroiliac joint mechanics, and low back pain. *Spine*:27(4): 399-405.

Richardson, C.A., G.A. Jull, P.A. Hodges, and J.A. Hides. 1999. *Therapeutic exercise for spinal segmental stabilization in the low back: Scientific basis and clinical approach.* Edinburgh: Churchill Livingstone.

Richardson, C.A., P. Hodges, and J. Hides. 2004. *Therapeutic exercise for lumbopelvic stabilization. A motor control approach for the treatment and prevention of low back pain.* Edinburgh: Churchill Livingstone.

Riddle, D.L., Pulisic, M., Pidcoe, P., and Johnson, R.E. 2003. Risk factors for Plantar fasciitis: a matched case-control study. *J Bone Joint Surg Am.* May;85-A(5): 872-7.

Riemann, B.L., and S.M. Lephart. 2002a. The sensorimotor system, part I. The physiologic basis of functional joint stability. *J Athl Train* 37(1): 71-9.

Riemann, B.L., and S.M. Lephart. 2002b. The sensorimotor system, part II. The role of proprioception in motor control and functional joint stability. *J Athl Train* 37(1): 80-4.

Riemann, B.L., J.B. Myers, and S.M. Lephart. 2002. Sensorimotor system measurement techniques. *J Athl Train* 37(1): 85-98.

Risberg, M.A., I. Holm, G. Myklebust, and L. Engebretsen. 2007. Neuromuscular training versus strength training during first 6 months after anterior cruciate ligament reconstruction: A randomized clinical trial. *Phys Ther* 87(6): 737-50.

Robbins, S.E., and A.M. Hanna. 1987. Running related injury prevention through barefoot adaptations. 19: 148-56.

Robinson, R.L., and R.J. Nee. 2007. Analysis of hip strength in females seeking physical therapy treatment for unilateral patellofemoral pain syndrome. *J Orthop Sports Phys Ther* 37(5): 232-8.

Rocabado, M., B.E. Johnston Jr, and M.G. Blakney. 1982. Physical therapy and dentistry: An overview. *J Craniomandibular Pract* 1(1): 46-9.

Rock, C.M., and S. Petak-Krueger. 2000. *Thera-Band Grund Übungen.* [In German.] Zürich: Dr. Brügger Institut.

Røe, C., J.I. Brox, A.S. Bøhmer, and N.K. Vøllestad. 2000. Muscle activation after supervised exercises in patients with rotator tendinosis. *Arch Phys Med Rehabil* 81(1): 67-72.

Røe, C., J.I. Brox, E. Saugen, and N.K. Vøllestad. 2000. Muscle activation in the contralateral passive shoulder during isometric shoulder abduction in patients with unilateral shoulder pain. *J Electromyogr Kinesiol* 10(2): 69-77.

Rogers, N., M. Rogers, and P. Page. 2006. Quantification of a sensorimotor training progression: A pilot study. Abstract. *J Orthop Sports Phys Ther* 36(1): A53-4.

Rojas, M., M.A. Mañanas, B. Muller, and J. Chaler. 2007. Activation of forearm muscles for wrist extension in patients affected by lateral epicondylitis. *Conf Proc IEEE Eng Med Biol Soc* 2007: 4858-61.

Roll, R., A. Kavounoudias, and J.P. Roll. 2002. Cutaneous afferents from human plantar sole contribute to body posture awareness. *Neuroreport* 13(15): 1957-61.

Rooks, D.S., S. Gautam, M. Romeling, M.I. Cross, D. Stratigakis, B. Evans, D.L. Goldenberg, M.D. Iversen, and J.N. Katz. 2007. Group exercise, education, and combination self-management in women with fibromyalgia: A randomized trial. *Arch Intern Med* 167(20): 2192-200.

Root, M.C., W.P. Orion, and J.H. Weed. 1977. *Normal and abnormal function of the foot.* Los Angeles: Clinical Biomechanics.

Rosenfeld, M., A. Seferiadis, J. Carlsson, and R. Gunnarsson. 2003. Active intervention in patients with whiplash-associated disorders improves long-term prognosis: A randomized controlled clinical trial. *Spine* 28(22): 2491-8.

Rosenfeld, M., R. Gunnarsson, and P. Borenstein. 2000. Early intervention in whiplash-associated disorders: A comparison of two treatment protocols. *Spine* 25(14): 1782-7.

Ross, S.F., T.B. Michell, and K.M. Guskiewicz. 2005. Effect of coordination training with and without exercise sandals on static postural stability of individuals with functional ankle instability and individuals with stable ankles. Abstract. *J Orthop Sports Phys Ther* 35(5): A-22.

Rothbart, B.A. 2002. Medial column foot systems. An innovative tool for improving posture. *J Bodyw Mov Ther* 6: 37-46.

Rothbart, B.A. 2005. Tactile therapy shifts patients towards equilibrium. *Biomechanics* 12(10): 61-8.

Rothermel, S.A., S.A. Hale, J. Hertel, and C.R. Denegar. 2004. Effect of active foot positioning on the outcome of a balance training program. *Phys Ther Sport* 5: 98-103.

Rothwell, J.C., M.M. Traub, B.L. Day, J.A. Obeso, P.K. Thomas, and C.D. Marsden. 1982. Manual performance in a de-afferented man. *Brain* 105: 515-42.

Roy, J.S., H. Moffet, L.J. Hébert, G. St-Vincent, and B.J. McFadyen. 2007. The reliability of three-dimensional scapular attitudes in healthy people and people with shoulder impingement syndrome. *BMC Musculoskelet Disord* 8: 49.

Roy, S.H., C.J. De Luca, and D.A. Casavant. 1989. Lumbar muscle fatigue and chronic lower back pain. *Spine* 14(9): 992-1001.

Rozmaryn, L.M., S. Dovelle, E.R. Rothman, K. Gorman, K.M. Olvey, and J.J. Bartko. 1998. Nerve and tendon gliding exercises and the conservative management of carpal tunnel syndrome. *J Hand Ther* 11(3): 171-9.

Rupp, S., K. Berninger, and T. Hopf. 1995. Shoulder problems in high level swimmers—impingement, anterior instability, muscular imbalance? *Int J Sports Med* 16(8): 557-62.

Ruwe, P.A., M. Pink, F.W. Jobe, J. Perry, and M.L. Scovazzo. 1994. The normal and the painful shoulders during the breaststroke. Electromyographic and cinematographic analysis of twelve muscles. *Am J Sports Med* 22(6): 789-96.

Ryan, J. 1995. Use of posterior night splints in the treatment of plantar fasciitis. *American Family Physician* 52(3): 893-6.

Ryan, L. 1994. Mechanical stability, muscle strength, and proprioception in the functionally unstable ankle. *Australian J Phys Ther* 40: 41-7.

Ryu, R.K., J. McCormick, F.W. Jobe, D.R. Moynes, and D.J. Antonelli. 1988. An electromyographic analysis of shoulder function in tennis players. *Am J Sports Med* 16(5): 481-5.

Sady, S.P., M. Wortman, and D. Blanke. 1982. Flexibility training: Ballistic, static or proprioceptive neuromuscular facilitation? *Arch Phys Med Rehabil* 63(6): 261-3.

Saha, A.K. 1971. Dynamic stability of the glenohumeral joint. *Acta Orthop Scand* 42(6): 491-505.

Sahrmann, S.A. 2001. *Diagnosis and treatment of movement impairment syndromes.* St Louis: Mosby.

Sahrmann, S.A. 2002. Does postural assessment contribute to patient care? *J Orthop Sports Phys Ther* 32(8): 376-79.

Sale, D.G. 1988. Neural adaptation to resistance training. *Med Sci Sports Exerc* Suppl. no. 20(5): S135-45.

Salter, M. 2002. The neurobiology of central sensitization. *Journal of Musculoskeletal Pain* 10(1/2): 22-33.

Santilli, V., M.A. Frascarelli, M. Paoloni, F. Frascarelli, F. Camerota, L. De Natale, and F. De Santis. 2005. Peroneus longus muscle activation pattern during gait cycle in athletes affected by functional ankle instability: A surface electromyographic study. *Am J Sports Med* 33(8): 1183-7.

Santos, M.J., W.D. Belangero, and G.L. Almeida. 2007. The effect of joint instability on latency and recruitment order of the shoulder muscles. *J Electromyogr Kinesiol* 17(2): 167-75.

Sapega, A.A., T.C. Quedenfeld, R.A. Moyer, and R.A. Butler. 1981. Biophysical factors in range of motion exercise. *Phys Sportsmed* 9(12): 57-65.

Sapsford, R.R., P.W. Hodges, C.A. Richardson, D.H. Cooper, S.J. Markwell, and G.A. Jull. 2001. Co-activation of the abdominal and pelvic floor muscles during voluntary exercises. *Neurourol Urodyn* 20(1): 31-42.

Sarig-Bahat, H. 2003. Evidence for exercise therapy in mechanical neck disorders. *Man Ther* 8(1): 10-20.

Sarrafian, S.K. 1983. Gross and functional anatomy of the shoulder. *Clin Orthop Relat Res* 173: 11-9.

Sayenko, D.G., A.H. Vette, K. Kamibayashi, T. Nakajima, M. Akai, and K. Nakazawa. 2007. Facilitation of the soleus stretch reflex induced by electrical excitation of plantar cutaneous afferents located around the heel. *Neurosci Lett* 415(3): 294-8.

Schade, H.B. 1919. Eiträge zur umgrenzung und klärung einer lehre von erkältung. *Z Gesamte Exp Med* 7: 275-374.

Schaible, H.G., and R.F. Schmidt. 1985. Effects of an experimental arthritis on the sensory properties of fine articular afferent units. *J Neurophysiol* 54(5): 1109-22.

Schenkman, M., and V.R.D. Cartaya. 1987. Kinesiology of the shoulder complex. *J Orthop Sports Phys Ther* 8(9): 438-50.

Schieppati, M., A. Nardone, and M. Schmid. 2003. Neck muscle fatigue affects postural control in man. *Neuroscience* 121(2): 277-85.

Schmid, C., and U. Geiger. 1999. *Rehatrain.* Munich: Urban & Fischer.

Schmitt, L., and L. Snyder-Mackler. 1999. Role of scapular stabilizers in etiology and treatment of impingement syndrome. *J Orthop Sports Phys Ther* 29(1): 31-8.

Schnabel, M., R. Ferrari, T. Vassiliou, and G. Kaluza. 2004. Randomised, controlled outcome study of active mobilisation compared with collar therapy for whiplash injury. *Emerg Med J* 21(3): 306-10.

Schneider, M.J. 1995. Tender points/fibromyalgia vs. trigger points/myofascial pain syndrome: A need for clarity in terminology and differential diagnosis. *J Manipulative Physiol Ther* 18(6): 398-406.

Schoensee, S.K., G. Jensen, G. Nicholson, M. Gossman, and C. Katholi. 1995. The effect of mobilization on cervical headaches. *J Orthop Sports Phys Ther* 21(4): 184-96.

Schulte, E., L.A. Kallenberg, H. Christensen, C. Disselhorst-Klug, H.J. Hermens, G. Rau, and K. Søgaard. 2006. Comparison of the electromyographic activity in the upper trapezius and biceps brachii muscle in subjects with muscular disorders: A pilot study. *Eur J Appl Physiol* 96(2): 185-93.

Schulthies, S.S., M.D. Ricard, K.J. Alexander, and J.W. Myrer. 1998. An electromyographic investigation of 4 elastic tubing closed kinetic chain exercises after anterior cruciate ligament reconstruction. *J Athl Train* 33(4): 328-35.

Schulz, C.U., H. Anetzberger, and C. Glaser. 2005. Coracoid tip position on frontal radiographs of the shoulder: A predictor of common shoulder pathologies? *Br J Radiol* 78(935): 1005-8.

Scovazzo, M.L., A. Browne, M. Pink, F.W. Jobe, and J. Kerrigan. 1991. The painful shoulder during freestyle swimming. An electromyographic cinematographic analysis of twelve muscles. *Am J Sports Med* 19(6): 577-82.

Selkowitz, D.M., C. Chaney, S.J. Stuckey, and G. Vlad. 2007. The effects of scapular taping on the surface electromyographic signal amplitude of shoulder girdle muscles during upper extremity elevation in individuals with suspected shoulder impingement syndrome. *J Orthop Sports Phys Ther* 37(11): 694-702.

Senbursa, G., G. Baltaci, and A. Atay. 2007. Comparison of conservative treatment with and without manual physical therapy for patients with shoulder impingement syndrome: A prospective, randomized clinical trial. *Knee Surg Sports Traumatol Arthrosc* 15(7): 915-21.

Seradge, H., W. Parker, C. Baer, K. Mayfield, and L. Schall. 2002. Conservative treatment of carpal tunnel syndrome: An outcome study of adjunct exercises. *J Okla State Med Assoc* 95(1): 7-14.

Sessle, B.J., and J.W. Hu. 1991. Mechanisms of pain arising from articular tissues. *Can J Physiol Pharmacol* 69(5): 617-26.

Shacklock, M. 2005. *Clinical neurodynamics.* London: Elsevier Butterworth-Heinemann.

Shah, N.N., and P. Diamantopoulos. 2004. Position of the humeral head and rotator cuff tear: An anatomical observation in cadavers. *Acta Orthop Scand* 75(6): 746-9.

Shakespeare, D.T., M. Stokes, K.P. Sherman, and A. Young. 1985. Reflex inhibition of the quadriceps after meniscectomy: Lack of association with pain. *Clin Physiol* 5(2): 137-44.

Sharkey, N.A., and R.A. Marder. 1995. The rotator cuff opposes superior translation of the humeral head. *Am J Sports Med* 23(3): 270-5.

Sharkey, N.A., R.A. Marder, and P.B. Hanson. 1994. The entire rotator cuff contributes to elevation of the arm. *J Orthop Res* 12(5): 699-708.

Sherrington, C. 1906. *The integrative action of the nervous system.* New Haven, CT: Yale University Press.

Sherrington, C.S. 1907. On reciprocal innervation of antagonistic muscles. *Proc R Soc Lond B Biol Sci* 79B: 337.

Sherry, M.A., and T.M. Best. 2004. A comparison of 2 rehabilitation programs in the treatment of acute hamstring strains. *J Orthop Sports Phys Ther* 34(3): 116-25.

Sheth, P., B. Yu, E.R. Laskowski, and K.N. An. 1997. Ankle disk training influences reaction times of selected muscles in a simulated ankle sprain. *Am J Sports Med* 25(4): 538-43.

Shields, R.K., S. Madhaven, and K. Cole. 2005. Sustained muscle activity minimally influences dynamic position sense of the ankle. *J Orthop Sports Phys Ther* 35(7): 443-51.

Shih, C.H., Du, Y.K., Lin, Y.H., and Wu, C.C. 1994. Muscular recovery around the hip joint after total hip arthroplasty. *Clin Orthop Relat Res.* May;(302): 115-20.

Shima, N., K. Ishida, K. Katayama, Y. Morotome, Y. Sato, and M. Miyamura. 2002. Cross education of muscular strength during unilateral resistance training and detraining. *Eur J Appl Physiol* 86(4): 287-94.

Shirley, D., P.W. Hodges, A.E. Eriksson, and S.C. Gandevia. 2003. Spinal stiffness changes throughout the respiratory cycle. *J Appl Physiol* 95(4): 1467-75.

Shumway-Cook, A., and F. Horak. 1989. Vestibular rehabilitation: An exercise approach to managing symptoms of vestibular dysfunction. *Semin Hear* 10: 199.

Shumway-Cook, A., and M. Woollacott. 2000. Attentional demands and postural control: The effect of sensory context. *J Gerontol A Biol Sci Med Sci* 55(1): 10-16.

Shumway-Cook, A., and M.H. Woollacott. 1995. *Motor control: Theory and practical applications.* Baltimore: Williams & Wilkins.

Shumway-Cook, A., M. Woollacott, K.A. Kerns, and M. Baldwin. 1997. The effects of two types of congitive tasks on postural stability in older adults with and without a history of falls. *J Gerontol A Biol Sci Med Sci* 52(4): 232-40.

Silverman, J.L., A.A. Rodriquez, and J.C. Agre. 1991. Quantitative cervical flexor strength in healthy subjects and in subjects with mechanical neck pain. *Arch Phys Med Rehabil* 72(9): 679-81.

Silvestri, P.G., C.G. Mattacoloa, J.A. Madaleno, D.L. Johnson, and T.L. Uhl. 2003. Relationship between mechanical foot position and postural sway. Abstract. *J Athl Train* 3: S52-53.

Simard, T.G., J.V. Basmajian, and V. Janda. 1968. Effects of ischemia on trained motor units. *Am J Phys Med* 47(2): 64-71.

Simms, R.W. 1996. Is there muscle pathology in fibromyalgia syndrome? *Rheum Dis Clin North Am* 22(2): 245-66.

Simons, D.G. 1996. Clinical and etiological update of myofascial pain from trigger points. *Journal of Musculoskeletal Pain* 1(2): 93-121.

Simons, D.G., J.G. Travell, and L.S. Simons. 1999. *Upper half of body.* Vol. 1 of *Travell and Simons' myofascial pain and dysfunction: The trigger point manual.* 2nd ed. Philadelphia: Lippincott Williams & Wilkins.

Sims K.J., Richardson C.A., and Brauer S.G.2002. Investigation of hip abductor activation in subjects with clinical unilateral hip osteoarthritis. *Ann Rheum Dis.* Aug;61(8): 687-92.

Singh, M., and P.V. Karpovich. 1967. Effect of eccentric training of agonists on antagonistic muscles. *J Appl Physiol* 23(5): 742-5.

Sirota, S.C., G.A. Malanga, J.J. Eischen, and E.R. Laskowski. 1997. An eccentric- and concentric-strength profile of shoulder external and internal rotator muscles in professional baseball pitchers. *Am J Sports Med* 25(1): 59-64.

Sjostrom, H., J.H. Allum, M.G. Carpenter, A.L. Adkin, F. Honegger, and T. Ettlin. 2003. Trunk sway measures of postural stability during clinical balance tests in patients with chronic whiplash injury symptoms. *Spine* 28(15): 1725-34.

Slemenda, C., D.K. Heilman, K.D. Brandt, B.P. Katz, S.A. Mazzuca, E.M. Braunstein, and D. Byrd. 1998. Reduced quadriceps strength relative to body weight: A risk factor for knee osteoarthritis in women? *Arthritis Rheum* 41: 1951-9.

Slemenda, C., K.D. Brandt, D.K. Heilman, S. Mazzuca, E.M. Braunstein, B.P. Katz, and F.D. Wolinsky. 1997. Quadriceps weakness and osteoarthritis of the knee. *Ann Intern Med* 127(2): 97-104.

Smith, J., B.R. Kotajarvi, D.J. Padgett, and J.J. Eischen. 2002. Effect of scapular protraction and retraction on isometric shoulder elevation strength. *Arch Phys Med Rehabil* 83(3): 367-70.

Smith, J., C.T. Dietrich, B.R. Kotajarvi, and K.R. Kaufman. 2006. The effect of scapular protraction on isometric shoulder rotation strength in normal subjects. *J Shoulder Elbow Surg* 15(3): 339-43.

Smith, J., D.J. Padgett, D.L. Dahm, K.R. Kaufman, S.P. Harrington, D.A. Morrow, and S.E. Irby. 2004. Electromyographic activity in the immobilized shoulder girdle musculature during contralateral upper limb movements. *J Shoulder Elbow Surg* 13(6): 583-8.

Smith, J., D.J. Padgett, K.R. Kaufman, S.P. Harrington, K.N. An, and S.E. Irby. 2004. Comparing the function of the upper and lower parts of the serratus anterior muscle using surface electromyography. *J Orthop Sports Phys Ther* 34(5): 235-43.

Smith, J., J.E. Szczerba, B.L. Arnold, D.E. Martin, and D.H. Perrin. 1997. Role of hyperpronation as a possible risk factor for anterior cruciate ligament injuries. *J Athl Train* 32: 25-8.

Smith, M., M.W. Coppieters, and P.W. Hodges. 2005. Effect of experimentally induced low back pain on postural sway with breathing. *Exp Brain Res* 166(1): 109-17.

Smith, M..D., A. Russell, and P.W. Hodges. 2006. Disorders of breathing and continence have a stronger association with back pain than obesity and physical activity. *Aust J Physiother* 52(1): 11-6.

Smith, M.D., A. Russell, and P.W. Hodges. 2000. Changes in intra-abdominal pressure during postural and respiratory activation of the human diaphragm. *J Appl Physiol* 89(3): 967-76.

Smith, R.L., and J. Brunolli. 1989. Shoulder kinesthesia after anterior glenohumeral joint dislocation. *Phys Ther* 69(2): 106-12.

Snijders, C.J., A. Vleeming, and R. Stoeckart. 1993. Transfer of lumbosacral load to iliac bones and legs. Part 1: Biomechanics of self-bracing of the sacroiliac joints and its significance for treatment and exercise. *Clin Biomech* 8: 285-94.

Sobush, D.C., G.G. Simoneau, K.E. Dietz, J.A. Levene, R.E. Grossman, and W.B. Smith. 1996. The lennie test for measuring scapular position in healthy young adult females: A reliability and validity study. *J Orthop Sports Phys Ther* 23(1): 39-50.

Soderberg, G.L., and L.M. Knutson. 2000. A guide for use and interpretation of kinesiologic electromyographic data. *Phys Ther* 80(5): 485-98.

Sokk, J., H. Gapeyeva, J. Ereline, I. Kolts, and M. Pääsuke. 2007. Shoulder muscle strength and fatigability in patients with frozen shoulder syndrome: The effect of 4-week individualized rehabilitation. *Electromyogr Clin Neurophysiol* 47(4-5): 205-13.

Solem-Bertoft, E., K.A. Thuomas, and C.E. Westerberg. 1993. The influence of scapular retraction and protraction on the width of the subacromial space. An MRI study. *Clin Orthop Relat Res* 296: 99-103.

Solomonow, M., B.H. Zhou, M. Harris, Y. Lu, and R.V. Baratta. 1998. The ligamento-muscular stabilizing system of the spine. *Spine* 23(23): 2552-62.

Solomonow, M., R. Baratta, B.H. Zhou, H. Shoji, W. Bose, C. Beck, and R. D'Ambrosia. 1987. The synergistic action of the anterior cruciate ligament and thigh muscles in maintaining joint stability. *Am J Sports Med* 15(3): 207-13.

Sommer, H.M. 1988. Patellar chondropathy and apicitis, and muscle imbalances of the lower extremities in competitive sports. *Sports Med* 5(6): 386-94.

Spitzer, W.O., M.L. Skovron, L.R. Salmi, J.D. Cassidy, J. Duranceau, S. Suissa, and E. Zeiss. 1995. Scientific monograph of the Quebec Task Force on whiplash-associated disorders: Redefining "whiplash" and its management. *Spine* Suppl. no. 20(8): 1S-73S.

Sporrong, H., G. Palmerud, and P. Herberts. 1996. Hand grip increases shoulder muscle activity. An EMG analysis with static hand contractions in 9 subjects. *Acta Orthop Scand* 67(5): 485-90.

Standaert, C.J., and S.A. Herring. 2007. Expert opinion and controversies in musculoskeletal and sports medicine: Core stabilization as a treatment for low back pain. *Arch Phys Med Rehabil* 88(12): 1734-6.

Starkey, C. 1999. *Therapeutic modalities.* 2nd ed. Philadelphia: Davis.

Stasinopoulos, D., and M.I. Johnson. 2005. Effectiveness of extracorporeal shock wave therapy for tennis elbow (lateral epicondylitis). *Br J Sports Med* 39(3): 132-6.

Stasinopoulos, D., and M.I. Johnson. 2006. "Lateral elbow tendinopathy" is the most appropriate diagnostic term for the condition commonly referred to as lateral epicondylitis. *Med Hypotheses* 67(6): 1400-2.

Staud, R. 2002. Evidence of involvement of central neural mechanisms in generating fibromyalgia pain. *Curr Rheumatol Rep* 4(4): 299-305.

Staud, R., M.E. Robinson, and D.D. Price. 2005. Isometric exercise has opposite effects on central pain mechanisms in fibromyalgia patients compared to normal controls. *Pain* 118(1-2): 176-84.

Steenbrink, F., J.H. de Groot, H.E. Veeger, C.G. Meskers, M.A. van de Sande, and P.M. Rozing. 2006. Pathological muscle activation patterns in patients with massive rotator cuff tears, with and without subacromial anesthetics. *Man Ther* 11(3): 231-7.

Steinbeck, J., J. Bruntrup, O. Greshake, W. Potzl, T. Filler, and U. Liljenqvist. 2003. Neurohistological examination of the inferior glenohumeral ligament of the shoulder. *J Orthop Res* 21: 250-55.

Sterling, M., G. Jull, and A. Wright. 2001. The effect of musculoskeletal pain on motor activity and control. *J Pain* 2(3): 135-45.

Sterling, M., G. Jull, B. Vicenzino, J. Kenardy, and R. Darnell. 2003. Development of motor system dysfunction following whiplash injury. *Pain* 103(1-2): 65-73.

Sterling, M., J. Treleaven, and G. Jull. 2002. Responses to a clinical test of mechanical provocation of nerve tissue in whiplash associated disorder. *Man Ther* 7(2): 89-94.

Sterling, M., J. Treleaven, S. Edwards, and G. Jull. 2002. Pressure pain thresholds in chronic whiplash associated disorder: Further evidence of altered central pain processing. *Journal of Musculoskeletal Pain* 10(3): 69-81.

Stocker, D., M. Pink, and F.W. Jobe. 1995. Comparison of shoulder injury in collegiate- and master's-level swimmers. *Clin J Sport Med* 5(1): 4-8.

Stokdijk, M., P.H. Eilers, J. Nagels, and P.M. Rozing. 2003. External rotation in the glenohumeral joint during elevation of the arm. *Clin Biomech (Bristol, Avon)* 18(4): 296-302.

Stokes, M., and A. Young. 1984. The contribution of reflex inhibition of arthrogenenous muscle weakness. *Clin Sci* 67: 7-14.

Strizak, A.M., G.W. Gleim, A. Sapega, and J.A. Nicholas. 1983.. Hand and forearm strength and its relation to tennis. *Am J Sports Med* 11(4): 234-9.

Struijs, P.A., G.M. Kerkhoffs, W.J. Assendelft, and C.N. van Dijk. 2004. Conservative treatment of lateral epicondylitis: Brace versus physical therapy or a combination of both—a randomized clinical trial. *Am J Sports Med* 32(2): 462-9.

Struijs, P.A., I.B. Korthals-de Bos, M.W. van Tulder, C.N. van Dijk, L.M. Bouter, and W.J. Assendelft. 2006. Cost effectiveness of brace, physiotherapy, or both for treatment of tennis elbow. *Br J Sports Med* 40(7): 637-43.

Stubbs, M., M. Harris, M. Solomonow, B. Zhou, Y. Lu, and R.V. Baratta. 1998. Ligamento-muscular protective reflex in the lumbar spine of the feline. *J Electromyogr Kinesiol* 8(4): 197-204.

Su, K.P., M.P. Johnson, E.J. Gracely, and A.R. Karduna. 2004. Scapular rotation in swimmers with and without impingement syndrome: Practice effects. *Med Sci Sports Exerc* 36(7): 1117-23.

Sullivan, S.J., S. Seguin, D. Seaborne, and J. Goldberg.1993. Reduction of H-reflex amplitude during the application of effleurage to the triceps surae in neurologically healthy subjects. *Physiother Theory and Pract* 9: 25-31.

Suter, E., and G. McMorland. 2002. Decrease in elbow flexor inhibition after cervical spine manipulation in patients with chronic neck pain. *Clin Biomech (Bristol, Avon)* 17(7): 541-4.

Swaney, M.R., and R.A. Hess. 2003. The effects of core stabilization on balance and posture in female collegiate swimmers. Abstract. *J Athl Train* 38(2): S-95.

Szeto, G.P., L.M. Straker, and P.B. O'Sullivan. 2005. A comparison of symptomatic and asymptomatic office workers performing monotonous keyboard work—1: Neck and shoulder muscle recruitment patterns. *Man Ther* 10(4): 270-80.

Szeto, G.P., L.M. Straker, and P.B. O'Sullivan. 2005. EMG median frequency changes in the neck-shoulder stabilizers of symptomatic office workers when challenged by different physical stressors. *J Electromyogr Kinesiol* 15(6): 544-55.

Taimela, S., K. Osterman, H. Alaranta, A. Soukka, and U.M. Kujala. 1993. Long psychomotor reaction time in patients with chronic low-back pain: Preliminary report. *Arch Phys Med Rehabil* 74(11): 1161-4.

Taimela, S., M. Kankaanpaa, and S. Luoto. 1999. The effect of lumbar fatigue on the ability to sense a change in lumbar position. A controlled study. *Spine* 24(13): 1322-7.

Takala, E.P., I. Korhonen, and E. Viikari-Juntura. 1997. Postural sway and stepping response among working population: Reproducibility, long-term stability, and associations with symptoms of the low back. *Clin Biomech* 12(7-8): 429-437.

Takeda, Y., S. Kashiwaguchi, K. Endo, T. Matsuura, and T. Sasa. 2002. The most effective exercise for strengthening the supraspinatus muscle: Evaluation by magnetic resonance imaging. *Am J Sports Med* 30(3): 374-81.

Taskiran, E., Z. Dinedurga, A. Yagis, B. Uludag, C. Ertekin, and V. Lök. 1998. Effect of the vastus medialis obliquus on the patellofemoral joint. *Knee Surg Sports Traumatol Arthrosc* 6(3): 173-80.

Tata, G.E., L. Ng, and J.F. Kramer. 1993. Shoulder antagonistic strength ratios during concentric and eccentric muscle actions in the scapular plane. *J Orthop Sports Phys Ther* 18(6): 654-60.

Taylor, D.C., D.E. Brooks, and J.B. Ryan. 1997. Viscoelastic characteristics of muscle: Passive stretching versus muscular contractions. *Med Sci Sports Exerc* 29(12): 1619-24.

Taylor, D.C., J. Dalton, A.V. Seaber, and W.E. Garrett. 1990. The viscoelastic properties of muscle tendon units. *Am J Sports Med* 18: 303-4.

Taylor, D.C., J.D. Dalton, A.V. Seaber, and W.E. Garrett. 1990. Viscoelastic properties of muscle-tendon units. The biomechanical effects of stretching. *Am J Sports Med* 18(3): 300-9.

Thein, L.A. 1989. Impingement syndrome and its conservative management. *J Orthop Sports Phys Ther* 11(5): 183-91.

Theodoridis, D., and S. Ruston. 2002. The effect of shoulder movements on thoracic spine 3D motion. *Clin Biomech (Bristol, Avon)* 17(5): 418-21.

Thigpen, C.A., D.A. Padua, N. Morgan, C. Kreps, and S.G. Karas. 2006. Scapular kinematics during supraspinatus rehabilitation exercise: A comparison of full-can versus empty-can techniques. *Am J Sports Med* 34(4): 644-52.

Tibone, J.E., J. Fechter, and J.T. Kao. 1997. Evaluation of a proprioception pathway in patients with stable and unstable shoulders with somatosensory cortical evoked potentials. *J Shoulder Elbow Surg* 6(5): 440-3.

Tittel, K. 2000. *Describing functional anatomy in humans.* 13th ed. Munich: Urban & Fischer.

Travell, J.G., and D.G. Simons. 1983. *Myofascial pain and dysfunction: The trigger point manual.* Baltimore: Williams & Wilkins.

Travell, J.G., and D.G. Simons. 1992a. *Myofascial pain and dysfunction: The trigger point manual.* Baltimore: Williams & Wilkins.

Travell, J.G., and D.G. Simons. 1992b. *The lower extremities.* Vol. 2 of *Myofascial pain and dysfunction: The trigger point manual.* Baltimore: Williams & Wilkins.

Treleaven, J., G. Jull, and M. Sterling. 2003. Dizziness and unsteadiness following whiplash injury: Characteristic features and relationship with cervical joint position error. *J Rehabil Med* 35(1): 36-43.

Treleaven, J., G. Jull, and N. Lowchoy. 2005. Standing balance in persistent whiplash: A comparison between subjects with and without dizziness. *J Rehabil Med* 37(4): 224-9.

Tropp, H. 1986. Pronator muscle weakness in functional instability of the ankle joint. *Int J Sports Med* 7: 291-4.

Tropp, H. 2002. Commentary: Functional ankle instability revisited. *J Athl Train* 37(4): 512-15.

Tropp, H., and P. Odenrick. 1988. Postural control in single-limb stance. *J Orthop Res* 6(6): 833-9.

Tropp, H., C. Askling, and J. Gillquist. 1985. Prevention of ankle sprains. *Am J Sports Med* 13(4): 259-62.

Tropp, H., J. Ekstrand, and J. Gillquist. 1984a. Factors affecting stabilometry recordings of single limb stance. *Am J Sports Med* 12(3): 185-8.

Tropp, H., J. Ekstrand, and J. Gillquist. 1984b. Stabilometry in functional instability of the ankle and its value in predicting injury. *Med Sci Sports Exerc* 16(1): 64-6.

Tropp, H., P. Odenrick, and J. Gillquist. 1985. Stabilometry recordings in functional and mechanical instability of the ankle joint. *Int J Sports Med* 6(3): 180-2.

Troy Blackburn, J., C.J. Hirth, and K.M. Guskiewicz. 2003. Exercise sandals increase lower extremity electromyographic activity during functional activities. *J Athl Train* 38(3): 198-203.

Trudelle-Jackson, E., Emerson, R., and Smith, S. 2002. Outcomes of total hip arthroplasty: a study of patients one year postsurgery. *J Orthop Sports Phys Ther.* Jun;32(6): 260-7.

Tsai, L.C., B. Yu, V.S. Mercer, and M.T. Gross. 2006. Comparison of different structural foot types for measures of standing postural control. *J Orthop Sports Phys Ther* 36(12): 942-53.

Tsai, N.T., P.W. McClure, and A.R. Karduna. 2003. Effects of muscle fatigue on 3-dimensional scapular kinematics. *Arch Phys Med Rehabil* 84(7): 1000-5.

Tsuda, E., Y. Okamura, H. Otsuka, T. Komatsu, and S. Tokuya. 2001. Direct evidence of anterior cruciate ligament-hamstring reflex arc in humans. *Am J Sports Med* 29(1): 83-7.

Tunnell, P.W. 1996. Muscle length assessment of tightness-prone muscles. *J Bodyw Mov Ther* 1(1): 21-7.

Tunnell, P.W. 1996. Protocol for visual assessment. *J Bodyw Mov Ther* 2(1): 21-6.

Tuzun, C., I. Yorulmaz, A. Cindas, and S. Vatan. 1999. Low back pain and posture. *Clin Rheumatol* 18(4): 308-12.

Tyler, T., S. Nicholas, R. Campbell, S. Donellan, and M.P. McCugh. 2002. The effectiveness of a preseason exercise program to prevent adductor muscle strains in professional ice hockey players. *Am J Sports Med* 30: 680-3.

Tyler, T.F., R.C. Nahow, S.J. Nicholas, and M.P. McHugh. 2005. Quantifying shoulder rotation weakness in patients with shoulder impingement. *J Shoulder Elbow Surg* 14(6): 570-4.

Tyler, T.F., S.J. Nicholas, M.J. Mullaney, and M.P. McHugh. 2006. The role of hip muscle function in the treatment of patellofemoral pain syndrome. *Am J Sports Med* 34(4): 630-6.

Tyler, T.F., S.J. Nicholas, R.J. Campbell, and M.P. McHugh. 2001. The association of hip strength and flexibility with the incidence of adductor muscle strains in professional ice hockey players. *Am J Sports Med* 29(2): 124-8.

Tyler, T.F., S.J. Nicholas, T. Roy, and G.W. Gleim. 2000. Quantification of posterior capsule tightness and motion loss in patients with shoulder impingement. *Am J Sports Med* 28(5): 668-73.

Tyler, T.F., T. Roy, S.J. Nicholas, and G.W. Gleim. 1999. Reliability and validity of a new method of measuring posterior shoulder tightness. *J Orthop Sports Phys Ther* 29(5): 262-69; discussion: 270-74.

Uh, B.S., B.D. Beynnon, B.V. Helie, D.M. Alosa, and P.A. Renstrom. 2000. The benefit of a single-leg strength training program for the muscles around the untrained ankle. *Am J Sports Med* 28(4): 568-73.

Uhlig, Y., B.R. Weber, D. Grob, and M. Muntener. 1995. Fiber composition and fiber transformations in neck muscles of patients with dysfunction of the cervical spine. *J Orthop Res* 13(2): 240-9.

Umphred, D.A. 2001. The limbic system: Influence over motor control and learning. In *Neurological rehabilitation.* 4th ed., ed. D.A. Umphred, 148-77. St. Louis: Mosby.

Umphred, D.A., N. Byl, R.T. Lazaro, and M. Roller. 2001. Interventions for neurological disabilities. In *Neurological rehabilitation.* 4th ed., ed. D.A. Umphred, 56-134. St. Louis: Mosby.

Vacek, J., M. Vererkova, V. Janda, V. Besvodova, and P. Dvorakova. 2000. The painful coccyx and its influence on the movement pattern for hip extension. *J Orthop Med* 22(2): 42-4.

Valeriani, M., D. Restuccia, V. DiLazzaro, F. Franceschi, C. Fabbriciani, and P. Tonali. 1996. Central nervous system modifications in patients with lesion of the anterior cruciate ligament of the knee. *Brain* 119(Pt. 5): 1751-62.

Valkeinen, H., A. Häkkinen, P. Hannonen, K. Häkkinen, and M. Alén. 2006. Acute heavy-resistance exercise-induced pain and neuromuscular fatigue in elderly women with fibromyalgia and in healthy controls: Effects of strength training. *Arthritis Rheum* 54(4): 1334-9.

Valkeinen, H., K. Häkkinen, A. Pakarinen, P. Hannonen, A. Häkkinen, O. Airaksinen, L. Niemitukia, W.J. Kraemer, and M. Alén. 2005. Muscle hypertrophy, strength development, and serum hormones during strength training in elderly women with fibromyalgia. *Scand J Rheumatol* 34(4): 309-14.

Valkeinen, H., M. Alen, P. Hannonen, A. Häkkinen, O. Airaksinen, and K. Häkkinen. 2004. Changes in knee extension and flexion force, EMG and functional capacity during strength training in older females with fibromyalgia and healthy controls. *Rheumatology (Oxford)* 43(2): 225-8.

Valmassey, R.L. 1996. Clinical biomechanics of the lower extremity. St. Louis: Mosby.

Van Buskirk, R.L. 1990. Nociceptive reflexes and the somatic dysfunction: A model. *J Am Osteopath Assoc* 909: 785-9.

van der Helm, F.C. 1994. Analysis of the kinematic and dynamic behavior of the shoulder mechanism. *J Biomech* 27(5): 527-50.

van der Wees, P.J., Lenssen, A.F., Hendriks, E.J., Stomp, D.J., Dekker, J., and de Bie, R.A. 2006. Effectiveness of exercise therapy and manual mobilisation in ankle sprain and functional instability: a systematic review. *Aust J Physiother.* 52(1): 27-37.

van der Windt, D.A., B.W. Koes, A.J. Boeke, W. Devillé, B.A. De Jong, and L.M. Bouter. 1996. Shoulder disorders in general practice: Prognostic indicators of outcome. *Br J Gen Pract* 46(410): 519-23.

van der Windt, D.A., B.W. Koes, B.A. de Jong, and L.M. Bouter. 1995. Shoulder disorders in general practice: Incidence, patient characteristics, and management. *Ann Rheum Dis* 54(12): 959-64.

Van Dillen, L.R., M.K. McDonnell, D.A. Fleming, and S.A. Sahrmann. 2000. Effect of knee and hip position on hip extension range of motion in individuals with and without low back pain. *J Orthop Sports Phys Ther* 30(6): 307-16.

van Elk, N., M. Faes, H. Degens, J.G. Kooloos, J.A. de Lint, and M.T. Hopman. 2004. The application of an external wrist extension force reduces electromyographic activity of wrist extensor muscles during gripping. *J Orthop Sports Phys Ther* 34(5): 228-34.

van Ettekoven, H., and C. Lucas. 2006. Efficacy of physiotherapy including a craniocervical training programme for tension-type headache; a randomized clinical trial. *Cephalalgia* 26(8): 983-91.

Vangsness Jr, C.T., M. Ennis, J.G. Taylor, and R. Atkinson. 1995. Neural anatomy of the glenohumeral ligaments, labrum, and subacromial bursa. *Arthroscopy* 11(2): 180-4.

Vasara, A.I., J.S. Jurvelin, L. Peterson, and I. Kiviranta. 2005. Arthroscopic cartilage indentation and cartilage lesions of anterior cruciate ligament-deficient knees. *Am J Sports Med* 33(3): 408-14.

Vasseljen Jr., O., B.M. Johansen, and R.H. Westgaard. 1995. The effect of pain reduction on perceived tension and EMG-recorded trapezius muscle activity in workers with shoulder and neck pain. *Scand J Rehabil Med* 27(4): 243-52.

Vassiliou, T., G. Kaluza, C. Putzke, H. Wulf, and M. Schnabel. 2006. Physical therapy and active exercises—an adequate treatment for prevention of late whiplash syndrome? Randomized controlled trial in 200 patients. *Pain* 124(1-2): 69-76.

Vecchio, P., R. Kavanagh, B.L. Hazleman, and R.H. King. 1995. Shoulder pain in a community-based rheumatology clinic. *Br J Rheumatol* 34(5): 440-2.

Veeger, H.E., and F.C. van der Helm. 2007. Shoulder function: The perfect compromise between mobility and stability. *J Biomech* 40(10): 2119-29.

Vera-Garcia, F.J., S.G. Grenier, and S.M. McGill. 2000. Abdominal muscle response during curl-ups on both stable and labile surfaces. *Phys Ther* 80(6): 564-9.

Verhagen, E.A., van Tulder, M., van der Beek, A.J., Bouter, L.M., and van Mechelen, W. 2005. An economic evaluation of a proprioceptive balance board training programme for the prevention of ankle sprains in volleyball. *Br J Sports Med.* Feb;39(2): 111-5.

Vernon, H., K. Humphreys, and C. Hagino. 2007. Chronic mechanical neck pain in adults treated by manual therapy: A systematic review of change scores in randomized clinical trials. *J Manipulative Physiol Ther* 30(3): 215-27.

Vicenzino, B., J. Brooksbank, J. Minto, S. Offord, and A. Paungmali. 2003. Initial effects of elbow taping on pain-free grip strength and pressure pain threshold. *J Orthop Sports Phys Ther* 33(7): 400-7.

Viitasalo, J.T., and M. Kvist. 1983. Some biomechanical aspects of the foot and ankle in athletes with and without shin splints. *Am J Sports Med* 11: 125-30.

Vilensky, J.A., B.L. O'Connor, J.D. Fortin, G.J. Merkel, A.M. Jimenez, B.A. Scofield, and J.B. Kleiner. 2002.

Histologic analysis of neural elements in the human sacroiliac joint. *Spine* 27(11): 1202-7.

Vleeming, A., A.L. Pool-Goudzwaard, R. Stoeckart, J.P. van Wingerden, and C.J. Snijders. 1995. The posterior layer of the thoracolumbar fascia. Its function in load transfer from spine to legs. *Spine* 20(7): 753-8.

Vleeming, A., C. Stoeckart, and C. Snijders. 1989. The sacrotuberous ligament: A conceptual approach to its dynamic role in stabilizing the sacroiliac joint. *Clin Biomech* 4: 201-3.

Vleeming, A., C.J. Snijders, R. Stoeckart, and J.M.A. Mens. 1997. The role of the sacroiliac joints in coupling between the spine, pelvis, legs, and arms. In *Movement, stability, and low back pain,* ed. A. Vleeming, V. Mooney, T. Dorman, C. Snijders, and R. Stoeckart, 53. Edinburgh: Churchill Livingstone.

Voerman, G.E., M.M. Vollenbroek-Hutten, and H.J. Hermens. 2007. Upper trapezius muscle activation patterns in neck-shoulder pain patients and healthy controls. *Eur J Appl Physiol* 102(1): 1-9.

Vogt, L., and W. Banzer. 1997. Dynamic testing of the motor stereotype in prone hip extension from neutral position. *Clin Biomech (Bristol, Avon)* 12(2): 122-7.

Vogt, L., K. Pfeifer, and W. Banzer. 2003. Neuromuscular control of walking with chronic low-back pain. *Man Ther* 8(1): 21-8.

Voight, M.L., and B.C. Thomson. 2000. The role of the scapula in the rehabilitation of shoulder injuries. *J Athl Train* 35(3): 364-72.

Voight, M.L., and D.L. Wieder. 1991. Comparative reflex response times of vastus medialis obliquus and vastus lateralis in normal subjects and subjects with extensor mechanism dysfunction. An electromyographic study. *Am J Sports Med* 19(2): 131-7.

Vojta, V., and A. Peters. 1997. *Das Vojta-Prinzip. Muskelspiele in Reflexfortbewegung und motorischer Ontogenese. [The Vojta principle. Muscle activity in reflex progressive movement and motor development.]* 2nd ed. Berlin: Springer-Verlag.

Vojta, V., and A. Peters. 2007. *Das Vojta-Prinzip. Muskelspiele in Reflexfortbewegung und motorischer Ontogenese. [The Vojta principle. Muscle activity in reflex progressive movement and motor development.]* Berlin: Spinger-Verlag.

von Eisenhart-Rothe, R., F.A. Matsen III, F. Eckstein, T. Vogl, and H. Graichen. 2005. Pathomechanics in atraumatic shoulder instability: Scapular positioning correlates with humeral head centering. *Clin Orthop Relat Res* 433: 82-9.

von Porat, A., E.M. Roos, and H. Roos. 2004. High prevalence of osteoarthritis 14 years after an anterior cruciate ligament tear in male soccer players: A study of radiographic and patient relevant outcomes. *Ann Rheum Dis* 63(3): 269-73.

Voss, D. 1982. Everything is there before you discover it. *Phys Ther* 62(11): 1617-24.

Vuilerme, N., B. Anziani, and P. Rougier. 2007. Trunk extensor muscles fatigue affects undisturbed postural control in young healthy adults. *Clin Biomech (Bristol, Avon)* 22(5): 489-94.

Waddington, G., and R. Adams. 2003. Ankle disc training improves lower limb movement sensitivity in active walkers over 65 years old. Abstract presented at the World Congress of Physical Therapy, Barcelona.

Waddington, G., and R. Adams. 2003b. Football boot insoles and sensitivity to extent of ankle inversion movement. *Br J Sports Med* 37(2): 170-4.

Wadsworth, D.J., and J.E. Bullock-Saxton. 1997. Recruitment patterns of the scapular rotator muscles in freestyle swimmers with subacromial impingement. *Int J Sports Med* 18(8): 618-24.

Waling, K., B. Järvholm, and G. Sundelin. 2002. Effects of training on female trapezius myalgia: An intervention study with a 3-year follow-up period. *Spine* 27(8): 789-96.

Waling, K., G. Sundelin, C. Ahlgren, and B. Järvholm. 2000. Perceived pain before and after three exercise programs—a controlled clinical trial of women with work-related trapezius myalgia. *Pain* 85(1-2): 201-7.

Walker, M.L., J.M. Rothstein, S.D. Finucane, and R.L. Lamb. 1987. Relationships between lumbar lordosis, pelvic tilt, and abdominal muscle performance. *Phys Ther* 67(4): 512-6.

Wallin, D., B. Ekblom, R. Grahn, and T. Nordenborg. 1985. Improvement of muscle flexibility. A comparison between two techniques. *Am J Sports Med* 13(4): 263-8.

Walloe, L., and J. Wesche. 1988. Time course and magnitude of blood flow changes in human quadriceps muscles during and following rhythmic exercise. *J Physiol* 405: 257-73.

Walsh, M.T. 1994. Therapist management of thoracic outlet syndrome. *J Hand Ther* 7(2): 131-44.

Walther, D.S. 1988. *Applied kinesiology synopsis.* Pueblo, CO: Systems DC.

Walther, D.S. 2000. *Applied kinesiology synopsis.* 2nd ed. Pueblo, CO: Systems DC.

Walther, M., A. Werner, and T. Stahlschmidt. 2004. The subacromial impingement syndrome or the shoulder treated by conventional physiotherapy, self-training, and a shoulder brace. *J Shoulder Elbow Surg* 30(4): 417-23.

Wang, C.H., P. McClure, N.E. Pratt, and R. Nobilini. 1999. Stretching and strengthening exercises: Their effect on three-dimensional scapular kinematics. *Arch Phys Med Rehabil* 80(8): 923-9.

Wang, H.K., A. Macfarlane, and T. Cochrane. 2000. Isokinetic performance and shoulder mobility in elite volleyball athletes from the United Kingdom. *Br J Sports Med* 34(1): 39-43.

Wang, H.K., and T. Cochrane. 2001. Mobility impairment, muscle imbalance, muscle weakness, scapular asymmetry and shoulder injury in elite volleyball athletes. *J Sports Med Phys Fitness* 41(3): 403-10.

Wang, S.S., L.M. Jenkins, V.C. Taylor, and E.J. Trudelle-Jackson. 2005. Can physical therapy intervention improve muscle balance between the upper and lower trapezius? An electromyographic study. Abstract. *J Orthop Sports Phys Ther* 35(1): A32.

Wang, S.S., S.L. Whitney, R.G. Burdett, and J.E. Janosky. 1993. Lower extremity muscular flexibility in long distance runners. *J Orthop Sports Phys Ther* 17(2): 102-7.

Wannier, T., C. Bastiaanse, G. Colombo, and V. Dietz. 2001. Arm to leg coordination in humans during walking, creeping and swimming activities. *Exp Brain Res* 141(3): 375-9.

Ward, S.R., E.R. Hentzen, L.H. Smallwood, R.K. Eastlack, K.A. Burns, D.C. Fithian, J. Friden, and R.L. Lieber. 2006. Rotator cuff muscle architecture: Implications for glenohumeral stability. *Clin Orthop Relat Res* 448: 157-63.

Warner, J.J., L.J. Micheli, L.E. Arslanian, J. Kennedy, and R. Kennedy. 1990. Patterns of flexibility, laxity, and strength in normal shoulders and shoulders with instability and impingement. *Am J Sports Med* 18(4): 366-75.

Warner, J.J., L.J. Micheli, L.E. Arslanian, J. Kennedy, and R. Kennedy. 1992. Scapulothoracic motion in normal shoulders and shoulders with glenohumeral instability and impingement syndrome. A study using Moiré topographic analysis. *Clin Orthop Relat Res* 285: 191-9.

Watanabe, I., and J. Okubo. 1981. The role of the plantar mechanoreceptors in equilibrium control. *Ann NY Acad Sci* 374: 855-64.

Watelain E., Dujardin F., Babier F., Dubois D., and Allard P. 2001. Pelvic and lower limb compensatory actions of subjects in an early stage of hip osteoarthritis. *Arch Phys Med Rehabil.* Dec; 82(12): 1705-11.

Watson, D.H., and P.H. Trott. 1993. Cervical headache: An investigation of natural head posture and upper cervical flexor muscle performance. *Cephalalgia* 13(4): 272-84.

Wegener, L., C. Kisner, and D. Nichols. 1997. Static and dynamic balance responses in persons with bilateral knee osteoarthritis. *J Orthop Sports Phys Ther* 25(1): 13-8.

Weiner, D.S., and I. Macnab. 1970. Superior migration of the humeral head. A radiological aid in the diagnosis of tears of the rotator cuff. *J Bone Joint Surg Br* 52(3): 524-7.

Weldon III, E.J., and A.B. Richardson. 2001. Upper extremity overuse injuries in swimming. A discussion of swimmer's shoulder. *Clin Sports Med* 20(3): 423-38.

Werner, C.M., P. Favre, and C. Gerber. 2007. The role of the subscapularis in preventing anterior glenohumeral subluxation in the abducted, externally rotated position of the arm. *Clin Biomech (Bristol, Avon)* 22(5): 495-501.

Wester, J.U., S.M. Jepersen, K.D. Nielsen, and L. Neumann. 1996. Wobble board training after partial sprains of lateral ligaments of the ankle: A prospective randomized study. *J Orthop Sports Phys Ther* 23(5): 332-6.

Westgaard, R.H., O. Vasseljen, and K.A. Holte. 2001. Trapezius muscle activity as a risk indicator for shoulder and neck pain in female service workers with low biomechanical exposure. *Ergonomics* 44(3): 339-53.

Whitcomb, L.J., M.J. Kelley, and C.I. Leiper. 1995. A comparison of torque production during dynamic strength testing of shoulder abduction in the coronal plane and the plane of the scapula. *J Orthop Sports Phys Ther* 21(4): 227-32.

Wiedenbauer, M.M., and O.A. Mortensen. 1952. An electromyographic study of the trapezius muscle. *Am J Phys Med* 31(5): 363-72.

Wikstrom, E.A., M.D. Tillman, T.L. Chmielewski, J.H. Cauraugh, and P.A. Borsa. 2007. Dynamic postural stability deficits in subjects with self-reported ankle instability. *Med Sci Sports Exerc* 39(3): 397-402.

Wilder, D., A. Aleksiev, M. Magnusson, K. Pope, K. Spratt, and V. Goel. 1996. Muscular response to sudden load: A tool to evaluate fatigue and rehabilitation. *Spine* 21: 2638-9.

Wilk, K.E., C.A. Arrigo, and J.R. Andrews. 1997. Current concepts: The stabilizing structures of the glenohumeral joint. *J Orthop Sports Phys Ther* 25(6): 364-79.

Wilk, K.E., J.R. Andrews, C.A. Arrigo, M.A. Keirns, and D.J. Erber. 1993. The strength characteristics of internal and external rotator muscles in professional baseball pitchers. *Am J Sports Med* 21(1): 61-6.

Wilk, K.E., K. Meister, and J.R. Andrews. 2002. Current concepts in the rehabilitation of the overhead throwing athlete. *Am J Sports Med* 30(1): 136-51.

Wilkerson, G.B., and A.J. Nitz. 1994. Dynamic ankle instability: Mechanical and neuromuscular relationships. *J Sport Rehabil* 3: 43-57.

Wilkerson, G.B., J.J. Pinerola, and R.W. Caturano. 1997. Invertor vs. evertor peak torque and power deficiencies associated with lateral ankle ligament injury. *J Orthop Sports Phys Ther* 26(2): 78-86.

Williams, G.N., L. Snyder-Mackler, P.J. Barrance, and T.S. Buchanan. 2005. Quadriceps femoris function after ACL injury; a differential response in copers versus non-copers. *J Biomech* 38: 685-93.

Witvrouw, E., J. Bellemans, R. Lysens, L. Danneels, and D. Cambier. 2001. Intrinsic risk factors for the development of patellar tendinitis in an athletic population. A two-year prospective study. *Am J Sports Med* 29(2): 190-5.

Witvrouw, E., L. Danneels, P. Asselman, T. D'Have, and D. Cambier. 2003. Muscle flexibility as a risk factor for developing muscle injuries in male professional soccer players. A prospective study. *Am J Sports Med* 31(1): 41-6.

Wojtys, E.M., and L.J. Huston. 1994. Neuromuscular performance in normal and anterior cruciate ligament-deficient lower extremities. *Am J Sports Med* 22(1): 89-104.

Wojtys, E.M., L.J. Huston, P.D. Taylor, and S.D. Bastian. 1996. Neuromuscular adaptations in isokinetic, isotonic, and agility training programs. *Am J Sports Med* 24(2): 187-92.

Wolfe, F., H.A. Smythe, M.B. Yunus, R.M. Bennett, C. Bombardier, D.L. Goldenberg, P. Tugwell et al. 1990. The American College of Rheumatology 1990 criteria for the classification of fibromyalgia. Report of the Multicenter Criteria Committee. *Arthritis Rheum* 33(2): 160-72.

Woodley, B.L., R.J. Newsham-West, and G.D. Baxter. 2007. Chronic tendinopathy: Effectiveness of eccentric exercise. *Br J Sports Med* 41(4): 188-98.

Woolacott, M.H. 1986. Aging and postural control: Changes in sensory organization and muscular coordination. *Int J Aging Hum Dev* 23(2): 97-114.

Woolf, C. 1987. Physiological, inflammatory and neuropathic pain. *Adv Tech Stand Neurosurg* 15: 39-62.

Woolf, C.J. 1983. Evidence for a central component of post-injury pain hypersensitivity. *Nature* 306(5944): 686-8.

Worrell, T.W., D.H. Perrin, B.M. Gansneder, and J.H. Gieck. 1991. Comparison of isokinetic strength and flexibility measures between hamstring injured and noninjured athletes. *J Orthop Sports Phys Ther* 13(3): 118-25.

Wright, A. 1995. Hypoalgesia post-manipulative therapy: A review of a potential neurophysiological mechanism. *Man Ther* 1: 16.

Wuelker, N., H. Schmotzer, K. Thren, and M. Korell. 1994. Translation of the glenohumeral joint with simulated active elevation. *Clin Orthop Relat Res* 309: 193-200.

Wuelker, N., M. Korell, and K. Thren. 1998. Dynamic glenohumeral joint stability. *J Shoulder Elbow Surg* 7(1): 43-52.

Wyke, B. 1967. The neurology of joints. *Ann R Coll Surg Engl* 41(1): 25-50.

Wyke, B.K., and P. Polacek. 1975. Articular neurology: The present position. *J Bone Joint Surg Br* 57-B(3): 401.

Xue, Q., and G. Huang. 1998. Dynamic stability of glenohumeral joint during scapular plane elevation. *Chin Med J (Engl)* 111(5): 447-9.

Yahia, L., S. Rhalmi, N. Newman, and M. Isler. 1992. Sensory innervation of human thoracolumbar fascia. An immunohistochemical study. *Acta Orthop Scand* 63(2): 195-7.

Yamaguchi, K., J.S. Sher, W.K. Andersen, R. Garretson, J.W. Uribe, K. Hechtman, and R.J. Nevlaser. 2000. Glenohumeral motion in patients with rotator cuff tears: A comparison of asymptomatic and symptomatic shoulders. *J Shoulder Elbow Surg* 9(1): 6-11.

Yanai, T., F.K. Fuss, and T. Fukunaga. 2006. In vivo measurements of subacromial impingement: Substantial compression develops in abduction with large internal rotation. *Clin Biomech (Bristol, Avon)* 21(7): 692-700.

Yang, J.F., and D.A. Winter. 1983. Electromyography reliability in maximal and submaximal isometric contractions. *Arch Phys Med Rehabil* 64(9): 417-20.

Yildiz, Y., T. Aydin, U. Sekir, M.Z. Kiralp, B. Hazneci, and T.A. Kalyon. 2006. Shoulder terminal range eccentric antagonist/concentric agonist strength ratios in overhead athletes. *Scand J Med Sci Sports* 16(3): 174-80.

Ylinen, J., E.P. Takala, M. Nykänen, A. Häkkinen, E. Mälkiä, T. Pohjolainen, S.L. Karppi, H. Kautiainen, and O. Airaksinen. 2003. Active neck muscle training in the treatment of chronic neck pain in women: A randomized controlled trial. *JAMA* 289(19): 2509-16.

Ylinen, J., H. Kautiainen, K. Wirén, and A. Häkkinen. 2007. Stretching exercises vs manual therapy in treatment of chronic neck pain: A randomized, controlled cross-over trial. *J Rehabil Med* 39(2): 126-32.

Ylinen, J., P. Salo, M. Nykänen, H. Kautiainen, and A. Häkkinen. 2004. Decreased isometric neck strength in women with chronic neck pain and the repeatability of neck strength measurements. *Arch Phys Med Rehabil* 85(8): 1303-8.

Yue, G., and K.J. Cole. 1993. Strength increases from the motor programme: Comparison of training with maximal voluntary contraction and imagined muscle contraction *J Neurophysiol* 67(5): 1114-23.

Zatterstrom, R., T. Friden, A. Lindstrand, and U. Moritz. 1994. The effect of physiotherapy on standing balance in chronic anterior cruciate ligament insufficiency. *Am J Sports Med* 22(4): 531-6.

Zepa, I., K. Hurmerinta, O. Kovero, M. Nissinen, M. Kononen, and J. Huggare. 2000. Associations between thoracic kyphosis, head posture, and craniofacial morphology in young adults. *Acta Odontol Scand* 58(6): 237-42.

Zepa, I., K. Hurmerinta, O. Kovero, M. Nissinen, M. Kononen, and J. Huggare. 2003. Trunk asymmetry and facial symmetry in young adults. *Acta Odontol Scand* 61(3): 149-53.

Zhang, Q., and G.Y.F. Ng. 2007. EMG analysis of vastus medialis obliquus/vastus lateralis activities in subjects with patellofemoral pain syndrome before and after a home exercise program. *J Phys Ther Sci* 19(2): 131-7.

Zidar, J., E. Bäckman, A. Bengtsson, and K.G. Henriksson. 1990. Quantitative EMG and muscle tension in painful muscles in fibromyalgia. *Pain* 40(3): 249-54.

Zito, G., G. Jull, and I. Story. 2006. Clinical tests of musculoskeletal dysfunction in the diagnosis of cervicogenic headache. *Man Ther* 11(2): 118-29.

Zusman, M. 1986. Spinal manipulative therapy: Some proposed mechanisms and a new hypothesis. *Aust J Physiother* 32: 89-99.

찾아보기
INDEX

페이지 숫자 뒤의 " f "는 그림을 나타내고, " t "는 표를 가리킴.

【 ㄴ 】

【 ㄷ 】

【 ㄹ 】

【 ㅁ 】

【 ㅂ 】

【 ㅅ 】

【 ㅊ 】

【 ㅋ 】

【 ㅌ 】

【 ㅍ 】

【 ㅎ 】

【 기타 】

저자들에 관해
ABOUT THE AUTHORS

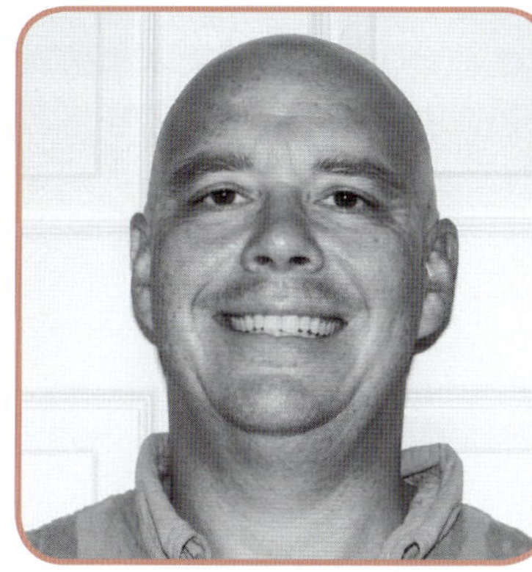

Phil Page(MS, PT, ATC, CSCS)는 Dr. Vladimir Janda에게서 훈련을 받았고, 국내 및 국제 워크샵에서 Janda approach를 가르치고 있다. 공인된 키네지오 테이핑 전문가(certified kinesiotaping practitioner)인 Page는 최근에 배턴루지(Baton Rouge)에 있는 루이지애나 주립대학교(Louisiana state university)에서 근전도와 근육 불균형에 연구초점을 둔 운동역학을 전공으로 박사학위를 위해 공부 중이다.

Page와 그의 아내인 Angela는 4명의 자식과 함께 배턴루지(Baton Rouge)에 산다. 그의 여가시간에는 가족과 함께 보내거나 낚시, 요리를 즐긴다.

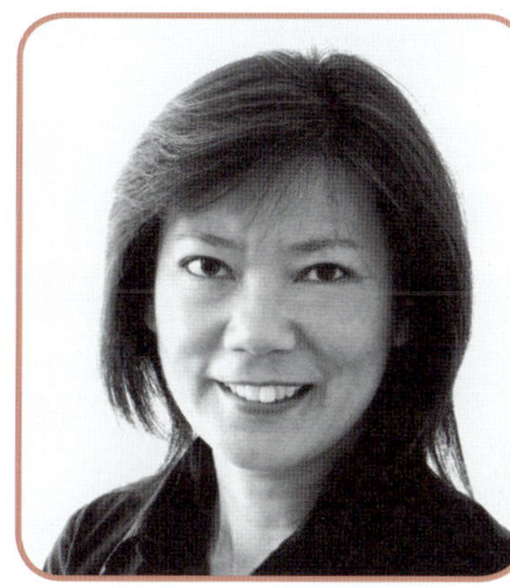

Clare C. Frank(DPT)는 로스엔젤레스에 있는 개인 소유인 치료실에서 정형외과의 임상 전문가이다. 그녀는 로스엔젤레스에서 Kaiser Permanente Movement Science Fellowship을 위해 임상교수로 일하였다. 또한 주변 대학교들로부터 초청 강연자로 일하고, 미국이나 국제적으로 강의를 했다.

Frank는 Dr. Vladimir Janda에게서 공부하였고, 같이 가르쳤다. 그녀는 근골격계 통증 증후군(musculoskeletal pain syndrome)에 대한 Janda approach의 공인된 강사와 공인된 키네시오테이핑 전문가(certified kinesiotaping practitioner)이고, 또한 동적 신경근 안정화(dynamic neuromuscular stabilization)에 대한 Kolar's approach의 공인된 강사이다.

Frank는 정형외과적 물리치료의 면허를 소유하며, 미국정형물리치료학회(American Academy of Orthopedic Manual Physical Therapy)의 선임 연구원이다.

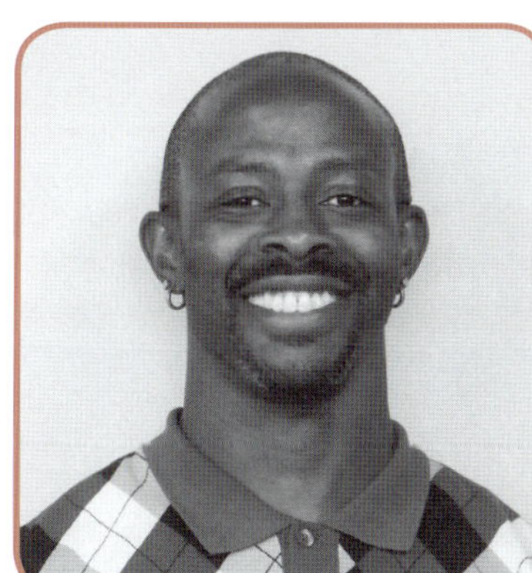

Robert Lardner(PT)는 1961년 나이지리아에서 태어났다. 영국의 런던 주변에 있는 램버트 아카데미(Rambert Academy)에서 공부를 한 후 그의 첫 직업은 전문적인 발레와 현대무용가였다. 1991년 스웨덴의 룬드대학교(Lund's University)에서 물리치료학과를 졸업했다. 그는 교수인 Janda와 Lewit, 체코에서 온 Kolář와 함께 공부하였고, 그들은 기능적인 재활과 도수기법(manual medicine)의 선구자이다.

Lardner는 1992년 미국으로 이사를 가기 전, 스웨덴에 있는 입원과 외래환자 재활시설에서 일하였다. 그는 McNeal Hospital과 Clearing Industrial Clinic의 물리치료사 직원이었고, Mercy Hospital에서 물리치료 감독자(physical therapy supervisor)였다. 그는 또한 한 명의 개인적인 외래환자와 스포츠 클리닉에서 물리치료 서비스의 책임을 맡았다.

Lardner는 최근에 시카고(Chicago)에 있는 개인 소유인 치료실(private practice)에 있고, 미국이나 유럽을 통해 다양한 재활 세미나를 가르친다.